肿瘤 PET/CT 图谱
——胸部肿瘤卷

主　编　姚稚明　李思进

主　审　李亚明

副主编　郑　容　徐白萱　朱朝晖　王　茜

编　委（按姓氏笔画排序，*为核心编委）

王　茜　　王剑杰　　王瑞民*　　卢　洁　　朱朝晖　　刘甫庚*

李　昕*　　李思进　　杨吉刚*　　张卫方　　罗亚平　　郑　容

赵文锐　　姚稚明　　徐白萱　　梁英魁*　　蒲朝煜

人民卫生出版社

图书在版编目(CIP)数据

肿瘤 PET/CT 图谱.胸部肿瘤卷/姚稚明,李思进主
编. —北京:人民卫生出版社,2020.11
ISBN 978-7-117-30850-2

Ⅰ.①肿… Ⅱ.①姚…②李… Ⅲ.①胸腔疾病-肿
瘤-计算机 X 线扫描体层摄影-影像诊断-图谱 Ⅳ.
①R730.4-64

中国版本图书馆 CIP 数据核字(2020)第 213855 号

人卫智网	www.ipmph.com	医学教育、学术、考试、健康,
		购书智慧智能综合服务平台
人卫官网	www.pmph.com	人卫官方资讯发布平台

肿瘤 PET/CT 图谱——胸部肿瘤卷
Zhongliu PET/CT Tupu——Xiongbu Zhongliu Juan

主　　编:姚稚明　李思进
出版发行:人民卫生出版社(中继线 010-59780011)
地　　址:北京市朝阳区潘家园南里 19 号
邮　　编:100021
E - mail:pmph @ pmph.com
购书热线:010-59787592　010-59787584　010-65264830
印　　刷:北京盛通印刷股份有限公司
经　　销:新华书店
开　　本:889×1194　1/16　印张:25
字　　数:792 千字
版　　次:2020 年 11 月第 1 版
印　　次:2021 年 1 月第 1 次印刷
标准书号:ISBN 978-7-117-30850-2
定　　价:298.00 元

编 者（按姓氏笔画排序）

王　丽　国家癌症中心/国家肿瘤临床医学研究中心/中国医学科学院北京协和医学院肿瘤医院
王　茜　北京大学人民医院
王　巍　首都医科大学附属北京友谊医院
王剑杰　中国人民解放军总医院第三医学中心
王瑞民　中国人民解放军总医院第一医学中心
卢　洁　首都医科大学宣武医院
毕　晓　中国人民解放军总医院第一医学中心
曲莉莉　山东大学齐鲁医院
朱　辉　北京医院
朱朝晖　中国医学科学院北京协和医院
刘　洁　首都医科大学附属北京友谊医院
刘亚超　中国人民解放军总医院第一医学中心
刘红红　中国人民解放军总医院第一医学中心
刘甫庚　北京医院
杜　磊　中国人民解放军总医院第一医学中心
李　旭　北京医院
李　灿　中国人民解放军总医院第一医学中心
李　昕　山东大学齐鲁医院
李月凯　山东大学齐鲁医院
李思进　山西医科大学第一医院
杨　晖　中国人民解放军总医院第一医学中心
杨吉刚　首都医科大学附属北京友谊医院
沈智辉　中国人民解放军总医院第一医学中心
宋天彬　首都医科大学宣武医院
张卫方　北京大学第三医院
陈学涛　北京医院
陈聪霞　北京医院
罗亚平　中国医学科学院北京协和医院
罗诗雨　北京医院
周　航　山东大学齐鲁医院
郑　容　国家癌症中心/国家肿瘤临床医学研究中心/中国医学科学院北京协和医学院肿瘤医院
赵文锐　中国人民解放军总医院第六医学中心
赵赟赟　北京大学人民医院

| 编者

郝科技　北京大学人民医院
姚稚明　北京医院
党浩丹　中国人民解放军总医院第一医学中心
侯小艳　北京大学第三医院
徐白萱　中国人民解放军总医院第一医学中心
郭　悦　北京医院
郭　烽　中国人民解放军总医院第六医学中心
麻广宇　中国人民解放军总医院第一医学中心
梁英魁　中国人民解放军总医院第六医学中心
董彦良　中国人民解放军总医院第一医学中心
蒲朝煜　中国人民解放军总医院第三医学中心
阚　英　首都医科大学附属北京友谊医院
潘青青　中国医学科学院北京协和医院

学术秘书　陈聪霞　李　旭　郭　悦　郝新忠　张雯杰　沈智辉　杨　晖　陈　雯
工作秘书　秦　嵩　石　磊　武　萍

主编简介

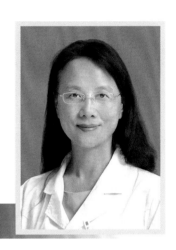

姚稚明

　　博士、主任医师、教授,现任北京医院核医学科和教研室主任、医学影像中心和教研室副主任,北京大学医学部核医学学系副主任,中华医学会核医学分会常务委员,《中华核医学与分子影像杂志》常务编委,中国医学装备协会核医学装备与技术专业委员会副主任委员。

　　1983年获医学学士学位后从事心肺内科临床12年,期间获急救医学心血管病专业硕士学位。1992年在日本县立广岛医院循环器内科访问学者。1998年毕业于中国协和医科大学,获心血管核医学专业医学博士学位;其后在北京医院核医学科工作至今。

　　从事临床核医学医教研工作20余年,主要侧重PET/CT诊断学和心血管核医学,所领导的核医学科为国家临床重点医学影像科专科组成科室。先后主持承担了国际原子能机构、国家自然科学基金、中央保健局、首都医学发展基金重点课题、首都临床特色应用研究专项课题以及国家科技支撑项目的子课题。长期主办国家级继续教育项目PET/CT学习班。参加了3个核医学相关临床药物试验研究和国产PET/CT设备临床试验研究。担任国家原子能机构(IAEA)多项亚太地区合作项目的中国协调员和培训医师的工作。主编PET/CT专著2部,副主编SPECT/PET/CT专著1部。在 *European Journal of Nuclear Medicine and Molecular Imaging*、*Journal of Nuclear Cardiology* 等国内外杂志发表论文。

主编简介

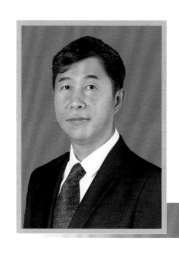

李思进

医学博士、主任医师、教授，现任山西医科大学校长，中华医学会核医学分会主任委员，《中华核医学与分子影像杂志》副总编辑，分子影像精准诊疗省部共建协同创新中心主任。

于 1985 年、1988 年毕业于山西医科大学并获医学学士和硕士学位，1995 年毕业于中国协和医科大学，获医学博士学位。2005 年在牛津大学 John Radcliffe 医院高级访问学者。从事临床核医学工作 30 多年，主持承担国家科技重大专项、国际原子能机构、国家自然科学基金等科研课题 10 多项。主编、主译专著各 1 部，副主编、参编全国统编教材 8 部。作为 PI 主持 3 项国内多中心临床药物研究及 3 项大型设备临床试验研究。主持编写了我国《核素心肌显像临床应用指南》《临床核医学辐射安全专家共识》等。多篇代表性论文发表在 *Journal of Nursing Measurement*、*European Journal of Nuclear Medicine and Molecular Imaging* 杂志，已授权发明专利 4 项，国际专利 2 项，软件著作 2 项。2019 年获评"国之名医"称号。

序 一

　　和平利用核能是人类命运共同体发展的客观需求之一。中国为推进世界和平利用核能作出了巨大贡献，也引领着核能应用的世界先进潮流，在农、工、医等行业推进科技发展、造福民众，为世人所称道。每当看见我国又取得核能应用新进展，总是倍感欣慰。

　　核医学是利用核技术造福人类的典范。通过核素显像诊断、核素辐射治疗疾病而为患者服务。正电子发射型断层/CT 仪（PET/CT）是目前临床上最尖端的分子影像设备，其诊断效能极高。虽然 PET/CT 诞生只有十余年的历史，国际上也只有为数不多的厂家能够生产 PET/CT，但是，我国就已有数个厂家能够生产包括最顶级的 PET/CT 在内的、不同档次的 PET/CT，PET/CT 应用在我国逐渐得以推广。这是可喜可贺的好事！

　　随着我国 PET/CT 应用的发展，高度专业化的 PET/CT 人才和专著相对匮乏。姚稚明教授、李思进教授本着认真实干的精神，组织一批我国富有经验的 PET/CT 知名专家编写了这套《肿瘤 PET/CT 图谱》系列专著。这样的系统性图谱具有很好的参考性，能为读者答疑解惑，一定可以成为 PET/CT 诊断医师的案头工具书。

李冠兴

中国工程院院士　中国核学会理事长

2020 年 2 月

序 二

PET/CT 是分子影像最尖端的设备,自十余年之前走向临床实践以来,PET/CT 在世界范围内迅速为临床医师所称道、重视,尤其在推进肿瘤临床诊断学发展中发挥了举足轻重的作用。

我国 PET/CT 临床应用经历了一个从缓慢发展到较快增长的历程。跟随这个历程发展的,是我国 PET/CT 临床能力的不断提升,人才逐渐壮大,PET/CT 检查应用持续扩展。截至 2019 年,我国已经安装 300 多台 PET/CT。

作为横跨医学影像学中核医学和放射学的 PET/CT,其对跨学科人才要求非常高。我国除了核医学科运行了大部分的 PET/CT 以外,放射科或医学影像中心也运行了一部分 PET/CT,这就充分体现了这种跨学科需求。虽然经过十几年的发展,我国 PET/CT 专业人才数量有了极大的增长,并涌现出一批高质量的 PET/CT 专著,但与国家 PET/CT 发展规划的增长速度相比,未来相关人才及其培养仍有很大缺口。

姚稚明教授、李思进教授组织我国众多知名 PET/CT 专家编写的《肿瘤 PET/CT 图谱》系列丛书,是我国首部肿瘤专科领域的系统性 PET/CT 图谱。他们以相当务实和精益求精的精神,系统展示了各种肿瘤的 PET/CT 征象和诊断要点、鉴别诊断要点。由于肿瘤种类繁多、表现各异,尤其是不同肿瘤 PET 征象之间的差异、同一肿瘤不同病理生理亚型的 PET 征象之间的差异,对于 PET/CT 诊断医师而言,没有长期的积累,很难全部遇到。因此,《肿瘤 PET/CT 图谱》这种系统性的、以扩展影像诊断角度为特色的 PET/CT 全视野图谱,肯定能够成为从事 PET/CT 诊断医师的案头工具书,同时,也能够成为临床医师快速查阅性 PET/CT 工具书。

中华医学会核医学分会第四届主任委员

2020 年 2 月

8

序 三

PET/CT 是目前分子影像中最为成熟的设备,已广泛应用。随着 PET 分辨率不断提高、消除呼吸运动影响等新技术的出现,以及临床实践经验的不断积累,再加上基于 PET/CT 影像病理大数据融合的影像组学分析开始在临床中的应用,明显提高了 PET/CT 检出病灶的精确性和对疾病诊断的准确性,使更多的患者受益,临床依赖性逐步增强。毋庸置疑,PET/CT 是使核医学科在医院地位持续升高的关键设备之一。

在 2018 年国家发布的 18 个肿瘤病种规范指南中,有 15 种肿瘤诊疗规范对 PET/CT 的临床应用进行推荐,特别是对原发性肺癌和淋巴瘤的诊疗 PET/CT 被推荐为最佳方法,另外 13 种肿瘤对 PET/CT 在诊断、分期与再分期、疗效评价和预后评估等不同方面的优势进行了介绍,并推荐有条件时使用。以上彰显了 PET/CT 在我国的应用正逐步走向规范化。

我国约 70% 的 PET/CT 由核医学科运行,其他为医学影像中心或放射科主管。PET/CT 一次检查全身成像决定了 PET/CT 整体化、跨学科的诊断模式。为此,从事 PET/CT 诊断的医生属跨学科人才,既要有非常广泛的医学临床和影像学专业知识,又要有非常深厚的各专科诊断功底。近年来,我国出版了一批高质量 PET/CT 理论、临床和病例分析的专著,为培养 PET/CT 专业人才作出了很大贡献。

世界上商用 PET/CT 于 2001 年 5 月问世,随后 2002 年国内引进第一台 PET/CT,截至 2019 年已达 330 余台。按照国家规划,未来 3 年内,PET/CT 数量将翻一番,因此对从事 PET/CT 的专业人员有更多的需求,培养人才的任务也更为迫切。由姚稚明教授和李思进教授组织我国具有临床经验的 PET/CT 专家奉献给读者的《肿瘤 PET/CT 图谱》系列丛书(4 册),是我国首部肿瘤专科领域系统性的 PET/CT 图谱,总计 902 个病例,每个案例中不仅包含简短的病史、尽可能收集到的相关影像学和病理学资料,还参照专著和历史文献,对病例进行了简要分析,突出的展示了各系统肿瘤 PET/CT 的征象、诊断要点以及其需要鉴别病变的特点。

图谱的教学方式特别适用于影像医学专业(放射医学、核医学和超声医学),因为这些专业要依据图像进行诊断。笔者在职业生涯中,很喜欢阅读国内外图谱类专著,且从中受益匪浅,印象很深的是当在工作中发现比较少见的病例时,经常翻阅图谱查找对照,有些问题即迎刃而解,有的还写成个案报道在杂志上发表。本人期望,这一系统性的肿瘤 PET/CT 图谱,能够得到读者的青睐,成为 PET/CT 诊断医师的案头书,临床医师快速查阅有关 PET/CT 的工具书,临床肿瘤学和放射治疗学医师系统地了解 PET/CT 在肿瘤诊断和治疗中应用的参考书,对培养 PET/CT 专业人才发挥重要的作用。

屈婉莹

中华医学会核医学分会第五届主任委员

2020 年 2 月

前　言

  PET/CT 作为影像医学的重要组成部分,在分子影像精准诊疗方面发挥着越来越重要的作用,其优势和临床价值逐渐得到认可,并在临床实践中得到越来越广泛的应用。全球每年有千百万例患者(我国目前为 90 万例)通过接受 PET/CT 检查而得到了早期、精准的诊断,进而得到了精确的治疗,使患者本人、家庭以及社会均获益匪浅。随着医学技术的进步,知识日新月异,核医学科医、技人员和研究生、临床医生和相关影像科医生及研究生迫切需要对 PET/CT 相关知识及其临床应用价值进行进一步全面、系统的掌握和了解。

  为了适应我国核医学的快速发展,满足广大医务人员的需求,我们组织国内 27 所大学附属医院和 16 所三级甲等医院的 171 位一线优秀核医学专家和学者,历时两年余,从各自单位精心挑选出最好、最完整的病例,编辑成了这部由 4 卷分册组成的《肿瘤 PET/CT 图谱》。

  《肿瘤 PET/CT 图谱》由 4 个分卷组成,分别为神经和头颈部肿瘤卷、胸部肿瘤卷、腹盆部肿瘤卷、淋巴血液和骨骼软组织肿瘤卷。各卷以不同肿瘤自成章节,以典型病例的影像分析为主线,融合 PET/CT 专业知识、临床、影像和病理等相关内容为一体。具体内容包括:临床概述、PET/CT 诊断要点、影像的典型和不典型表现、容易混淆疾病的 PET/CT 表现。本书的特点是以 FDG PET 影像为主,兼有多种显像剂 PET 图像;以常见肿瘤为主,兼有少见肿瘤;各分卷既相对独立,又相互关联,内容丰富,图像清晰。

  本书撰写的宗旨是注重临床实践、满足临床所需、提升影像解析能力。撰写过程中强调内容的新颖性、实用性、可读性以及知识的全面性和系统性。我们的初心就是想为大家奉献一部全面、系统、精美的案头书。

  感谢众多专家为该书的撰写奉献了宝贵时间和聪明才智,分享了宝贵经验,向他们一丝不苟、精益求精的工作作风和治学态度学习、致敬!

  由于诸多原因,尽管我们力求完美,但受水平所限,难免存在不足和疏漏之处,敬请广大读者批评与指正。

姚稚明　李思进

2020 年 5 月 7 日

目　录

第三篇　胸膜及胸壁肿瘤 PET/CT　　　　　朱朝晖　梁英魁

第四篇　乳腺肿瘤 PET/CT　　　　　王　茜　李　昕

第五篇　食管肿瘤 PET/CT　　　　　王　茜　杨吉刚

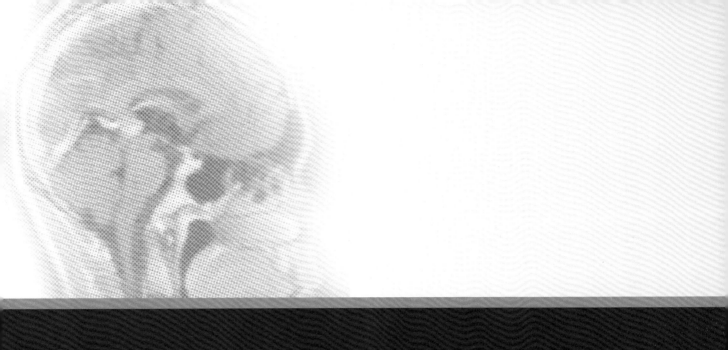

第一篇

肺肿瘤PET/CT

第一章　总　　论

一、概述

（一）流行病学

肺肿瘤包括发生于肺部的上皮性肿瘤、间叶性肿瘤、淋巴组织细胞肿瘤、异位起源性肿瘤和转移瘤。在肺部肿瘤中，肺癌是最主要、最常见的肺部恶性肿瘤。根据国家癌症中心 2018 年全国最新癌症报告，我国癌症发病率中肺癌占首位，达 36.5/10 万；肺癌死亡率也位列第一，我国肺癌原始死亡率为 54.8/10 万。由于患者通常在病情晚期确诊，我国年龄标准化的肺癌 5 年存活率仅 16.1%。

吸烟是导致肺癌发生的主要原因。美国仅 15% 的肺癌患者与吸烟无直接联系，且大多数为腺癌。平均吸烟的支数和吸烟的年数越多、吸烟开始年龄越早、使用无滤嘴烟越多，则罹患肺癌的危险度越高；并且，吸烟者戒烟后其罹患肺癌的危险度增高还将持续数年。"二手烟"也会导致患肺癌的危险度增高。与丈夫不吸烟的妻子相比，丈夫吸烟的妻子患肺癌的危险度是其 1.3 倍；与不和吸烟者生活的人相比，和吸烟者生活的人患肺癌的危险度要高出 24%。

戒烟是控制肺癌最重要的措施之一。在美国，由于吸烟的减少，1975—2000 年间肺癌所引起的死亡率大约减少了 32%。但在中国，尽管近年来已经实行了部分控烟措施，如公共场所禁烟和提高烟草税等，但重度吸烟者仍在增加，1993—2003 年间只有 7.9% 的城市吸烟者表示愿意戒烟。因此，在未来 20~30 年里，控烟可能对降低肺癌死亡率影响甚微。另外，室内外的空气污染也是另一个重要的危险因素。与控烟一样，减少室外空气污染仍然任重而道远。

在一些发达国家，由于控烟的实行及早期诊断和治疗的进步，肺癌的死亡率已经稳步下降。美国男性肺癌死亡率从 1990 年至 2011 年降低了 36%，女性肺癌死亡率从 2002 年至 2011 年降低了 11%；自 20 世纪 70 年代以来，英国 35~54 岁男性肺癌死亡率已减少一半。但在中国，由于人口老龄化、吸烟的普遍及严重的空气污染，在过去 30 年间，肺癌的发生率增长了 465%，到 2000 年已经位于众癌之首。2010 年，中国共有 605 946 例新发肺癌患者，粗略的发病率大约是 46.08/10 万，死亡患者为 486 555 例，死亡率大约为 37.00/10 万。国内 45 岁以下的肺癌发生率较低，但随着年龄增长迅速上升，在 80~84 岁达到高峰，男女无明显差异。

职业性的致癌物暴露是肺癌的另一个危险因素，包括氡在内的许多因素和肺癌有关，研究估计 5% 以上的肺癌与环境或职业暴露有关。下列工业复合物中的任何一种都有增加个体罹患肺癌的风险：铝生产副产品、砷、石棉、双氯甲醚、芥子气、镍混杂物、氯乙烯。单纯石棉暴露即可增加患癌风险度，但若同时吸烟，则患肺癌的危险度远超两者作用之和。此外，日常对铍、镉、晶体硅和福尔马林的暴露也会增加患肺癌的危险。而且，空气污染尤其铸造厂排出的废气、内燃机和卡车以及暴露于电磁环境均有导致肺癌的危险。尚无证据显示电离辐射增加个体患肺癌的危险。

（二）病理学分类

国际癌症研究机构于 2015 年出版了新的 WHO 肺肿瘤组织学分类，将肺肿瘤分为上皮性肿瘤、间叶性肿瘤、淋巴组织细胞肿瘤、异位起源性肿瘤和转移性肿瘤五大类（表 1-1-1）。与旧版相比，主要在以下几个方面进行了修订：规范肺癌小活检和细胞学病理诊断内容；借鉴 2011 年国际肺癌多学科会议对肺腺癌分类达成的共识，摒弃旧版中诸多肺腺癌的分类亚型，根据癌细胞的生长方式对肺腺癌重新分类分型；明确定义肺腺癌浸润前病变、早期浸润病变的诊断注意事项;引入肺神经内分泌肿瘤概念,对神经内分泌细胞来源的肺肿瘤重新界定;增加了一些新的肺原发肿瘤类型。

表 1-1-1　2015 年版 WHO 肺肿瘤组织学分类

病种	英文名称	ICD-O 编码
上皮性肿瘤	epithelial tumors	
腺癌	adenocarcinoma	8140/3
附壁状腺癌	lepidic adenocarcinoma	8250/3+
腺泡状腺癌	acinar adenocarcinoma	8551/3+
乳头状腺癌	papillary adenocarcinoma	8260/3
微乳头状腺癌	micropapillary adenocarcinoma	8265/3
实体状腺癌	solid adenocarcinoma	8230/3
浸润性黏液腺癌	invasive mucinous adenocarcinoma	8253/3
浸润性黏液/非黏液混合型腺癌	mixed invasive mucinous and non-mucinous adenocarcinoma	8254/3
胶样型腺癌	colloid adenocarcinoma	8480/3
胎儿型腺癌	fetal adenocarcinoma	8333/3
肠型腺癌	enteric adenocarcinoma	8144/3
微浸润性腺癌	minimally invasive adenocarcinoma	
非黏液型	non-mucinous type	8250/2
黏液型	mucinous	8257/3
浸润前病变	preinvasive lesions	
非典型腺瘤性增生	atypical adenomatous hyperplasia	8250/0
原位腺癌	adenocarcinoma in situ	8140/2
非黏液型	non-mucinous type	8410/2
黏液型	mucinous type	8253/2
鳞状细胞癌	squamous cell carcinoma	8070/3
角化型	keratinizing squamous cell carcinoma	8071/3
非角化型	non-keratinizing squamous cell carcinoma	8072/3
基底样	basaloid squamous cell carcinoma	8083/3
侵袭前病变	preinvasive lesion	
原位鳞状细胞癌	squamous cell carcinoma in situ	8070/2
神经内分泌肿瘤	neuroendocrine tumours	
小细胞癌	small cell carcinoma	8041/3
复合性小细胞癌	combined small cell carcinoma	8045/3
大细胞神经内分泌癌	large cell neuroendocrine carcinoma	8013/3
复合性大细胞神经内分泌癌	combined large cell neuroendocrine carcinoma	8013/3
类癌	carcinoid tumours	
典型类癌	typical carcinoid	8240/3
非典型类癌	atypical carcinoid	8249/3
侵袭前病变	preinvasive lesion	
弥漫性特发性肺神经内分泌细胞增生	diffuse idiopathic pulmonary neuroendocrine cell hyperplasia	8040/0
大细胞癌	large cell carcinoma	8012/3
腺鳞癌	adenosquamous carcinoma	8560/3
多形性癌	pleomorphic carcinoma	8022/3

病种	英文名称	ICD-O 编码
梭形细胞癌	spindle cell carcinoma	8032/3
巨细胞癌	giant cell carcinoma	8031/3
癌肉瘤	carcinosarcoma	8980/3
肺母细胞瘤	pulmonary blastoma	8972/3
其他未分类癌	other and unclassified carcinomas	
淋巴上皮样癌	lymphoepithelioma-like carcinoma	8082/3
NUT 癌	NUT carcinoma	8023/3'
唾液腺型肿瘤	salivary gland tumours	
黏液表皮样癌	mucoepidermoid carcinoma	8430/3
腺样囊性癌	adenoid cystic carcinoma	8200/3
上皮肌上皮癌	epithelial-myoepithelial carcinoma	8562/3
多形性腺瘤	pleomorphic adenoma	8940/0
乳头状瘤	papilloma	
鳞状上皮乳头状瘤	squamous cell papilloma	8052/0
外生性	exophytic	8052/0
内翻性	inverted	8053/0
腺样乳头状瘤	glandular papilloma	8260/0
混合性鳞状细胞和腺样乳头状瘤	mixed squamous cell and glandularpapilloma	8560/0
腺瘤	adenomas	
硬化性肺细胞瘤	sclerosing pneumocytoma	8832/0
肺泡性腺瘤	alveolar adenoma	8251/0
乳头状腺瘤	papillary adenoma	8260/0
黏液性囊腺瘤	mucinous cystadenoma	8470/0
黏液腺腺瘤	mucous gland adenoma	8480/0
间叶性肿瘤	**mesenchymal tumours**	
肺错构瘤	pulmonary hamartoma	8992/0
软骨瘤	chondroma	9220/0
血管周上皮样细胞肿瘤	PEComatous tumours	
淋巴管平滑肌瘤病	lymphangioleiomyomatosis	9174/1
血管周上皮样细胞肿瘤，良性	PEComa，benign	8714/0
透明细胞肿瘤	clear cell tumour	8005/1
血管周上皮样细胞肿瘤，恶性	PEComa，malignant	8714/3
先天性支气管周肌纤维母细胞瘤	congenital peribronchial myofibroblastic tumour	8827/1
弥漫性肺淋巴管瘤病	diffuse pulmonary lymphangiomatosis	
炎性肌纤维母细胞瘤	inflammatory myofibroblastic tumour	8825/1
上皮样血管内皮细胞瘤	epithelioid haemangioendothelioma	9133/3
胸膜肺母细胞瘤	pleuropulmonary blastoma	8973/3
滑膜肉瘤	synovial sarcoma	9040/3
肺动脉内膜肉瘤	pulmonary artery intimal sarcoma	9137/3
肺黏液样肉瘤伴 *EWSR1-CREB1* 基因易位	pulmonary myxoid sarcoma with *EWSR1-CREB1* translocation	8842/3
肌上皮肿瘤	myoepithelial tumours	
肌上皮瘤	myoepithelioma	8982/0
肌上皮癌	myoepithelial carcinoma	8982/3

病种	英文名称	ICD-O 编码
淋巴组织细胞肿瘤	lymphohistiocytic tumours	
黏膜相关淋巴组织结外边缘区淋巴瘤（MALT 淋巴瘤）	extranodal marginal zone lymphoma of mucosa-associated lymphoid tissue（MALT lymphoma）	9699/3
弥漫性大 B 细胞淋巴瘤	diffuse large B-cell lymphoma	9680/3
淋巴瘤样肉芽肿病	lymphomatoid granulomatosis	9766/1
血管内大 B 细胞淋巴瘤	intravascular large B-cell lymphoma	9712/3
肺朗格汉斯细胞组织细胞增生症	pulmonary Langerhans cell histiocytosis	9751/1
Erdheim-Chester 病	Erdheim-Chester disease	9750/1
异位起源性肿瘤	tumours of ectopic origin	
生殖细胞肿瘤	germ cell tumour	
畸胎瘤，成熟型	teratoma，mature	9080/0
畸胎瘤，未成熟型	teratoma，immature	9080/1
肺内胸腺瘤	intrapulmonary thymoma	8580/3
黑色素瘤	melanoma	8720/3
脑膜瘤，非特殊类型	meningiomas，NOS	9530/0
转移性肿瘤	metastatic tumours	

　　2004 年版之前的 WHO 肺肿瘤组织学分类，肺腺癌或鳞状细胞癌的组织学诊断亚型区分并没有治疗的含义，小细胞以外的肺癌被一些病理学家笼统归纳为非小细胞癌，甚至不再做进一步的组织分型。然而，2004 年之后的肺癌治疗领域有了重大进展，病理诊断包含了更加丰富的含义和分子病理检测内容。目前，有 70% 的进展期肺癌是无法手术切除的，只能通过手术之外的方法治疗，由于针对不同肿瘤的分子靶向化疗药物的作用、不良反应不同以及临床针对 EGFR、ALK 等的分子靶向药物应用，临床对肺癌活检或细胞学标本的病理诊断内容要求更加详细。另外，在活检标本中不能诊断早期病变（如原位腺癌、微浸润腺癌）和恶性程度较高的病变（如大细胞癌、腺鳞癌），仅作描述性诊断（如以附壁性生长方式的腺癌），是因为这些病变均需在手术切除标本充分取材后才能明确诊断，否则可能会误导临床治疗。

　　2015 年版分类对肺腺癌的改动最大，吸收了 2011 年国际肺癌多学科分类的内容，对肺腺癌的亚型按癌细胞的生长方式分类，摒弃了原细支气管肺泡癌和混合性亚型腺癌的名称，将原位腺癌与非典型性腺瘤样增生一同列入浸润前病变，增加了微小浸润性腺癌。将浸润性腺癌根据其主要亚型与全部病变的比例以半定量方式表达出来，以 5% 的量递增，故浸润性腺癌包括附壁型、腺泡型、乳头型、微乳头型、实体型生长方式，以及浸润性黏液腺癌、胶样型、胎儿型、肠型腺癌。不同生长方式的腺癌预后不同，以附壁型生长方式为主的腺癌预后较好，腺泡型和乳头型次之，浸润性腺癌中实体型和微乳头型腺癌预后较差。使用附壁型生长方式表述浸润性腺癌中的非浸润成分（以前被分为细支气管肺泡癌）。引入浸润性黏液腺癌，取代黏液性细支气管肺泡癌，去除此处的原位癌和微小浸润癌。不再使用透明细胞癌和印戒细胞癌亚型名称，无论数量多少，只在出现时加以描述。不用囊腺癌的名称，归入胶样癌。

　　肺腺癌的浸润前病变包括非典型腺瘤样增生和原位腺癌。由于浸润前病变的预后与浸润性病变完全不同，两者在组织形态上均有非常严格的定义，而且只能在手术切除标本和充分取材的条件下才能诊断，完全切除后无病生存率均达 100%。非典型腺瘤样增生病理通常 ≤0.5cm，为发生于肺周边中心肺泡区域的局限性病变，肺泡Ⅱ型上皮和/或 Clara 细胞轻至中度非典型增生。原位腺癌通常 ≤2cm，癌细胞生长局限于肺泡原有结构，纯粹附壁型生长，缺乏肌肉、血管或胸膜的浸润，没有腺泡、乳头、实体或微乳头型生长方式和肺泡内游离播散的肿瘤细胞。原位腺癌大多是非黏液型，黏液型罕见。

　　微小浸润性腺癌通常是 ≤3cm 的孤立性病变，癌细胞主要呈附壁型生长，浸润区域的最大径 ≤0.5cm，浸润成分可以是附壁型生长以外的任何方式，一旦出现淋巴管、血管、气道或胸膜浸润，或出现肿瘤坏死和肿瘤细胞播散到肿瘤周边的肺泡腔及小气道，就不能诊断微小浸润性腺癌。绝大多数微浸润腺癌是非黏液型的,黏液型罕见,即便出现黏液,其细胞形态也有严格的界定,为高柱状细胞,核位于基底,核上有丰富的细胞内黏液,有时类似杯状细胞。如果完全切除,一般不复发。

由于腺癌浸润前病变与肺腺癌早期浸润病变的预后相当好,术后不需要其他辅助治疗,因此病理诊断对于临床意义重大。新版 WHO 在此处的定义非常严格,特别强调肺原位腺癌必须是癌细胞 100% 呈附壁型生长。附壁型生长有两层含义,一是肿瘤保留肺泡原有的结构不破坏,无闭合性管腔;二是癌细胞紧紧贴伏在肺泡壁上沿肺泡壁、肺泡孔蔓延生长,绝对没有癌细胞从肺泡壁上脱落至肺泡腔内的情况。相反,浸润性腺癌中的肿瘤细胞有脱落至肺泡腔内或播散到小气道内的情况出现,可被视作胸膜和血管浸润的一种特殊浸润方式,提示预后不佳。

新版分类将鳞状细胞癌分为角化型、非角化型、基底细胞样(基底细胞比例>50%)3 大亚型和浸润前病变(原位鳞状细胞癌),摒弃了原有的乳头状亚型、透明细胞亚型和小细胞亚型。免疫组化标记推荐 P40 取代 P63 作为首选,因为前者更加特异。

新版 WHO 将间叶来源肿瘤中的透明细胞糖瘤、淋巴管肌瘤病归入血管周上皮样细胞肿瘤谱系中,并增加了更加少见的两者形态兼有的混合型。此分类的依据是血管周上皮样细胞肿瘤谱系具有一些共同的免疫表型和治疗基础,但肺淋巴管肌瘤病(包括混合型)预后远较肺孤立性透明细胞糖瘤差。

新版 WHO 根据细胞起源将原来的类癌、不典型类癌、大细胞神经内分泌癌、小细胞神经内分泌癌统归入神经内分泌肿瘤一类,将弥漫性特发性肺神经内分泌细胞增生列入浸润前病变,完整了肺神经内分泌细胞病变谱系,即弥漫特发性肺神经内分泌细胞增生-微小类癌-典型类癌-不典型类癌-神经内分泌癌(大、小细胞神经内分泌癌,复合性大、小细胞神经内分泌癌)。在谱系中,不典型类癌(包括不典型类癌)之前的神经内分泌细胞肿瘤常多发于女性且 TTF-1 阴性,而神经内分泌癌(大、小细胞神经内分泌癌,复合性大、小细胞神经内分泌癌)常多发于男性及 TTF-1 阳性者。本次肺神经内分泌细胞来源的肿瘤分类在保留此类肿瘤原有名称的同时,引入神经内分泌肿瘤分级概念,与胃肠神经内分泌肿瘤分级概念相似但不完全相同。在诊断肺原发类癌、不典型类癌、小细胞癌等肿瘤的同时,应注明神经内分泌肿瘤的级别。

WHO 中新增的几种罕见肺原发肿瘤:

(1) 淋巴上皮样癌:发病与 EBV 感染相关,好发于东南亚,非吸烟女性多见,平均年龄为 51 岁。最常见的首发症状是咳嗽,约 1/3 患者因胸部 X 线检查偶然发现,多为周围型肺癌。预后好于一般的肺非小细胞肺癌。

(2) NUT 癌:无性别倾向,在肺内发生率不详。NUT 癌通常表现为进展性胸膜渗出、胸痛、非刺激性咳嗽、体重下降和气短,胸部 X 线检查示快速进展的肿瘤,广泛坏死,浸润性边界,可以从最初的症状开始在 2~8 周内进展为整个胸部磨玻璃样变。

(3) 血管内大 B 细胞淋巴瘤:非常罕见,是结外弥漫性大 B 细胞淋巴瘤的一种侵袭性亚型,以淋巴瘤细胞出现在小静脉特别是毛细血管内为特征。发生于成人,无性别倾向。血管内淋巴瘤是一种系统性疾病,但可以是肺间质性疾病的一种,可引起肺动脉高压、低氧血症和肺栓塞,在累及肺时往往已经有广泛的系统性播散(包括累及中枢神经系统)。

(4) Erdheim-Cheste 病(脂性肉芽肿病):是一种非常罕见的细胞来源不明的非朗格汉斯细胞组织细胞增生症。好发于中老年人,4~87 岁均可发病,高峰年龄为 50~70 岁,平均为 53 岁,男性略多见。肺部症状表现为咳嗽和呼吸困难,有时无明显症状,20%出现胸膜渗出,全身症状表现为轻微的骨痛、发热、体重减轻、虚弱。此病累及肺,是预后不良指标,3 年生存率为 50%,呼吸窘迫、广泛的肺组织纤维化、心功能衰竭是主要的死亡原因。

(5) 肺的黏液性肉瘤伴 EWSR1-CREB1 融合基因(低级别恶性支气管内黏液性肿瘤):是一种发生于气道的恶性肿瘤。多数患者有吸烟史,大多数表现为肺门区肿块,多发生于年轻女性。

(6) 肺的肌上皮肿瘤/肌上皮癌:非常罕见。多发生于成人,多数良性肿瘤发生于女性,而大多数恶性肿瘤发生于男性。CT 表现为支气管腔内肿物或周围性肿块。以上新增的肿瘤均属肺原发罕见病变或系统性疾病在肺内的表现,而相同组织类型的肿瘤在肺外相对常见,因此在诊断时要首先除外其他部位发生的肿瘤在肺内的转移灶,诊断时需结合临床病史及相关基因检测,确诊这些病变原发于肺应非常慎重。

新版 WHO 病理学分类在其他诸多肿瘤,如肺唾液腺肿瘤、肺肉瘤样癌(包括多形性癌、癌肉瘤、肺母细胞瘤)、肺乳头状瘤、腺瘤(包括将原来的硬化性血管瘤纳入此范畴并更名为硬化性肺泡细胞瘤)及异源性肿瘤(包括生殖细胞肿瘤、肺内胸腺瘤、黑色素瘤、脑膜瘤)等,内容均没有大的改动。新版肺肿瘤组织学分类仍然强调组织学的重要性,同时,融入了更多肺癌的遗传信息,重视免疫组化和分子诊断对肺癌分类的重要性。

(三) 临床表现及分期

大多数肺癌的症状和体征缺乏特异性,容易被忽略,当症状非常明显时,绝大多数患者已发展至晚期。大约 15% 的肺癌患者在就诊时没有任何症状。肺癌的症状包括肺癌本身引起的局部症状如咳嗽、咯血,以及肺癌侵犯邻近结构(纵隔、胸壁)、远处转移(骨、肝、脑)等引起的各种症状,非特异性全身性症状如疲乏、体重下降、副肿瘤综合征等。

1. **原发肺部肿瘤引起的症状和体征**　咳嗽是肺部肿瘤最常见的症状,70%~90% 的患者将在病程中出现咳嗽,因咳嗽而确诊为肺癌的患者占 20%。咳嗽通常为慢性,其程度可能随时间而变化。引起咳嗽的主要原因是肿瘤作为异物产生的刺激作用、肿瘤堵塞支气管致引流不畅或继发感染。

咯血最常见于中心型肺癌。小细胞肺癌最易引起咯血,其次为鳞癌和腺癌。肺转移瘤也可出现咯血,其中包括乳腺癌、恶性黑色素瘤和淋巴瘤。肺肿瘤引起的咯血出血量通常较少,是由于肿瘤侵袭形成溃疡并破坏支气管黏膜所致。每 24 小时超过 200ml 的大量出血罕见,通常是肿瘤直接侵蚀血管所致。咯血患者通常有不同程度的胸部不适。鉴别诊断包括支气管扩张、支气管炎、结核和支气管异物等。

呼吸困难是肺癌常见的症状,可能由多种原因引起,气道阻塞、支气管扩张、阻塞性肺炎或癌性淋巴管炎可引起明显的低氧血症,这是引起呼吸困难的常见原因。在有明显肺水肿或充血性心力衰竭的情况下,呼吸困难往往更严重。

2. **肺外侵犯引起的症状和体征**　约 50% 的肺癌患者在其病程的某一阶段会出现胸痛。最常见的胸痛是一种患侧出现的钝性和间歇性的疼痛,持续几分钟到几小时不等。与肺不同,胸膜、纵隔和大血管有疼痛受体,需要使用麻醉药止痛的严重胸痛是胸膜转移的表现,持续性或深部疼痛可能提示为纵隔受侵或胸膜腔周围的骨性结构受侵。肺上沟瘤常表现为臂丛受侵后引起的肩部或上肢疼痛,臂丛受侵还可引起上肢无力、肌肉萎缩或麻痹。出现胸腔积液后,胸膜性疼痛可以消失。

大量单侧胸腔积液,特别是超过半个胸腔者,应该怀疑为恶性。周围型肺癌浸润或胸膜转移引起的胸腔积液通常是渗出性的,而且经常是血性的。虽然由淋巴管阻塞引起的乳糜胸在肺癌中罕见,但恶性肿瘤是引起乳糜胸相对较常见的原因,研究表明大约占 50%,其中由肺癌引起的不到 25%。有时胸腔积液是由充血性心力衰竭、肺梗死或感染引起,但通常为少量,经过对症治疗后可以吸收。

部分位于右侧的肺癌及肺上沟瘤等有时会压迫上腔静脉,由于上腔静脉是一个薄壁、低内压的器官,当血流受阻引起压力增高时即产生上腔静脉综合征,其症状包括颜面部、颈部、上部躯干和乳房的肿胀、头痛、视物模糊、结膜充血水肿和引流区域表浅静脉曲张。患者表现为颈部肿胀或皮肤发绀,且在向前屈身或仰卧时加重。

肺癌淋巴结转移的最初部位是区域肺门和纵隔淋巴结,也常扩散至腋窝和锁骨上。触及肿大淋巴结,对诊断肺癌扩散有重要意义,可通过经皮肺穿刺活检获取细胞学诊断。对于可触及的锁骨上淋巴结,细针针吸穿刺细胞学诊断的敏感性和特异性分别为 97% 和 98%。

声音嘶哑在肺癌中的发生率不到 10%,最常见的原因是肿瘤和/或纵隔肿大淋巴结对左侧喉返神经的压迫。对怀疑为肺癌的患者,应行喉镜检查以明确声带是否有麻痹。

吞咽困难是肺癌的另一个罕见症状,发生率约为 2.2%。食管受压是肿瘤侵及后纵隔组织和器官的表现,通常表现为广泛的淋巴结转移。

当肺癌患者出现心律失常或心电图异常,应该怀疑心包转移。心包积液的常见原因是肿瘤浸润,也可由放射治疗、药物或感染引起。放射治疗引起的心包增厚和积液可在治疗后 20 年发生。心包积液可产生心悸、气短、咳嗽、胸痛和出汗,查体可发现颈静脉怒张、心音减弱和/或心包摩擦音,在慢性心包炎合并心包增厚的患者中可听到心包叩音。

3. **肺外转移引起的症状**　肺癌,特别是小细胞肺癌,是引起脑转移的最常见恶性肿瘤之一。尸检材料显示,大约 20% 的肺癌患者有脑转移,通常表现为癫痫发作或其他神经精神症状,如头痛、偏瘫、性格改变、共济失调或语言障碍等。

肺癌是引起脊髓压迫的最常见原因。脊髓受侵是通过椎体转移直接侵犯或肿瘤通过椎间孔累及所致,最常受累部位是胸椎,其次是腰骶椎和颈椎。脊髓受侵的最常见症状是局部背痛,通常在明确脊髓压迫之前持续数周,沿神经支配区域分布的神经根性疼痛罕见。对怀疑有脊髓压迫的患者,应常规进行体格检查以初步判断脊髓受累的平面。一般来讲,神经体征的出现通常低于受压迫部位的两个椎体平面。对针刺或温度感觉的缺失往往早于运动功能的改变,运动功能障碍可表现为肌张力增高或减弱,深部腱反射可以增强,肛门反射和括约肌张力消失通常是晚期表现。

4. 副肿瘤综合征 副肿瘤综合征产生的机制有两种:一是由肿瘤释放的多肽引起,二是肿瘤细胞与正常细胞之间产生的免疫交叉反应。其病理生理学并不清楚,大多数副肿瘤综合征可以随相应肿瘤的治疗而消失。

杵状指可见于多种疾病,但最常见于肺癌。杵状指的病因目前还不清楚,在正常情况下,甲床与远端指骨之间的软组织厚度不超过2mm;在杵状指早期,血液和细胞间液的改变使这一间隙的软组织厚度增加至3~4mm,这些变化逐渐沿指尖周围扩展,并延及甲床远端。甲床软组织海绵状膨胀是杵状指早期最常见的表现之一,皮肤表面光滑、红润、有光泽。在杵状指的近端经常可以触及隆起的边缘,严重的杵状指可以变形,呈典型的"鹦鹉嘴样"或鼓槌样。

杵状指和肥大性骨关节病可以同时存在,也可以单独发生。肥大性骨关节病可以有以下任何一种或所有改变:①骨膜下新骨形成,特别是在长骨;②对称性关节及其周围软组织的炎性改变;③面部及上肢和下肢的远端1/3软组织增厚;④神经血管改变,如慢性红斑、感觉异常和多汗。肥大性骨关节病发生的病理基础尚不清楚,有一部分患者是因为X线检查时偶然发现有骨膜下新生骨形成,更常见的主诉是隐匿发作的四肢或远端关节的疼痛和僵硬,抬高肢体后症状可以缓解,手指和脚趾经常出现增粗和水肿,受累区域皮肤可以发热和增厚,前臂和小腿长骨远端如桡骨和尺骨常有骨性压痛。

疲乏和不适在大多数情况下是肿瘤患者最常见的症状,而且可以是肺癌患者的最初和唯一症状,疲乏的原因是多因素的,可并发于贫血、放化疗后和抑郁。至少有1/3的肺癌患者有体重减轻,甚至有研究表明,体重减轻是影响预后的独立因素。患者可以表现为进行性体重下降。虽然不同肿瘤恶病质的发生机制可能不同,但循环中的体液因子和基础代谢率的升高可能起重要作用,比如一些炎性细胞因子升高,包括肿瘤坏死因子-α、白介素-1β和白介素-6。恶病质的治疗主要是对症处理,包括胃肠外营养和刺激食欲。

1/3肺癌患者可以出现明显的神经肌肉异常,而亚临床的神经肌肉病变可能更多。症状可以发生在神经系统的任何部分,而且涉及任何病理改变。神经肌肉病变可以在肿瘤诊断前的几个月甚至几年出现,其往往比肿瘤引起的其他症状伤害更大,但对相应肿瘤治疗后神经肌肉症状可以改善。肿瘤相关神经肌肉可以分为中枢神经系统和周围神经系统综合征,可以同时存在。中枢神经系统综合征包括以行走困难、共济失调、构音困难和眼球震颤为主要表现的小脑变性综合征和表现为双眼视力快速进行性下降的肿瘤相关视网膜病。周围神经系统综合征包括Eaton-Lambert综合征和感觉神经病变及脑脊髓炎,前者表现为类似重症肌无力,后者临床表现为疼痛、感觉异常和步态不稳等。

肺癌细胞,特别是SCLC,能分泌多种多肽,引起相应的内分泌综合征。高钙血症在肺癌的发生率为10%~15%,最常见于鳞状细胞癌,由于肿瘤细胞释放的甲状旁腺激素相关多肽引起的,该激素的作用主要是促进骨重吸收、减少骨形成并增加肾小管对钙的重吸收。高钙血症可引起乏力、嗜睡、恶心、呕吐、便秘和腹痛。在血钙高于13mg/dl时可出现肾功能不全,患者可以出现皮肤、血管、肺、心脏和肾的钙化。高钙血症的出现往往提示肺癌预后差。

血钠异常在SCLC中很常见,通常被称为抗利尿激素分泌失调综合征(syndrome of inappropriate secretion of antidiuretic hormone,SIADH),常与血清精氨酸加压素水平升高有关。轻微或短期的低钠血症患者可出现厌食、恶心和呕吐,急性发作可出现脑水肿和严重的神经症状。

库欣综合征由异位ACTH分泌引起,在SCLC中的发生率约为5%。由于SCLC进展快,所以很难见到慢性库欣综合征的临床表现。典型症状为向心性肥胖、皮肤条纹和满月脸,更常见的表现是皮质醇水平增高引起的特征性代谢异常,包括高血糖、低钾血症和代谢性碱中毒。

肺癌还可引起一系列皮肤综合征。皮肌炎是一种不明原因的肌肉和皮肤的炎性改变,大约25%的恶性肿瘤患者可以出现,最常见于肺癌和乳腺癌,而在东方人中,鼻咽癌所占比例最高。恶性肿瘤相关的皮肌炎在所有皮肌炎中占8%,患者常以四肢肌肉疼痛和无力为主诉,还可以有站立和举重困难,如果累及咽肌,可以出现吞咽困难。典型皮疹为水晶紫色,可出现在面部、颈部、上肢和手。眼和指甲周围可出现毛细血管扩张。黑棘皮病是一种皮肤色素过度沉着症,最常见于颈部、腹股沟和肢体屈侧。Leser-Trelat 征又称为获得性鱼鳞病,其特征为突然出现的肩部和躯干皮肤的脂溢性角化。

（四）治疗

1. 外科治疗　除了原位癌和选择性Ⅰ期肺癌可通过较新的非外科手术技术,如放疗、射频热疗或冷冻疗法而治愈外,手术切除仍然为非小细胞肺癌的主要治愈手段。手术切除主要用于Ⅰ期或Ⅱ期肺癌患者,手术方式包括肺叶切除或全肺切除,切除局部侵犯的胸壁结构,以及取样或切除所有可及的纵隔淋巴结。尽管当前大多数ⅢA期肺癌采用新辅助化疗以期达到降低分期,进而获得手术切除机会,但少部分伴有同侧镜下淋巴结转移(N_2)的患者可以从手术治疗中获益。借助于电子胸腔镜的肺段切除术或非解剖性"楔形"切除术可用于治疗周围型(胸膜下)小肺癌。虽然肺段切除术有较高的肿瘤局部复发率和可疑的肺功能保留作用,但对于肺功能储备明显受限的患者可以选择性使用。

小细胞肺癌确诊时通常都已扩散至全身,手术切除已不可行。但少数情况下(即确定为无淋巴结及远处转移的孤立性肺结节),小细胞肺癌可考虑行手术切除。

2. 内科治疗

（1）非小细胞肺癌:对于进展期(即Ⅲ或Ⅳ期)肺癌患者,或ⅠB期或Ⅱ期肺癌术后患者,化疗联合或不联合放疗是标准的治疗策略。化疗的目的是改善生活质量,并获得可能的生存机会(相对于未采取治疗的患者)。以铂类为基础的化疗是治疗局限进展期(即Ⅲ期)或转移性(即Ⅳ期)非小细胞肺癌的一线方案,其5年生存率提高5%~13%。多西他赛是最有效的二线治疗药物,适用于铂类为基础的化疗失败患者。分子靶向治疗被证明可以提高肺癌患者,尤其是腺癌、非吸烟患者及女性患者的生活质量和平均生存率。分子靶向药物治疗的机制是非小细胞肺癌的细胞膜过度表达表皮生长因子受体(epidermal growth factor receptor,EGFR),而酪氨酸激酶抑制剂如吉非替尼、厄洛替尼等,可竞争性与EGFR结合,起到抑制肿瘤细胞增殖的作用。

放疗在非小细胞肺癌的治疗中具有重要作用,主要用于局限而未手术的I期或Ⅱ期肺癌患者,手术切除或非手术的Ⅲ期肺癌(通常联合化疗)患者,以及手术切除的局限性而术后病理检查切缘阳性的肺癌患者。

（2）小细胞肺癌:小细胞肺癌对放疗和化疗敏感,其初始反应率为50%。大多数患者,尤其病变范围超出胸廓的患者易复发和死亡。小细胞肺癌的一线化疗药物包括依托泊苷、顺铂及卡铂,具有拓扑异构酶抑制作用的托泊替康或伊立替康作为二线药物。辅助放疗有助于肺癌的局部控制,并常用于治疗巨大的纵隔转移。

二、PET/CT 图像采集要旨

（一）诊断肺肿瘤的 PET 显像剂

^{18}F-氟代脱氧葡萄糖(^{18}F-fluorodeoxyglucose,^{18}F-FDG)仍然是肺肿瘤诊断、分期、疗效评估最重要、最主要的 PET 显像剂。对于诊断绝大多数肺肿瘤而言,FDG PET/CT 的敏感性很高,FDG PET/CT 分期、再分期诊断肺肿瘤的准确性也很高,肺肿瘤放疗靶区勾画、疗效监测和预后判断等也是 FDG PET/CT 显像的良好适应证,虽然其诊断特异性有一定的局限性。

^{18}F-FDG 以外的其他 PET 显像剂也逐渐在肺肿瘤科研、临床中使用。例如,反映细胞增殖的^{18}F-氟嘧啶更主要用于评价治疗反应;^{11}C-蛋氨酸比^{18}F-FDG 更特异和敏感,可望用于鉴别肺结节良恶性;肿瘤的治疗响应和乏氧密切相关,^{18}F-FMISO 乏氧显像更多用于放疗前肺肿瘤乏氧评估;$αβν3$ PET 显像剂是整合素 PET 显像剂中研究最多的,与肺肿瘤血管生成相关;神经内分泌肿瘤 PET 显像剂,特别是^{68}Ga-DOTA-肽类 PET 显像剂对类癌的影像诊断学有着特殊意义。

（二）肺肿瘤 PET/CT 图像采集要旨

肺组织含气量高,导致单位体积肺摄取显像剂很低,因此,无论是 PET 还是 CT,肺肿瘤和周围肺组织的对比度都良好,这是 PET/CT 诊断肺肿瘤比诊断腹盆腔肿瘤更有优势之处。但是,与这些优势相伴的问题也是显著的。由于呼吸运动,肺部体积、几何位置呈周期性变化,导致各种 PET/CT 图像呼吸伪影、PET 和 CT 空间失配准等。规范的图像采集、合理使用特殊图像采集处理技术技巧,将获得高质量的肺肿瘤 PET/CT 图像,后者最终成为保证诊断准确性的基础。

1. **肺肿瘤 PET/CT 图像采集和处理的通用技术**　常规体部 PET/CT 图像采集模式能够满足肺肿瘤诊断图像质量的大部分要求。因此,并非所有肺肿瘤患者都需要采取特殊的 PET/CT 图像采集技术,如诊断 CT 或高分辨率 CT、双时相 PET/CT 显像等。因为使用这些特殊图像采集技术,就意味着更多的占机时间、更高的辐射剂量。

对于肺肿瘤 PET/CT 图像采集和处理而言,要在不增加图像采集复杂度的基础上,借助体部 PET/CT 扫描程序,最大限度地获得能够满足肺肿瘤诊断需求的 PET/CT 图像。为了在体部 PET/CT 显像时获得最佳的肺部图像质量,在 PET/CT 图像采集时,应该让患者情绪平静、呼吸平稳以尽量减轻呼吸运动对图像质量的影响;双手上抬抱头以减少手臂骨骼衰减对胸部 CT 图像的影响;使用智能 CT 剂量计算等。

正常呼吸状态下采集的 PET/CT 图像中大多数会因呼吸运动产生伪影,通过控制呼吸运动,膈肌部位的严重伪影可以减少一半,所有因呼吸运动产生的伪影至少可以减少 40%。北京医院秦嵩等让患者在采集 PET/CT 的同机 CT 图像时以事先录制好的呼吸节拍录音指导患者呼吸,让患者在呼气中期屏气以采集 CT,大幅度减少了 CT 的呼吸伪影,并部分提高了 PET 和 CT 之间的空间配准率,这个方法简便、易行、有效(图 1-1-1)。

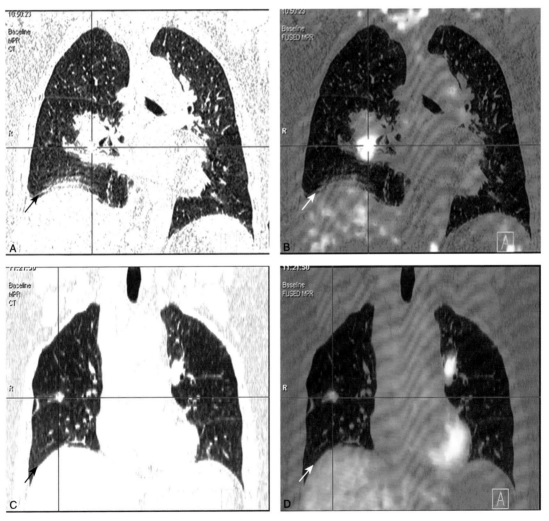

图 1-1-1　自由呼吸下扫描的 PET/CT 和呼气中期屏气扫描 CT 的 PET/CT 的肺部图像比较
A、B. 自由呼吸状态下扫描 PET/CT 获得的 CT、PET/CT 融合图像冠状面:PET 图像上代谢活性增高的肺结节与 CT 所示肺结节配准不良(十字交叉),且伴有膈肌运动伪影(箭头);C、D. 呼气中期屏气扫描 CT 后采集的 PET/CT 肺部图像:不仅 PET 和 CT 图像上肺结节配准良好(十字交叉),而且没有膈肌运动伪影(箭头)。

对衰减校正 CT 数据进行肺窗骨算法薄层重建后所获得的肺部图像质量更接近诊断 CT。这个方法简单、不增加工作量、不增加患者负担和辐射剂量,却能有效提升肺部 CT 图像质量(图 1-1-2)。

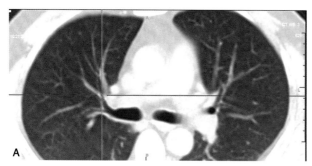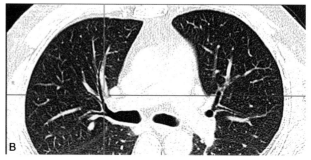

图 1-1-2 肺窗骨算法薄层重建 CT 有效提高衰减校正 CT 的肺部图像质量

A. 衰减校正 CT 横断面;B. 同一 CT 扫描经过肺窗骨算法薄层重建后的 CT 横断面。经过肺窗骨算法薄层重建的 CT,图像质量得到明显提升,图像清晰度更高、展示出更多细节。与衰减校正 CT 图像相比,肺窗骨算法薄层重建 CT 展示出来更多支气管细节(十字交叉)。

2. 肺肿瘤 PET/CT 图像采集特殊技术

(1) 双时相肺 PET/CT 显像:双时相 PET/CT 显像在常规显像完成 1~3 小时后进行延迟显像,通过 2 次显像病变的 FDG 摄取和 SUV 变化来判断肺肿瘤的良恶性。慢性炎症和感染病灶的 FDG 摄取随时间延长而降低、不变或轻度升高,表现为延迟显像炎性病变的 SUV 不变或下降;而肿瘤细胞随时间的推移摄取 FDG 持续增高,表现为延迟显像肺肿瘤的 SUV 较常规显像增高。肺肿瘤和炎性病变在双时相 PET 显像上的这些征象可以作为诊断肺占位性病变良恶性的鉴别诊断点之一。

双时相方法最早源于单纯 PET 年代鉴别诊断肺结节良恶性,与单次显像相比,双时相显像有效提高了鉴别肺结节良恶性诊断准确性,进而扩展到用于鉴别诊断肺肿块、肺门及纵隔淋巴结的良恶性(图 1-1-3)。

但是,双时相 PET/CT 鉴别诊断肺结节良恶性的准确性并不及 PET,北京医院姚稚明等研究发现其鉴别诊断孤立性肺结节的准确性只有 80.6%。究其原因主要有:①仍有一部分急性炎性病变、活动性肺结核等病灶的延迟显像 SUV 会比常规显像进一步增高,而非下降或不变;最早的双时相 PET 显像研究都集中在发达国家,他们的患者群与中国不同,中国可能有更多的肺部炎性病变待鉴别,可能导致更高的假阳性率。②由于 CT 图像采集时间很短,只是一个呼吸周期内的小段时间,而 PET 图像采集到的是无数次呼吸运动叠加后的图像,因此,PET 和 CT 之间肺部病变空间失配准现象常见,这导致基于 CT 值计算的肺部病变 SUV 测量可能因为这种失配准而不准确,常规和延迟显像之间的 SUV 差值计算也随之不准确;而基于放射性核素透射扫描获得衰减校正图的单纯 PET 却不存在这样的失配准问题,因此,单纯 PET 显像的常规和延迟显像 SUV 之间的变化的可比性高。

双时相肺 PET/CT 显像应该用于 SUV 偏低(SUV<2.5)肺结节的良恶性鉴别,对于这部分病变,延迟显像 SUV 进一步提高指向恶性病变。在双时相 PET/CT 阅片诊断时,应该首先确定 PET 和 CT 之间配准情况,如果 PET 和 CT 之间空间配准良好,测得的 ΔSUV 的可信度高,双时相 PET/CT 诊断的可信度随之提高。

(2) 肺诊断 CT 和肺高分辨率 CT:常规 PET/CT 扫描采集的衰减校正用 CT,一般是平静呼吸下采集的低剂量 CT。相比吸气末屏气状况下采集、更高 CT 扫描剂量的诊断 CT,衰减校正 CT 的图像质量显然比较差,也容易出现呼吸伪影。屏气状况下采集诊断 CT 能清楚地提供肺结节的形态学特征,包括病灶内部特征及周围的细节,从而更全面地评估肺结节的良恶性。一些原发或转移的小结节可能在 PET 是阴性,此时,CT 的征象就尤为重要,尤其是肺基底部病变,深吸气末屏气的 CT 扫描远较自由呼吸 CT 扫描发现更多此类微、小结节。增强 CT 更增加了肺肿瘤时间分辨和血流信息,有时候成为重要的诊断依据补充。

高分辨率 CT(high resolution CT,HRCT)将薄层 CT 扫描与高空间频率(骨)算法重组相结合,具有极佳

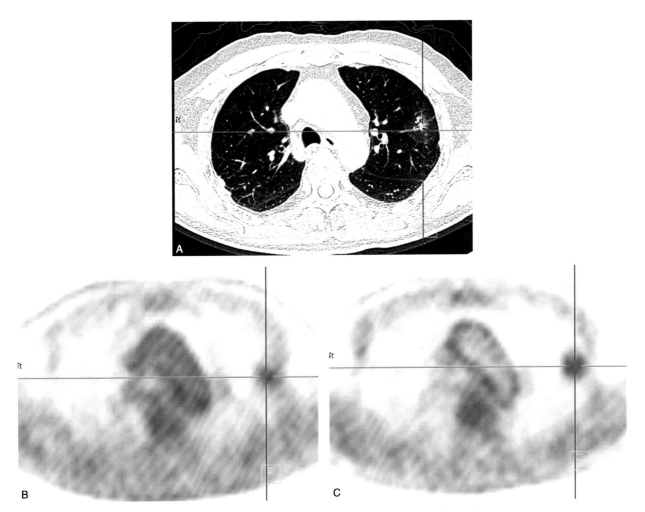

图 1-1-3　双时相 PET/CT 显像鉴别诊断肺占位性病变的良恶性

患者男性,73 岁,体检 CT 发现"左肺上叶磨玻璃影"1 周:A.PET/CT 的同机 CT 图像横断面;B.常规显像 PET 图像横断面;C.延迟显像 PET 图像横断面。PET/CT 见左肺上叶磨玻璃结节,结节分叶,内见混杂密度影,代谢活性稍增高(十字交叉),PET 常规显像 SUVmax 为 1.8、SUVavg 为 1.5,延迟显像 SUVmax 为 2.1、SUVavg 为 1.9。虽然该病变 PET 常规显像的 SUV 低于 2.5,但是,PET 延迟显像 SUV 明显上升且病变的边界变得清晰,和周围肺的对比度更高,在 PET 图像上呈现出团块状代谢增高。PET 延迟显像无论 SUV 变化还是 PET 形态学均提示该病变是恶性的,CT 征象也表现出典型的腺癌征象。术后病理也证实为腺癌。

的空间分辨率,能够显示肺小叶水平的细微结构和病变,有效降低容积效应的影响,提高空间分辨率,可多层面、多角度地显示病灶细节。FDG PET/CT 结合 HRCT 对肺部病变诊断的特异性和准确性明显高于单独的 FDG PET/CT。FDG PET/CT 结合 HRCT 对孤立性肺结节(solitary pulmonary nodule,SPN)诊断价值的 Meta 分析结果显示,FDG PET/CT 结合 HRCT 对 SPN 的诊断效能明显优于单独使用 FDG PET/CT 或 HRCT,明显降低 SPN 的假阴性率,提高肺结节定性诊断的准确率。

对于肺结节为诊断目的的 PET/CT,HRCT 扫描应该是 PET/CT 系列图像采集的标准程序。尤其是 PET 阴性或 SUV 偏低的肺结节、磨玻璃结节或部分实性结节,应该在完成 PET/CT 检查后常规采集 HRCT。对于实性结节、肿块,增强 CT 则提供了肺肿瘤时间和血流信息,有助于提高诊断准确性(图 1-1-4)。

(3) 减少呼吸伪影的 PET/CT 图像采集技术:在肺部 PET/CT 显像中,由于呼吸运动的影响,经常观察到本来应该是类圆形、圆形的肺结节,在 PET 图像上却呈现出短棒状或椭圆形,SUV 也随之被低估,靠近肺底的病变尤其明显,从而影响对疾病的诊断和疗效评估。对于直径<1cm 的肺结节更为明显;为弥补因为 SUV 被低估而导致的敏感性下降,通常会在 PET/CT 诊断时应该适当下调 SUV 截止点(图 1-1-5)。

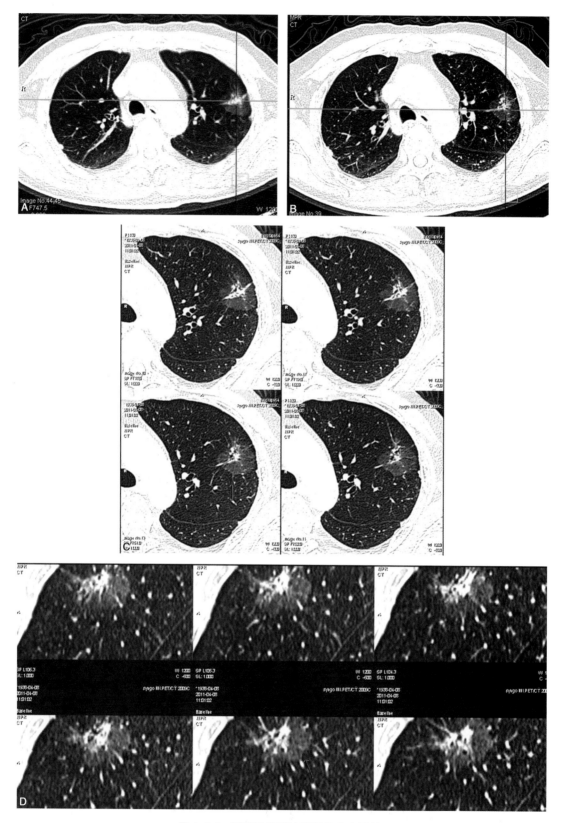

图 1-1-4　HRCT 鉴别诊断肺结节良恶性

A.衰减校正 CT 图像横断面;B.以衰减校正 CT 经过肺窗骨算法薄层重建获得的 CT 图像横断面;C、D.分别为肺 HRCT 图像的横断面和冠状面。本图和图 1-1-3 是同一患者。左肺结节(十字交叉)的 CT 图像质量从图 A 到图 B,再到图 C、图 D,依次提高。HRCT 图像显示出很多结节内部和外部细节,为提高诊断准确性提供了更多信息,也能有效提高诊断者的信心。在完成常规 PET/CT 检查后,根据病变位置和大小,只在病变(箭头)所在的有限范围内进行 HRCT 扫描,如图 D 所示,给患者增加的辐射剂量有限,而对诊断的帮助和获益却是显著的。

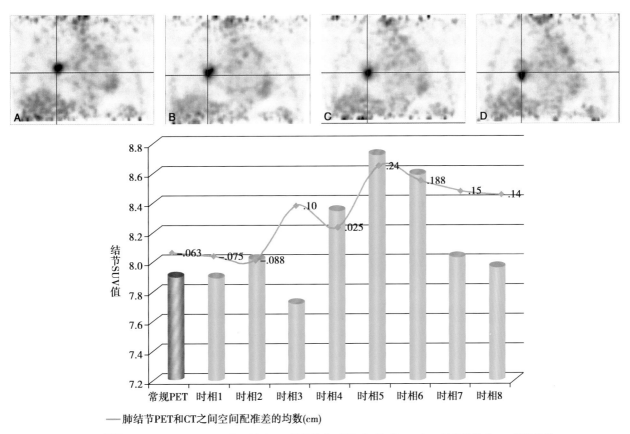

E ■非门控常规PET和CT显像肺结节SUV值的均数   ■呼吸门控PET和CT显像肺结节SUV值的均数

图1-1-5　呼吸运动周期变化对肺结节空间位置、PET和CT图像之间肺结节空间配准、结节SUV的影响

A~D.以十字交叉作为空间定标线,显示肺结节在不同呼吸时相中的空间位置发生了明显变化;E.在呼吸周期的不同时相(时相1~8)中,肺结节(8例肺结节患者)在CT与PET之间的空间配准差异度(cm)变化及相应呼吸时相肺结节SUV变化。由于肺结节在PET和CT之间的空间配准随呼吸运动发生变化,以至于影响了基于CT衰减校正的肺结节PET图像及SUV。

　　诊断肺肿瘤使用呼吸运动校正技术和呼吸门控技术是十分必要的。通过呼吸门控PET/CT将有效提高PET和CT的空间配准度,从而最大可能地消除上述问题,肺肿瘤的SUV、形态大小和空间位置更加准确,有利于提供诊断准确性(图1-1-6)。

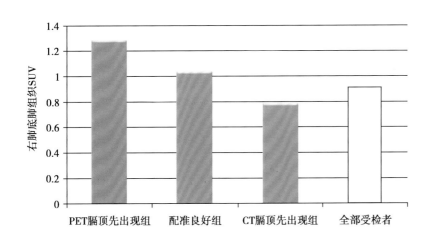

图1-1-6　右膈顶部CT和PET空间配准对右肺底肺组织SUV的影响
与PET/CT之间图像空间配准良好组相比,从上向下阅片PET/CT横断面图像时,PET图像上先出现膈顶组的右肺底肺组织的SUV被高估,CT图像上先出现膈顶组则被低估。

　　1)吸气末屏气一次性采集PET和CT的PET/CT图像采集模式:受检者吸气末屏气时采集肺部CT图像,随即在受检者还保持屏气的状态下采集15~20秒PET图像。

　　优点:肺部图像是在肺组织完全伸展开的状况下获得的,而且PET和CT图像的采集时间是同期的,因此,获得了诊断肺 CT 的同时,还使得 PET 和 CT 空间配准高度一致。由于 PET 和 CT 空间配准良好,使得 PET 衰减校正精准,与常规 PET/CT 比较,这种方法获得的 PET 图像更加真实,肺结节在 PET 图像上形态更真实、体积更小而接近 CT 所示大小、SUV 更高。研究显示,深吸气后屏气 15 秒 PET/CT 显像测得的肺结节 SUVmax 较平静呼吸时明显增高,并且结节越小,SUVmax 升高越明显。

缺点:①PET 图像采集时间太短,导致 PET 图像的噪声太大、SUVmax 被明显高估;②这种扫描方案虽然 CT 扫描时间数秒、PET 扫描时间 15 秒,但由于完成 CT 扫描后设备要重新复位再扫描 PET,因此,整体图像采集时间近 40 秒,对于重病和老年、肺功能受损的受检者,往往不能屏气如此之久从而保质保量地完成这种图像采集,甚至会因为图像采集末期没有屏住气而导致更为明显的呼吸伪影。

因此,吸气末屏气一次性采集 CT 和 PET 的扫描模式适用于肺功能和全身状况良好的受检者,这种方法非常简便,而且对于确定病变是位于肺还是相邻脏器的帮助尤其大。

2) 呼吸门控 PET/CT:减少呼吸运动对 PET/CT 图像质量的影响是呼吸门控 PET/CT 显像(又称 4D PET/CT 显像)的主要目的。呼吸门控 PET/CT 是采用呼吸运动跟踪系统,将呼吸周期分为若干个时相,分别采集每个时相的 PET 图像,再将若干个呼吸周期时相图像加以叠加、形成动态和静态 PET 图像;再用对应时相的 CT 图像进行衰减校正。呼吸门控 PET/CT 在一定程度上减轻呼吸运动伪影,肺部图像质量清晰,且由于 PET 和 CT 空间配准良好,肺结节等小病变获得很好的衰减校正,所计算出来的 SUV 比常规 3D PET/CT 明显增高、PET 上病变的体积也小于常规 3D PET/CT。对基于 PET/CT 的肺肿瘤放疗计划而言,呼吸门控 PET/CT 为 4D 图像引导下肺肿瘤生物靶区勾画和放疗提供了很好的手段(图 1-1-7,视频 1-1-1)。

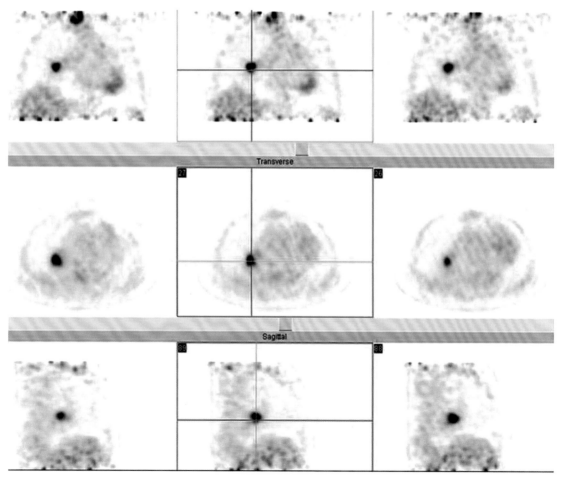

图 1-1-7　肺结节的呼吸门控 PET

第一、二、三排分别为 FDG PET 图像冠状面、横断面和矢状面。十字交叉所示右肺结节随呼吸运动而运动。不同呼吸时相上,结节的放射性摄取值和形态也有差异。

但是,呼吸门控技术虽然能够改善伪影,却牺牲了信噪比,因为每个时相获取的 γ 光子数减少,统计涨落增加,图像噪声增加。若要降低呼吸门控 PET 图像的噪声,势必延长扫描时间或增加注射剂量。

为克服呼吸门控 PET/CT 信噪比降低的问题,不断有新的呼吸门控 PET/CT 的图像采集和处理手段推出。例如,运动冻结法门控 PET/CT 也能改善 PET 和 CT 图像失配准的情况,其方法是用非刚性图像融合配准校正呼吸,结合门控 PET 所有时相的 100% 计数形成一个 3D PET 数据。又如使用 CT-PET 双呼吸门控进行肺结节显像,结合 PET 和 CT 呼吸门控交互式匹配,但这种方法导致受检者接受了额外的 CT 照射。

以呼吸跟踪系统采集图像的呼吸门控 PET/CT 对硬件和软件都有要求,除了上述的问题,即门控 PET 图像的计数率低、信噪比降低以外,在实际图像采集中经常遇到的另一个问题是,由于呼吸是可以被受检者自主控制的,受检者的情绪波动、咳嗽、自主调控呼吸等,都可能导致图像采集期间呼吸不稳定而影响图像质量或导致采集时间延长。

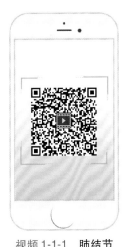

视频 1-1-1　肺结节的呼吸门控 PET 图像视频

呼吸门控 PET/CT 在近期取得的突破性进展是基于软件计算的数字门控 PET。数字门控 PET 建立在表模式图像采集的 PET 数据之上,利用运动的放射源在投影域产生的统计差异来提取呼吸运动信号,并以此重建出 PET 呼吸时相,在受检者自由呼吸且不佩戴呼吸运动传感器和外部门控装置下,实现自由呼吸下的呼吸门控 PET 成像。数字呼吸门控 PET 成像的优势显而易见,受检者不再受束缚于呼吸跟踪传感装置,呼吸运动自由度好。数字门控 PET/CT 图像采集和重建技术甚至用于运动幅度明显小于肺脏运动、运动频率显著高于呼吸运动的心脏门控 PET 的图像采集。与数字呼吸门控 PET 相比,数字心脏门控 PET 的计算量和难度都大幅度增加;与传统的心电图触发的门控心肌显像相比,数字心脏门控计算出来的心室容积、左室射血分数等精确度明显提高(图 1-1-8,视频 1-1-2)。

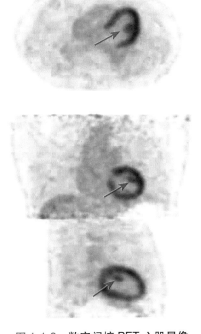

图 1-1-8　数字门控 PET 心肌显像

数字门控 PET 利用运动的放射源在投影域产生的统计差异来提取运动信号,并以此重建出 PET 时相。与基于呼吸运动传感器、心电图触发的硬件门控 PET 采集系统获得的门控 PET 相比,数字门控 PET 图像质量与之相当;观看数字门控 PET 心肌显像图像视频可知,即使像运动快速的左室心肌室壁运动也得到很好的显示,心肌运动流畅、真实。箭头所示为左室腔内的乳头肌。

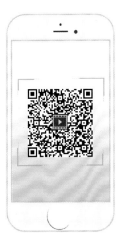

视频 1-1-2　数字门控 PET 心肌显像图像视频

数字呼吸门控 PET/CT 和硬件呼吸门控 PET/CT 的双盲比较显示,75%情况下两者之间无差异;当发现差异时,数字呼吸门控 PET 在 70%情况下更好。数字呼吸门控 PET 能有效滤掉患者呼吸运动伪影,更廉价和简便。由数字呼吸门控 PET 系统完全代替基于门控触发采集硬件的呼吸门控 PET 系统,并因此而在日常 PET 临床工作中常规使用门控 PET/CT,应该是一件指日可待的事。

三、PET/CT 诊断肺肿瘤概况

(一) PET/CT 诊断肺肿瘤的优势

全身 FDG PET 应用于肿瘤显像最早用于评估未定性的肺结节和非小细胞肺癌的术前分期。25 年来,随着 PET 及 PET/CT 的出现和推广应用,逐渐改变了无创性影像学诊断肺肿瘤、分期、再分期诊断和治疗监测的状况。PET/CT 以其全身成像的检查模式、从肿瘤生物学特性为肺肿瘤定性的分子影像学诊断能力,使得 PET/CT 在鉴别诊断肺占位性病变良恶性、肺癌分期诊断、非小细胞肺癌治疗后再分期诊断、肺癌放疗生物靶区勾画等方面比传统的常规影像学检查的准确性更高,或更能全面地反映肺肿瘤的病情;在肺肿瘤疗效监测和复发、预后等方面,PET/CT 也具有潜在的发展空间。

(二) PET/CT 鉴别诊断肺结节良恶性

多数肺结节性肺癌是能够实施治愈性手术切除的早期肺癌。随着 CT 的不断推广和多排螺旋 CT 的应用,更多的肺结节被发现。这既使得更多的早期肺癌得以确诊,又造成大量不必要的影像检查(包括 PET/CT 检查)、活检甚至手术。

部分实性结节的恶性概率最高,其次为磨玻璃结节和实性结节。虽然 PET 根据肺结节的代谢等生物学特性鉴别结节的良恶性,但是,基于大量的肺结节并非恶性、通过结节 CT 动态随诊观察通常能获得良好诊治结果、磨玻璃结节性肺癌代谢很低也很难发生转移、PET 空间分辨率相对较差、众多 PET 循证医学研究结果等考虑,2017 年 Fleischner Society 只建议在偶发单发实性结节>8mm 时(无论结节的恶性危险度是否高危)使用 PET/CT 鉴别结节的良恶性,而对于其他类型的单发实性肺结节、多发实性肺结节、所有的部分实性结节等,都建议以 CT 作为诊断和随诊手段。在这样的诊断适应证考量中,PET/CT 可能更多地通过肺结节的代谢活性来鉴别其良恶性、判断结节其恶性程度,同时,借助 PET/CT 全身成像优势和 FDG PET 的敏感性优势,探查可能存在的转移。

以 PET/CT 鉴别诊断更小的肺结节良恶性是众多研究努力的方向。一项对 344 例 7~30mm 的肺结节的 FDG/PET 研究结果显示,PET/CT 判断良恶性方面优于 CT,使一些模棱两可的病灶得到确诊。呼吸门控 PET/CT 能够减少呼吸运动所造成的模糊效应,使得 PET 评估结节的直径理论上可以达到 3mm。双时相 PET 显像也是判断良恶性的重要方法,如果延迟显像的 SUV 升高>30%,提示恶性可能大;而 SUV 下降>10%,则提示良性病变。一项研究结果显示,延迟显像 SUVmax 上升<25%的肺腺癌患者,其预后好于>25%者。但对于生长缓慢的贴壁生长型腺癌来说,FDG PET/CT 有时可能会出现假阴性。这些 FDG 阴性的肿瘤通常是神经内分泌起源,包括几乎所有的小细胞肺癌和许多非小细胞肺癌,其表面都表达生长抑素受体,因此,可以用生长抑素受体显像等新型 PET 显像剂来诊断。

(三) PET/CT 分期诊断肺肿瘤

肺肿瘤治疗前分期诊断是制定精准治疗策略的基础。对于初诊的小细胞肺癌、非小细胞肺癌而言,FDG PET/CT 扫描都是最为优秀的分期诊断影像学手段。

1. **PET/CT 诊断肺肿瘤 T 分期** 单纯 PET 的肺癌 T(肿瘤)分期受 PET 定位能力的影响而有局限性。但是,PET/CT 联合 PET 和 CT 所长,在肺肿瘤 T 分期上有优势:①通过 CT 对解剖为主的定位和 PET 对代谢活性增高的恶性病变的定位,显著提高了对原发肿瘤 T 分期的评估能力,例如肺肿瘤导致阻塞肺不张时,PET 图像上肺肿瘤代谢活性明显高于周围不张肺组织,很轻易地就获得肿瘤和非肿瘤之间的边界;同样,PET 也能很好评估肿瘤对胸壁的浸润。②以 FDG PET 探查的肺肿瘤代谢活性判断肺肿瘤"生物学层面诊断 T 分期":代谢活性明显增高的肺肿瘤,其生物学行为更趋向于快速生长、侵犯周围组织和远端转移。北京医院张毓艺、姚稚明的研究证实,非小细胞肺癌原发灶的 SUV 是预测 N_1 和 N_2 期淋巴结转移的独立危险因素,肺癌原发灶 SUVmax≤5 者淋巴结转移率只有 3.4%,肺癌原发灶 SUVmax>10 者淋巴结转

移率高达 44.7%。临床不时遭遇的"小肺癌大转移"(肺癌原发病灶很小却已发生远端转移),这类肺癌原发灶的代谢活性往往很高,代表肺癌肿瘤"生物学 T 分期"很差。

2. PET/CT 诊断肺肿瘤 N 分期　放射学诊断 N(淋巴结)分期的根据是淋巴结短径。一般认为淋巴结短径>1cm 是有病理意义的,而淋巴结短径>1.5cm 则转移的可能性很大。但是,淋巴结大小的变化也可以由急慢性感染性病变或慢性阻塞性肺病所引起,并且上述情况在肺癌患者中很常见。与增强 CT 相比,PET/CT 以淋巴结代谢活性增高为诊断标准,其特异性和敏感性显著提高,从增强 CT 的 60%~75% 提高到 85%~95%($P<0.01$);与单独的 PET 相比,也有明显的提高($P<0.05$)。

在肺肿瘤 PET/CT 诊断中常遇到慢性淋巴结炎对 N 分期诊断的干扰,而在 PET/CT 图像上,炎性淋巴结也表现为代谢活性增高,甚至肿大。单纯依靠淋巴结是否代谢活性增高、肿大判断是否有淋巴结转移是不充分的。在慢性肺病、老年患者中慢性淋巴结炎常见,通常表现为肺门、纵隔淋巴结代谢活性增高,呈双侧大致对称性分布。而肺癌淋巴结转移表现为肺癌淋巴引流路径上的淋巴结代谢活性增高,往往是肺癌同侧淋巴结代谢活性增高,伴或不伴淋巴结肿大。相比单纯考虑淋巴结的 SUV,高代谢淋巴结的分布特征似乎更具有诊断价值。

除常规诊断肺癌 N 分期标准外,北京医院姚稚明等的系列研究还揭示了在 PET/CT 肺癌 N 分期诊断中多个需要注意的节点:①要注意排除慢性淋巴结炎对 N 分期的干扰,57% 60 岁以上 PET/CT 受检者出现双侧肺门、纵隔淋巴结大致对称性代谢活性增高,而几乎都没有淋巴结转移;②淋巴结钙化不是排除淋巴结转移的标准,纯钙化淋巴结通常没有转移,但在非小细胞肺癌 PET/CT 受检者中,发现高达 28% 的部分钙化淋巴结(钙化范围<2/3 淋巴结体积)有淋巴结转移,而且部分钙化淋巴结中转移和非转移淋巴结的 SUV 都比较高,而两者 SUV 之间也没有显著统计学差异,这使得 PET 诊断部分钙化淋巴结有无转移的效能大打折扣;③同样,淋巴结密度增高也不是排除淋巴结转移的依据,所幸这类淋巴结中转移淋巴结的代谢活性显著高于非转移淋巴结,PET 诊断价值好;④肺内、肺门淋巴结转移和纵隔淋巴结转移的 SUV 诊断截止点是不一样的,纵隔淋巴结转移的 SUV 截止点更低。

3. PET/CT 诊断肺肿瘤 M 分期　由于 FDG 探查肿瘤的高度敏感性和 PET/CT 全身成像模式,PET/CT 肺肿瘤转移的 M 分期诊断能力在现有影像学中无疑是最好的,其准确性很高。以肺癌为例,无论小细胞肺癌还是非小细胞肺癌,分期诊断都以 PET/CT 为首选;FDG PET/CT 再分期诊断主要用于非小细胞肺癌治疗后排除疾病进展,鉴别肿瘤坏死、复发、纤维化,肿瘤标志物增高而 CT 正常者;而出于卫生经济学和治疗策略考虑,FDG PET/CT 不适合治疗后小细胞肺癌再分期诊断,因为小细胞肺癌手术概率小、二线化疗效果有限,再分期对改变再次治疗策略的意义不显著。

FDG PET/CT 能很敏感地探查到骨转移、肾上腺转移、肺转移、肝转移等,即使局部 CT 正常的转移灶,往往也能为 PET 所探及。但是,FDG PET/CT 对脑转移敏感度不够高,对于脑转移待查患者,应该检查脑 MRI,必要时以其他 PET 显像剂如蛋氨酸、胆碱进行脑显像。

(四) PET/CT 肺肿瘤评估疗效及监测

CT 以形态学变化、FDG PET 以生物学变化评估肺肿瘤疗效,肺肿瘤 FDG 摄取值越高,局部复发的可能性越大,SUVmax 可以作为评判肿瘤潜在侵袭性的影像学指标。肿瘤经过治疗后,从肿瘤组织慢慢变为瘢痕组织,可以不引起大小的变化,甚至由于水肿、出血和巨噬细胞向坏死部位迁移引起组织肿胀从而使体积增大。因此,运用 CT 进行再分期通常需要在 6 周到 3 个月以后,不能发现早期的变化。分子影像的优势之一就在于能够相对早期检测到生物学变化,因为非活性组织葡萄糖代谢减低,据此判断病变对治疗是否响应。PET/CT 正在成为肺肿瘤等疗效监测手段。

临床上也将 FDG PET/CT 作为监测肺肿瘤复发的手段。但是,2016 年密歇根大学对 215 所医疗单位 100 479 例肺癌病例的研究显示,PET 扫描评价治疗后肺癌复发并不能改善患者 2 年生存率,提示以 PET/CT 评价肺癌复发可能被过度使用。

(五) PET/CT 在肺肿瘤放疗中的应用

PET/CT 在肺肿瘤放疗中的应用主要有几个方面:①精准的 PET/CT 分期诊断确保精准的肺肿瘤放疗范围和部位;②以 PET 显像确定肺肿瘤的生物靶区;③PET/CT 图像引导放疗新技术。

FDG PET/CT 对于肺肿瘤放疗计划制定、勾画肺肿瘤边界、区分周围组织十分重要,尤其是对于有胸壁浸润或阻塞性肺不张的患者。在肿瘤体积、局部肿瘤质地及剂量计算方面,基于 PET/CT 制定放疗计划相较单独 CT 有了很大的变化,25%~60% 的患者放疗计划照射野发生改变,大部分都呈范围减小,从而也减少了患者的不良反应。在放疗中因为存在特定的剂量-反应关系,PET 能够很好地进行剂量优化,使最高剂量保证在最小的肿瘤范围内。

肺肿瘤乏氧区域会造成放射敏感性下降,乏氧显像剂如 ^{18}F-MISO 可以用于评估肺肿瘤乏氧,但至今没有明确证据表明其在放疗计划制定中的作用。

呼吸门控 PET/CT 技术对于放疗计划的制定很有帮助。基于呼吸门控 PET/CT 的靶区勾画,会更精准地反映肺肿瘤靶区的体积和形状,剔除病灶随呼吸运动而移动对靶区勾画造成的影响,成为 4D 图像引导下肺肿瘤生物靶区勾画的基础。

(郭悦　罗诗雨　刘甫庚　姚稚明)

第二章　肺恶性肿瘤

第一节　原发性肺癌

一、流行病学

肺癌是发病率和死亡率增长最快、对人群健康威胁最大的恶性肿瘤之一。其发病率和死亡率在男性中占所有恶性肿瘤的第一位,在女性中占第二位(次于乳腺癌),而在美国均为第一位。2012 年,全世界有180 万例新增肺癌病例,160 万例死亡病例,占所有癌症死亡病例的 19%。中国也不例外,其肺癌发病率接近发达国家水平;《北京癌症数据》和《2016 年度北京市卫生与人群健康状况报告》显示,恶性肿瘤依然是北京市居民因病死亡的"头号杀手",其中肺癌占男性恶性肿瘤第一位。

肺癌病因至今尚不完全明确,长期大量吸烟可能与肺癌的发生有非常密切的关系,同时也受人口老龄化、环境污染以及不良的生活方式等因素影响。持续重度的空气污染、全民被动吸烟、厨房油烟等都是影响肺癌发生的因素。

肺癌的临床表现包括肺癌本身引起的局部症状如咳嗽、咯血,以及肺癌侵犯邻近结构(纵隔、胸壁)、远处转移(肝、骨、脑)等引起的各种症状,非特异性全身性症状如疲乏、体重下降、副肿瘤综合征等。

二、病理学分类

肺癌主要分为非小细胞肺癌(non-small cell lung cancer,NSCLC)和小细胞肺癌(small cell lung cancer,SCLC),前者在所有肺癌中超过 85%。根据 2015 年世界卫生组织(World Health Organization,WHO)的最新肺肿瘤分类,将肺上皮源性肿瘤分为腺癌、鳞癌、神经内分泌肿瘤、大细胞癌、腺鳞癌、肉瘤样癌等。同时,对肺腺癌的亚型按癌细胞的生长方式分类,摒弃了原细支气管肺泡癌和混合性亚型腺癌的名称;将原位腺癌与非典型性腺瘤样增生一同列入浸润前病变;增加了微小浸润性腺癌;浸润性腺癌根据其主要亚型与全部病变的比例,以半定量方式表达出来;使用附壁型生长方式表述浸润性腺癌中的非浸润成分等。

目前肺癌的 5 年生存率平均仅为 16.1%。超早期及早期诊断、准确的分期对治疗计划的制定及患者预后的判断至关重要。国际抗癌联盟(Union for International Cancer Control,UICC)和美国癌症协会(American Joint Committee on Cancer,AJCC)于 2017 年 1 月正式颁布了最新修订的第 8 版肺癌 TNM 分期(表 1-2-1)。这是第一次基于前瞻性数据库构建的肺癌分期系统,数据资料来自 16 个国家的 35 个数据库,NSCLC 占 92%,SCLC 占 8%,更加符合当今肺癌的流行趋势。新版的 T 分期更加强调了肿瘤大小对预后的影响,而主支气管受累距气管隆嵴的距离、肺不张或阻塞性肺炎的范围及纵隔胸膜受累不再作为 T 分期的依据。N 分期则根据转移淋巴结数目和部位进行了进一步细分。M 分期亦将寡转移引入了肺癌分期。调整后的 TNM 分期更加细化,使肺癌的诊断、治疗及预后判断更加精准,更加适应目前临床的需求。

表 1-2-1 IASLC 肺癌 TNM 分期修订稿（第 8 版）

分期	标准
T 分期	
T_x	未发现原发肿瘤,通过痰细胞学或支气管灌洗发现该细胞,但影像学及支气管镜无法发现
T_0	无原发肿瘤的证据
Tis	原位癌
T_1	肿瘤最大径≤3cm,周围包绕肺组织及脏层胸膜,支气管镜见肿瘤侵及叶支气管,未侵及主支气管
T_{1a}	肿瘤最大径≤1cm
T_{1b}	肿瘤最大径>1cm 但≤2cm
T_{1c}	肿瘤最大径>2cm 但≤3cm
T_2	肿瘤最大径>3cm 但≤5cm;侵犯主支气管(不常见的表浅扩散型肿瘤,不论体积大小,侵犯限于支气管壁时,虽可能侵犯主支气管,仍为 T_1),但未侵及气管隆嵴;侵及脏层胸膜;有阻塞性肺炎或者部分或全肺肺不张。符合以上任何一个条件即归为 T_2
T_{2a}	肿瘤最大径>3cm 但≤4cm
T_{2b}	肿瘤最大径>4cm 但≤5cm
T_3	肿瘤最大径>5cm 但≤7cm;直接侵犯以下任何一个器官,包括胸壁(包含肺上沟瘤)、膈神经、心包;同一肺叶出现孤立性癌结节。符合以上任何一个条件即归为 T_3
T_4	肿瘤最大径>7cm;无论大小,侵及以下任何一个器官,包括纵隔、心脏、大血管、气管隆嵴、喉返神经、主气管、食管、椎体、膈肌;同侧不同肺叶内孤立性癌结节
N 分期	
N_x	区域淋巴结无法评估
N_0	无区域淋巴结转移
N_1	同侧支气管周围和/或同侧肺门淋巴结以及肺内淋巴结有转移,包括直接侵犯而累及的
N_2	同侧纵隔内和/或气管隆嵴下淋巴结转移
N_3	对侧纵隔、对侧肺门、同侧或对侧前斜角肌及锁骨上淋巴结转移
M 分期	
M_x	远处转移不能被判断
M_0	没有远处转移
M_1	远处转移
M_{1a}	局限于胸腔内,包括胸膜播散(恶性胸腔积液、心包积液或胸膜结节)以及对侧肺叶出现癌结节(许多肺癌胸腔积液是由肿瘤引起的,少数患者胸腔积液多次细胞学检查阴性,既不是血性也不是渗液;如果各种因素和临床判断认为渗液和肿瘤无关,那么不应该把胸腔积液纳入分期因素)
M_{1b}	远处器官单发转移灶为 M_{1b}
M_{1c}	多个或单个器官多发转移为 M_{1c}

三、PET/CT 诊断原发性肺癌概况

FDG PET/CT 在非小细胞肺癌的分期中的价值及优势已得到公认。研究显示,FDG PET/CT 较传统影像分期方法改变了 20%~30% 的患者的治疗决策,并且最为显著的是重新定义了原发病灶是否能被切除。多中心研究报道,术前 FDG PET/CT 分期可以发现更多的纵隔和远处转移病灶,减少了开胸手术及一些不必要的开胸手术数量,但对总的死亡率没有改善。

FDG PET/CT 对于决定肿瘤的 T 分期(尤其是 T_3 或 T_4)上,其临床效能并没有得到验证。它相对于传统影像学检查最大的优势是在肿瘤侵犯胸膜的判断上。事实上,胸膜受累在 NSCLC 中相对常见,FDG PET/CT 判断胸膜受累的敏感性和特异性分别为 70%~95% 和 64%~94%。FDG PET/CT 尽管在 T 分期存在不足,主要为解剖定位和大小测量、低估镜下病变或者一些低代谢肿瘤不摄取 FDG(腺癌中的浸润前病变、类癌),但它仍然是最准确的 T 分期方法之一,准确率可达 86%,而 CT 只有 68%。

淋巴结转移是影响 NSCLC 治疗决策的重要因素之一。为提高患者的生存率,对于小病灶、无淋巴结转移的 NSCLC 患者,推荐采用局部切除;而对于有肺门淋巴结转移(N_1)和/或纵隔淋巴结转移(N_2)的患者,在采取肺叶切除的同时还应进行新辅助化疗或辅助化疗。PET/CT 目前被认为是无创淋巴结分期的标准,与增强 CT 比较,PET/CT 增加的代谢信息能够发现尚未出现形态学变化的转移,增加了 N 分期的特异性和阳性预测值。但在判断淋巴结转移上,存在着假阴性率较高的问题,敏感性也只有 45%,尤其是对 10mm 以下的淋巴结(敏感性为 32.4%),对 10mm 以上的淋巴结敏感性可达 85.3%。另一些引起假阳性的原因是非特异性的 FDG 摄取,如炎症或肉芽肿性疾病(如结节病)。最新的 Meta 分析结果表明,PET/CT 判断纵隔淋巴结转移的敏感性是 68%,而纵隔转移淋巴结不摄取 FDG 的比率是 7%~18%。出于以上原因,手术仍是淋巴结分期的"金标准",尤其是发现一些隐匿的淋巴结转移。

FDG PET/CT 对于探查 NSCLC 的远处转移病灶有较大优势,大约 28% 之前未怀疑转移的患者通过 PET/CT 确诊,多达 53% 的病例因此改变了治疗方案。FDG PET/CT 能够鉴别肾上腺的良恶性病变,文献报道敏感性和特异性分别高达 100% 和 80%~100%。FDG PET/CT 探查骨转移也十分准确,某些研究报道高于 MRI 和全身骨扫描。

(郭悦　姚稚明　刘甫庚)

(一) 肺鳞癌

1. 临床概述　肺鳞状细胞癌(squamous cell lung cancer,SqCLC)简称肺鳞癌,又称肺鳞状上皮细胞癌,包括梭形细胞癌,是最常见的类型,也是非小细胞肺癌中一类较独特的病理类型,占原发性肺癌的 40%~51%。肺鳞癌多见于老年男性,与吸烟有密切关系。肺鳞癌以中央型肺癌多见,病理上主要发生于亚段(7 级)以上的大支气管和终末细支气管(14 级)以下的细支气管,并有管腔内生长的倾向;早期常引发支气管狭窄或阻塞性肺炎。

肺鳞癌的恶性程度变异较大,与其他几种肺癌相比,鳞癌生长较为缓慢,周围型者往往肿瘤生长很大,患者却全然无任何症状。一般来说,肺鳞癌生长缓慢,发生转移亦较晚,手术切除机会较多,5 年生存率较高,肺鳞癌对放疗、化疗不如小细胞未分化癌敏感。

2. PET/CT 诊断要点

(1) 一般诊断点:①好发于老年男性及吸烟者;②多数为中央型肺癌,起源于段或叶支气管,常出现咳嗽、痰中带血或咯血;③周围型肺癌相对少见,一般无临床症状。

(2) CT 诊断点:①早期肺鳞癌 CT 表现为管壁的不规则增厚,此时痰瘤细胞检查的阳性率较高,支气管镜检查及刷检亦多有阳性发现。②肿瘤稍大且突入支气管管腔,CT 常见表现为息肉状支气管腔内肿块或肺门肿块,右肺发病率高于左肺,肿块形态连续、完整、界面清晰,边缘以分叶、短毛刺为主,易出现中央坏死、空洞和钙化,强化后灶状坏死是其特征性表现。③中央型肺鳞癌常继发支气管阻塞,包括阻塞性肺气肿、阻塞性肺炎、阻塞性肺不张等,黏液嵌塞和支气管扩张也常可见。④只有 30% 的鳞癌表现为肺外围结节,原发灶 ≤3cm 的周围型肺鳞癌和小细胞癌 CT 表现特征相似,影像学上常常难以鉴别。但肺鳞癌瘤体以肿块为主要表现,边界大多清楚,边缘多浅分叶,瘤体内常有局灶性坏死为其相对

特征性表现。⑤中心型肺鳞癌可经淋巴系统转移,最常转移的部位是肺门、纵隔、锁骨上淋巴结。周边型肺鳞癌多直接侵犯局部组织。晚期也可发生血行转移,但与肺腺癌相比,鳞癌发生脑、骨转移的比率更少。

（3）FDG PET 诊断点:①肺鳞癌在 FDG PET 上表现为放射性均匀或不均匀增高,形态多为类圆形,环形放射性摄取增高为其典型表现;②中央型者常伴有远端阻塞性肺不张或肺炎,肺鳞癌病灶较不张或实变的肺组织 FDG 放射性摄取更高;③研究表明,低分化肺鳞癌的 FDG 摄取显著大于腺癌和大细胞癌,可能与其增殖速率较快、倍增时间短有关;④淋巴结或血行转移灶常表现为 FDG 放射性摄取均匀或不均匀增高。

3. 典型病例

病例 1　患者男性,53 岁,反复咳嗽 3 个月,长期大量吸烟史。病理:中分化鳞癌(图 1-2-1)。

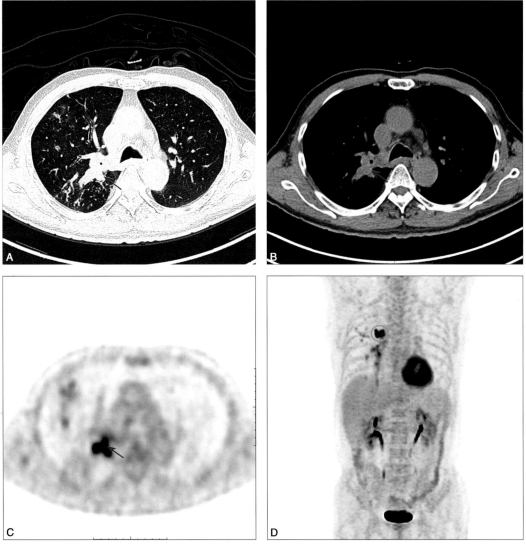

图 1-2-1　右肺中央型鳞癌 FDG PET/CT 图像

A、B. 分别为肺窗和纵隔窗的横断面 CT 图像:右肺上叶支气管开口处肿块(红色箭头),包绕支气管,局部管壁环状狭窄,肿块致密,呈深分叶状,伴毛刺,大小约 3.0cm×2.3cm;C. 横断面 PET 图像:右肺病变的 FDG 摄取明显增高(红色箭头),SUVmax 为 20.2;D. FDG PET MIP 图:右肺门一 FDG 摄取增高的不规则肿块影(绿色圆圈)。

病例 2　患者男性,97 岁,间断咳嗽伴痰中带血丝 4 个月,长期吸烟史。病理:右肺中分化鳞癌。临床诊断:C_4 右侧横突及 T_6 椎体骨转移(图 1-2-2)。

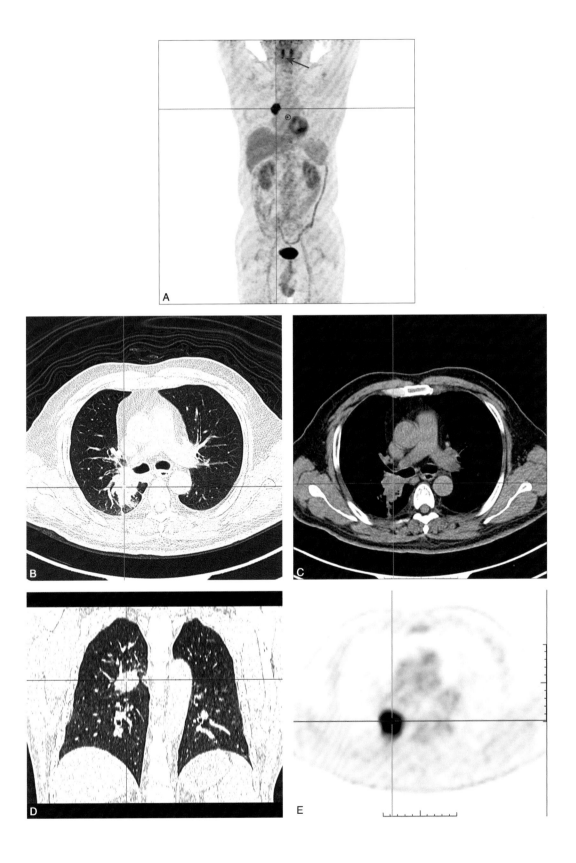

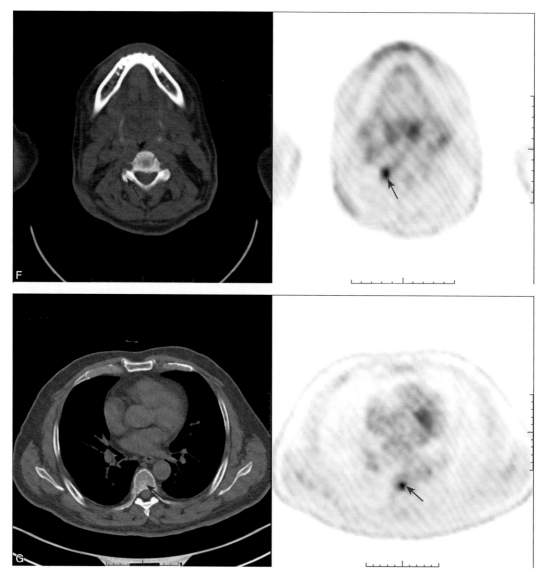

图 1-2-2　右肺中央型鳞癌 FDG PET/CT 图像

A. FDG PET MIP 图:右肺门区域(十字交叉)、颈部右侧区域(红色箭头)及胸椎区域(红色圆圈)放射性摄取增高灶。B~D. 分别为肺窗的横断面 CT 图像、纵隔窗的横断面 CT 图像、肺窗的冠状面 CT 图像:右肺上叶后段支气管开口处软组织密度肿块(十字交叉),呈分叶状,伴长、短毛刺及小空泡征,大小约 3.5cm×2.8cm;右肺上叶后段支气管管腔闭塞,肿块远端见斑片影。E. 横断面的 PET 图像:右肺病变呈类圆形 FDG 摄取增高(十字交叉),SUVmax 为 14.6,斑片影放射性摄取稍高。F. 颈椎 4 的横断面 CT 和 PET 图像:C_4 右侧横突局灶性放射性摄取增高(红色箭头),SUVmax 为 7.3,局部见骨质破坏。G. 胸椎 6 的横断面 CT 和 PET 图像:T_6 椎体局灶性放射性摄取增高(红色箭头),SUVmax 为 7.1,局部骨质密度未见异常。

病例3　患者男性,69岁,阵发刺激性咳嗽7个月。病理:右肺中分化鳞癌。临床诊断:双肺多发转移(图 1-2-3)。

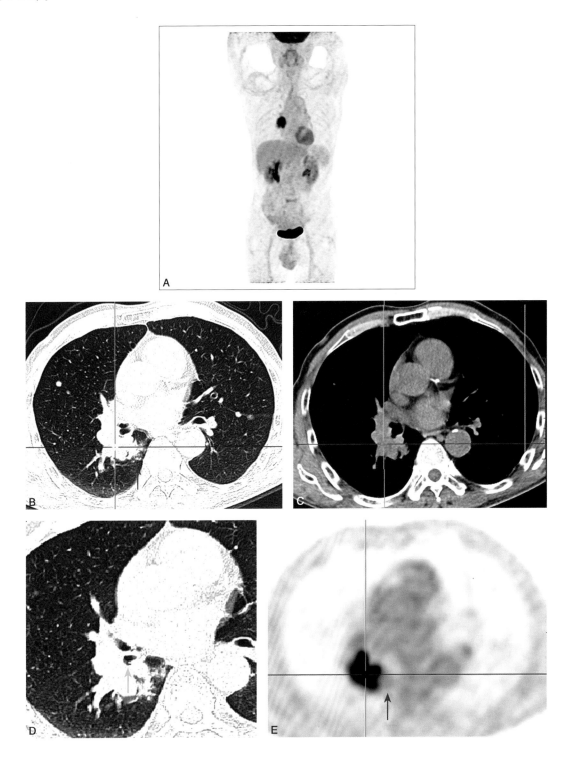

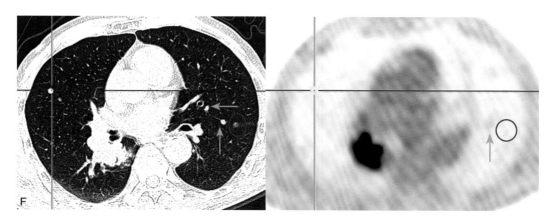

图 1-2-3　右肺中央型鳞癌 FDG PET/CT 图像

A. FDG PET MIP 图:右肺门区域放射性摄取增高灶;B~D. 分别为肺窗的横断面 CT 图像、纵隔窗的横断面 CT 图像、肺窗的横断面 CT 局部图像:右肺下叶背段支气管开口处不规则软组织肿块(十字交叉),呈分叶状,伴长、短毛刺,边界欠清晰,大小约为 2.9cm×4.1cm,背段支气管闭塞(蓝色箭头),肿块远端见散在斑片影(红色箭头);E. 横断面的 PET 图像:右肺肿块呈不规则放射性摄取增高灶,SUVmax 为 20.4(十字交叉),远端斑片影放射性摄取稍高(红色箭头);F. 双肺微结节的横断面 CT 和 PET 图像:双肺散在微结节影(绿色箭头和十字交叉),部分为磨玻璃密度(红色圆圈),部分略有放射性摄取。

病例 4　患者男性,82 岁,右胸痛 1 个月余,长期吸烟史。病理:右肺中分化鳞癌。临床诊断:淋巴结多发转移(图 1-2-4)。

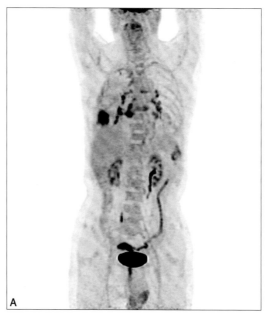

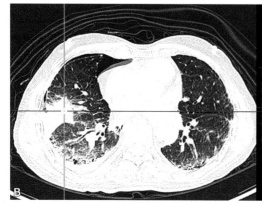

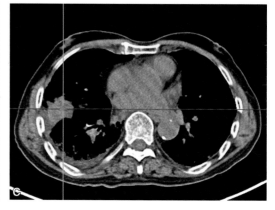

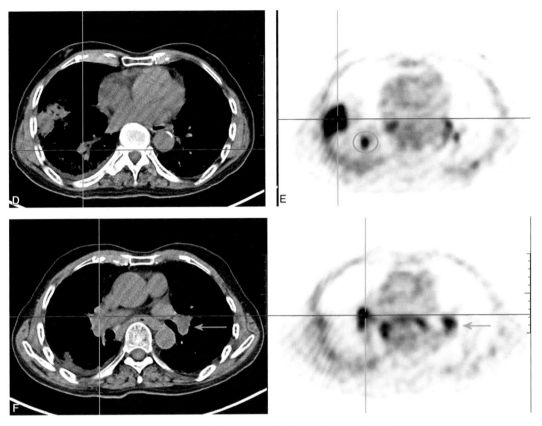

图 1-2-4 右肺外周型鳞癌 FDG PET/CT 图像

A. FDG PET MIP 图：右肺、双肺门及纵隔多发大小不一的放射性摄取增高灶。B、C. 分别为肺窗和纵隔窗的横断面 CT 图像：右肺中叶外侧段不规则肿块，呈分叶状，伴长、短毛刺及少许小空泡，邻近胸膜下脂肪增厚，右侧胸腔少量积液；双侧脏胸膜下散在蜂窝影、网格及磨玻璃影。D. 纵隔窗的横断面 CT 图像：右肺内 12 区淋巴结肿大。E. 横断面 PET 图像：右肺外周不规则放射性摄取增高灶（十字交叉），右肺内 12 区淋巴结，放射性摄取增高（绿色圆圈），右侧胸腔积液，放射性摄取增高，双肺蜂窝影、网格影的放射性摄取稍增高。F. 肺门淋巴结横断面 CT 和 PET 图像：纵隔 8 区及双侧肺门放射性摄取增高的淋巴结（绿色箭头和十字交叉）。

病例 5 患者男性，75 岁，因前列腺特异抗原增高行 PET/CT 检查，慢性支气管炎 40 余年。病理：右肺中分化鳞癌（图 1-2-5）。

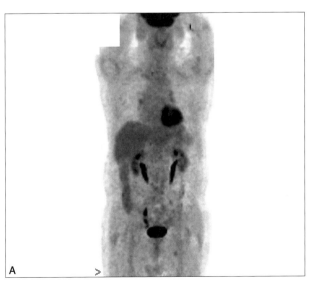

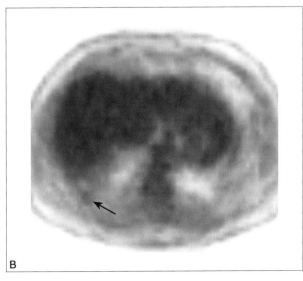

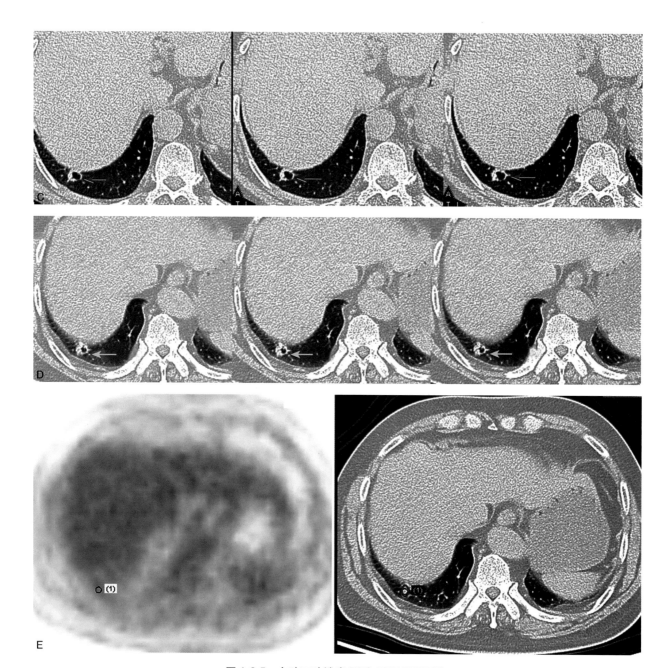

图 1-2-5　右肺下叶鳞癌 FDG PET/CT 图像

A. FDG PET MIP 图:双肺门多发放射性摄取增高灶。B、C. 分别为横断面 PET 图像、连续层面横断面肺窗 CT 图像:右肺下叶后基底段类圆形空洞(红色箭头),洞壁右前方不规则结节影,大小约 0.9cm×1.2cm;PET 相应部位放射性摄取稍增高(黑色箭头),SUVmax 为 1.4,SUVmean 为 1.1。D、E. 分别为抗感染治疗 3 个月后复查的连续层面横断面肺窗 CT 图像、横断面肺窗 CT 和 PET 图像:抗感染治疗 3 个月后,右肺下叶后基底段空洞右前方不规则结节较前略大(蓝色箭头),大小约 1.1cm×1.3cm,边缘可见毛刺;其放射性摄取较前亦稍增高,SUVmax 为 2.1,SUVmean 为 1.7。

4. 少见病例

病例 1 患者男性,60 岁,间断咳嗽伴痰中带血丝 4 个月。病理:左肺低分化鳞癌。临床诊断:淋巴结及邻近椎体骨转移(图 1-2-6)。

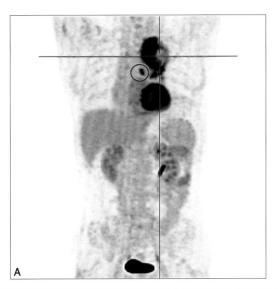

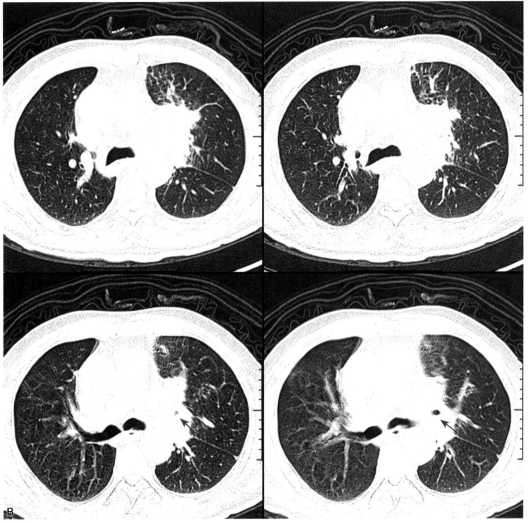

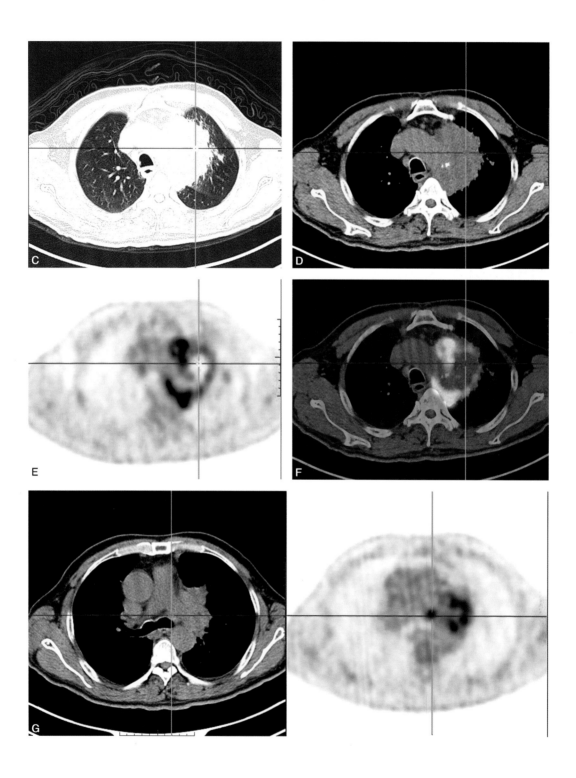

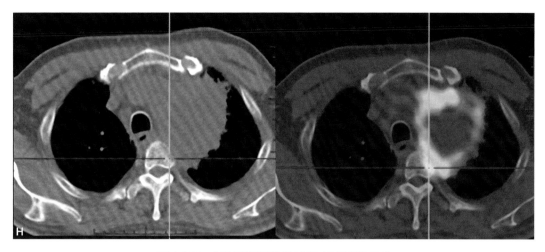

图 1-2-6 左肺纵隔型鳞癌 FDG PET/CT 图像

A. FDG PET MIP 图:左肺门区域(十字交叉、红色圆圈)多发大小不一的放射性摄取增高灶。B~D. 分别为高分辨率 CT 横断面连续层面、肺窗的横断面 CT 图像、纵隔窗的横断面 CT 图像:左肺上叶不规则肿块(十字交叉),大小约 5.5cm×8.6cm×8.6cm,呈分叶状,伴毛刺,中央密度减低,与纵隔大血管分界不清,左肺上叶尖后段支气管闭塞(红色箭头);病灶周围见片絮状影。E、F. 分别为横断面 PET 图像和 PET/CT 融合图像:病灶呈不均匀环形放射性摄取增高(十字交叉),SUVmax 为 18.9,中央放射性摄取缺损;病灶周围片絮状影,放射性摄取大致正常。G. 纵隔 4L、10L 区的横断面 CT 图像和 PET 图像:纵隔 4L(十字交叉)、左肺门 10L、肺内 11L 区淋巴结肿大,放射性摄取增高,SUVmax 为 12.0。H. 胸椎 3 的横断面 CT 和 CT/PET 融合图像:肿块侵及邻近胸椎,椎体局部骨质破坏(十字交叉),放射性摄取增高。

病例 2 患者女性,83 岁,咳嗽、咳痰、发现肺占位 4 个月余。临床诊断:肺鳞癌Ⅳ期,淋巴结转移,左侧肩胛骨转移(图 1-2-7)。

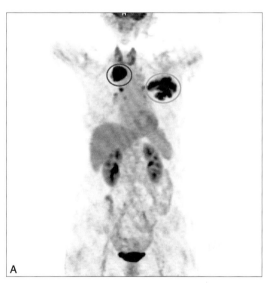

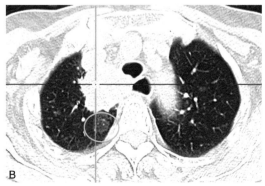

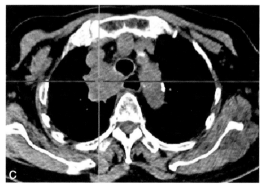

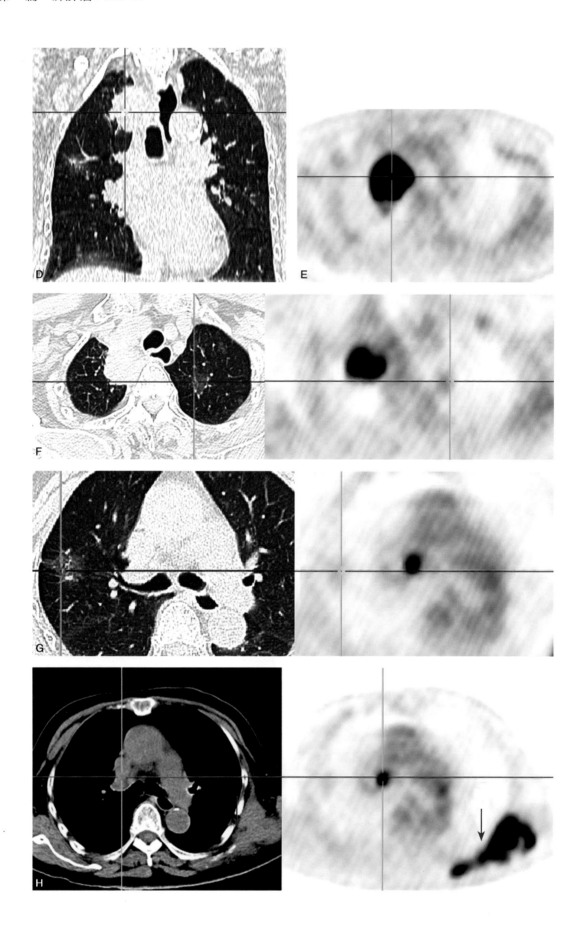

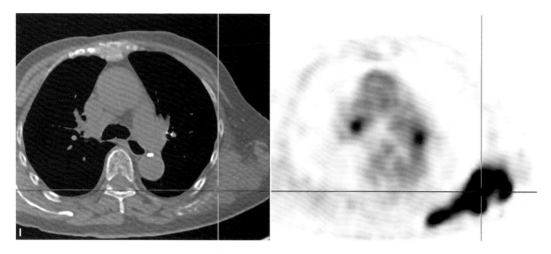

图 1-2-7 双肺多中心型肺癌 FDG PET/CT 图像

A. FDG PET MIP 图:右肺、双肺门及纵隔多发大小不一的放射性摄取增高灶。B~D. 分别为肺窗的横断面 CT 图像、纵隔窗的横断面 CT 图像、肺窗的冠状面 CT 图像:右肺上叶尖段纵隔旁不规则软组织密度肿块(十字交叉),周围见分叶及短毛刺征,CT 值约为 43HU,大小约为 3.3cm×3.8cm;右肺尖另见一磨玻璃结节(蓝色圆圈),内见少许实性成分,直径约 1.3cm。E. 横断面的 PET 图像:右肺纵隔旁类圆形放射性摄取增高灶(十字交叉)。F、G. 分别为左肺尖横断面 CT 和 PET 图像、右中肺横断面 CT 和 PET 图像:左肺尖及右肺上叶各见一磨玻璃密度结节(十字交叉),内见少许实性成分,较大者位于右肺上叶,大小约为 2.5cm×1.7cm,伴胸膜牵拉,放射性摄取均稍高,SUVmax 为 1.9。H. 纵隔 4 区放射性摄取增高的淋巴结(十字交叉),SUVmax 为 2.5~18.0。I. 左侧肩胛骨骨质破坏(十字交叉),伴软组织肿块形成(红色箭头),其放射性摄取明显增高,SUVmax 为 27.9。

随访:4 个月后死亡。

讨论:右肺尖纵隔旁肿物符合肺鳞癌表现,双肺多发磨玻璃结节则更符合肺多中心腺癌表现,但无病理证实。

病例 3 患者男性,84 岁,间断咳嗽、咳痰伴少量咯血 16 个月,发现肺占位 1 个月余。右肺肿物穿刺病理:中分化鳞癌(图 1-2-8)。

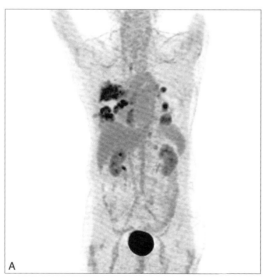
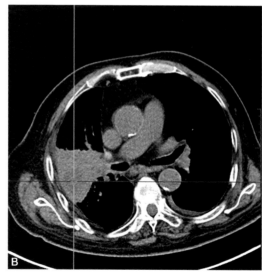

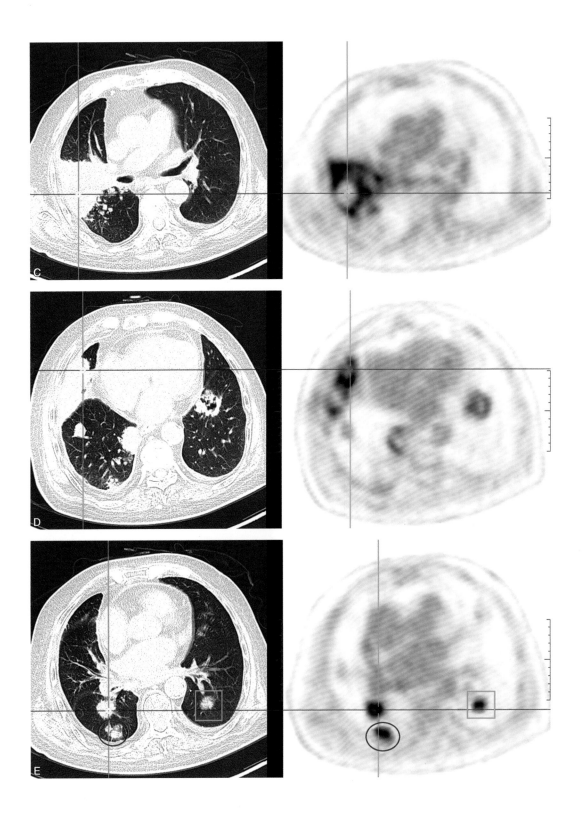

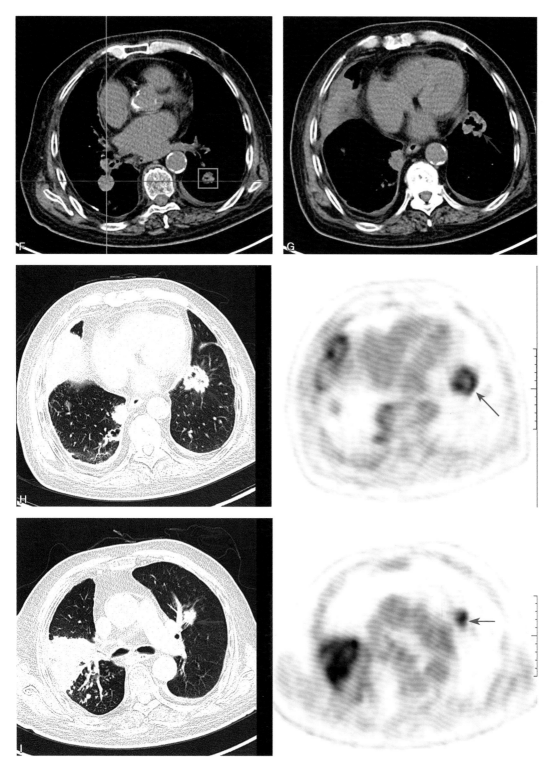

图 1-2-8　双肺多中心型肺癌 FDG PET/CT 图像

A. FDG PET MIP 图：双肺多发大小不一、形态各异的放射性摄取增高灶；B、C. 分别为右肺门层面纵隔窗的横断面 CT 图像、右肺门层面横断面的肺窗 CT 和 PET 图像：右肺门肿块（十字交叉），内见空洞，肿块致上叶、中叶支气管狭窄，部分支气管分支截断，远端见大片实变影、微结节及树芽征，肿块与远端实变影分界不清，放射性摄取不均匀增高，SUVmax 为 11.6；D. 右中肺横断面的肺窗 CT 和 PET 图像：右肺中叶胸膜下多发结节，伴空洞、毛刺，放射性摄取不均匀增高；E、F. 分别为双肺下叶背段层面横断面的肺窗 CT、PET 图像和纵隔窗 CT 图像：双肺下叶多发结节（十字交叉、红色圆圈、绿色方框），部分伴空洞、毛刺，放射性摄取增高；G、H. 分别为左下肺层面横断面的纵隔窗 CT 图像和肺窗 CT、PET 图像：左肺下叶前内基底段肿块（红色箭头），呈分叶状，伴空洞、毛刺，放射性摄取不均匀增高；I. 左肺上叶层面横断面的肺窗 CT、PET 图像：左肺上叶血管旁结节（红色箭头），呈分叶状，伴毛刺，放射性摄取增高。

随访:患者随后行 CT 引导下双肺病灶微波消融术,于 PET/CT 检查 23 天后去世。

5. 鉴别诊断

(1) 周围型肺腺癌:

1) 相似点:周围型肺鳞癌与肺腺癌均位于肺周边,以边界清楚的结节为主,胸膜下常见。

2) 鉴别点:①瘤体通常较小,以结节为主要表现;②瘤体边缘多见深分叶、毛刺、棘状突起、胸膜凹陷征和血管集束征;③瘤体内易见小透亮影,但很少融合形成空洞,有空洞形成时很难与肺鳞癌鉴别(图 1-2-9)。

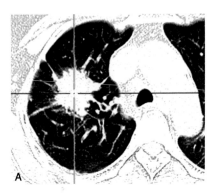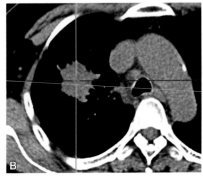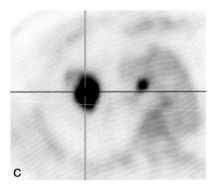

图 1-2-9　右肺上叶腺癌 FDG PET/CT 图像

患者女性,56 岁,2 个月前出现胸骨疼痛,胸部 X 线片示右上肺占位:A、B. 分别为横断面的肺窗、纵隔窗 CT 图像:右肺上叶分叶状肿块(十字交叉),大小约 3.6cm×3.0cm×3.3cm,边缘伴长、短毛刺和胸膜牵拉,肿块远端少许阻塞性炎症;C. 横断面的 PET 图像:肿块的放射性摄取增高(十字交叉),SUVmax 为 34.7,远端炎症放射性摄取略增高。穿刺病理:中分化腺癌。

(2) 局灶性肺炎:

1) 相似点:结节或肿块形态的肺炎(包括急性肺炎、慢性肺炎和机化性肺炎)与周围型肺癌仅用影像常难以鉴别。

2) 鉴别点:①多发生于两肺下叶背段和基底段,好发生于胸膜下;②部分可呈扁平形或三角形;③局灶性慢性肺炎长轴多贴近胸膜面;④病变胸膜面大多光滑,其余部分模糊或有毛刺;⑤病变中央可以有低密度区或小空洞,内壁常较光滑(图 1-2-10)。

(3) 肺结核:

1) 相似点:结核的干酪病变融合、纤维包裹,常形成边缘光整的类球形结节或肿块,常有胸膜增厚、粘连,与毛刺和胸膜内陷难以鉴别。

2) 鉴别点:①好发于上叶后段和下叶背段;②结核瘤边缘清楚,无毛刺,偶有分叶,其中可有结节状钙化或小透光区;③病变规则或不规则,轮廓往往平直成角;④结核空洞的洞壁多较薄而光整,洞内少有液体;⑤病变周围常有卫星灶(图 1-2-11,图 1-2-12)。

6. 小结　肺鳞癌多见于老年男性,与吸烟有密切关系,多数为中央型肺癌,起源于段或叶支气管,右肺发病率高于左肺,周围型肺癌相对少见。CT 常见表现为息肉状支气管腔内肿块或肺门肿块,病变致密,肿块形态连续、完整、界面清晰,边缘可出现分叶、短毛刺,较其他类型肺癌容易发生中央坏死、空洞和钙化,强化后灶状坏死是其特征性表现。中央型肺鳞癌常继发支气管阻塞,包括阻塞性肺气肿、阻塞性肺炎、阻塞性肺不张等,黏液嵌塞和支气管扩张也常可见。只有 30% 的鳞癌发生在肺外围,瘤体以肿块为主要表现,瘤体边界多数清楚且边缘易出现浅分叶,瘤体内多有局灶性坏死。FDG PET 表现为均匀或不均匀放射性摄取增高,形态多为类圆形,环形放射性摄取增高为其相对特征性表现。

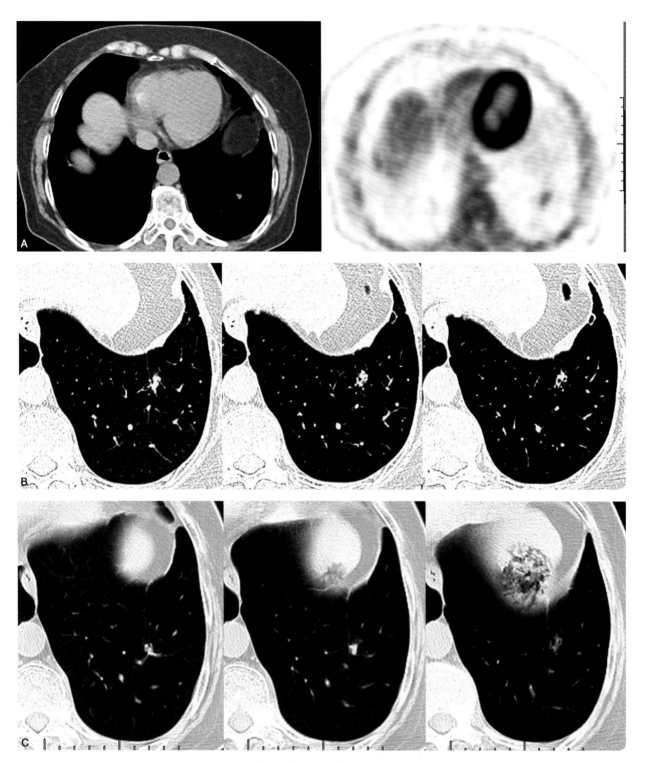

图 1-2-10　左肺下叶基底段炎性结节 FDG PET/CT 图像

患者女性,74 岁,受检者间断咳嗽、咳痰 10 年,干咳伴背痛 3 个月余,无发热,外院 CT 发现左肺下叶结节:A、B. 分别
为横断面的纵隔窗 CT 和 PET 图像、横断面的肺窗 CT 连续图像:左肺下叶基底段不规则结节,大小约为 0.8cm×
0.9cm,放射性摄取增高,SUVmax 为 3.9;C.1 周后复查的肺窗 CT 连续图像:抗感染治疗 1 周后复查,左肺下叶基底
段病灶较前缩小。临床诊断:社区获得性肺炎。

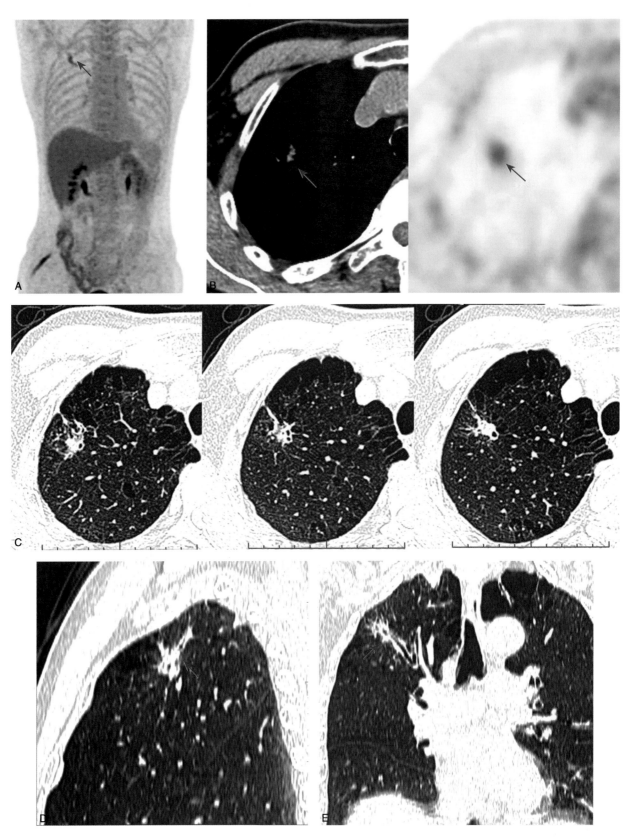

图 1-2-11　右肺上叶结核灶 FDG PET/CT 图像

患者男性,57 岁,间断咳嗽 2 个月余,无发热,外院 CT 发现右肺上叶占位:A. FDG PET MIP 图:右上肺条片状放射性摄取增高灶(红色箭头);B. 横断面的纵隔窗 CT 和 PET 图像;C. 横断面的肺窗 CT 连续图像;D、E. 分别为矢状位、冠状位的 CT 图像。图 B~图 E 示右肺上叶尖段不规则团片影(红色箭头),内见含气支气管,大小约 1.4cm×1.5cm,边缘见纤维索条影,伴周围支气管扩张和胸膜牵拉;放射性摄取增高,SUVmax 为 3.9。随诊:临床检查 PPD 强阳性,转入结核专科医院治疗后复查明显好转。

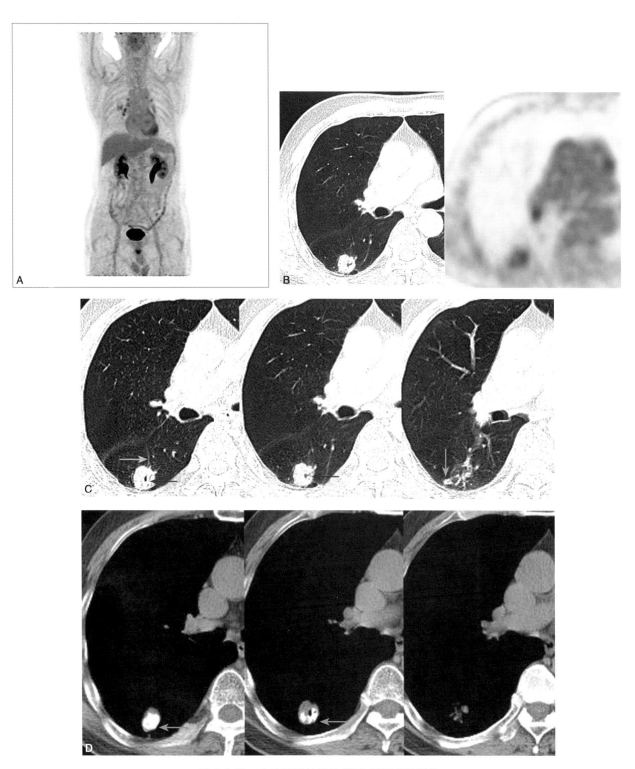

图 1-2-12 右肺下叶结核灶 FDG PET/CT 图像

患者男性,76 岁,咳嗽 1~2 个月,伴白痰,无发热,外院胸部 CT 提示右肺下叶背段病变:A. FDG PET MIP 图:右中肺野及双肺门多发放射性摄取增高灶;B. 横断面的肺窗 CT 和 PET 图像;C. 横断面的肺窗 CT 图像;D. 横断面的纵隔窗 CT 图像。图 B~图 D 示肺下叶背段见一类圆形结节影,大小约 1.9cm×2.0cm×2.0cm,其内部密度不均,见点、片状钙化(绿色箭头)及裂隙样空洞(红色箭头),结节边缘较规整,其周围见细长条索影(黄色箭头)及微结节、卫星灶(蓝色箭头);放射性摄取环形增高,SUVmax 为 5.1。随诊:抗结核治疗半年后复查胸部 CT 提示,右肺下叶背段空洞结节,大部分钙化,软组织影较前减少。

(李旭 姚稚明 刘甫庚)

（二）肺腺癌

1. 临床概述 21 世纪初，WHO 公布了不同类型的肺癌发病率情况，其中占首位的是肺腺癌，发生率为 31.5%，而且肺腺癌发生率逐渐升高。国内有学者发现，我国近 30 年来肺腺癌所占比率有明显增长趋势；其发病年龄逐渐年轻化，女性所占比率日益增高。

总体上肺腺癌以女性多见，且与吸烟关系不大，病变大多生长在肺的边缘小支气管黏液腺，因此在周围型肺癌中以腺癌为最常见；临床上多以干咳、胸痛、气急为胸部症状，或无症状。

2011 年国际肺癌研究学会（International Association for the Study of Lung Cancer，IASLC）联合美国胸科学会（American Thoracic Society，ATS）和欧洲呼吸病学会（European Respiratory Society，ESR）提出了国际多学科的肺腺癌新分类，将腺癌分为 4 类：浸润前病变、微浸润性腺癌、浸润性腺癌和浸润性腺癌变异型。

相较于其他病理类型的肺癌，肺腺癌具有更强的侵袭性，早期可发现血性转移，临床治疗效果及预后不如肺鳞癌。肺腺癌属于非小细胞肺癌，Ⅰ~Ⅱ期 NSCLC 通常采用手术的方法切除癌组织，但有些患者由于机体耐受力差或伴随其他并发症等而不适合手术，放射治疗成为首选的治疗方法。对于晚期肺腺癌患者，过去多采用化疗方法进行治疗；随着肺腺癌病理研究的不断深入，分子靶向治疗逐渐应用于肺腺癌的治疗，为临床肺腺癌患者带来了福音。

2. PET/CT 诊断要点

（1）一般诊断点：①发病年龄普遍偏大，好发年龄为 51~70 岁，女性多见；②多数为周围型肺癌；③因肺腺癌早期可发生血行转移，全身 PET/CT 发现转移病灶可帮助诊断。

（2）CT 诊断点：①肺周围部结节或肿块；②分叶征、毛刺征、胸膜凹陷征一般是肺腺癌的常见征象，毛刺征的出现则提示肺腺癌的侵袭性更强，部分肺腺癌可以见到空泡征；③空洞多见于鳞癌，但也有少部分肺腺癌伴有囊腔样改变；④少数表现为光滑、无分叶的肿块，可单或多个同时出现，也可伴有卫星灶，易误诊为结核，需结合临床与其他影像学检查；⑤肺炎型肺腺癌则表现为叶或段的实变，单侧或双侧均可发生，其中段的实变常表现不规则斑片状影，形态不定，病灶边缘可模糊，病灶内可伴有支气管充气征。

（3）FDG PET 诊断点：①大多数肺腺癌病变 FDG 摄取增高，可表现为不同程度增高，腺癌分化程度越高，SUVmax 相对越低；分化程度越低，SUVmax 相对越高。②大多数肺腺癌病变延迟显像 FDG 摄取进一步增高，因此延迟显像有助于鉴别假阳性或假阴性。③弥漫性肺腺癌常表现为全肺、肺叶或肺段弥漫性 FDG 摄取增高。④阻塞性肺炎或肺不张有时可伴发，其 FDG 摄取程度低于肺腺癌病灶。

3. 典型病例

病例 1 患者女性，56 岁，胸骨区疼痛 2 个月，CEA 213.4ng/ml（图 1-2-13）。

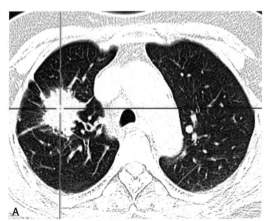
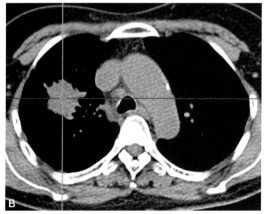

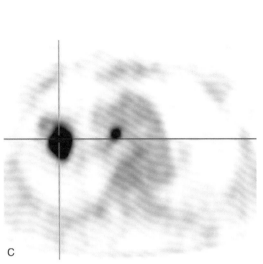

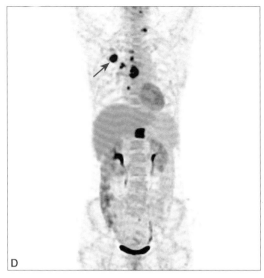

图 1-2-13　右肺上叶中分化浸润性腺癌伴淋巴结及骨转移 PET/CT 图像

A、B. 分别为 CT 肺窗、纵隔窗横断面图像:右肺上叶软组织密度肿块(十字交叉),呈分叶状,边缘见长、短毛刺及胸膜牵拉;C. PET 横断面图像:病变放射性摄取明显增高,SUVmax 为 34.7;D. PET MIP 前位图像:除右肺上叶肺癌(红色箭头)外,还可见多发放射性增高的转移病灶。

病例2　患者女性,74 岁,无明显诱因出现轻度咳嗽、气短伴周身乏力不适 20 余天,抗感染治疗后症状部分缓解(图 1-2-14)。

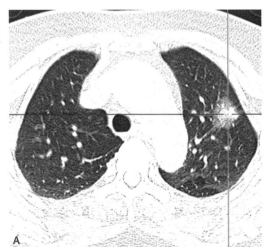

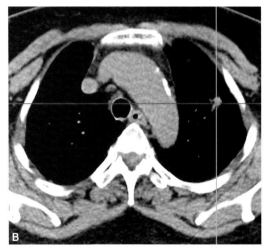

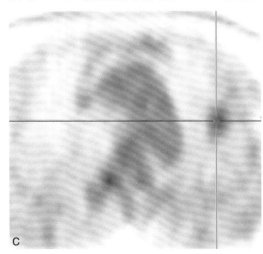

图 1-2-14　左肺上叶尖后段中分化浸润性腺癌 PET/CT 图像

A、B. 分别为 CT 肺窗、纵隔窗横断面图像:左肺上叶尖后段混杂密度结节(十字交叉),中心为实性成分,周围呈磨玻璃密度,边缘见索条及胸膜牵拉;C. PET 横断面图像(十字交叉):病变放射性摄取增高,SUVmax 为 7.9。

病例3 患者男性,79 岁,体检发现左肺占位 1 个月余,偶有咳嗽、白痰,无咯血(图 1-2-15)。

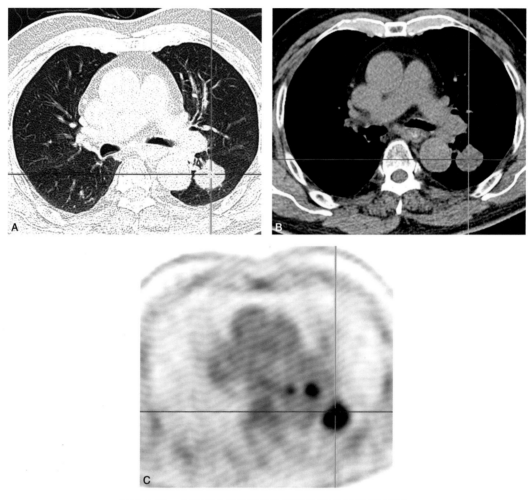

图 1-2-15 左肺下叶背段低分化浸润性腺癌 PET/CT 图像
A、B. 分别为 CT 肺窗、纵隔窗横断面图像:左肺下叶背段软组织密度结节(十字交叉),浅分叶状,边缘未见明显毛刺;C.PET 横断面图像:病变的放射性摄取明显增高(十字交叉),SUVmax 为 12.9。

病例4 患者男性,58 岁,因疑诊重症肌无力行胸部 CT 发现右肺结节,无咳嗽、咳痰、咯血等症状,肿瘤标记物未见异常(图 1-2-16)。

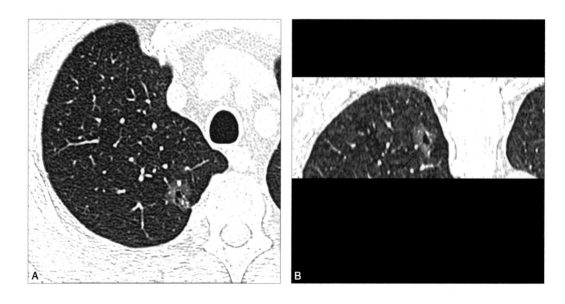

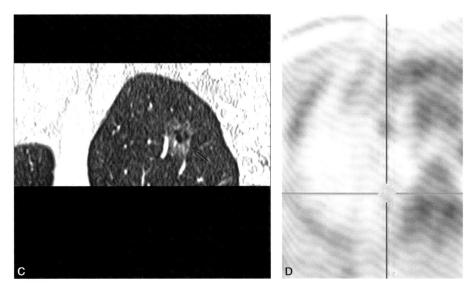

图 1-2-16 右肺上叶尖段中分化浸润性腺癌 PET/CT 图像

A~C. 分别为 HRCT 肺窗横断面、冠状面、矢状面图像:右肺上叶尖段胸膜下磨玻璃结节(红色箭头),其内见含气囊腔,边缘见胸膜牵拉;D. PET 横断面图像:病变放射性摄取稍增高(十字交叉),SUVmax 为 0.9(周围正常肺组织 SUVmax 为 0.5)。

本例难点在于其[18]F-FDG 代谢表现类似于癌前病变或微浸润腺癌,最终病理为中分化浸润性腺癌。

病例 5 患者女性,66 岁,2 个月前体检发现肺内结节,无明显肺部症状(图 1-2-17)。

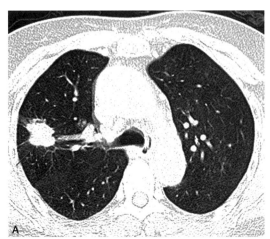

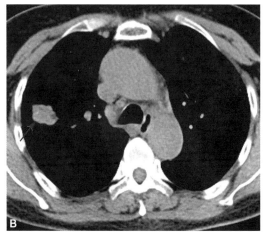

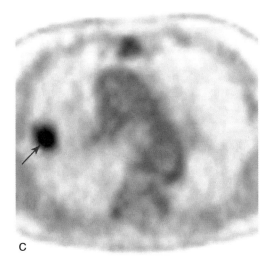

图 1-2-17 右肺上叶后段中分化浸润性腺癌 PET/CT 图像

A、B. 分别为 CT 肺窗、纵隔窗横断面图像:右肺上叶后段软组织密度结节(红色箭头),分叶状,边缘见毛刺及胸膜牵拉;C. PET 横断面图像:病变的放射性摄取明显增高,SUVmax 为 16.0。

4. 少见病例

病例 1　患者男性,61 岁,无诱因活动后气短 2 个月,胸部 X 线片示左肺门片状阴影(图 1-2-18)。

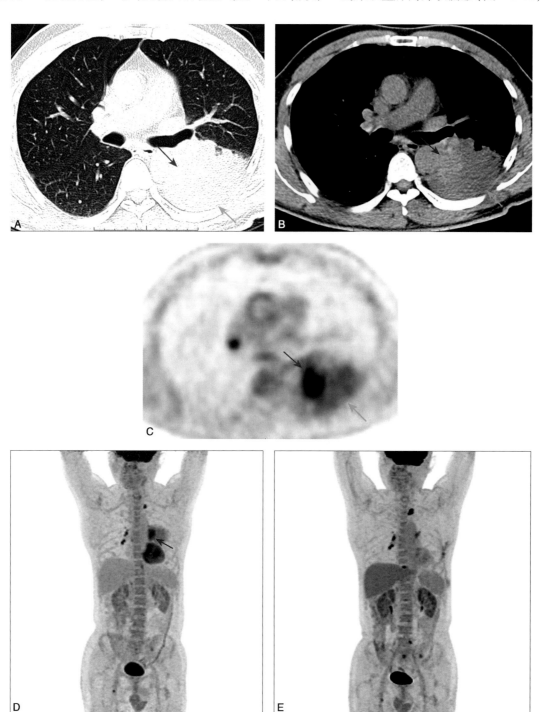

图 1-2-18　左肺下叶中分化浸润性黏液性腺癌 PET/CT 图像

A、B. 分别为 CT 肺窗、纵隔窗横断面图像:左肺下叶不规则软组织密度肿块,下叶背段支气管闭塞,密度较均匀,未见明确坏死;C. PET 横断面图像:肿块近端癌灶局灶性放射性摄取明显增高(红色箭头),SUVmax 为 11.7,远端阻塞性肺炎呈片状放射性摄取增高(绿色箭头),SUVmax 为 4.5,两者密度无明显差异,而放射性摄取明显不同;D. 术前 PET MIP 前位图:原发肺癌病灶(红色箭头)及其多发转移灶;E. 术后复查 PET MIP 前位图:肺癌术后复查,体部转移灶进一步增多。

病例2 患者男性,57 岁,体检发现双肺多发占位(图 1-2-19)。

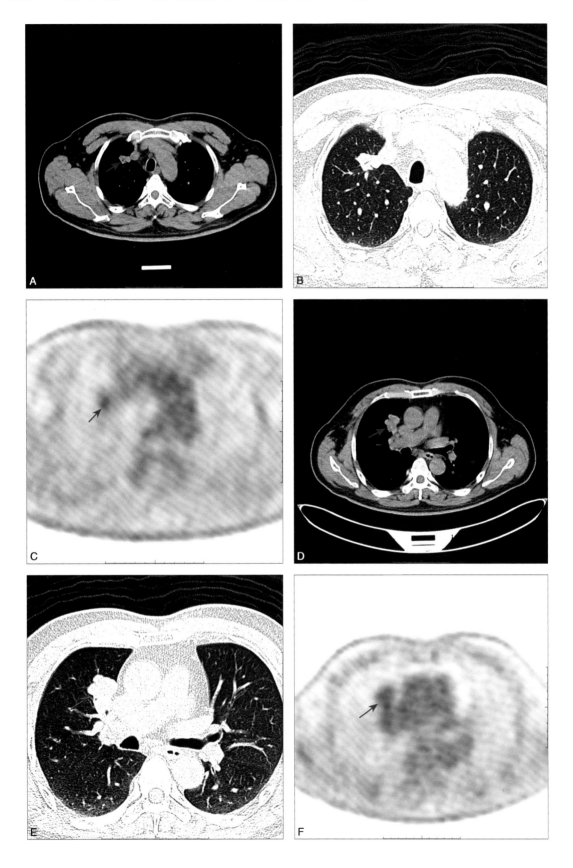

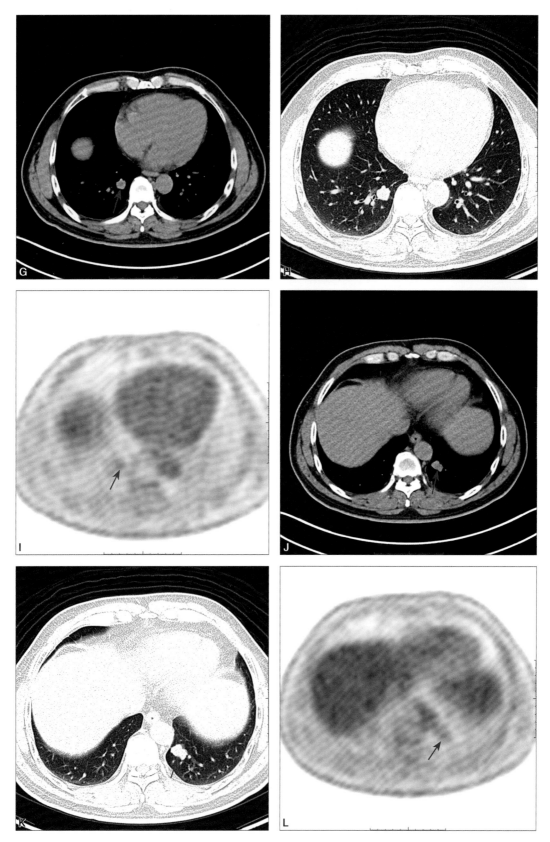

图 1-2-19 多中心肺黏液腺癌 PET/CT 图像

A、D、G、J. CT 纵隔窗横断面图像；B、E、H、K. CT 肺窗横断面图像；C、F、I、L. PET 横断面图像。图 A~图 C 示右肺上叶尖段分叶状实性结节（红色箭头），图 D~图 F 示右肺上叶前段分叶状实性结节（红色箭头），图 G~图 I 示右肺下叶后基底段分叶状实性结节（红色箭头），图 J~图 L 示左肺下叶后基底段实性结节（红色箭头）；所有结节放射性摄取不同增高，SUVmax 为 1.5~2.9。

本例特点:肺多发结节,形态及代谢均一致,病灶体积较大,但代谢较低,易误诊为良性肉芽肿。肺黏液腺癌为腺癌的一种特殊类型,由于其分化程度较高、恶性程度较低,预后好于一般肺腺癌及胃肠道黏液腺癌。然而其易远处转移,晚期预后差。研究认为,PET/CT 显像病灶 FDG 摄取高低不一,没有明显特异性,但作为全身性检查方法,对于显示淋巴结及远处转移具有相当的优势。

病例3 患者男性,41 岁,无明显诱因出现咳嗽、咳痰(白色泡沫痰)伴气短 2 个月余,CEA 13.9ng/ml,CA125 63.6U/ml,CYFRA21-1 6.87ng/ml,NSE 正常(图 1-2-20)。

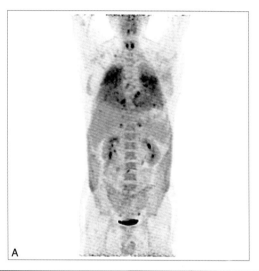

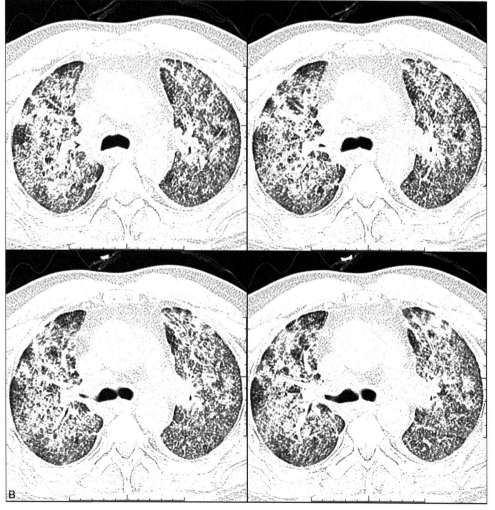

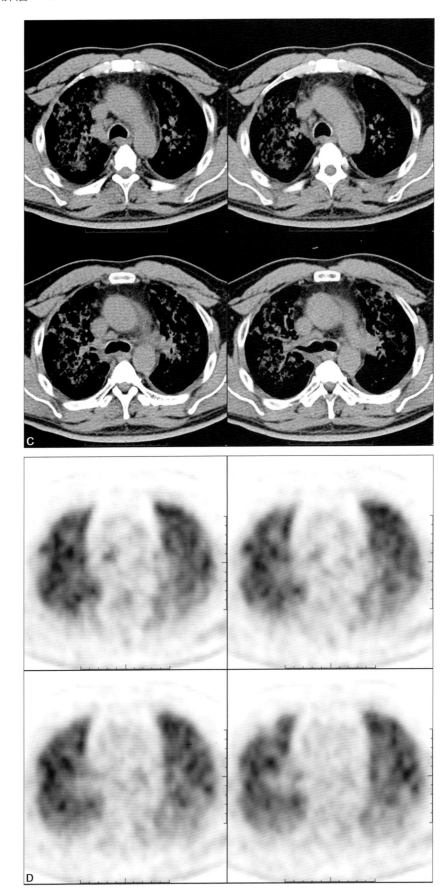

图 1-2-20　弥漫性肺腺癌 PET/CT 图像
A. PET MIP 前位图:双肺弥漫不均匀放射性摄取增高;B、C. 分别为 CT 肺窗、纵隔窗横断面图像:双肺弥漫磨玻璃及斑片影,部分实变;D. PET 横断面图像:双肺放射性摄取弥漫不均匀增高,SUVmax 为 6.1。

弥漫型肺癌以老年人为多,早期无自觉症状,但多有咳嗽、咳痰症状,特别是咳大量白色泡沫痰或白色黏痰为特征性表现。两肺弥漫病变形态类似肺炎或多发粟粒结节,短期抗感染效果不佳时应警惕该病存在。

病例4 患者男性,60岁。4年前无明显诱因出现痰中带血,血丝状,量少,当地医院胸部CT显示:左下肺肺大疱3cm左右,3天后症状消失,未予重视。2年前病变增大,为5cm左右。此次CT检查前再次出现痰中带血,血丝状(图1-2-21)。

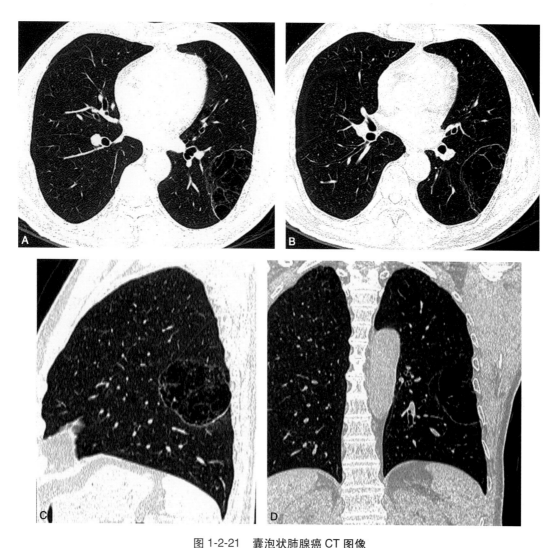

图1-2-21 囊泡状肺腺癌CT图像

A、B.CT肺窗横断面图像;C.CT肺窗矢状面图像;D.CT肺窗冠状面图像。左肺下叶背段不规则囊腔,壁薄厚不均,内见分隔,边界较清。

囊泡状肺癌的CT特点:壁不圆整,厚度不均,可有壁结节或少许磨玻璃样密度影,病变内有细线样分隔;由多个不规则囊腔集合而成。

5. **鉴别诊断**

(1) 炎症:大多数炎症呈片状,放射性摄取亦呈片状不均匀增高。少数肉芽肿性炎亦表现为结节状,放射性摄取也呈结节状增高,与腺癌不易鉴别,此时需要结合临床信息如临床症状、肿瘤标记物及其他影像学检查等,最具鉴别诊断价值的是短时间内(一般为2周)利用胸部X线或CT观察病变的动态变化;延迟显像也有一定的鉴别意义,多数情况下腺癌延迟显像放射性摄取进一步增高,而炎症延迟显像放射性摄取下降或无明显变化(图1-2-22)。

(2) 淋巴瘤:肺内原发性淋巴瘤较少见,表现为单发或多发的肺实变或结节/肿块伴有支气管充气征,结节/肿块边缘较光整,分叶及毛刺不常见,血管造影征也是常见伴随征象。肺内原发性淋巴瘤表现为单发肿块型者不易与腺癌鉴别,如伴有肺门及纵隔淋巴结肿大或其他部位累及,有助于鉴别诊断(图1-2-23)。

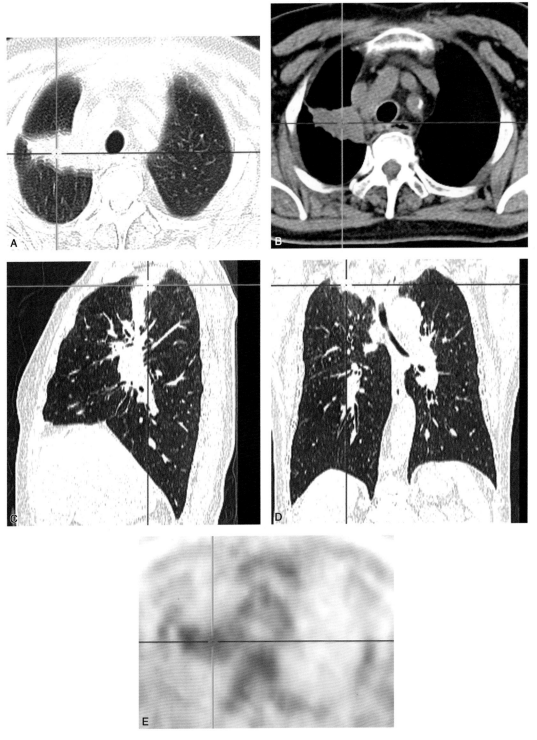

图 1-2-22　慢性炎症 PET/CT 图像

患者女性,81 岁,咳嗽、憋气半个月余,血 NSE、CA724 及 CA125 升高:A. CT 肺窗横断面图像;B. CT 纵隔窗横断面图像;C. CT 肺窗矢状面图像;D. CT 肺窗冠状面图像;E. PET 横断面图像。图 A~图 D 示右肺上叶尖段片状实变影(十字交叉),图 E 示实变影的放射性摄取片状不均匀增高(十字交叉)。本例容易误诊的原因是患者高龄且肿瘤标志物升高,但 PET/CT 形态学与代谢的表现可以将其与恶性病变相鉴别。

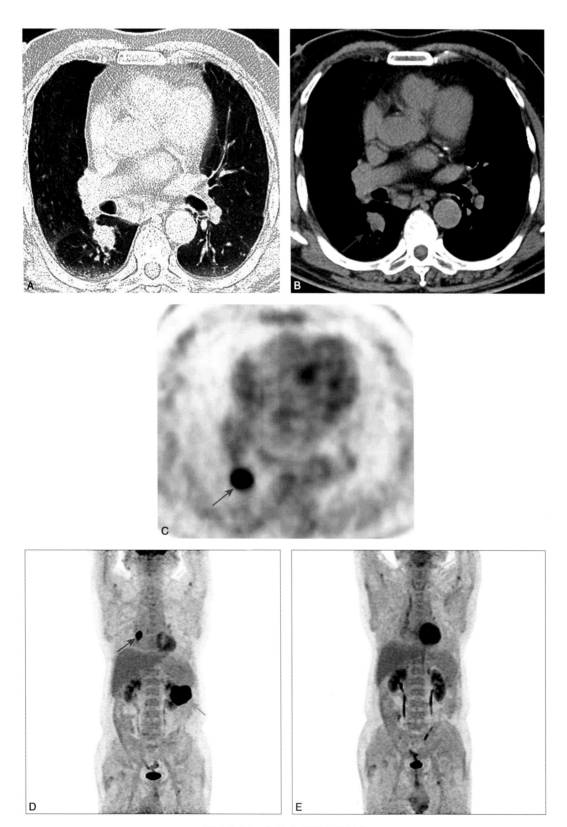

图 1-2-23　淋巴瘤 PET/CT 图像

患者男性,66 岁,劳累后咳嗽、咳白痰,行胸部 CT 发现右肺结节:A. CT 肺窗横断面图像:右肺下叶背段结节
(红色箭头),分叶状,牵拉邻近斜裂胸膜;B. CT 纵隔窗横断面图像:结节呈软组织密度;C. PET 横断面图像:结
节放射性摄取明显增高,SUVmax 为 34.4;D. 化疗前 PET MIP 前位图像:除右肺下叶病灶(红色箭头)外,另见
左肾后方放射性摄取明显增高的肿块(绿色箭头);E. 化疗后 PET MIP 前位图像:化疗后右肺及左肾后方病变
的放射性摄取均明显减低。

（3）结节病：本例主要与弥漫性肺腺癌相鉴别。肺结节病的肺内结节主体为肺间质结节，即不管其大小如何，均呈边缘清楚的软组织密度结节，使邻近的血管或结构模糊。结节病典型表现为从几毫米至1cm或更大的结节，边缘清楚，最常位于肺门支气管血管间质、胸膜下间质和小血管周围；结节和斜裂及中央支气管、血管有关是典型表现；少见于小叶中心或小叶间隔上。影像表现广泛而临床症状相对较轻，则提示结节病可能。弥漫性肺腺癌的肺结节主体为肺内气腔结节，又称为腺泡结节，大小约等同腺泡，即边缘较模糊、均匀的软组织密度或呈雾状、密度较邻近血管为低的磨玻璃影，成束或呈玫瑰花结状排列。另外，[18]F-FDG PET/CT 对于结节病的诊断还在于敏感发现胸外病变，有利于临床诊治（图 1-2-24）。

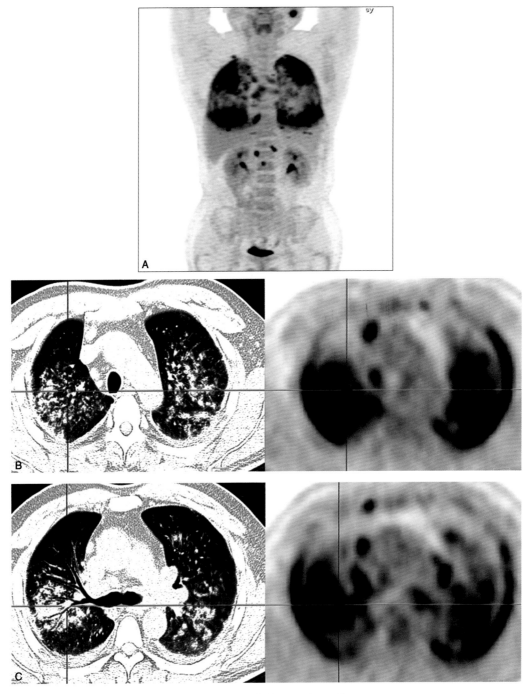

图 1-2-24　结节病 PET/CT 图像

患者男性，50岁，2个月余前无明显诱因出现干咳，伴盗汗，无发热、胸闷等不适。自服化痰止咳药物症状无明显缓解，3天前出现咳嗽时胸痛：A. PET MIP 前位图像：体部多发放射性摄取增高灶，以双肺为著；B、C. CT 肺窗与 PET 横断面图像：双肺多发斑片实变影及微结节、粟粒结节，沿支气管血管束及胸膜走行，放射性摄取增高，SUVmax 为 15.3~17.8。

6. 小结 大部分肺腺癌有较强的侵袭性,血行和淋巴转移发生较早,一经发现常为中晚期,临床预后较差;因此,早期诊断和诊治尤为重要。^{18}F-FDG PET/CT 结合形态学及生物学两个方面信息在早期诊断中具有重要的临床应用。

(陈聪霞 姚稚明 刘甫庚)

(三)浸润前病变及微浸润腺癌

1. 临床概述 随着胸部 CT 扫描技术的发展以及人们保健意识的提高,肺部结节的检出率大大提高,其中磨玻璃密度结节(ground-glass nodules,GGNs)占 19%~38%。

GGNs 又称亚实性肺结节(Subsolid lung nodules,SSNs),指肺内局灶性、结节状淡薄密度增高影,结节内部原有结构如血管、气管及小叶间隔仍可见。GGNs 分为两大类:不含实性成分的单纯性 GGNs(pure ground glass opacity,pGGO),伴有实性成分、掩盖部分肺纹理的混合性或部分实性 GGNs(mixed ground glass opacity,mGGO)。

GGNs 是一种非特异性病变,其形成与含气腔内的局部浸润有关。病理上肺泡腔内或腺泡内存在液体渗出、炎性浸润、出血或新生物时,局部组织密度增高、气体含量减少,即可形成 GGNs。GGNs 可为良性病变,如局灶性间质纤维化、感染、出血、水肿等;或腺癌浸润前病变,如原位腺癌(adenocarcinoma in situ,AIS)和非典型腺瘤样增生(atypical adenomatous hyperplasia,AAH)等;也可为恶性病变,如微浸润性腺癌(minimally invasive adenocarcinoma,MIA)等。研究显示,约 18% 的 pGGO 和 63% 的 mGGO 为恶性结节。

根据 2015 年第 5 版 WHO 肺、胸膜、胸腺及心脏肿瘤分类,将 AAH 和 AIS 一并归为浸润前病变。其中,AAH 定义为病灶直径≤0.5cm,上皮细胞轻、中度不典型增生,无间质性炎性反应和纤维增生;AIS 定义为肿瘤细胞完全沿原有肺泡结构生长,无间质、血管和胸膜浸润,直径≤3cm 的局限性小腺癌;MIA 定义为以附壁样结构为主伴有最大径≤5mm 浸润灶的孤立性小腺癌(≤3cm),如有多个浸润灶,以直径最大者为准,多为非黏液性,黏液性罕见。

浸润前病变及微浸润腺癌如早期手术完全切除,预后很好,5 年生存率和无复发生存率可达 100%。因此,最大限度地实现早期诊断则显得尤为重要。

2. PET/CT 诊断要点

(1)一般诊断点:①多为查体时发现,无症状或症状不明显;②病灶可单发也可多发;③病灶较小,密度较低,生长缓慢,可长期观察随访;④AIS 和 MIA 预后很好,转移的发生率极低。

(2)CT 诊断点:①AAH、AIS 和 MIA 都可表现为 GGNs,可以是疾病的不同发展阶段,为了观察更多的影像细节,诊断、随访推荐应用高分辨率 CT(high resolution CT,HRCT);②AAH 的典型 HRCT 表现:pGGO,直径一般<5mm(少数可达 10~20mm),形态规则,密度很低(CT 值一般<-600HU);③AIS 的典型 HRCT 表现:pGGO 多见(密度多高于 AAH),少部分 AIS 因肺泡壁变窄或塌陷可表现为 mGGO,直径一般>5mm;④MIA 的典型 HRCT 表现:mGGO 多见,实性成分位于病变中央(≤5mm),也可表现为 pGGO(密度常高于 AAH 和 AIS),直径一般>10mm 且≤3cm。有研究认为,实性成分的长径和含量有鉴别意义,少数 MIA 可出现分叶、毛刺和胸膜凹陷等征象。

(3)PET 诊断点(以下正电子显像剂均为 ^{18}F-FDG):①2014 年版《原发性支气管肺癌早期诊断中国专家共识(草案)》中指出,PET/CT 对磨玻璃样肺部病变的诊断价值受限;②大多数 pGGO 和 mGGO 表现为正常或较低的葡萄糖代谢,但低代谢(SUVmax<2.5)病变如延迟显像无降低或进一步升高,则具有一定诊断价值;③北京医院郭悦等的研究认为,PET/CT 对 pGGO 较单独 CT 无明显诊断优势,而对于部分实性 GGN 则具有较好的诊断价值;④值得注意的是,葡萄糖代谢正常或较低不能作为诊断 pGGO 和 mGGO 为良性的依据,此时,CT 征象显得尤为重要;⑤研究认为,对于直径为 8~10mm 的部分实性 GGN,PET/CT 可更准确地评估预后和优化术前分期。

3. 典型病例

病例 1 患者男性,58 岁,发现左肺上叶磨玻璃密度结节 2 年余,无特殊不适。病理:左肺上叶尖后段不典型腺瘤样增生(AAH)(图 1-2-25)。

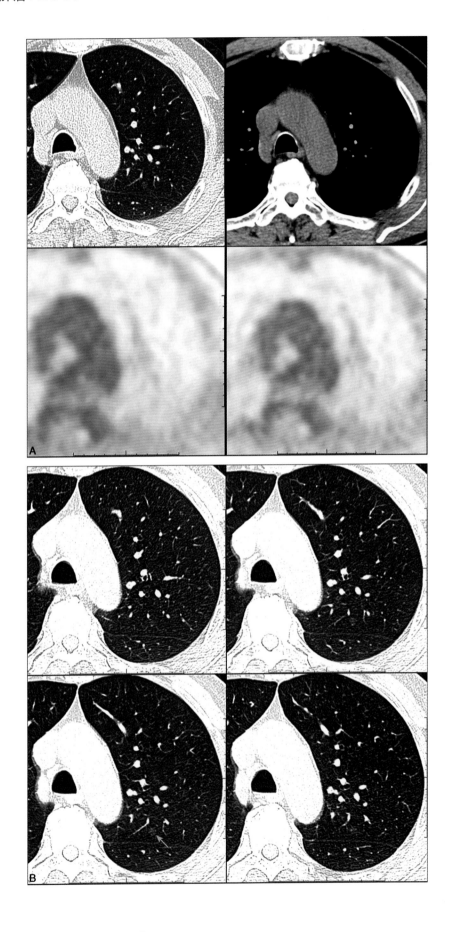

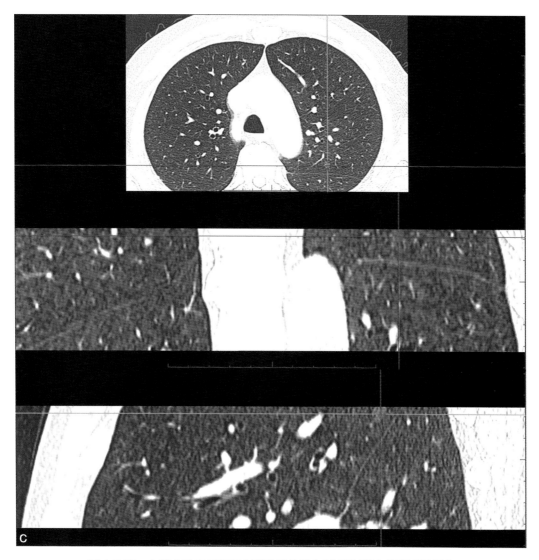

图 1-2-25 左肺上叶尖后段不典型腺瘤样增生(AAH)FDG PET/CT 图像
A. 左列为肺窗 CT 及 PET 横断面图像,右列为纵隔窗 CT 及 PET 横断面图像;B. 肺窗 HRCT 横断面图像;
C. 肺窗 HRCT(横断面、冠状面、矢状面)图像。图 A 示左肺上叶尖后段磨玻璃密度结节,其肺窗、纵隔窗均
未见明确实性成分,代谢活性未见明确异常(红色箭头);图 B(蓝色箭头)、图 C(十字交叉)HRCT 示左肺上
叶尖后段纯磨玻璃密度结节,直径约 0.4cm,边界清晰,密度较淡。

　　本例病变为左肺上叶尖后段纯磨玻璃密度结节(pGGO),直径<5mm,边缘清楚,形态较规则,密度较淡,复习既往 CT 病变长期存在,2 年多来无明显变化,呈典型 AAH 的 CT 表现;但其 FDG PET 代谢活性未见异常,无法做出诊断。因此,本例病变 FDG PET/CT 诊断主要依赖于 CT 征象。

　　值得注意的是,通常纯磨玻璃密度结节无需手术,继续随访观察即可。该患者因有肺部其他占位性病变,需要手术治疗,且患者对左上肺 pGGO 存在思想负担,故术中一并切除。

　　病例 2　患者女性,55 岁,查体发现肺结节(图 1-2-26)。

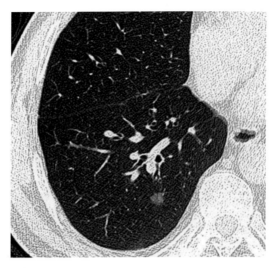

图 1-2-26 右肺下叶不典型腺瘤样增生(AAH)CT 横断面图像
箭头示经病理证实的右肺下叶 AAH,从 CT 上观察病变的特点亦为 pGGO,且病灶长径<5mm。

病例 3 患者女性,41 岁,体检发现右肺下叶磨玻璃密度结节约 1 个月,无特殊不适。病理:(右肺下叶后基底段)原位腺癌(图 1-2-27)。

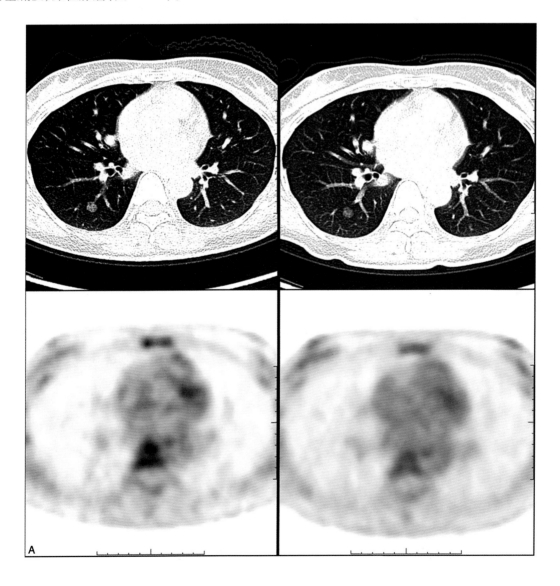

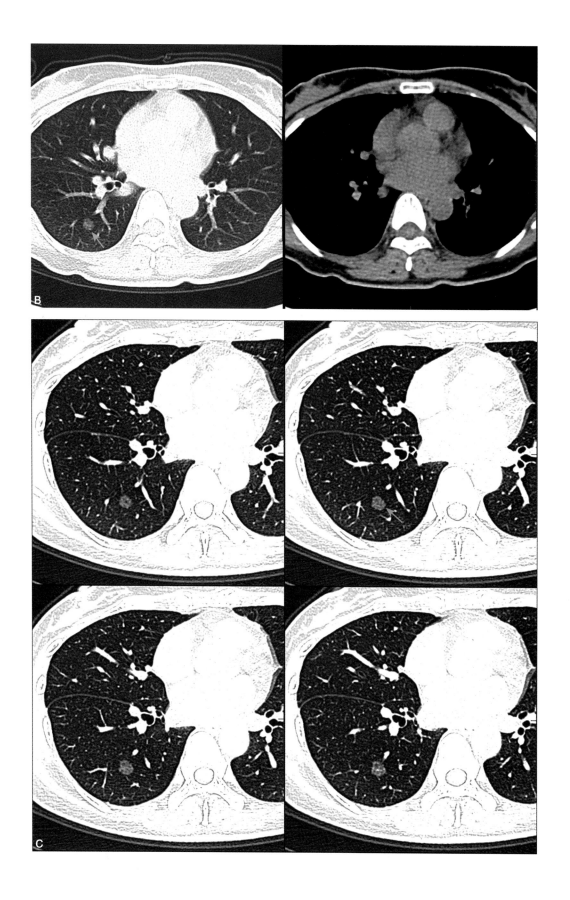

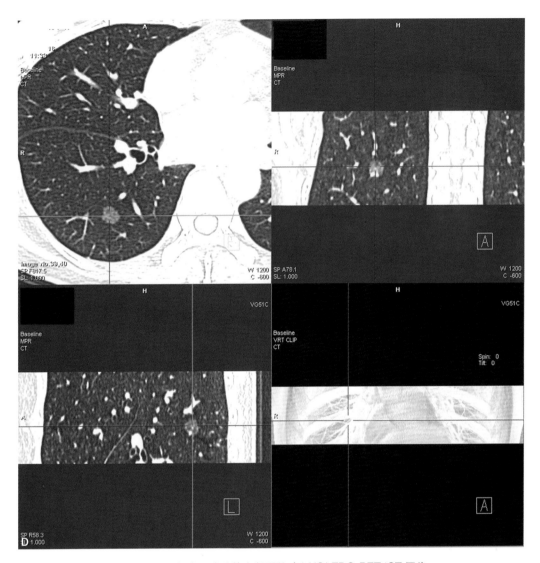

图 1-2-27　右肺下叶后基底段原位癌（AIS）FDG PET/CT 图像

A. 左列为延迟显像 CT 及 PET 横断面图像，右列为常规显像 CT 及 PET 横断面图像；B. 肺窗及纵隔窗 CT 横断面图像；C. 肺窗 HRCT 横断面图像；D. 肺窗 HRCT（横断面、冠状面、矢状面）图像。图 A 示右肺下叶后基底段磨玻璃密度结节，常规及延迟显像其代谢活性均未见明确异常（红色箭头）；图 B 示右肺下叶后基底段磨玻璃密度结节，其肺窗、纵隔窗均未见明确实性成分（蓝色箭头）；图 C（绿色箭头）、图 D（十字交叉）示右肺下叶后基底段磨玻璃密度结节，直径约 1.0cm，边界清晰，内见小气腔及血管穿行。

　　本例病变其右肺下叶后基底段磨玻璃密度结节，FDG PET 代谢活性未见异常，缺乏诊断特异性；但从 CT 上表现为 pGGO，直径>5mm，边缘清楚、形态规则，密度高于 AAH，符合 AIS 的 CT 诊断要点。

　　病例 4　患者女性，50 岁，体检发现右肺下叶磨玻璃密度结节约 2 周，无特殊不适。病理：（右肺下叶外基底段）原位腺癌（图 1-2-28）。

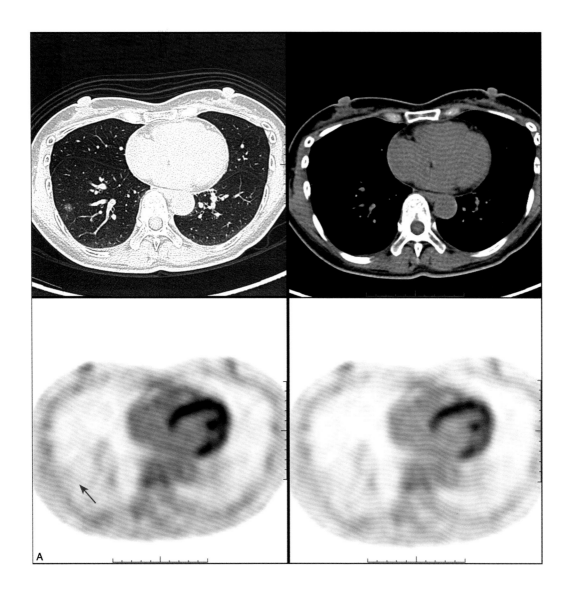

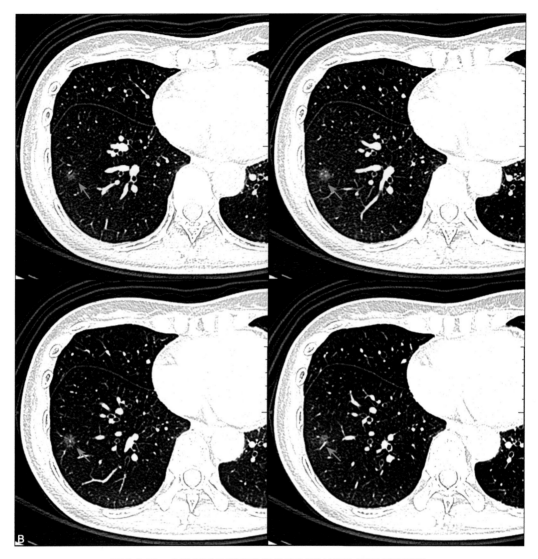

图 1-2-28　右肺下叶外基底段原位癌（AIS）FDG PET/CT 图像

A. 左列为肺窗 CT 及 PET 横断面图像，右列为纵隔窗 CT 及 PET 横断面图像：右肺下叶外基底段磨玻璃密度结节，其肺窗、纵隔窗均未见明确实性成分，其 FDG PET 代谢活性稍增高（红色箭头）；B. 肺窗 HRCT 横断面图像：右肺下叶外基底段磨玻璃密度结节，直径约 1.0cm，周缘欠光滑，内见血管穿行（蓝色箭头）。

　　本例特点：磨玻璃密度结节，FDG PET 代谢活性稍高，CT 为 pGGO，直径>5mm，边缘清楚，密度高于AAH，符合 AIS 的 CT 诊断要点。

　　病例 5　患者男性，72 岁，发现左肺上叶磨玻璃密度影近 1 年，无特殊不适。病理：（左肺上叶尖后段）微浸润腺癌（图 1-2-29）。

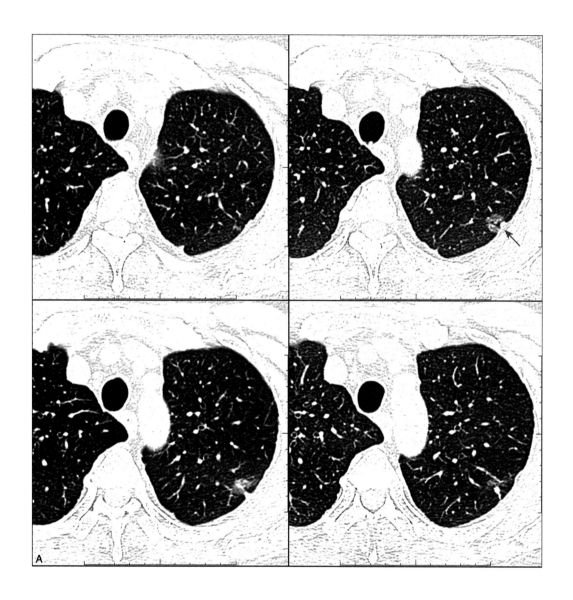

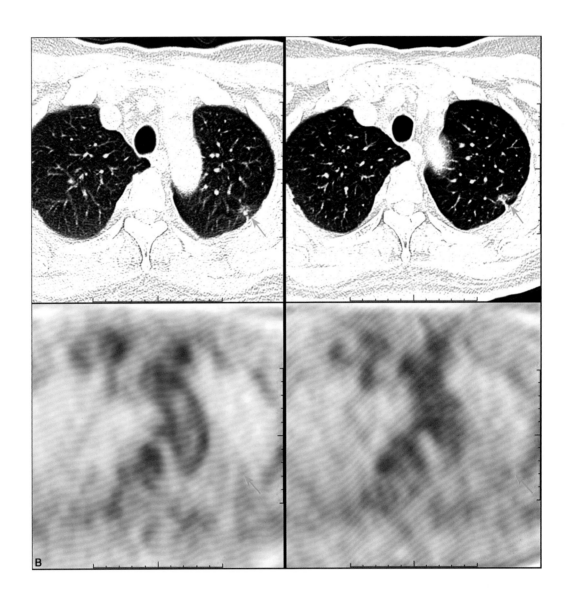

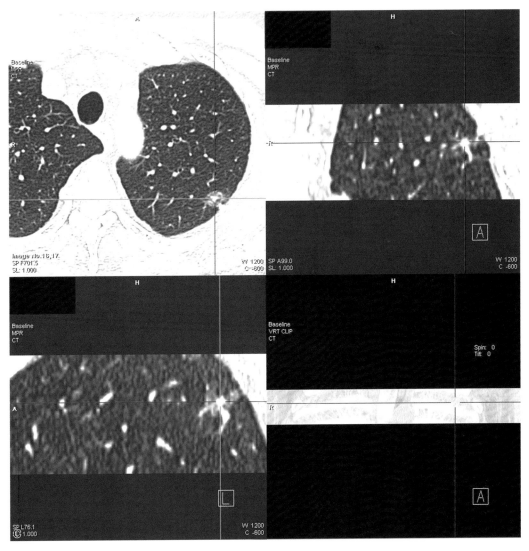

图 1-2-29　左肺上叶微浸润腺癌（MIA）FDG PET/CT 图像

A. 肺窗 HRCT 横断面图像：红色箭头示左肺上叶尖后段 mGGO，大小约 1.1cm×0.9cm，边缘欠规整，见胸膜牵拉及血管集束征；B. 左列为延迟显像 CT 及 PET 横断面图像，右列为常规显像 CT 及 PET 横断面图像：蓝色箭头示左肺上叶尖后段 mGGO，常规和延迟显像其代谢活性均稍高；C. 肺窗 HRCT（横断面、冠状面、矢状面）图像。

　　本例特点：左肺上叶尖后段磨玻璃密度结节，FDG PET 代谢活性稍高，图 1-2-29C（十字交叉）HRCT 上表现为 mGGO，中央含实性成分，直径>1cm，并有胸膜牵拉征象；尤其是对比 1 年前后的胸部 CT 图像病变范围不断增大。综合以上所见，首先，倾向微浸润腺癌的诊断，与病理结果相符。

病例6 患者女性,60岁,偶然发现肺结节(图1-2-30)。

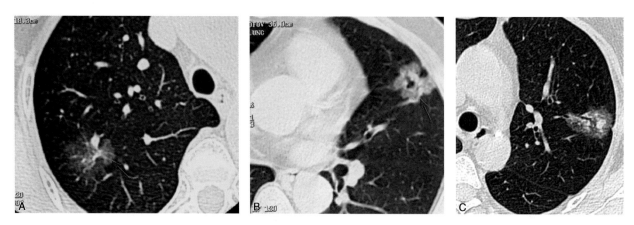

图1-2-30 肺微浸润腺癌(MIA)系列CT横断面图像

A~C.分别为经病理证实的右肺上叶后段、左肺上叶舌段及左肺上叶尖后段MIA(红色箭头),从CT上观察病变的共同特点:均为mGGO,且病灶内有<0.5cm的实性结节,提示恶性病变的可能性大。

4. **少见病例** 患者男性,59岁,体检发现右肺下叶磨玻璃密度结节约3年。病理:(右肺下叶后基底段)不典型腺瘤样增生(图1-2-31)。

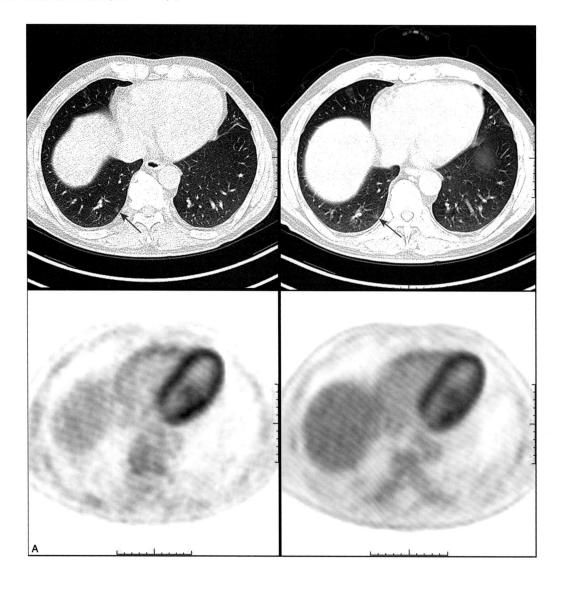

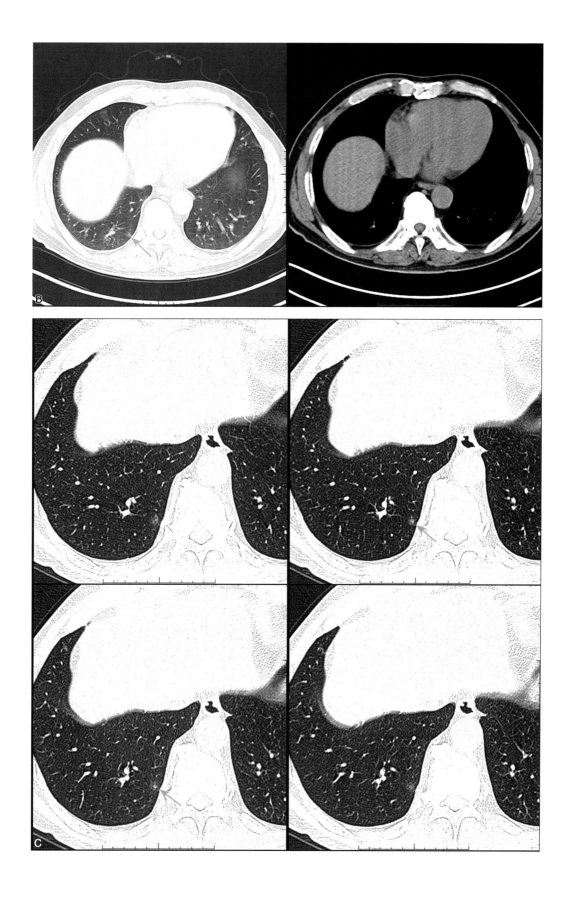

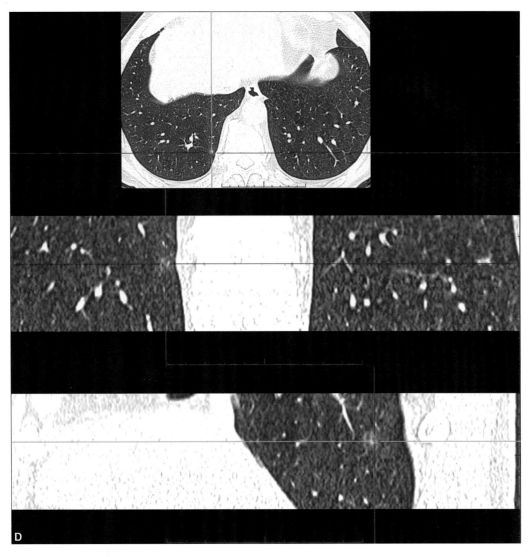

图 1-2-31 右肺下叶不典型腺瘤样增生(AAH)FDG PET/CT 图像

A. 左列为延迟显像 CT 及 PET 横断面图像,右列为常规显像 CT 及 PET 横断面图像;B. 肺窗及纵隔窗 CT 横断面图像;C. 肺窗 HRCT 横断面图像;D. 肺窗 HRCT(横断面、冠状面及矢状面图像)。图 A 示右肺下叶后基底段磨玻璃密度结节,常规及延迟显像其代谢活性均未见明确异常(红色箭头);图 B 示右肺下叶后基底段磨玻璃密度结节,肺窗其内见少量实性成分、纵隔窗实性成分未见显示(蓝色箭头);图 C(绿色箭头)、图 D(十字交叉)示右肺下叶后基底段磨玻璃密度结节,形态规则、边界清楚,内见少许实性成分。

本例特点:右肺下叶后基底段磨玻璃密度结节,FDG PET 代谢活性未见异常,CT 表现并非为 pGGO,诊断上一般首先考虑为 AIS 或 MIA。事实证明,AAH 也可表现为 mGGO(实性成分可能系病灶内的纤维组织造成的肺泡壁变窄或塌陷,并非代表病变有侵袭性)。在临床实际工作中,准确鉴别 AAH、AIS 或 MIA 有时确实存在困难,密切观察病变在随访过程中有无影像学变化,以及利用靶重建和三维后处理技术全面、客观、准确地显示病变,将有助于提高诊断准确率。

5. 鉴别诊断

(1)炎症:细菌、病毒等致病因素可以引起肺部炎症,在 HRCT 上也可表现为局限性或弥漫性 GGO,常提示渗出性改变。存在明显的感染时,在 PET 上病变的放射性摄取可以增高。结合流行病学史、临床表现(如发热、咳嗽或咳痰等症状)治疗前后病变有无变化以及病变的放射性摄取程度,可望与浸润前病变、微浸润腺癌相鉴别(图 1-2-32)。

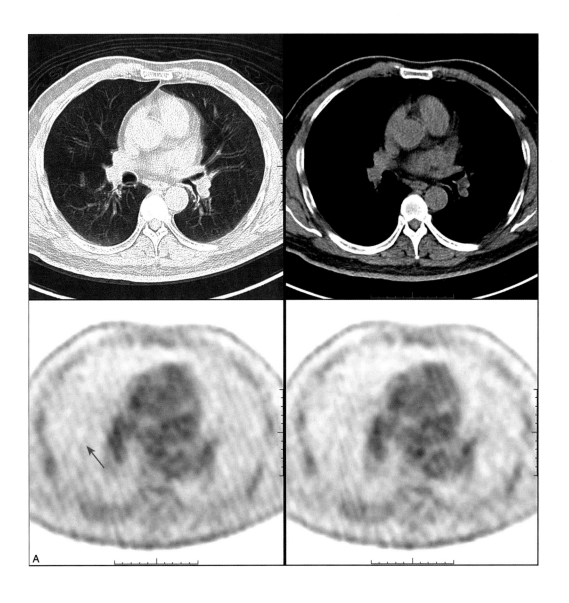

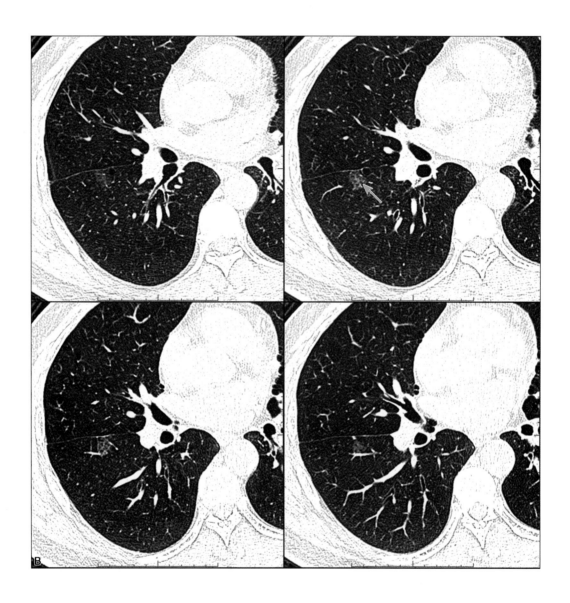

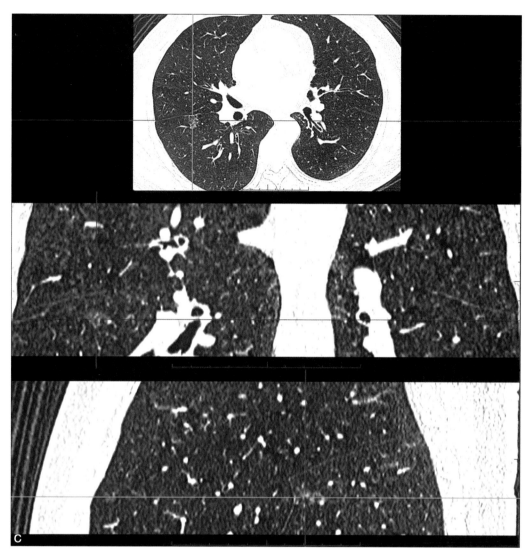

图 1-2-32　右肺下叶炎症性磨玻璃密度结节 FDG PET/CT 图像

患者男性,58 岁,查体发现右肺下叶背段磨玻璃密度影,无特殊不适:A.左列为肺窗 CT 及 PET 横断面图像,右列为纵隔窗 CT 及 PET 横断面图像;B.肺窗 HRCT 横断面图像;C.肺窗 HRCT(横断面、冠状面及矢状面图像)。图 A(红色箭头)示右肺下叶背段 GGO,大小约 1.4cm×1.0cm,纵隔窗未见实性成分,略有代谢活性;图 B(蓝色箭头)、图 C(十字交叉)示右肺下叶背段 GGO,边缘欠规整、边界不清晰。随访:本例患者 PET/CT 检查后接受约 2 周抗感染治疗后,复查胸部 CT 右肺下叶背段 GGO 消失,提示为炎性病变。

本例特点:右肺下叶背段 GGO,边缘欠规整、边界不清晰、密度较均匀,此时首先需要想到炎症可能。无论是 AAH、AIS 或 MIA,其边界大都清晰,在 CT 横断面、冠状面及矢状面图像上均呈边缘清楚的结节;如为扁平状或片状,则首先需要考虑炎症。不管怎样,对于 GGO 首先需要鉴别炎症,此时,抗感染 2 周后复查或随访观察是一种行之有效的方法。

(2)肺间质纤维化:长时间存在的局限性肺磨玻璃密度影,诊断时需考虑到局灶性肺间质纤维化的可能。其病理学基础为成纤维细胞增殖引起肺泡间隔的纤维化,GGO 中的实性成分则与纤维化及肺泡壁塌陷有关。局灶性纤维化周围正常的肺组织受牵拉边缘凹陷而形成多角形,有助于与不典型腺瘤样增生(AAH)的边缘光滑的 GGO 相鉴别(图 1-2-33)。

本例特点:既往曾出现左下肺炎症,近 1 年来左肺下叶背段 GGO 无明显变化,且内见支气管扩张、形态不规则,首先需要考虑支气管扩张所致的慢性炎症并纤维化可能。

(3)治疗后肺的继发性改变:近期有明确的治疗史,两肺多发分布且边界欠清楚,治疗后新出现或随着治疗的结束肺内的病变可好转或消失(图 1-2-34)。

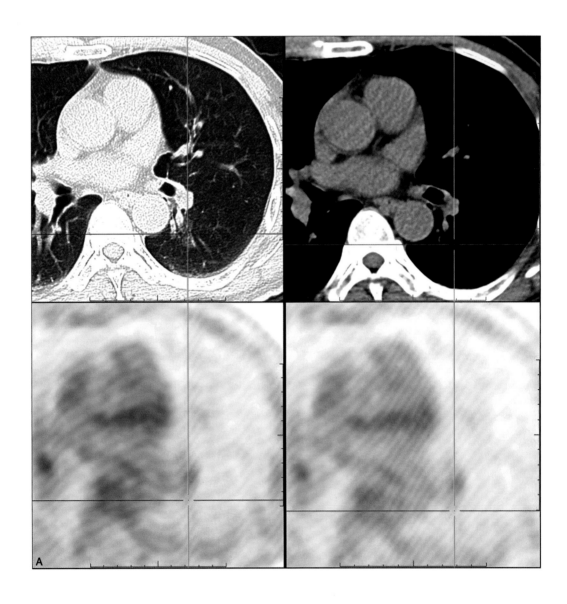

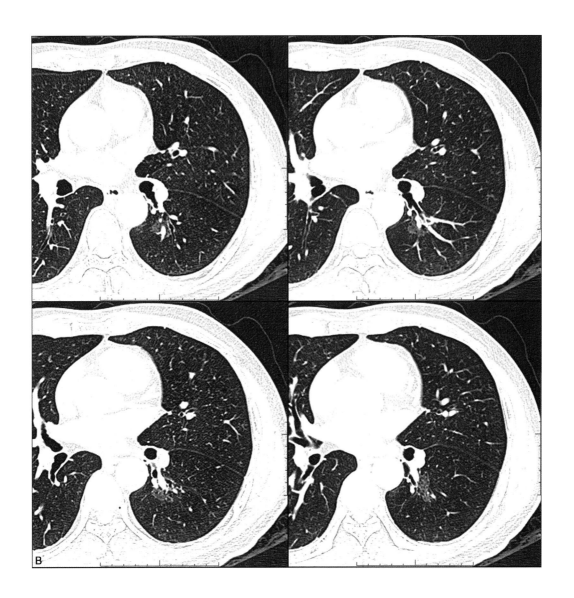

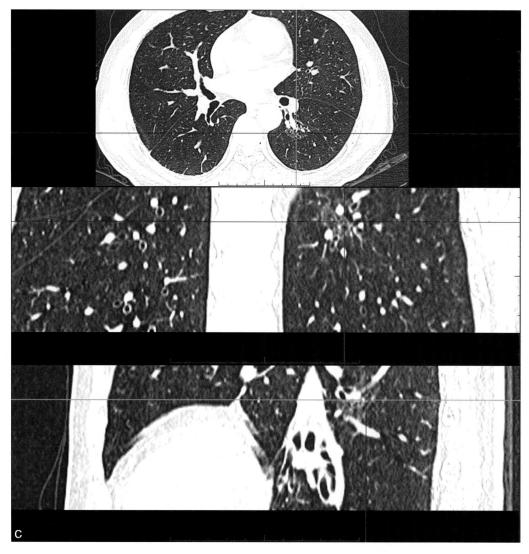

图 1-2-33　左肺下叶结节状磨玻璃密度影(慢性炎症伴纤维化)FDG PET/CT 图像

患者男性,57 岁,1 年余前曾出现左下肺炎症,2 个月前胸部 CT 提示左下肺磨玻璃密度影与 1 年余前无明显变化,偶有咳嗽不适:A. 左列为肺窗 CT 及 PET 横断面图像,右列为纵隔窗 CT 及 PET 横断面图像;B. 肺窗 HRCT 横断面图像;C. 肺窗 HRCT(横断面、冠状面及矢状面)图像。图 A 示左肺下叶背段支气管开口旁局灶性 GGO(十字交叉),略有代谢活性;图 B(红色箭头)、图 C(十字交叉)HRCT 示左肺下叶背段 GGO,内有支气管扩张,且形态不规则。病理:(左肺下叶背段)慢性炎症伴纤维化。

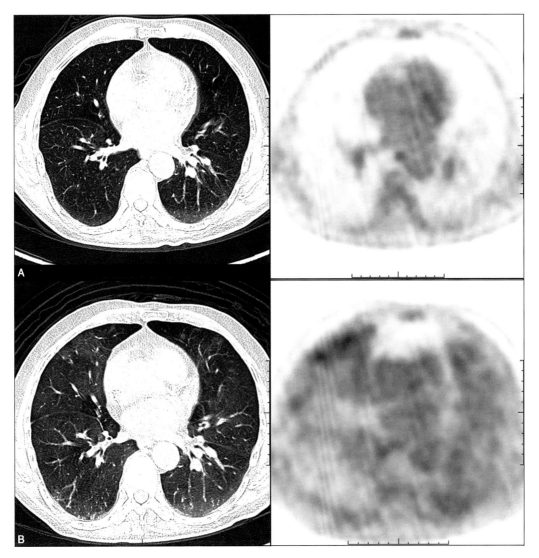

图 1-2-34 淋巴瘤化疗前后 FDG PET/CT 图像

患者女性,75 岁:A. 化疗前 CT(横断面)和 PET(横断面)图像;B. 化疗后 CT(横断面)和 PET(横断面)图像。喉部肿物穿刺活检确诊为非霍奇金淋巴瘤(B 细胞来源),化疗后(图 B)两肺新出现多发边界不清的片状磨玻璃密度影,代谢活性稍高,结合病史和影像所见,考虑为化疗后肺损伤。

6. 小结　浸润前病变和微浸润腺癌在胸部 CT 上常表现为 pGGO 或 mGGO,^{18}F-FDG PET 代谢活性大多表现为正常或减低,极容易误诊为假阴性。此时 CT 显得尤为重要,特别是 HRCT 是临床进行定性诊断的首选方法,它可以清晰地显示结节有无分叶、空泡及胸膜凹陷等解剖细节。对于病灶较小(最大径<8mm)、密度较低的 pGGO,AAH 可能性较大,此类病变可长期观察随访。若在随访过程中,病变增大、变实或代谢活性增高,就可以明确诊断为恶性,此时应及时地进行手术干预,以达到早诊断、早治疗,有利于改善预后。

（朱辉　姚稚明　刘甫庚）

（四）小细胞肺癌

1. 临床概述　小细胞肺癌(small cell lung cancer,SCLC)在肺癌中所占比例为 15%~20%。小细胞肺癌起源于支气管黏膜或腺上皮内的 Kulchitsky 细胞(嗜银细胞),属 APUD 瘤(amine precursor uptake and decarboxylation tumor,胺前体摄取和脱羧肿瘤)瘤;也有人认为其起源于支气管黏膜上皮中可向神经内分泌分化的干细胞。吸烟人群为高发人群,小细胞肺癌患者中 90% 以上的人有吸烟史。发病年龄为 35~68 岁,平均发病年龄为 60 岁,男性多于女性。随着近年来发达国家烟草的控制,SCLC 的发病率略呈下降趋势。小细胞肺癌是肺癌中分化最低、恶性程度最高的一型。该病多发生于肺中央部,恶性程度高,倍增时间短,生长迅速,转移早而广泛,5 年生存率小于 7%;大约 66% 的患者在临床上明确诊断时已有很明显的转移征象。体力状态评分高、男性、长期持续吸烟、分期晚及 LDH、CRP、NSE、pro-GRP 水平高的患者,预后情况不良。

近年来,国内外肿瘤医师在 SCLC 的诊治领域进行了不断探索,SCLC 治疗策略正在改变。化疗依然是 SCLC 治疗的基石,一线治疗方案是依托泊苷和铂类药物的联合治疗。手术治疗成为早期 SCLC 综合治疗中的重要组成部分,早期 SCLC 手术治疗可以获得更好的生存。中国临床肿瘤学会(Chinese Society of Clinical Oncology,CSCO)指南推荐肺叶切除+肺门、纵隔淋巴结清扫术,是 $T_{1\sim2}N_0$ 的局限期 SCLC 的基本治疗策略。术后辅助放、化疗也能够提高 N_1 和 N_2 患者的 5 年生存率。SCLC 的个体化治疗目前也在不断研究和尝试中,包括靶向 Aurora 激酶、Notch 信号通路、免疫靶向等方面。

2. PET/CT 诊断要点

(1) CT 诊断要点:①肺结节或肿块;②病变周边光滑,毛刺少见;③常累及叶支气管、段支气管,即中央型多见;④胸膜凹陷少见,常累及纵隔大血管;⑤常见肺门及纵隔淋巴结肿大并融合;⑥小病灶、大转移为其典型表现。

(2) FDG PET 诊断要点:①高代谢结节或肿块,通常表现代谢活性增高;②SUV 与其他类型肺癌相似,无明显特征性,对于 SCLC 的诊断应结合 CT 征象;③由于 PET 空间分辨率所限,对于直径<1cm 的小病灶,也会有假阴性;④在确定肺内结节或肿块、淋巴结或远处转移方面精确性高,有优势。

3. 典型病例 患者男性,82 岁,咳嗽、咳痰 2 个月余(图 1-2-35)。

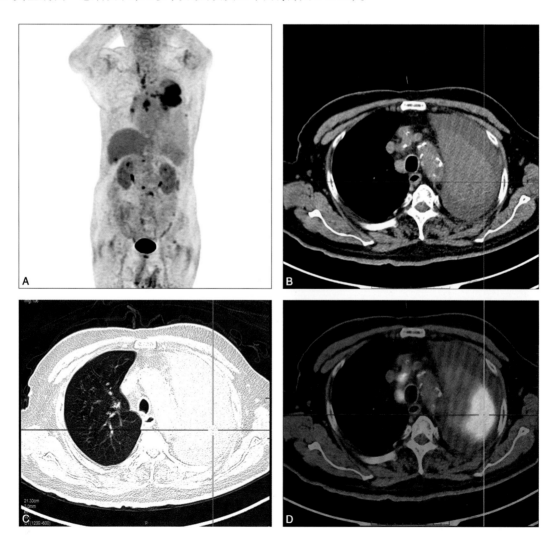

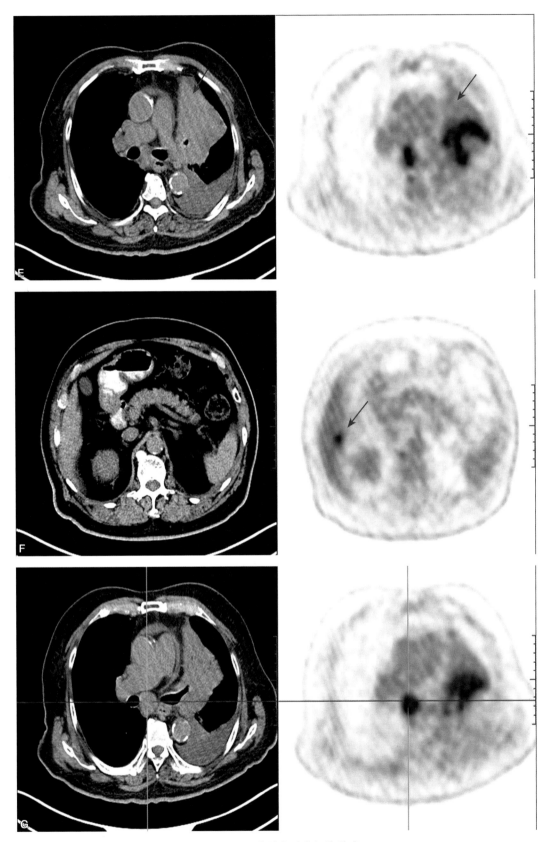

图 1-2-35　左肺上叶小细胞肺癌

A. MIP 图像：左肺野不规则团块状代谢活性增高。B~D. 分别为同层面 CT 纵隔窗、肺窗和 PET/CT 融合图像：左肺上叶体积缩小，密度增高，支气管未见明确显示，实变的肺组织内见团块状不均匀代谢活性增高灶（十字交叉）。E~G. 分别为 CT 和 PET 图像：病变远端肺不张，代谢活性呈弥漫均匀轻度增高（图 E 红色箭头），与肿瘤组织可见明显对比；肝脏转移灶（图 F 红色箭头）与纵隔淋巴结转移灶（图 G 十字交叉），上述转移病变均显示出与原发病灶相似的代谢程度。

4. **少见病例**　患者男性,50 岁,胸闷、咳嗽 3 个月余(图 1-2-36)。

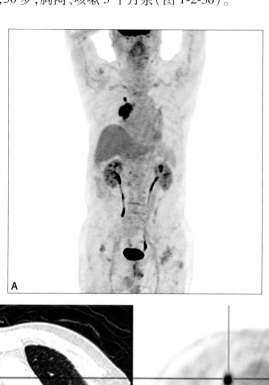

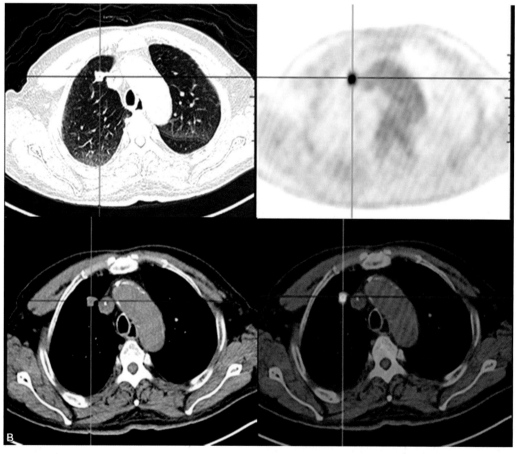

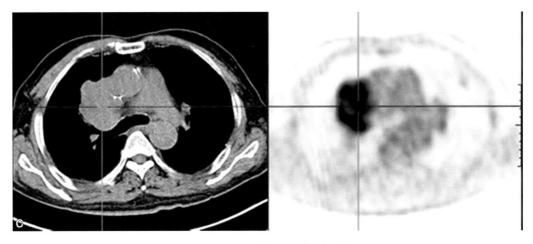

图 1-2-36 右肺上叶小细胞肺癌

A. PET MIP 图像:右肺上野结节状代谢活性增高灶及右肺门团块状代谢活性增高灶;B. 左侧为 CT 肺窗和纵隔窗图像,右侧为 PET 和融合图像:右肺上叶前段纵隔旁小结节,边缘尚光滑,浅分叶,代谢活性明显增高(十字交叉);C. CT 纵隔窗和 PET 图像:右侧纵隔及肺门肿大淋巴结融合成团块,代谢活性不均匀明显增高(十字交叉),呈典型"小病灶、大转移"表现。

5. 鉴别诊断

(1)肺鳞癌(中央型):中央型小细胞肺癌与中央型肺鳞癌鉴别较困难,尤其合并阻塞性肺不张时,需要病理证实(图 1-2-37)。

(2)肺腺癌(周围型):与周围型肺腺癌相比,小细胞肺癌周边相对光滑,毛刺及胸膜牵拉少见。小细胞癌常在病灶较小时即发生远处转移,为其相对特征性表现(图 1-2-38)。

6. 小结 SCLC 是肺癌的一个特殊类型,恶性程度高,倍增时间短,生长迅速,转移早而广泛,预后差。

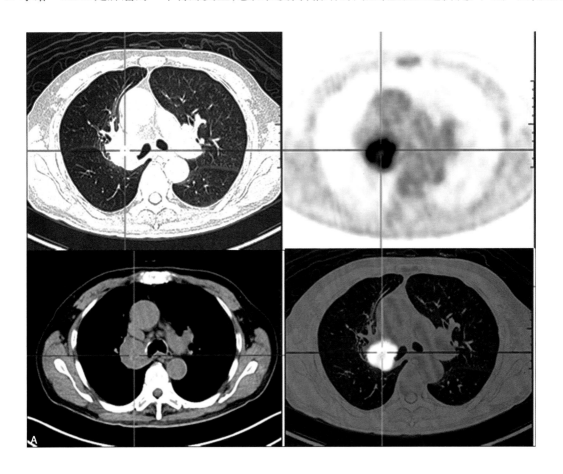

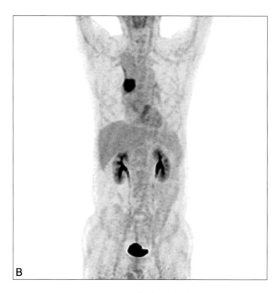

图 1-2-37　右肺上叶鳞癌

患者男性,65 岁,咯血 2 周:A. 上排为 CT 肺窗及 PET 横断面图像,下排为 CT 纵隔窗及 PET/CT 融合图像:右肺上叶支气管开口处截断并软组织肿块影,内部密度欠均匀,中央可见条状稍高密度影;肿块周边代谢活性呈环形明显增高,中央呈代谢缺损,提示中央出血及坏死(十字交叉)。B. 体部 PET MIP 前位图像:体部无其他转移灶。

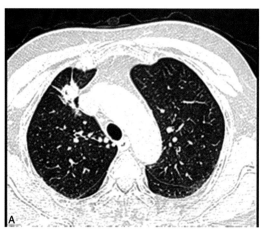

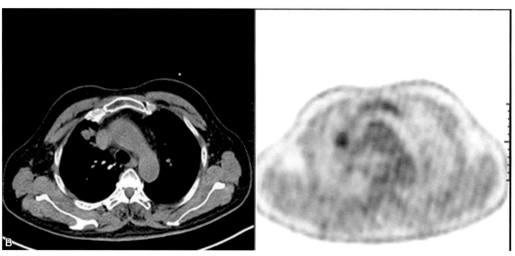

图 1-2-38　右肺上叶腺癌

患者女性,68 岁,查体时行胸部 CT 发现右肺病变:A. CT 肺窗图像:右肺上叶纵隔旁不规则结节,边缘见毛刺及胸膜牵拉,内部可见小空泡征;B. CT 纵隔窗及 PET 横断面图像:结节呈中度代谢活性增高。

准确地评估 SCLC 患者的病情,对制定个性化治疗方案有重要作用。PET/CT 在 SCLC 的诊断、分期、制定放疗计划、预后评估、疗效评估和复发诊断方面有着重要价值。

（郭悦　姚稚明　刘甫庚）

（五）肺大细胞神经内分泌癌

1. **临床概述**　根据 2015 年 WHO 肺癌病理分类,肺大细胞神经内分泌癌（large cell neuroendocrine carcinoma,LCNEC）与小细胞肺癌、类癌共同归类于神经内分泌肿瘤。肺 LCNEC 占肺癌病例的 2.1% ~ 3.5%,高危因素通常包括男性、高龄（中位年龄为 65 岁）、吸烟史。

肺 LCNEC 常表现为侵袭性生物学行为。患者初期一般无明显症状,咳嗽、咳痰、咯血、阻塞性肺炎较少见,部分患者可有无痛性淋巴结肿大及胸痛,呼吸困难,盗汗,副肿瘤综合征较少见。在确诊时患者淋巴结转移率高（60% ~ 80%）,远处转移率高（40%）。痰液脱落细胞学检查阳性率通常较低。若病灶位置适宜,支气管镜检查及病变组织活检可作为确诊的进一步检查。肺 LCNEC 的诊断通常需要免疫组织化学染色及超微显微镜下确定神经内分泌分化的明显标志,在没有大量活体组织标本时或术前诊断 LCNEC 相当困难。因此,精准的病理学诊断在肺 LCNEC 的诊疗过程中是必不可少的一个环节,国际肺癌研究联合会建议应用 TNM 分期预测神经内分泌肿瘤的预后。

肺 LCNEC 的病理学特征包括细胞体积大,有丰富的坏死组织,低核/质比（细胞核大,核仁明显）,细胞呈巢状排列,神经内分泌肿瘤常见的形态学特征如器官样、栅样、花瓣样或小梁状的细胞生长排列方式。免疫组化方面,神经内分泌癌标记物包括嗜铬粒蛋白 A、突触素、CD56,其中至少有 1 种以上表达阳性。相对于非神经内分泌肿瘤和小细胞肺癌,LCNEC 在免疫组化中表达更高水平的原肌球相关激酶 B 和脑源性神经营养因子。

肺 LCENC 生存率远低于其他非小细胞肺癌,即使在术后 I 期患者中,5 年生存率仍只有 33%。所有可手术切除的肺 LCNEC 患者（TNM I ~ Ⅲ期）均应尽早行手术治疗。新辅助化疗或辅助化疗可作为防止肿瘤复发的有效手段。推荐"铂类+依托泊苷"为一线化疗用药,以"铂类+氨柔比星"为二线化疗方案同样也在回顾性临床试验中表明有效。放疗对肺 LCNEC 患者的治疗效果尚未明确,对病灶局限、进展期或不适宜手术的患者可试行放疗。

2. **PET/CT 诊断要点**

（1）CT 诊断要点:①肺部孤立性外周结节或肿块;②边缘光整的肺部肿块,有分叶征,偶有毛刺征及胸膜牵拉;③多数伴有肿瘤内坏死灶,但空洞及钙化少见;④中央型病变较少见,可伴有阻塞性肺炎及肺不张;⑤增强扫描呈延迟中、重度强化,较大者强化不均匀。

（2）FDG PET 诊断要点:①因为肿瘤高度恶性,一般呈明显 FDG 摄取;②SUV 高于类癌等其他类型神经内分泌肿瘤;③发现淋巴结及远处转移。

3. **典型病例**　患者男性,50 岁,间断咳嗽半年余（图 1-2-39）。

4. **鉴别诊断**

结核瘤:由于 FDG 的非特异性,炎性病变有时也可表现为类似恶性病变的明显高摄取,因此单从 PET 上难以鉴别。CT 上结核瘤边缘相对光滑,由于干酪坏死中央可能呈现低密度,病灶周边卫星灶的存在也有助于结核瘤的诊断（图 1-2-40）。

5. **小结**　LCNEC 是肺内较少见的恶性肿瘤,具有高度侵袭性,早期诊断和治疗是提高 LCNEC 患者术后生存率的有效途径。LCNEC 的 CT 表现缺乏特征性,与扩张型生长的周围型小细胞肺癌、低分化腺癌、鳞癌等相似,但老年男性、吸烟者,肺部出现结节或肿块,伴 FDG PET 明显高摄取,应想到 LCNEC 的可能性。FDG 在术前分期及疗效评估方面有一定优势。

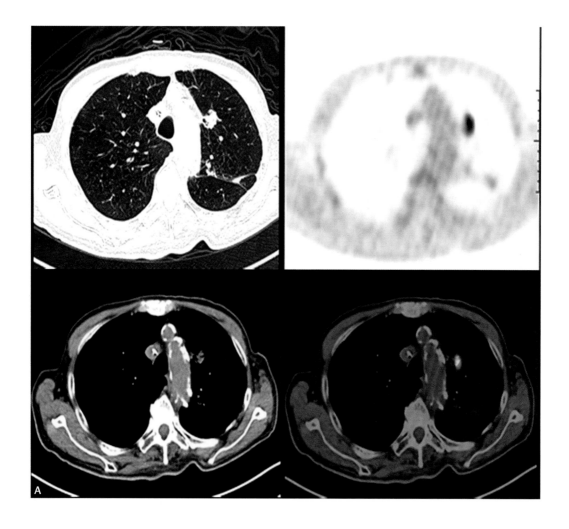

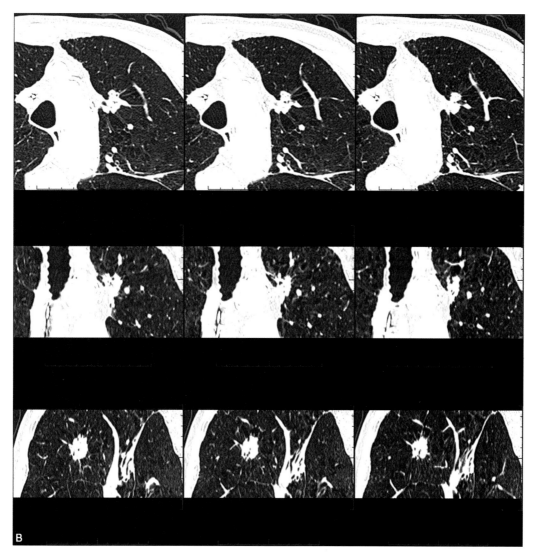

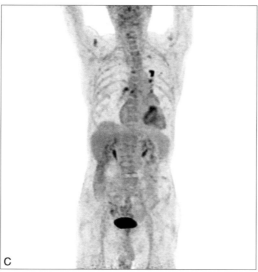

图 1-2-39　左肺上叶大细胞神经内分泌癌

A. 上排为 CT 肺窗及 PET 横断面图像,下排为 CT 纵隔窗及 PET/CT 融合图像:左肺上叶纵隔旁实性结节,边缘不规则,可见长索条,呈明显 FDG 摄取增高;B. HRCT 肺窗横断面、冠状面和矢状面图像:结节呈深分叶,内见含气支气管;C. 体部 PET MIP 前位图像:除原发灶外,双侧肺门及肺内多发代谢活性中度增高的淋巴结。

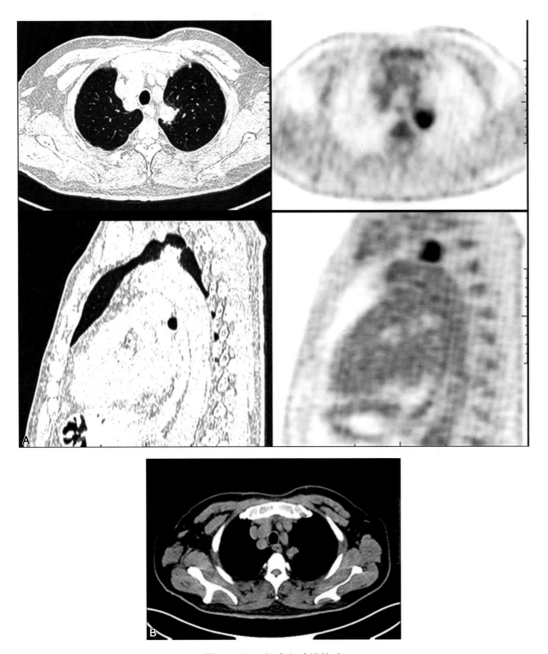

图 1-2-40　左肺上叶结核瘤

患者男性,73 岁,因间断右上腹痛入院,胸部 CT 示左肺上叶结节:A.上排为 CT 肺窗及 PET 横断面图像,下排为 CT 肺窗及 PET 矢状面图像;左肺上叶纵隔旁不规则结节影,边缘尚清楚,无明显毛刺,代谢活性明显增高;B.CT 纵隔窗图像:结节中央似呈低密度。

（郭悦　姚稚明　刘甫庚）

（六）腺鳞癌

1. 临床概述　腺鳞癌(adenosquamous carcinoma,ASC)是肺癌的一种少见类型,只占非小细胞肺癌的一小部分(占 1.4%~4.5%)。根据 WHO 肺肿瘤分类的定义,腺鳞癌在病理上被定义为"同时具有鳞癌和腺癌成分,且每种成分至少占 10%"。最早有关肺和气管的混合型腺癌和鳞癌的描述出现在 20 世纪 50 年代,而首次正式报道则在 1967 年。病理上肺腺鳞癌中腺癌成分起源于单克隆性鳞状成分,即肺腺鳞癌中腺癌和鳞癌成分是起源于同一干细胞,提示起源于较小支气管的肺腺鳞癌(周围型)更易向腺癌方向分化,而起源于较大支气管的肺腺鳞癌(中央型)更容易向鳞癌方向分化。

ASC 常发生于女性、有吸烟史的患者。ASC 的临床症状与其他非小细胞肺癌的组织学亚型类似,但侵袭性更强、生长速度更快、转移发生更早。ASC 的预后较腺癌或鳞癌差,5 年生存率仅为 6%~22%;影响预后的因素包括淋巴结转移、男性和进展期肿瘤。ASC 以周围型发生率较高,但有研究对照了中央型和周围型腺鳞癌的临床特征发现:中央型者肿瘤体积更大,咯血等临床症状更明显,发现时更多已处于进展期(Ⅲ 期与 Ⅳ 期)。

2. PET/CT 诊断要点

(1) CT 诊断要点:①肺腺鳞癌肿瘤大多位于肺周围,在分布上,病灶大多位于上叶后段;②大小:肺腺鳞癌肿块直径为 0.9~6.0cm;③病灶多见分叶征、胸膜凹陷征等,肿瘤内部常见坏死;④肺腺鳞癌密度多不均匀或有细沙粒样钙化,增强扫描均表现为不均匀明显强化;⑤兼有腺癌与鳞癌的特点:胸膜牵拉、毛刺、周边磨玻璃影、支气管气象、周边炎症反应,空洞及钙化少见;⑥中央型者可见阻塞性肺炎或肺不张。

(2) PET 诊断要点:①大部分肿瘤呈 FDG 高代谢;②如病变内有坏死,坏死区呈低代谢或缺损;③判断淋巴结和远处转移。

3. 典型病例 患者女性,85 岁,腹部增强 CT 示肝及左肺下叶占位(图 1-2-41)。

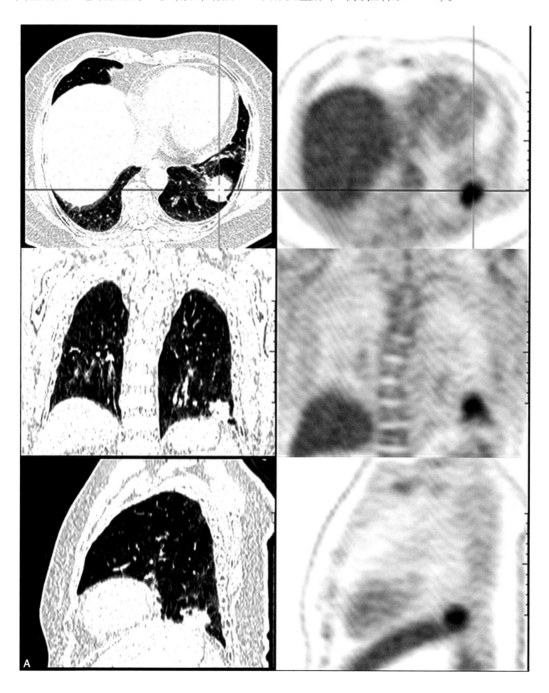

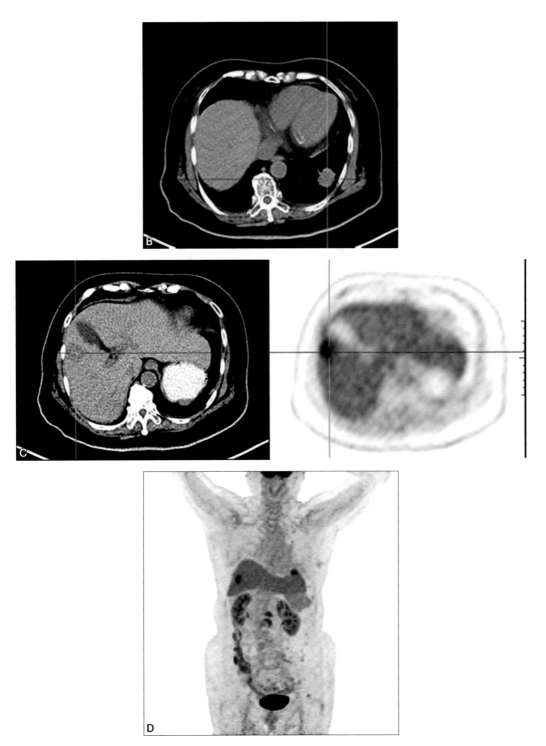

图 1-2-41　左肺下叶腺鳞癌

A. 上排为 CT 及 PET 横断面图像,中排为 CT 及 PET 冠状面图像,下排为 CT 及 PET 矢状面图像:左肺下叶外基底段类圆形肿块,边缘尚光滑,可见少许胸膜牵拉,FDG 摄取中度增高(十字交叉);B. CT 纵隔窗图像:肿块密度尚均匀,无明显坏死(十字交叉);C. 肝脏 CT 及 PET 图像:肝脏转移,肝右叶低密度结节,代谢活性增高(十字交叉);D. PET MIP 图像:除左下肺和肝脏代谢活性增高灶外,体部其余部位无明显转移。

4. 鉴别诊断

淋巴瘤肺内浸润:淋巴瘤肺内浸润亦可表现为肺内孤立结节或肿块,但大多边缘光滑,密度均匀,较少发生坏死及钙化,FDG 摄取明显增高。体部其他病灶有助于诊断(图 1-2-42)。

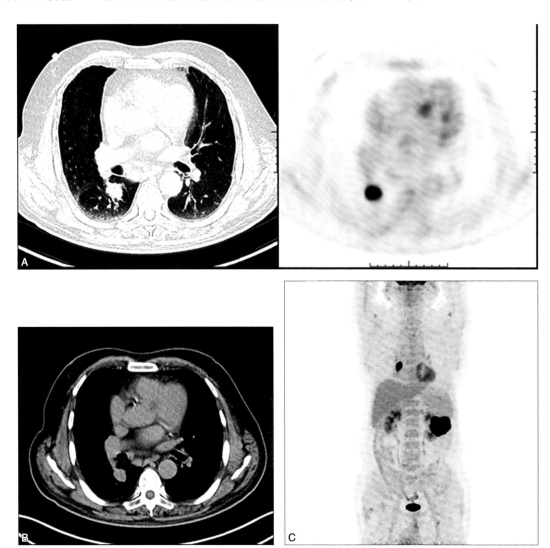

图 1-2-42　右肺下叶淋巴瘤浸润

患者男性,66 岁,劳累后咳嗽伴咳白痰,胸部 CT 示右肺下叶实性结节:A. CT 肺窗与 PET 图像:右肺下叶结节影,边缘尚光整,代谢活性明显增高;B. CT 纵隔窗图像:结节密度均匀;C. PET MIP 图像:左下腹淋巴瘤病灶,与右肺病灶代谢程度类似。

5. 小结　腺鳞癌属于肺癌中的少见组织学亚型,侵袭性强,生长速度快,转移发生早。尽管 PET/CT 在治疗前就可以明确诊断其为肺癌,但要明确诊断其为腺鳞癌较为困难。与其他非小细胞肺癌一样,PET/CT 在肺腺鳞癌的临床分期及疗效评估方面仍然具有显著优势。

(郭悦　姚稚明　刘甫庚)

第二节　气管肿瘤

一、临床概述

气管支气管树可发生原发性恶性肿瘤、继发性恶性肿瘤以及良性肿瘤。本节主要介绍原发性气管恶性肿瘤。原发性气管恶性肿瘤是指发生于第一气管环与气管隆嵴范围内的一种少见的恶性肿瘤,原发性气管恶性肿瘤占所有胸部恶性肿瘤不到 1%。原发性气管恶性肿瘤可发生于各年龄段,高发年龄在 40~69 岁,男女性别比为(1.7~4)∶1,成人气管肿瘤以恶性肿瘤居多,文献报道恶性可达 90%,儿童气管肿瘤大多数为良性,10%~30% 为恶性。原发性气管恶性肿瘤可起源于气管的任何部位,但气管的上、下 1/3 部位为高发部位,原发于气管下 1/3 段和气管隆嵴部位的恶性肿瘤占 40%~50%,位于上 1/3 气管者占 30%~35%,位于中 1/3 段气管者占 5%~10%。原发性气管肿瘤于 2017 年出版的 WHO 组织学分类(表 1-2-2)。

表 1-2-2　下咽、喉、气管以及咽旁间隙肿瘤的 WHO 组织学分类(2017 年)

病种	ICD-O 编码
恶性上皮肿瘤	
传统鳞状细胞癌	8070/3
疣状鳞状细胞癌	8051/3
基底细胞鳞状细胞癌	8083/3
乳头状鳞状细胞癌	8052/3
皮质层细胞鳞状细胞癌	8074/3
腺鳞癌	8560/3
淋巴上皮癌	8082/3
癌前病变	
不典型增生,低级别	8077/0
不典型增生,高级别	8077/2
鳞状细胞乳头状瘤	8052/0
鳞状细胞乳头状瘤病	8060/0
神经内分泌肿瘤	
高分化神经内分泌癌	8240/3
中分化神经内分泌癌	8249/3
低分化神经内分泌癌	
小细胞神经内分泌癌	8041/3
大细胞神经内分泌癌	8013/3
涎腺肿瘤	
腺样囊性癌	8200/3
多形性腺瘤	8940/0
嗜酸细胞性乳头状囊腺瘤	8290/0
软组织肿瘤	
颗粒细胞瘤	9580/0
脂肪肉瘤	8850/3
炎性肌纤维母细胞瘤	8825/1
软骨肿瘤	
软骨瘤	9220/0
软骨肉瘤	9220/3
软骨肉瘤,1 级	9222/1
软骨肉瘤,2/3 级	9220/3
血液淋巴肿瘤	

注:本表形态编码源自肿瘤疾病国际分类(International Classification of Diseases for Oncology,ICD-O)。表格中"/0"表示良性肿瘤;"/1"表示可疑、交界区或不确定生物学行为;"/2"表示原位癌,Ⅲ级上皮内瘤样病变;"/3"表示恶性肿瘤。

　　近 2/3 的原发性气管恶性肿瘤起源于上皮组织,最常见为鳞状细胞癌(squamous cell carcinoma,SCC);其次多见的起源于腺体,最常见为腺样囊性癌(adenoid cystic carcinoma,ACC)。其他的原发性恶性肿瘤包括黏液表皮样癌、类癌、淋巴瘤、浆细胞瘤、肉瘤以及腺癌等更少见。关于原发性气管肿瘤,已报道的最大规模流行病学研究数据来源于美国国家癌症研究所"监测、流行病学和结果数据库"（Surveillance，Epidemiology，and End Results program，SEER），包含 1973—2004 年间 578 例患者，其中 55% 为男性，SCC 占 45%，ACC 占 16.3%，非特异性或未分化型占 12.8%，小细胞癌占 9.7%，腺癌占 5.9%，大细胞癌占 3.8%，肉瘤占 3.8%。

SCC 是最常见的原发性气管恶性肿瘤，占 50%~60%，多见于 60~70 岁患者。与吸烟密切相关，男性患者常为女性患者的 2~4 倍。SCC 可为外生性或浸润性，常累及下 2/3 气管的后壁。约 1/3 的患者确诊时伴随纵隔转移或肺转移。另外，将近 40% 气管支气管树的 SCC 可与口咽癌、喉癌或肺癌同时发生，或发生于之前或之后。

ACC 是源自中央气道腺体组织最常见的恶性肿瘤，是第二最常见气管恶性肿瘤，占气管恶性肿瘤的 10%~15%，男女发病率相同，多发生于 40~50 岁，常见局部复发。ACC 常见于中央气道，如气管、主支气管或叶支气管，少见于外周或段支气管，极易黏膜下进展、扩张，表现为周围浸润性生长，因其起源于腺体，其表面平整、边界光滑。最常见的良性肿瘤是鳞状细胞乳头瘤，也与吸烟密切相关。

大部分气管肿瘤为继发性，通过邻近器官直接侵犯或者血行转移。气管继发性恶性肿瘤最常见的是甲状腺癌、喉癌、肺癌、食管癌等恶性肿瘤的直接侵犯。血行转移至气管的常见原发肿瘤有：黑色素瘤、肺癌、乳腺癌、肾癌、结肠癌等恶性肿瘤。部分气管继发性恶性肿瘤 CT 表现类似于原发恶性肿瘤。

约有 20% 的气管肿瘤患者无临床症状，早期症状也无特异性，可表现为刺激性干咳或咳痰，轻度的气促或喘鸣等症状，由于早期临床体征、症状以及胸部 X 线片的表现没有特异性，常被误诊。气管肿瘤的诊断及分期采用的检查方法有：①胸部 X 线片正侧位和气管断层片；②胸部 CT 或 MRI；③PET/CT；④纤维支气管镜检等。这些检查各有优缺点，如胸部 X 线片正侧位和气管断层片能显示大部分气管肿瘤的位置及大小，但不精确，常被 CT 或 MRI 取代；多排螺旋 CT（multi-detector computed tomography，MDCT）是对中央气道肿瘤进行检测和分期最常用的影像学方法之一。多平面重建和 3D 重建图像对常规轴位图像进行补充，可以提供肿瘤更详细的解剖结构、与邻近器官组织的关系以及准确显示肿瘤的范围。MDCT 可以检测肺内或肺外的转移，可对肿瘤进行分期。仿真支气管镜图像可以从腔内视野显示肿瘤及其近端和远端的气道情况，而传统支气管镜不适用于腔内狭窄严重或阻塞的病变。但是，MDCT 无法区分增生性淋巴结和恶性淋巴结，无法准确检测到侵犯纵隔的微小病变或是否有神经侵犯等。[18]F-FDG PET/CT 显像一次扫描可以显示全身整体状况，病灶对 ^{18}F-FDG 摄取的程度及放射性分布有助于精确地显示病变累及范围，有助于区分良恶性，特别是对恶性肿瘤的分期、再分期、放疗靶区勾画及疗效评估非常有帮助。纤维支气管镜能在直视下观看气管肿瘤的位置、大小、形态，更重要的是可以获得组织病理学标本进行病理诊断，但在分期方面，CT、MRI、PET/CT 等影像学检查比纤维支气管镜有优势。

CT 及 PET/CT 对气管肿瘤的良恶性诊断存在一些交界性，良性肿瘤通常<2cm，边界光滑、清晰，邻近气管壁无增厚或无纵隔侵犯，大部分良性肿瘤 PET/CT 显示为无代谢增高或者轻度代谢增高。相反，恶性肿瘤横径通常为 2~4cm，呈扁平状或息肉状，形态不规则或边界呈分叶状，常见邻近气管壁增厚以及纵隔侵犯，大部分恶性肿瘤 PET/CT 显示代谢明显增高。虽然 CT 及 PET/CT 无法确定细胞类型，但如果病变中发现脂肪组织，通常提示错构瘤或脂肪瘤，钙化常提示软骨来源的肿瘤（软骨瘤、软骨肉瘤）。支气管肿瘤的明显强化是类癌的典型表现。少数病例中，气管肿瘤可表现为气管壁偏心性或环周性增厚，而不是独立的肿块，在这样的病例中，鉴别诊断还应包括一系列非恶性病变。一般气管壁明显不规则增厚以及气管外侵犯更倾向于原发性气管肿瘤，活检是非常必要的。

手术治疗是原发性气管恶性肿瘤的首选治疗方法之一，然而多数患者在就诊时常常失去根治性手术切除的机会，这些患者可以采取姑息手术切除、放射治疗、化疗等。影响原发性气管恶性肿瘤预后的因素有：①病理类型；②治疗手段；③原发瘤大小；④分期；⑤PET 代谢率等。SEER 数据包括的 573 例气管肿瘤中，SCC 占 45%，ACC 占 16%，SCC 的 5 年生存率为 13%，ACC 的 5 年生存率为 74%。Caissert 等报道的 270 例气管肿瘤中，SCC 占 50%，ACC 占 50%，SCC 手术切除者的 5 年生存率为 39%，不可切除者的 5 年生存率为 7%；ACC 手术切除者的 5 年生存率为 52%，不可切除者的 5 年生存率为 33%。肖泽芬等报道 23 例原发气管癌根治性放射治疗后 5 年生存率为 45.2%，姑息放疗 5 年生存率为 10%。

二、PET/CT 诊断要点

（一）一般诊断点

1. SCC 好发于男性 60~70 岁患者,有吸烟史;ACC 好发于 40~50 岁患者,男女发病率相同,与吸烟无关。

2. SCC 常为外生型或溃疡型,具有肿块占位效应;ACC 极易黏膜下浸润生长、侵犯。

3. SCC 具有生物攻击性,生长迅速,早期即可发生转移,30% 可有同步性或异时性恶性肿瘤;ACC 生长缓慢,复发晚;常在发生症状 1 年后确诊。

4. SCC 常累及下 2/3 气管的后壁。

（二）CT 诊断点

1. SCC 具有肿块占位效应,表现为息肉样病变、局灶性无蒂病变、偏心性气道狭窄或周围管壁增厚,肿瘤表面常不规则。

2. ACC 常见于中央气道,如气管、主支气管或叶支气管,外周或段支气管不常见;CT 常低估其累及范围,肿瘤表面平整、边界清晰、密度较均匀。

3. 良性肿瘤如错构瘤、脂肪瘤 CT 的特征性表现为"爆米花"样钙化或可见脂肪密度,但大部分良性肿瘤的 CT 表现没有特异性。

4. 类癌增强 CT 表现为明显强化。

（三）FDG PET 诊断点

1. SCC 最具特征性的表现为局部 FDG 摄取增加。大部分病灶的 SUVmax 均>2.5,SUVmax 越大,表现为更加恶性的疾病病程,生存率越低。高代谢率、浸润范围、累及周围区域、转移距离均在原发性气管肿瘤的预后评估中发挥作用,体积小的 SCC(横径为几毫米)由于缺乏有效的部分容积校正方法,SUV 可被低估。

2. ACC 分化程度不同,导致 FDG 摄取存在显著差异。高、中分化的 ACC 对 FDG 的摄取程度低于低分化者(SUVmax>6)且更均匀。大部分 ACC 表现为中央气道肿瘤,应注意区分支气管源性肿瘤(如 SCC)、类癌、良性气道肿瘤。中央气道 ACC 与支气管源性 SCC 较难鉴别,均可表现为 FDG 摄取增高。

3. 腺癌对 FDG 的摄取程度存在较大差异,组织病理学提示高代谢与分化差相关,低代谢往往与分化好相关。

4. 黏液表皮样癌摄取 FDG 程度不同,高级别黏液表皮样癌表现为 FDG 摄取增加、均匀。低级别黏液表皮样癌摄取 FDG 较低。当黏液表皮样癌发生于中央气道且 FDG 摄取增加时,与 SCC 难以鉴别。

5. 大部分良性肿瘤对 FDG 摄取通常表现为没有摄取或低度摄取,可用于区分良恶性。

三、典型病例

病例 1 患者男性,73 岁,气管鳞癌靶动脉栓塞治疗后再分期(图 1-2-43)。

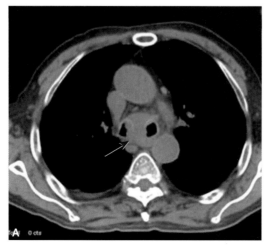
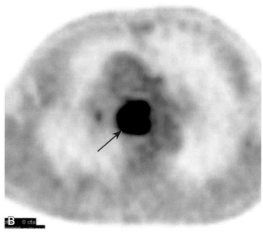

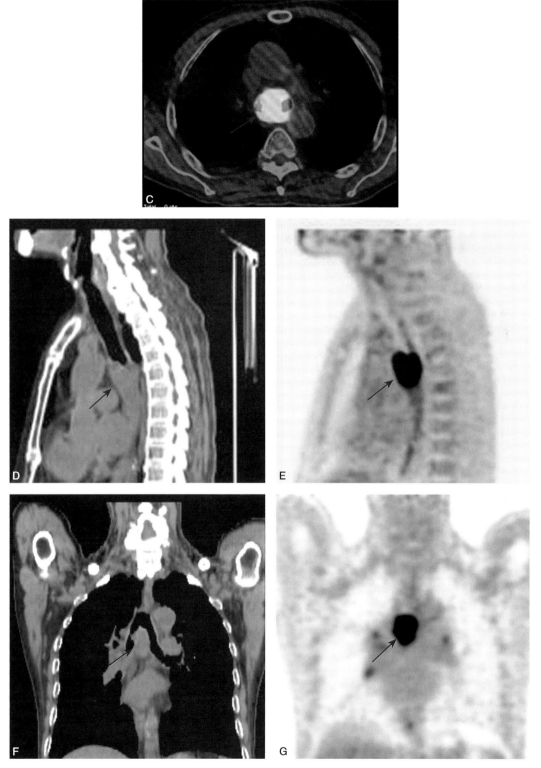

图 1-2-43　气管高-中分化鳞状细胞癌的 FDG PET/CT 图像

A～C.分别为 CT、PET 及融合横断面图像;D、E.分别为 CT、FDG PET 矢状位图像;F、G.分别为 CT、FDG PET 冠状位图像。图 A 示气管分叉处管壁增厚,侵犯左右主支气管起始部,局部形成肿物,包绕支气管;图 B 及图 C 示 PET 相应部位呈团块状代谢活性明显增高(红色箭头),SUVmax 为 31.1;图 D～图 G 示近气管分叉处软组织密度影呈团块状代谢活性增高灶(红色箭头)。上述符合气管鳞癌的 PET 表现。

病例 2　患者男性,41 岁,2010 年 2 月 9 日因呼吸困难在外院气管镜下行气管部分肿物切除+支架植入术,病理为气管腺样囊性癌,为放疗定位行 PET/CT 检查(图 1-2-44)。

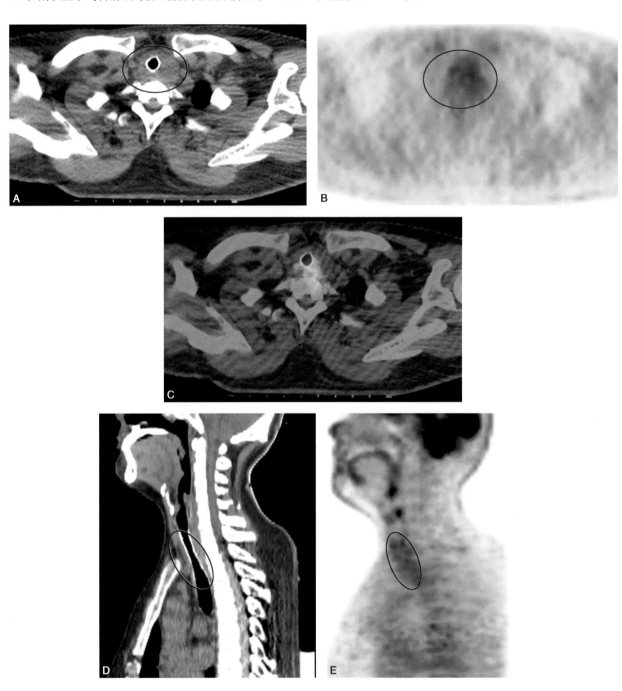

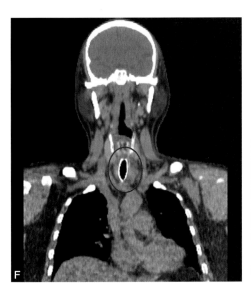
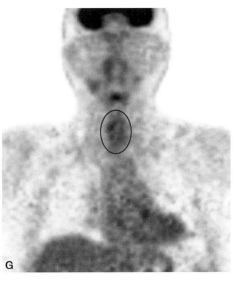

图 1-2-44 气管腺样囊性癌的 FDG PET/CT 图像

A~C. 分别为 CT、FDG PET 及融合横断面图像;D、E. 分别为 CT、FDG PET 矢状位图像;F、G. 分别为 CT、FDG PET 冠状位图像。图 A 示气管自环状软骨下方至主动脉弓上方水平全周管壁增厚(红色圆圈);图 B 及图 C 示 PET 相应部位代谢活性不均匀增高,SUVmax 为 2.8;图 D~图 G 示气管全周管壁增厚伴代谢活性增高(红色圆圈)。上述符合气管腺样囊性癌残存的 PET 表现。

病例 3 患者男性,48 岁,2015 年 12 月 21 日食管活检病理示"鳞状细胞癌",为治疗前分期行 PET/CT 检查(图 1-2-45)。

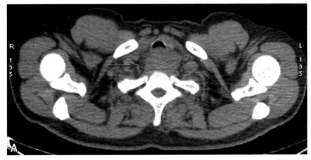
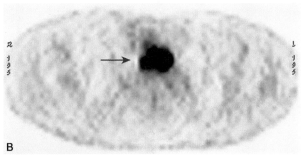

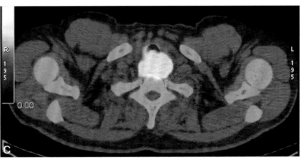

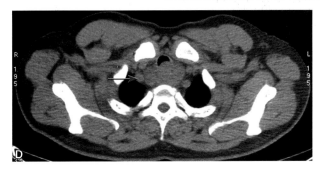
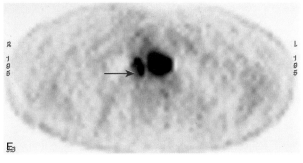

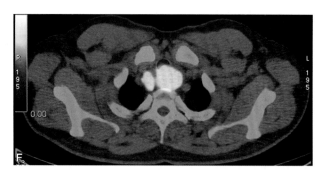

图 1-2-45 食管癌侵犯气管的 FDG PET/CT 图像

A~C.分别为 CT、FDG PET 及融合横断面图像;D~F.分别为下层面的 CT、FDG PET 及融合横断面图像。图 A 示食管颈段及胸上段管壁增厚,局部形成肿物,肿物推挤气管向前移位,与气管后壁分界消失,突入气管腔(红色箭头);图 B 及图 C 示 PET 相应部位代谢活性增高,SUVmax 为 15.1;图 D~图 F 示上纵隔双侧气管食管沟肿大淋巴结(右侧),代谢活性增高,SUVmax 为 8.9。上述符合食管癌侵犯气管后壁伴双侧气管食管沟淋巴结转移的 PET 表现。

四、少见病例

病例 1 患者男性,63 岁,气管镜检病理示低分化腺癌,为治疗前分期行 PET/CT 检查(图 1-2-46)。

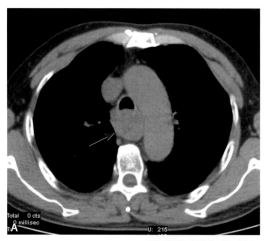
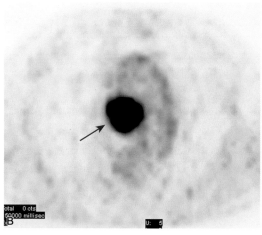
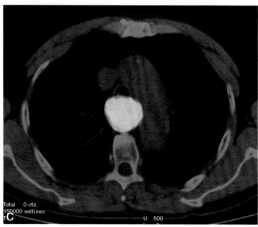

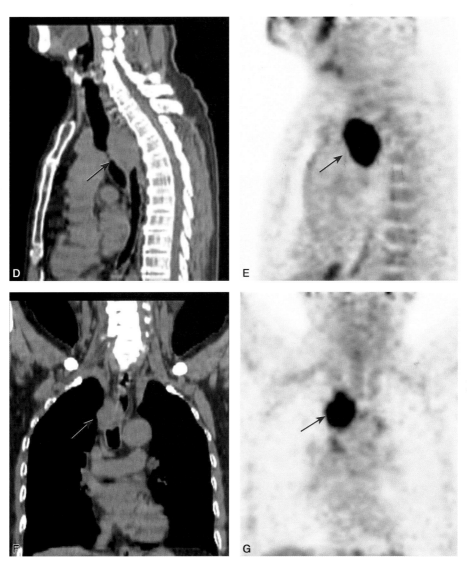

图 1-2-46　气管腺癌的 FDG PET/CT 图像

A~C. 分别为 CT、FDG PET 及融合横断面图像；D、E. 分别为 CT、FDG PET 矢状位图像；F、G. 分别为 CT、FDG PET 冠状位图像。图 A 示气管后壁隆起性病变，局部侵犯中后纵隔，侵犯食管；图 B 及图 C 示 PET 相应部位呈团块状代谢活性明显增高（红色箭头），SUVmax 为 9.6；图 D~图 G 示气管后壁隆起性病变及中后纵隔团块状代谢活性增高灶（红色箭头）。上述符合气管腺癌的 PET 表现。

病例2 患者女性,62 岁,2018 年 3 月 19 日行左主支气管肿物切除术,病理为低分化腺癌,做 PET/CT 分期(图 1-2-47)。

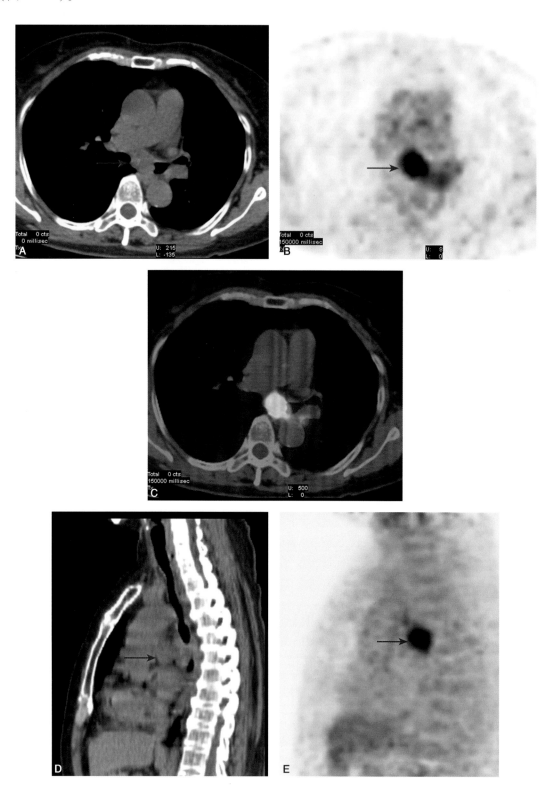

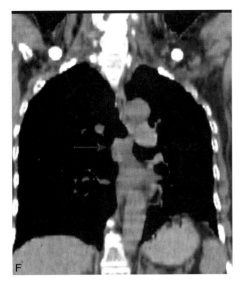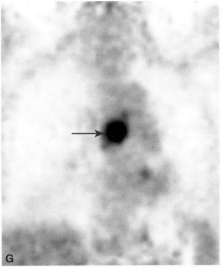

图 1-2-47　左主支气管腺癌的 FDG PET/CT 图像

A～C. 分别为 CT、FDG PET 及融合横断面图像;D、E. 分别为 CT、FDG PET 矢状位图像;F、G. 分别为 CT、FDG PET 冠状位图像。图 A 示左主支气管软组织肿物,与纵隔 7 区肿大淋巴结分界不清(红色箭头);图 B 及图 C 示 PET 相应部位代谢活性增高,SUVmax 为 15.8;图 D～图 G 示左主支气管软组织肿物伴代谢活性增高(红色箭头)。上述符合腺癌残存的 PET 表现。

五、鉴别诊断

(一) 炎性病变

1. **相似点**　炎性病变与原发气管支气管恶性肿瘤一样,都可表现出一定的占位效应,常表现为肿块、结节或者实变影,如果不是炎症急性期,其代谢活性较低。

2. **鉴别点**

(1) 非急性气管支气管炎症病灶 FDG 摄取较低。

(2) 结合病史、其他血清学检查及抗感染治疗后复查有助于鉴别诊断(图 1-2-48,图 1-2-49)。

(二) 良性病变

大部分良性病变 PET 放射性摄取较低或几乎不摄取,有利于鉴别良恶性。但部分良性肿瘤 PET/CT 可见代谢增高,CT 形态类似于肿瘤,最终确诊有赖于病理学检查(图 1-2-50,图 1-2-51)。

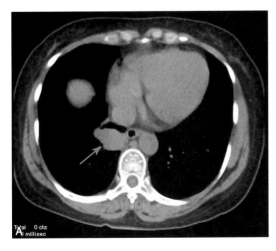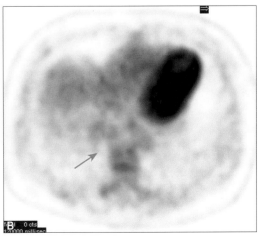

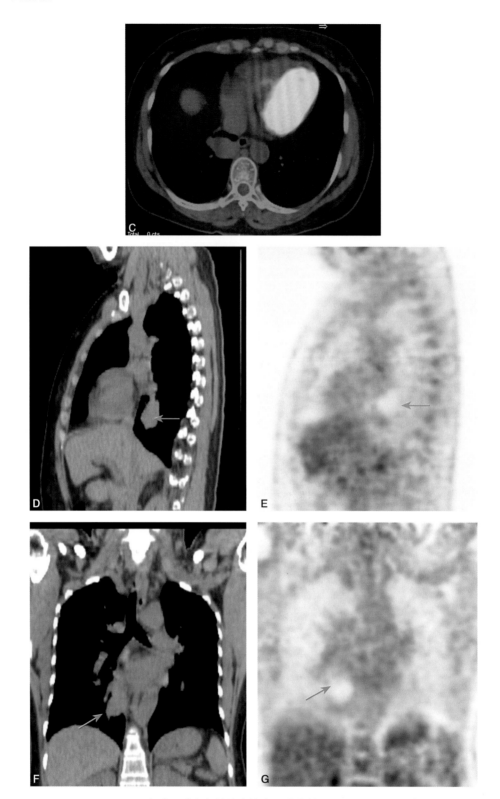

图 1-2-48 右肺下叶支气管扩张伴炎症病变的 FDG PET/CT 图像

患者女性,49 岁,查体发现肺占位半个月余,为明确诊断行 PET/CT:A~C. 分别为 CT、FDG PET 及融合横断面图像;D、E. 分别为 CT、FDG PET 矢状位图像;F、G. 分别为 CT、FDG PET 冠状位图像。图 A 示右肺下叶基底段纵隔旁不规则肿物;图 B 及图 C 示 PET 相应部位均未见代谢活性增高(绿色箭头);图 D~图 G 示右肺下叶基底段无代谢活性增高肿物(绿色箭头)。病理:右肺下叶囊性扩张的支气管伴慢性炎细胞浸润,未见明确肿瘤。

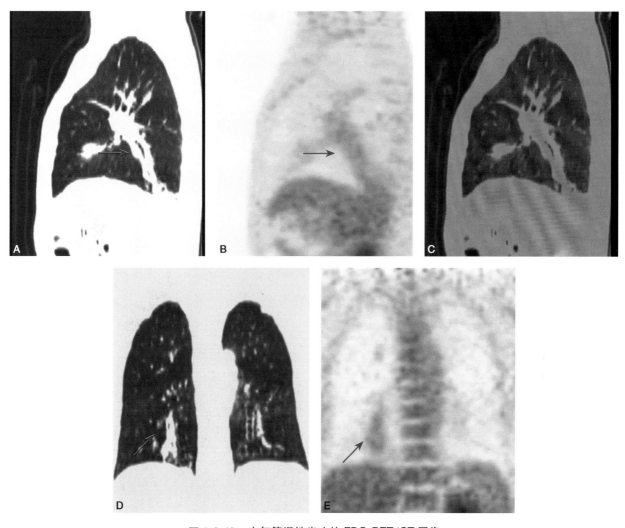

图 1-2-49 支气管慢性炎症的 FDG PET/CT 图像

患者男性,54 岁,因咳嗽半年就诊,外院 CT 示右肺结节,为明确诊断行 PET/CT 检查:A～C. 分别为 CT、FDG PET 及融合矢状位图像:右肺下叶后基底段不规则类肿物,沿支气管走行,右肺下叶后基底段支气管部分节段管腔狭窄/闭塞,PET 相应部位见代谢活性增高(红色箭头),SUVmax 为 2.4,延迟后 SUVmax 为 2.8;D、E. 分别为 CT、FDG PET 冠状位图像:右肺下叶基底段不规则肿物,代谢活性增高(红色箭头)。病理:支气管黏膜呈慢性炎。

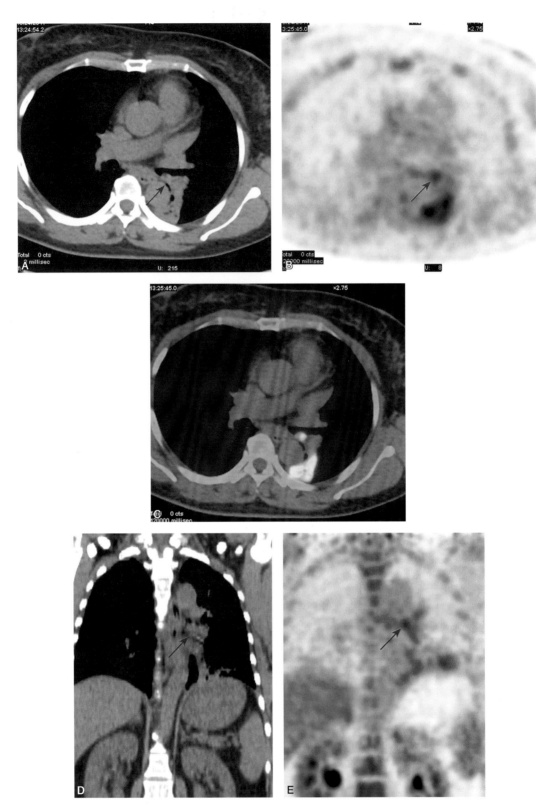

图 1-2-50　左肺下叶支气管开口处平滑肌瘤的 FDG PET/CT 图像

患者女性,52岁,体检发现左肺下叶支气管结节。支气管镜活检结节的病理:梭形细胞肿瘤,不除外孤立性纤维性肿瘤。既往病史:1997年子宫肌瘤切除手术。为明确诊断行 PET/CT 检查:A~C. 分别为 CT、FDG PET 及融合横断面图像;D、E. 分别为 CT、FDG PET 冠状位图像。图 A 示左肺下叶支气管开口处小结节,堵塞局部管腔;图 B 及图 C 示 PET 相应部位见代谢活性增高(红色箭头),SUVmax 为 4.0;图 D 和图 E 示左肺下叶支气管开口处代谢活性增高小结节(红色箭头)。病理:首先考虑为平滑肌瘤,倾向为原发性。

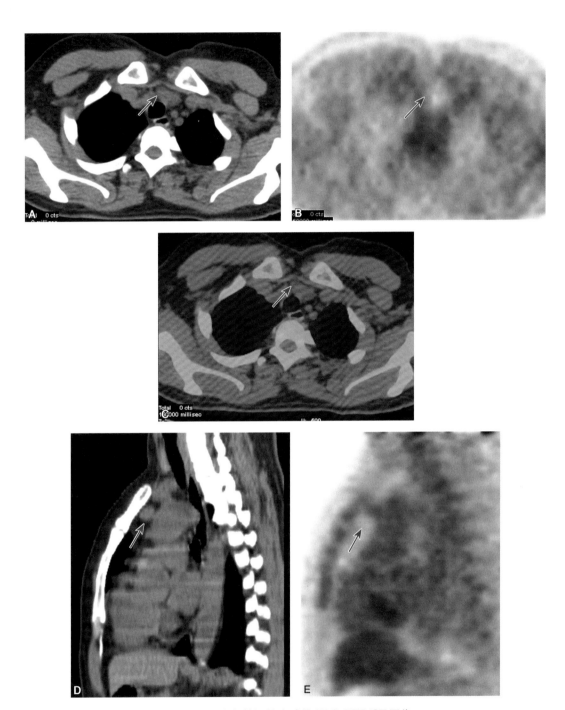

图 1-2-51　支气管源性囊肿的 FDG PET/CT 图像

患者女性,55 岁,因声音嘶哑就诊,CT 发现上纵隔肿物半年,为进一步诊断行 PET/CT 检查:A~C. 分别为 CT、FDG PET 及融合横断面图像;D、E. 分别为 CT、FDG PET 矢状位图像。图 A 示气管前方胸骨柄后方肿物,边界清晰,与甲状腺不连续;图 B 及图 C 示 PET 相应部位未见代谢活性增高(红色箭头);图 D 和图 E 气管前方肿物无代谢活性增高(红色箭头)。病理:支气管源性囊肿。

六、小结

原发性气管肿瘤患者早期胸部 X 线片可表现为纵隔边界或气管影的轻微异常。CT 可精确显示气管内肿瘤或外生性肿瘤,可明确肿瘤腔外范围,但沿气管长轴肿瘤的范围以及对邻近纵隔组织的浸润常被低估。FDG PET/CT 有助于显示病变的累及范围如 SCC,而 ACC 以及生长缓慢的黏液表皮样癌因 FDG 摄取的差异较大,部分难以准确评估累及范围。虽然典型类癌常表现为代谢活性减低,被误诊为良性肿瘤,但 FDG PET/CT 对大部分气管占位病变,仍非常有助于区分良、恶性肿瘤;特别是对恶性肿瘤的分期、再分期及疗效评估,FDG PET/CT 有较大的临床价值。

（王丽　郑容）

第三章 肺其他恶性肿瘤

第一节 肺原发淋巴瘤

一、临床概述

肺原发淋巴瘤(primary pulmonary lymphoma, PPL)罕见,是原发于肺内淋巴组织的恶性淋巴瘤,是结外淋巴瘤的一种类型,占结外淋巴瘤的3%~4%,占肺原发恶性肿瘤的0.5%~1.0%。PPL病理上分为HL和NHL,绝大多数为NHL,其中以支气管黏膜相关淋巴组织结外边缘区B细胞淋巴瘤(extranodal marginal zone B-cell lymphoma of mucosa-associated lymphoid tissue, MALT淋巴瘤)多见,还有弥漫大B细胞淋巴瘤、T细胞淋巴瘤、间变性大细胞淋巴瘤、血管中心性淋巴瘤等。

PPL好发于中老年,临床表现缺乏特异性。肺淋巴瘤主要沿支气管黏膜下浸润生长,较少引起支气管阻塞,故早期症状不明显,发现时病变浸润范围常较大,可有咳嗽、咳痰、胸痛、胸闷、咯血、呼吸困难等,也可出现乏力、盗汗、体重减轻等,部分患者可无任何症状。病灶局限且需获取肺组织进行确诊者,可选择手术切除,病灶局限者也可考虑放疗。手术难以完整切除或病变弥漫者首选化疗。

二、PET/CT诊断要点

(一)一般诊断点

1993年Cordier等提出PPL的诊断标准:①影像学显示肺、支气管受累,无纵隔淋巴结肿大;②既往无胸外淋巴瘤的病史;③无肺及支气管以外其他部位的淋巴瘤或淋巴细胞性白血病的证据;④发病后3个月未出现胸外淋巴瘤的征象。同时满足上述4点,可诊断为PPL。

(二)CT诊断点

1. **结节、肿块型** 单发或多发,密度较均匀,部分可见支气管充气征,较少形成空洞。
2. **肺炎型** 沿肺叶或肺段分布的模糊斑片影,可跨肺叶生长(即跨叶征),常见空气支气管征。
3. **混合型** 兼有上述两型特点。
4. 不伴有纵隔、肺门或其他部位淋巴结肿大。

(三)FDG PET诊断点

1. 肺原发淋巴瘤病变对FDG的摄取程度与病理类型、肿瘤的大小等多种因素相关。
2. PET显示其他部位无淋巴瘤病灶。

三、典型病例

病例1 患者女性,52岁,体检发现左肺上叶占位6个月余(图1-3-1)。

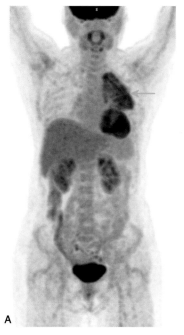

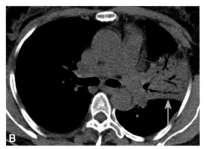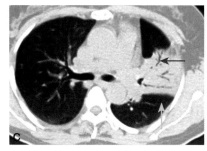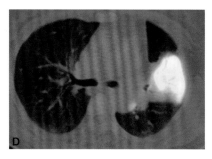

图 1-3-1　左肺 MALT 淋巴瘤 FDG PET/CT 图像

A. FDG PET MIP 图：左肺代谢活性增高的病变，为单发病变（绿色箭头）；B. 横断面纵隔窗 CT 图像；C. 横断面肺窗 CT 图像；D. PET/CT 融合图像横断面。图 B～图 D 见左肺上叶片状软组织密度影（蓝色箭头），密度较均匀，内可见支气管充气征（红色箭头）。病变 FDG 摄取增高，SUVmax 为 6.6。

病例 2　患者女性，57 岁，体检发现右肺门占位 1 年余（图 1-3-2）。

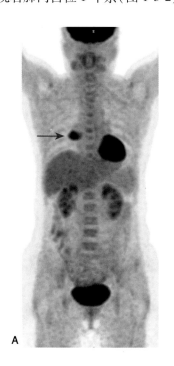

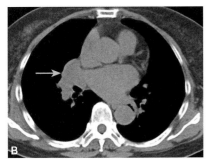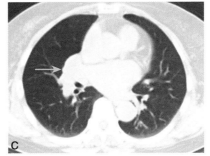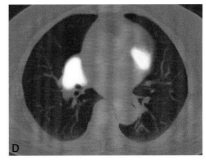

图 1-3-2 右肺 MALT 淋巴瘤 FDG PET/CT 图像

A. FDG PET MIP 图:右肺门病变代谢活性增高,为单发病变(红色箭头);B. 横断面纵隔窗 CT 图像;C. 横断面肺窗 CT 图像;D. PET/CT 融合图像横断面。图 B~图 D 见右肺门软组织密度肿块影(蓝色箭头),密度均匀。病变代谢活性增高,SUVmax 为 6.2。

四、鉴别诊断

（一）肺癌

1. 相似点

（1）两者均可表现为肿块、结节或者实变影。

（2）两者均多见于中老年人,均可有咳嗽、咳痰、咯血等临床表现。

2. 鉴别要点

（1）肺癌表现为支气管中断、闭塞,伴阻塞性肺不张或肺炎等表现,淋巴瘤病灶内支气管常通畅。

（2）肺癌病灶内的支气管充气征多呈"枯枝状",管壁僵直、扭曲,管腔不规则狭窄。

（3）肺癌患者的呼吸道症状较重,病变进展快,往往伴有淋巴结转移或其他脏器的转移(图 1-3-3,图 1-3-4)。

（二）大叶性肺炎

1. 相似点 两者均可表现为肺内的实变影。

2. 鉴别要点

（1）大叶性肺炎多有典型的临床表现,如高热、寒战及咳铁锈色痰等。

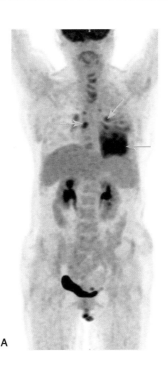

A

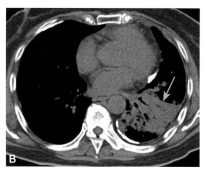
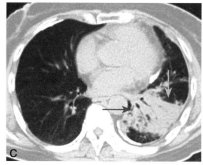
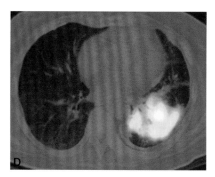

图 1-3-3　左肺癌 FDG PET/CT 图像

患者女性,69 岁,咳嗽 4 个月,检查发现左肺下叶占位:A. FDG PET MIP 图:左肺下叶代谢活性增高的病灶(绿色箭头),左肺门及纵隔亦可见多发代谢活性增高的病灶(黄色箭头);B. 横断面纵隔窗 CT 图像;C. 横断面肺窗 CT 图像;D. 横断面 PET/CT 融合图像。图 B~图 D 示左肺下叶见不规则软组织密度影(蓝色箭头),内可见支气管充气征(红色箭头),管壁僵直,管腔不规则狭窄、闭塞。病变 FDG 摄取增高,SUVmax 为 8.0。根据病灶内支气管的形态改变,很容易诊断为肺癌。

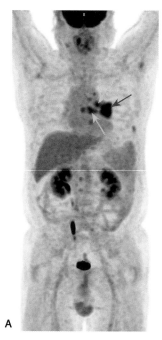

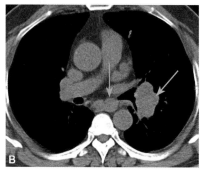
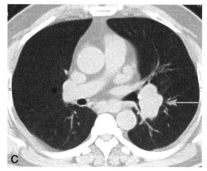
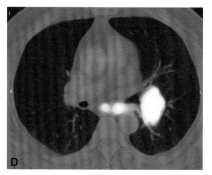

图 1-3-4　左肺癌 FDG PET/CT 图像

患者男性,55 岁,咳嗽 1 年,发现左肺占位 2 周:A. FDG PET MIP 图:左肺门代谢活性增高的病灶(红色箭头),左肺门及纵隔亦可见多发代谢活性增高的病灶(黄色箭头);B. 横断面纵隔窗 CT 图像;纵隔肿大淋巴结(绿色箭头),FDG 摄取亦明显增高,SUVmax 为 6.4;C. 横断面肺窗 CT 图像;D. 横断面 PET/CT 融合图像。图 B~图 D 示左肺门见分叶状软组织密度肿块(蓝色箭头),FDG 摄取明显增高,SUVmax 为 11.0。根据淋巴结转移途径,也易与淋巴瘤相鉴别,毕竟肺淋巴瘤发生率明显低于肺癌。

（2）大叶性肺炎多累及一个肺叶,很少跨叶分布,抗感染治疗后病变明显吸收好转。

（3）大叶性肺炎常见充气支气管征,支气管管壁光滑、柔软,走行自然,无僵直感(图 1-3-5)。

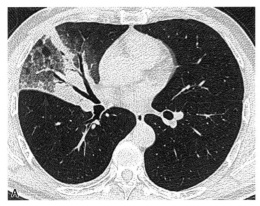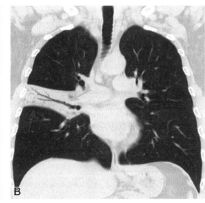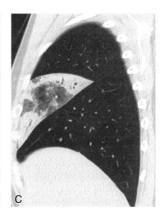

图 1-3-5　大叶性肺炎 CT 图像

患者男性,59 岁,间断发热、咳嗽、咳痰 15 天,加重 6 天:A. 横断面肺窗 CT 图像;B. 冠状面肺窗 CT 图像;C. 矢状面肺窗 CT 图像。右肺中叶大片状实变影(红色箭头),内可见支气管充气征(蓝色箭头),支气管走行自然,病变边缘被胸膜所局限较平直。患者高热,根据典型临床表现如体温最高达 39.9℃,伴畏寒、寒战,且白细胞及中性粒细胞升高,肺部病变呈大叶性分布,不难诊断为大叶性肺炎,抗感染治疗后病变逐渐消散,较容易与肺原发淋巴瘤相鉴别。

五、小结

FDG PET/CT 虽然对低度恶性的淋巴瘤尤其是 MALT 淋巴瘤显示能力尚存在争议,但是,肺为含气脏器,放射性本底低,即使病灶摄取 FDG 较低,也可以产生足够的对比度。此外,PET/CT 检查可以敏感地显示全身其他部位有无病灶,有助于与肺继发性淋巴瘤相鉴别。详见《肿瘤 PET/CT 图谱——淋巴血液和骨骼软组织肿瘤卷》。

第二节　肺继发性淋巴瘤

一、临床概述

肺继发性淋巴瘤是指肺外淋巴瘤的肺内浸润,主要由纵隔及肺门淋巴结直接浸润或由远处淋巴瘤病灶血行转移至肺部所致。霍奇金淋巴瘤肺受累的发生率为 11.6%,非霍奇金淋巴瘤肺受累的发生率为 3.7%。继发性肺淋巴瘤的肺部症状无特异性,可有咳嗽、咳痰、胸痛等,多数伴有浅表淋巴结肿大,部分患者无症状。

二、PET/CT 诊断要点

（一）一般诊断要点

1. 有淋巴瘤病史,或 PET 发现全身多发淋巴结肿大或其他脏器淋巴瘤病灶。

2. 多数为多发病变。

（二）CT 诊断点

1. 肺内病变形态多样,可表现为结节肿块影、实变影、斑片状影、间质性改变、粟粒样结节。

2. 多伴有纵隔及肺门或其他部位的淋巴结肿大。

（三）FDG PET 诊断点

肺内淋巴瘤病变对 FDG 的摄取程度与病理类型、肿瘤大小等多种因素相关,多与肺外淋巴瘤病变 FDG 代谢一致。

三、典型病例

病例1 患者女性,61岁,体检发现双肾及双肺占位(图1-3-6)。

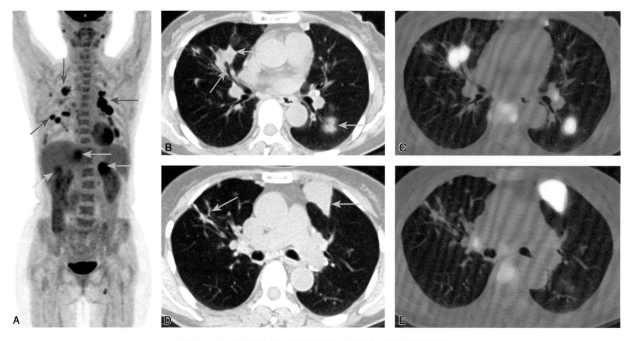

图 1-3-6 肺继发性 MALT 淋巴瘤 FDG PET/CT 图像

A. FDG PET MIP 图:双肺多发代谢活性增高的病灶(红色箭头),左肾、肝亦可见多发代谢活性增高的病灶(黄色箭头);B、D. 横断面肺窗 CT 图像;C、E. 横断面 PET/CT 融合图像。图 B~图 E 示双肺可见多发结节、肿块及斑片状影(蓝色箭头),部分病变内见空气支气管征(绿色箭头)。双肺病变 FDG 摄取不同程度增高,SUVmax 为 18.1。

病例2 患者男性,44岁,咳嗽1个月余,胸痛20余天(图1-3-7)。

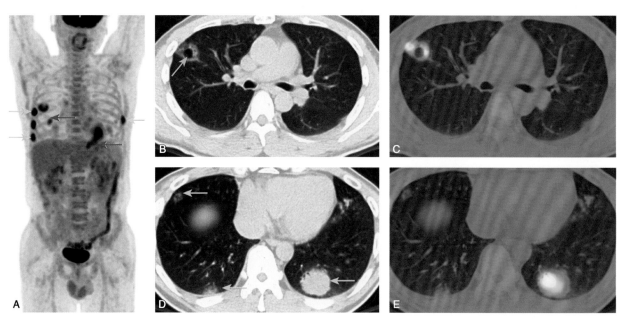

图 1-3-7 肺继发性 T 细胞淋巴瘤 FDG PET/CT 图像

A. FDG PET MIP 图:双肺多发代谢活性增高的病灶(红色箭头),双侧多根肋骨亦可见代谢活性增高的病灶(黄色箭头),CT 示骨折;B、D. 横断面肺窗 CT 图像;C、E. 横断面 PET/CT 融合图像。图 B~图 E 示双肺可见多发结节及肿块(蓝色箭头),部分病变呈混杂磨玻璃密度,部分病变内可见空洞(绿色箭头)。双肺病变 FDG 摄取不同程度增高,SUVmax 为 6.9。

　　肺继发性淋巴瘤病灶出现空洞比较少见,类似这种病变易误诊为韦格肉芽肿,最终的诊断需要组织学确诊。

　　患者肠镜及胃镜病理均确诊为 T 细胞淋巴瘤,但 PET 图像胃壁及肠壁未见明显局灶性放射性浓聚灶。PET 对胃肠道病变的显示存在一定的局限性。

四、鉴别诊断

（一）肺转移瘤

1. 相似点

（1）两者均可以表现为肺内多发的结节。

（2）两者均可伴有纵隔及肺门或其他部位的淋巴结肿大。

2. 鉴别要点

（1）肺转移瘤患者绝大部分有恶性肿瘤病史,或者 FDG PET/CT 发现肿瘤原发病灶。

（2）肺转移瘤常伴有其他脏器的转移瘤或者淋巴结转移。

（3）肺转移瘤病变多为结节状,形态较单一,淋巴瘤病灶形态多样(图 1-3-8)。

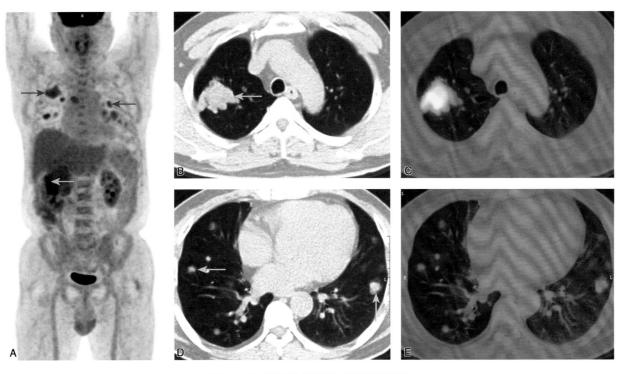

图 1-3-8　**肺转移瘤 FDG PET/CT 图像**

患者男性,50 岁,发现右肾占位 1 个月余:A. FDG PET MIP 图:双肺多发代谢活性增高的病灶(红色箭头),右肾亦可见代谢活性增高的病灶(绿色箭头);B、D. 横断面肺窗 CT 图像;C、E. 横断面 PET/CT 融合图像。图 B~图 E 示双肺多发结节及肿块(蓝色箭头),FDG 摄取不同程度增高,SUVmax 为 4.4,除了右肺上叶肿块呈分叶状,其余病灶形态较规整单一呈圆形或类圆形,结合右肾占位,故将转移瘤放在首位,因此也易与淋巴瘤相鉴别。

（二）结核

1. 相似点

（1）两者均可表现为肿块、结节或实变影。

（2）两者病灶 FDG 摄取既可表现为明显增高,也可表现为轻度增高。

2. 鉴别要点

（1）结核好发于上叶尖后段及下叶背段。

（2）结核常见卫星病灶、空洞及支气管播散病灶,抗结核治疗有效(图 1-3-9)。

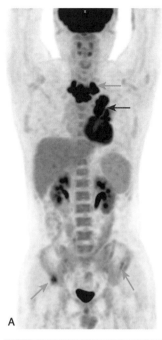

图 1-3-9　肺结核 FDG PET/CT 图像

患者男性,27 岁,间断肩背部疼痛伴乏力 7 个月余,间断咳嗽半年,加重伴盗汗 1 个月;A.FDG PET MIP 图:双肺多发代谢活性增高的病灶(红色箭头),胸椎及髂骨亦可见代谢活性增高的病灶(绿色箭头);B.横断面肺窗 CT 图像;C.横断面纵隔窗 CT 图像;D.横断面 PET/CT 融合图像。图 B~图 D 示左肺多发不规则软组织密度肿块(蓝色箭头),FDG 摄取明显增高,SUVmax 为 16.3。由于该患者发病年龄相对年轻,病变主要累及左肺、骨及纵隔淋巴结,病变 FDG 代谢明显增高,骨的病变 SUVmax 为 19.6,易被误诊为淋巴瘤。但是该患者淋巴结病变较少,而单独累及肺与骨两个结外器官的淋巴瘤较少见。如果患者肺内病灶出现空洞或骨病变周围出现冷脓肿,则会首先考虑到结核。

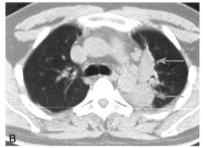
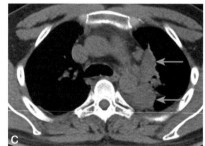
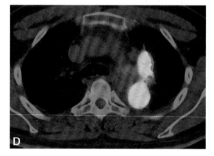

五、小结

　　肺继发淋巴瘤 CT 表现多样,FDG 的摄取程度与病理类型、病灶大小等多种因素相关,易与肺内其他病变相混淆。PET/CT 检查可以敏感地显示全身其他部位的病变,可有助于淋巴瘤的诊断及分期。详见《肿瘤 PET/CT 图谱——淋巴血液和骨骼软组织肿瘤卷》。

第三节　肺恶性间叶组织肿瘤

一、临床概述

　　原发性肺肉瘤是起源于肺肌肉和结缔组织的恶性肿瘤,占肺内原发恶性肿瘤的 1%~4%,是极少见的恶性肿瘤。病理来源可有纤维、平滑肌、横纹肌、软骨、神经纤维、脂肪、淋巴及血管等,以纤维、平滑肌及淋巴肉瘤多见,横纹肌和血管来源少见。临床表现缺乏特异性,主要表现与病变位置、大小及相应的并发症相关。影像学可分为中央型和周围型,以周围型多见。中央型表现为肺门区肿块,伴远处阻塞性肺炎和肺不张,临床症状出现较早。周围型位于肺外周带,早期多无临床症状,晚期出现症状时肿块一般都较大。确诊主要依靠组织学、细胞形态学及免疫组化等,手术切除是主要治疗手段。

　　原发性肺滑膜肉瘤是肺内罕见的软组织恶性肿瘤,约占肺原发性恶性肿瘤的 0.5%,国内外报道较少,大多数为个案报道。肺滑膜肉瘤恶性程度高,易复发转移,以血行转移为主。好发于中青年,以 20~40 岁多见。组织学上,大多数学者倾向滑膜肉瘤来源于初级间充质细胞,而不是滑膜。原发性肺滑膜肉瘤和软组织滑膜肉瘤一样,分为双相型、单相纤维型、单向上皮型和差分化型 4 种病理亚型,以单相纤维型常见。首选治疗方法为外科手术,目前倾向于手术最大范围切除肿瘤辅以化疗延长患者生命。

二、PET/CT 诊断要点

（一）一般诊断要点

1. 无恶性肿瘤病史,PET 也未发现其他脏器原发恶性肿瘤。

2. 病变直径较大,一般>5cm。

（二）CT 诊断点

1. 肺内边界清楚的实质肿块,边缘多光整,无毛刺、空洞,钙化少见,可见液化、坏死。

2. 一般无纵隔及肺门淋巴结转移。

3. 侵犯胸膜时可引起胸腔积液。

（三）FDG PET 诊断点

1. 无坏死时肿块摄取 FDG 均匀增高,伴有坏死时肿块摄取 FDG 不均匀增高。

2. 个案报道中 FDG 摄取可以轻度增高,也可明显增高,可能与病理组织学类型有关,机制尚不明确。

三、典型病例

患者男性,62 岁,咳嗽、痰中带血丝 1 个月余(图 1-3-10)。

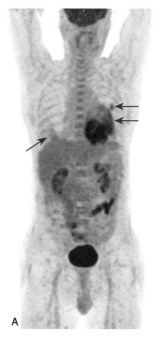

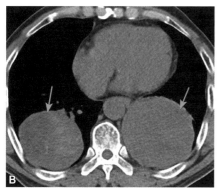 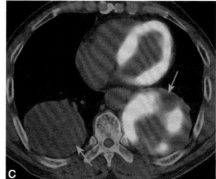 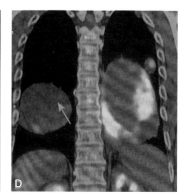

图 1-3-10 肺原发滑膜肉瘤 FDG PET/CT 图像

A. FDG PET MIP 图:双肺多发病变,代谢活性不同程度增高(红色箭头);B. 横断面纵隔窗 CT 图像;C. 横断面 PET/CT 融合图像;D. 冠状面 PET/CT 融合图像。图 B～图 D 示双肺可见软组织肿块及结节(蓝色箭头),边界清楚,肿块体积较大(最大者体积为 8.6cm×7.9cm×12.4cm),内部密度不均匀。双肺病变代谢活性均表现为不均匀增高,右肺肿块 SUVmax 为 2.8,左肺肿块 SUVmax 为 5.9,左肺结节 SUVmax 为 3.5。肿块内可见多发代谢减低区(绿色箭头),提示肿块内部可能存在坏死。

四、鉴别诊断

（一）硬化性肺细胞瘤

1. 相似点

（1）两者均可以表现为肺内边界清楚的软组织肿块或结节。

（2）两者均多无分叶、毛刺。

2. 鉴别要点

（1）滑膜肉瘤多见于中青年,20~40 岁多见,硬化性肺细胞瘤多见于中年女性,发病年龄多为 40 岁左右。

（2）滑膜肉瘤钙化少见,硬化性肺细胞瘤钙化较常见。

（3）硬化性肺细胞瘤可见空气新月征、瘤周磨玻璃密度影。

（4）滑膜肉瘤可侵犯胸膜导致胸腔积液,硬化性肺细胞瘤为良性肿瘤,一般不侵及胸膜而引起胸腔积液（图 1-3-11）。

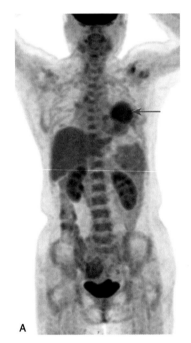

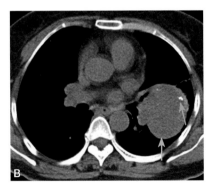 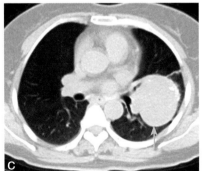 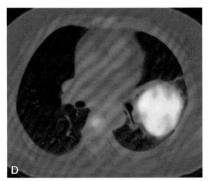

图 1-3-11　左肺硬化性肺细胞瘤 FDG PET/CT 图像

患者女性,57 岁,痰中带血 8 年,加重 8 个月:A.FDG PET MIP 图:左肺病变代谢活性增高,为单发病变（红色箭头）;B.横断面纵隔窗 CT 图像;C.横断面肺窗 CT 图像;D.横断面 PET/CT 融合图像。图 B~图 D 示左肺见一类圆形软组织肿块（蓝色箭头）,边界清楚,内可见点状钙化灶（绿色箭头）,周围支气管受压。病变 FDG 摄取增高,SUVmax 为 5.5。本例左肺病变体积较大,CT 表现呈良性肿瘤的特点,但 FDG 代谢增高,较难与肺癌、肺滑膜肉瘤等恶性肿瘤相鉴别,需要通过组织学进行确诊。

（二）转移瘤

1. 相似点

（1）两者均可以表现为肺内边界清楚的软组织肿块或结节。

（2）两者均多无毛刺。

2. 鉴别要点

（1）肺转移瘤患者绝大部分有恶性肿瘤病史，或者 FDG PET/CT 发现肿瘤原发病灶。

（2）肺转移瘤常为多发病变，往往伴有其他脏器的转移瘤或淋巴结转移。

（3）肺转移瘤病变常较小，而肺滑膜肉瘤体积一般较大，一般>5cm。

五、小结

肺滑膜肉瘤是罕见的软组织恶性肿瘤，绝大多数病变体积较大，边缘光整，无毛刺及空洞，可有液化、坏死，FDG 代谢可轻度增高，亦可明显增高。该病变易与肺内良性病变相混淆，仅凭 PET 图像往往无法准确地诊断，需结合 CT 影像特征及相关临床资料进行综合分析，最后仍需要依靠组织学确诊。

（侯小艳 张卫方）

第四章 肺 转 移 瘤

一、临床概述

(一)概述

由于肺的淋巴组织和血液循环非常丰富,又是全身血液循环的必经器官,因此,肺是恶性肿瘤最常见的转移部位。大量尸检结果显示,20%~54%胸外恶性肿瘤的患者发生肺转移。

肿瘤肺转移的途径主要有血行播散、淋巴道转移、邻近部位肿瘤组织直接侵犯、气道播散种植。其中,血行转移和淋巴道转移较为常见。

肺是体循环系统的"第一过滤器",是全身血液汇入上、下腔静脉后必须流经的脏器,其丰富的毛细血管形成很好的滤器,能防止肿瘤细胞的通过。因此,通常认为肺是转移性肿瘤最多发生且最易被发现的部位。血行转移的途径是经体静脉及右心循环到肺;或经门静脉,通过下腔静脉而进入体循环到肺;或从淋巴道进入胸导管,转入锁骨下或颈静脉,再循血道入肺;或直接侵犯静脉,经左心循环到支气管动脉而入肺内。原发肿瘤以腔静脉和肺静脉系统引流的各脏器的肿瘤多见,转移多在短期内发生,进展较快。而门静脉系统引流的脏器如胃、胆囊、胰腺的肿瘤,由于肝脏的阻留作用,首先发生肺部转移者相对较少。结肠和直肠属门静脉系统引流,但由于直肠静脉丛的侧支循环,肿瘤首先转移到肺部者也相当多见。

淋巴道转移多由血行转移至肺小动脉及毛细血管床,继而穿过血管壁侵入支气管血管周围淋巴结,癌瘤在淋巴管内增殖,形成多发的小结节病灶;常发生于支气管血管周围间质、小叶间隔及胸膜下间质,并通过淋巴管在肺内播散。

直接浸润性肺转移,邻近肺部的恶性肿瘤可直接浸润、扩散至肺部,如胸壁、胸膜、纵隔或膈下的恶性肿瘤以及食管癌、恶性淋巴瘤、肝癌、胸腺癌、乳腺癌等,这种转移方式较少见。肿瘤在肺内的生长方式与原发性肺癌不同,一般生长在肺组织内,即主要为肺实质的转移。转移灶可以在肺泡以外增殖而挤压肺泡壁,也可以在肺泡内增殖,还可主要在血管及支气管周围。

气道播散种植多见于支气管肿瘤,肿瘤由原发部位的一个区域经支气管树的管腔向同侧或对侧肺部种植,从而形成转移灶。

(二)流行病学

肺是转移瘤的好发脏器,近30%的恶性肿瘤在病程的某一阶段会发生肺转移,CT所检出的肺部多发结节中约25%为转移瘤;对于骨肉瘤、软骨肉瘤,若其早期发生转移,则肺部是其转移发生的第一好发脏器。儿童肿瘤如肾母细胞瘤和尤因肉瘤等,常在治疗后发生肺转移。肺转移的发生率与原发肿瘤的生物学特性和机体的免疫状态有关。随着肿瘤患者生存期延长,肺转移瘤发病率越来越高。

(三)肺转移瘤常见的原发灶来源和临床表现

据文献报道,肺转移瘤以原发于女性生殖系统和消化系统恶性肿瘤最为多见,占50%~60%;其次是来源于骨和软组织的恶性肿瘤(包括肉瘤),占10%~15%;原发于其他部位的恶性肿瘤,包括泌尿生殖、内分泌系统等,占10%~25%。最为常见的原发肿瘤包括绒毛膜癌、宫颈癌、子宫内膜癌、肝癌、胰腺癌;其次是恶性软组织肿瘤、骨肉瘤、乳腺癌、甲状腺癌、肾癌、前列腺癌等。

肺部转移性肿瘤较小时,很少出现症状,特别是血行转移,咳嗽和痰中带血并不多见,仅在胸部检查随访过程中偶然发现。临床上部分患者最初以发现肺部转移瘤而就诊,原发灶并未明确,此种情况多见于原发性肾癌、甲状腺癌。

　　肺转移瘤的临床症状可表现为咳嗽、咳痰、咯血和胸痛等。大量的肺转移可出现气促或呼吸困难,尤其是淋巴性转移,通常起病潜隐而进展较快,在数周内迅速加重。胸膜转移时,有胸闷或胸痛。当出现胸腔积液时,可表现为呼吸困难。肺部转移性肿瘤变化快,短期内可见肿瘤增大、增多,有的在原发肿瘤切除后或放疗、化疗后,有时可缩小或消失。

二、PET/CT 诊断要点

　　肺血行转移瘤以多发结节、肿块最为常见。PET/CT 征象:同机 CT 表现为双肺或单侧肺内 2 个或 2 个以上球形结节或肿块影,密度通常较均匀,边缘通常清楚、光整。由于重力作用,病灶多位于中下肺野。因转移发生时间不同,生长速度不同,病灶常大小不一。由于肿瘤各部分生长速度不一,有时边缘可见分叶。腺癌转移瘤可因其沿肺泡壁匍匐性生长,不均质充填肺泡或刺激间质增生反应,而致边缘模糊或有毛刺。绒癌、肾癌肺转移可因肿瘤出血,边缘呈磨玻璃状晕环征。肿瘤由于生长迅速、中心缺血坏死而出现空洞及液平,常见于鳞癌转移。PET 显像表现为病灶均匀或不均匀代谢异常增高,其 FDG 代谢程度与原发病灶的分化和病理类型、转移灶的大小、肿瘤细胞成分占比、是否合并囊性变和坏死均相关。

三、典型病例

　　病例1　患者女性,35 岁,因咳嗽就诊,胸部 CT 发现双肺多发结节(图 1-4-1)。

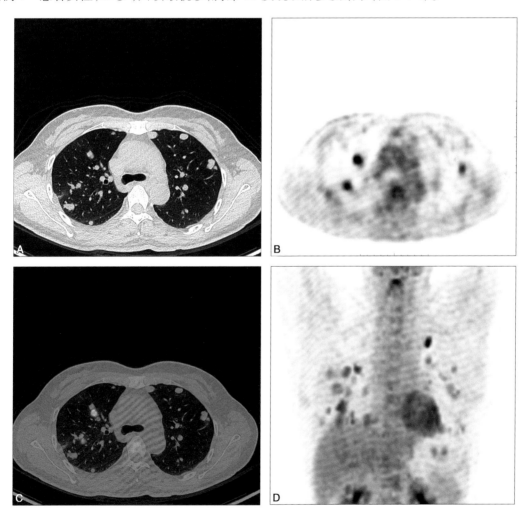

图 1-4-1　平滑肌肉瘤肺多发转移 FDG PET/CT 图像
A. 横轴位 CT:双肺散在类圆形软组织结节病灶,边缘光滑,形态呈圆形或不规则,直径为 0.6~1.5cm;
B、C. 分别为 PET、PET/CT 融合:病灶呈现 FDG 摄取异常增高,SUVmax 为 6.6;D. 最大密度投影 PET 图像:双肺多发结节状 FDG 摄取不同程度异常增高病灶。

病例 2　患者男性,62 岁,直肠中分化腺癌肺转移(图 1-4-2)。

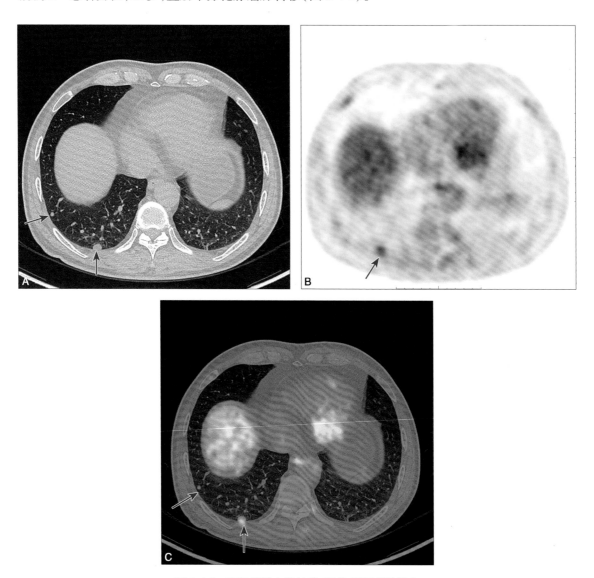

图 1-4-2　直肠癌肺多发转移 FDG PET/CT 图像

A. 横轴位 CT:右肺下叶外、后基底段类圆形结节病灶,边缘光滑,直径分别约 0.3cm 和 0.9cm(红色箭头);B、C. 分别为横轴位 PET、PET/CT 融合:病灶 FDG 摄取增高,SUVmax 分别为 0.5 和 3.7。

病例3　患者女性,45 岁,眼眶血管内皮细胞瘤多发肺转移(图 1-4-3)。

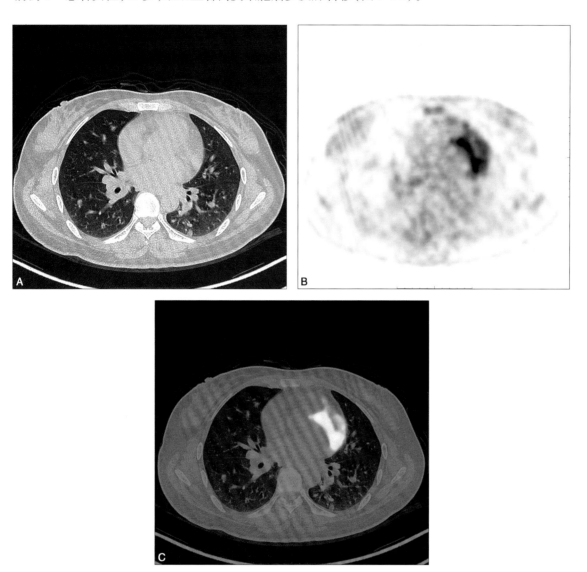

图 1-4-3　眼眶血管内皮细胞瘤肺多发转移 FDG PET/CT 图像

A. 横轴位 CT:双肺散在斑片状、类结节样、粟粒样病灶,边缘不光滑,形态不规则,直径为 0.2~0.8cm;B、C. 分别为横轴位 PET、横轴位 PET/CT 融合:病灶放射性分布接近肺本底,SUVmax 为 0.3~0.5。

病例 4 患者女性,55 岁,肾透明细胞癌肺转移(图 1-4-4)。

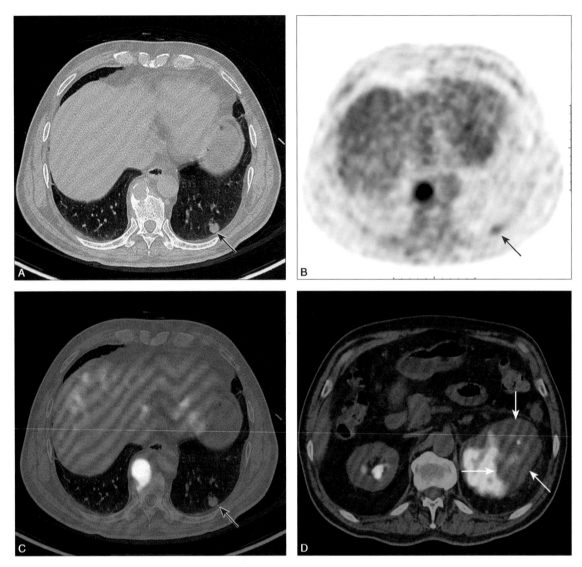

图 1-4-4 肾透明细胞癌肺转移 FDG PET/CT 图像

A. 横轴位 CT:左肺下叶后基底段边缘光滑结节病灶,直径约 1.0cm(红色箭头)。B、C. 分别为横轴位 PET、横轴位 PET/CT 融合:该结节放射性摄取增高至与肝脏本底相当,SUVmax 为 1.6(红色箭头)。图 A～图 C 层面所见胸椎右前方胸主动脉右旁高代谢结节病灶,伴周边钙化,考虑为淋巴结转移灶,侵犯局部椎体。D. 横轴位 PET/CT 融合:左肾中极外侧 FDG 摄取异常增高肾癌病灶(白色箭头),内见斑点状钙化,SUVmax 为 4.2。

四、少见病例

(一) 孤立性肺转移瘤

孤立性肺转移并非常见,其发病率约占肺癌的 5.7%。胸外恶性肿瘤患者发现肺内孤立结节时,转移的可能性大约是 25%。Cahant 曾总结 800 例肺孤立性肿物,提出以下原则:①原发肿瘤为鳞癌时,肺内肿物多为原发;②原发为腺癌时,肺内原发和转移的概率各半;③原发为软组织或骨肉瘤、黑色素瘤时,肺内多为转移。

PET/CT 最常见表现:①表现为孤立性的结节或肿块,边缘光滑、密度均匀,主要为膨胀性生长,部分病灶形态不规则,边缘毛糙或伴棘状突起,与浸润性生长有关;病灶内可含有骨性或钙化密度,与原发癌有关;PET 显像可见不同程度 FDG 代谢增高,且与肿瘤细胞数量、病灶的体积呈正相关。②表现为胸膜下区分布的孤立性小结节,类似粟粒,直径数毫米,密度可浅淡或呈实性,边缘光滑,即使结合肿瘤病史,明确诊断有较大难度,需参考既往系列复查 CT 作出诊断;如近期无明显炎性或结核证据,为新发结节,随访有增大迹象,需高度警惕早期转移瘤;PET 显像通常无明显 FDG 摄取,可能与病灶体积较小有关。

孤立性肺转移瘤和肺原发癌的鉴别要点:①原发癌可表现为致密型和含气型两类,而转移结节绝大多数为致密型;②毛刺、分叶征、胸膜凹陷征、血管聚集征以原发癌多见,而肺转移结节出现率较低;③原发癌空洞壁厚且不规则,呈偏心性,而转移结节的空洞壁则多为薄而规则;④原发肿瘤对邻近血管呈包埋、浸润征象,而转移结节则对周围血管呈压迫、推移表现。

需要与孤立性肺转移瘤鉴别的良性肿物有炎性假瘤、结核瘤和错构瘤等。鉴别方法除了各自的影像学特征外,还需依靠动态观察,必要时行 CT 引导下活组织穿刺检查确诊(图 1-4-5,图 1-4-6)。

(二) 空洞型肺转移瘤

肺空洞型转移瘤是肺转移瘤的一种特殊类型,据报道 4% ~ 9% 的转移瘤病例可形成空洞。转移性空洞与原发癌出现空洞的发生率分别是 4% 与 9%。鳞癌是最常出现空洞性转移的,大约占空洞性转移的 70%,其余主要为腺癌。杨勇总结了 266 例肺转移瘤,其中 14 例为空洞型肺转移,病例中以肺癌、头颈部肿瘤、生殖系统肿瘤、胃癌的原发性恶性肿瘤转移到肺内形成空洞最多,有 12 例,其中以肺鳞癌占比例最高(64%)。全身化疗药物影响可增加肺转移瘤空洞出现的概率。

关于肺转移瘤空洞形成的机制,有人认为薄壁空洞尤其是囊肿样空洞,与肿瘤本身分泌黏液及肺泡破裂和终末支气管形成单向活瓣有关,也有人认为系肿瘤组织液化、坏死经支气管排出后形成,具体原因尚存争议。

PET/CT 显示,肺空洞性转移以多发为主,以两肺下叶、胸膜下多见,为实性结节合并多少不等的空洞

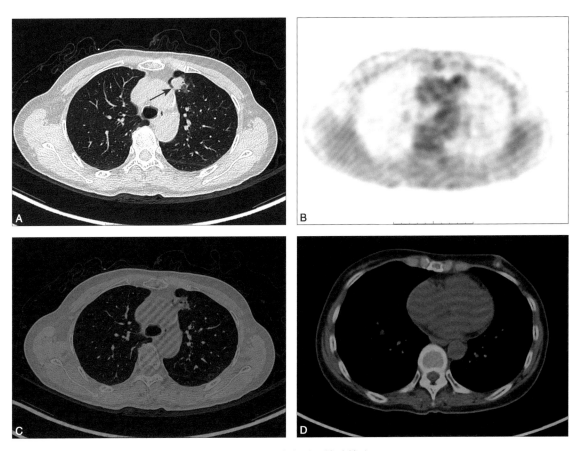

图 1-4-5 乳腺癌孤立性肺转移

患者女性,53 岁,左侧乳腺浸润性导管腺癌:A. 横轴位 CT:左肺上叶前段类圆形结节(红色箭头),可见浅分叶、毛刺、胸膜牵拉征象,其内可见小空泡,外侧周边可见片状磨玻璃样密度,具有类似原发性肺癌的形态学特点;B、C. 分别为横轴位 PET、横轴位 PET/CT 融合:病灶呈现不均匀高摄取,SUVmax 为 3.6;D. 横轴位 PET/CT 融合:左侧乳腺内可见结节状高代谢灶,为乳腺癌原发灶,SUVmax 为 4.7,直径约 1.4cm。

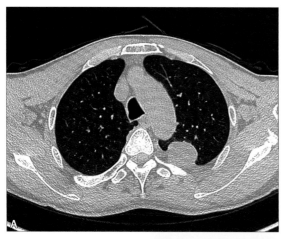
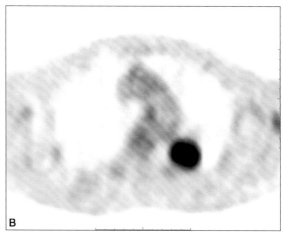
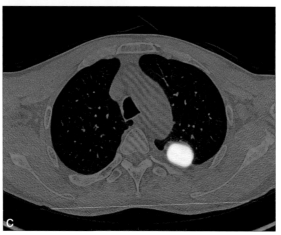

图 1-4-6　黑色素瘤孤立性肺转移

患者男性,46 岁,腭部黑色素瘤肺孤立性转移:A. 横轴位 CT:左肺上叶尖后段类圆形结节,边缘光滑,与邻近胸膜紧密相连,大小约为 3.0cm×3.5cm,左侧少量胸腔积液;B、C. 分别为横轴位 PET、横轴位 PET/CT 融合:病灶异常高摄取,SUVmax 为 23.6。

结节,直径为 5~15mm,PET 显像示 FDG 代谢不同程度增高,中心为放射性稀疏减低区或者缺损;空洞的形态及洞壁厚薄不一,可呈薄壁环状、厚壁靶心状或不规则形。鳞癌空洞主要见于男性头颈部与女性生殖器恶性肿瘤,腺癌空洞主要见于结直肠癌及乳腺癌,多以薄壁、边缘光滑、与肺血管束关系密切为特征,其中结肠腺癌可伴有分叶、毛刺和含气支气管征(图 1-4-7)。头颈部肿瘤肺转移的空洞小而壁薄,生殖系癌转移灶的空洞大而壁厚。转移性肉瘤通常表现为多发类似肺囊肿的薄壁囊腔,囊腔破裂可导致气胸。

　　肺空洞性转移瘤需要与特殊感染合并空洞进行鉴别,包括:①肺霉菌病:多为薄壁空洞,多位于上叶前段,外缘模糊,可合并片状模糊结节影,动态观察变化快,需痰检确诊;②韦格纳肉芽肿病:两肺广泛分布的斑片状影,多发的不规则结节,边界尚清,空洞多发,大小不一,厚薄不均匀,内壁不规则,多发空洞的形态、位置常发生变化;③囊性支气管扩张:患者常咯血,病史比较长,为多发圆形囊状阴影,囊状病灶沿支气管走行分布,呈葡萄串样,当合并感染时,洞内有液平,周围炎性渗出;④金黄色葡萄球菌肺炎:起病急,高热、畏寒等症状严重,两肺多发性薄壁空洞,洞内有液平,周围有炎性浸润斑片状病灶,短期复查 CT,病灶大小、形态均可发生变化。而空洞性肺转移瘤通常表现为:随时间推移,短期内肿瘤可增大、数目增多,在治疗后肿瘤可明显缩小,甚至自行消失。

　　(三) 磨玻璃样密度肺转移瘤

　　肺转移瘤中磨玻璃样密度影虽然相对少见,但仍可在某些恶性肿瘤出现,在鉴别诊断时需注意,其形成原因包括:①瘤周炎性反应可引起瘤周边界模糊;②瘤内出血,多见于绒毛膜癌、黑色素瘤、肾癌、血管肉瘤;③腺癌细胞沿肺泡间隔及间质生长,也可呈边界模糊的磨玻璃样结节。

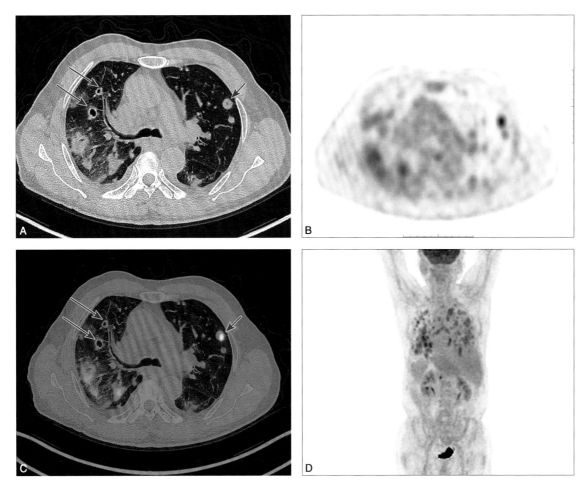

图 1-4-7　左肺腺癌空洞型肺转移

患者女性,65 岁,因发热、咳嗽行 PET/CT 检查:A.横轴位 CT:双肺多发类圆形结节病灶,部分结节见薄壁空洞(长红色箭头),结节形态不规则,边缘模糊;其中左肺上叶空洞病灶洞壁较厚(短红色箭头)。B、C.分别为横轴位 PET、横轴位 PET/CT 融合:病灶呈不均匀 FDG 摄取增高,SUVmax 为 2.8~5.7;D.全身三维最大密度投影 MIP:双肺野多发结节样高摄取灶。

磨玻璃样肺转移的 PET/CT 表现包括:①双肺散在密度浅淡的斑片状影或结节影,直径在 5~10mm 以下,边缘可有毛刺和棘状突起,FDG 通常为低摄取或无摄取;②双肺散在分布的转移结节,伴有轻中度代谢异常增高,其周围伴有晕状磨玻璃密度影。常见于血管肉瘤和绒毛膜癌肺转移,其形成机制可能为肿瘤新生血管脆性较大、血管破裂导致瘤周出血(图 1-4-8,图 1-4-9)。

在有原发癌证据下,若肺内的磨玻璃样密度病灶,经正规抗感染治疗后无变化或继续增大,需考虑到肺转移瘤的可能性。需要鉴别疾病有:①感染性病变:曲霉菌、念珠菌等,咯血的肺结核;②非感染性病变:嗜酸性肉芽肿、球形肺炎等。根据病史、症状及动态随访观察,一般不难鉴别。

（四）淋巴管转移、浸润性肺转移

由于浸润性肺转移与淋巴管转移常常共存,因此一并讨论,其中淋巴管转移占肺转移的 6%~10%,多见于肺癌、乳腺癌、胃印戒细胞癌、胰腺癌、女性生殖道癌或直肠癌。肺外的原发癌导致的肺淋巴管转移,多为双侧肺淋巴管浸润;肺癌肺内淋巴管转移多单侧分布。

PET/CT 表现形式有:①双肺小叶间隔增厚,呈串珠状,可见小叶间隔线,Kerley B 线;②双肺纹理增粗,尤以两下肺多见,双肺多发网格状影及支气管血管束增粗毛糙,部分细线影和血管束分支可构成密度较高的多角形,边缘清晰;③肺内合并斑片状影和细小结节影,直径约 2mm,多沿着支气管束、小叶间隔走行分布;④胸腔积液:胸腔积液的出现是提示癌性淋巴管炎的重要征象;⑤常伴肺门纵隔淋巴结肿大:FDG PET/CT 显像可见双肺野斑片状、云雾状轻度摄取增高,提示淋巴管转移癌。另外,胸腔积液内也可见弥

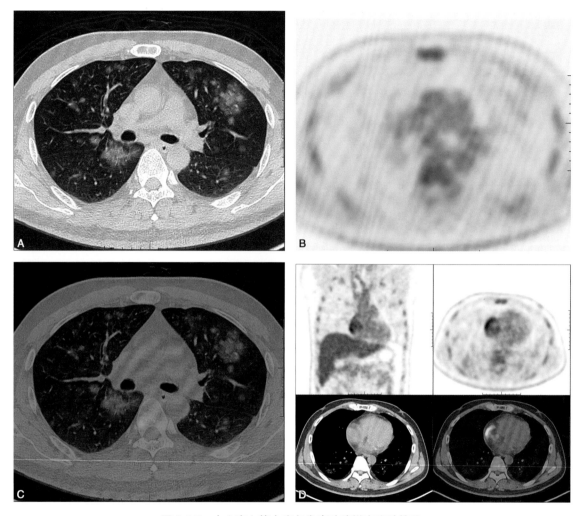

图 1-4-8　右心房血管肉瘤多发磨玻璃样密度肺转移

患者男性,36 岁,右心房血管肉瘤,双肺多发磨玻璃样密度转移:A. 横轴位 CT:双肺多发散在大小不等、磨玻璃样密度结节,部分聚集成簇状;B、C. 分别为 PET、PET/CT 融合:病灶轻度 FDG 摄取增高,SUVmax 为 0.5~0.8;D. 组合图(冠状位和轴位 PET、轴位 CT 和 PET/CT 融合图):右心房可见与心肌等密度原发灶,伴边缘不连续环形 FDG 代谢增高,大小约 3.8cm×4.2cm×4.6cm,SUVmax 为 4.5(注:图 A 与图 C 为同一层面,图 B 与图 D 为同一层面)。

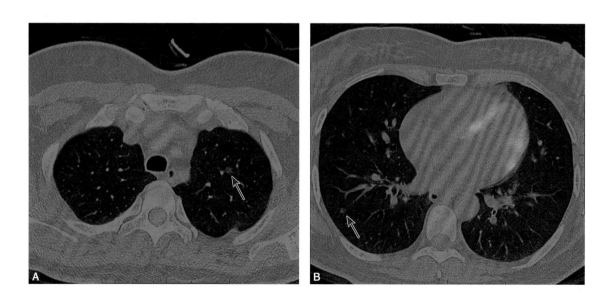

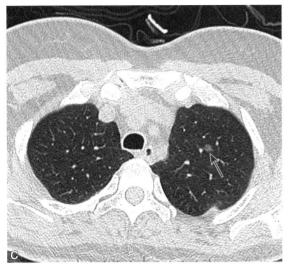
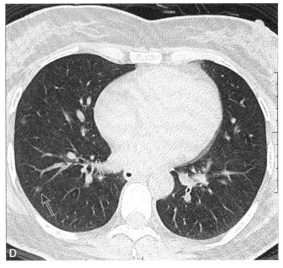

图 1-4-9 乳腺癌双肺散在磨玻璃样转移

患者女性,49 岁,乳腺导管癌肺转移:A、C. 左肺上叶尖后段磨玻璃样密度结节(红色箭头),直径约 0.8cm,SUVmax 为 0.5;B、D. 右肺下叶外基底段磨玻璃样结节(红色箭头),直径约 0.5cm,未见 FDG 摄取增高,SUVmax 为 0.3。

漫性放射性摄取增高。

形成机制:双肺小叶间隔呈串珠状增厚,主要是因为转移瘤细胞或瘤栓经血行或淋巴管播散以及逆行性淋巴管转移在肺周边部的毛细血管或淋巴管内,致使转移灶远侧血管或淋巴管扩张;转移灶阻塞引起肺间质水肿;病灶在毛细血管和淋巴管周围不规则生长;长期肺间质水肿继发纤维增生;周边部毛细血管或淋巴管内肿瘤生长并填充其间。多数学者认为,结节状肺小叶间隔增厚,而很少合并肺间质纤维化及小叶形态异常,是淋巴管转移的重要征象(图 1-4-10)。

支气管血管束及小叶间隔均匀增粗需与肺水肿鉴别,而结节状增粗很少见于肺水肿及肺纤维化。结节状增粗需与结节病、淋巴瘤肺浸润、煤工尘肺及矽肺区别,后者合并小叶结构扭曲、变形,淋巴管转移瘤的小叶间隔结节状增粗的范围较局限。

浸润性肺转移:发病率很低,CT 表现类似肺炎,极易误诊为炎性病变。病理基础:此类转移多源于腺癌,可能为转移癌结节浸润生长,癌结节周围出血或伴癌周围炎性改变,或沿着肺泡结构向周围蔓延生长。CT 表现为散在多发斑片状影,不形成球状瘤体,边缘模糊,类似肺炎,可伴小结节或磨玻璃样密度,内可见含气空泡征象(图 1-4-11)。

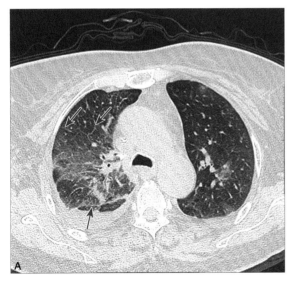
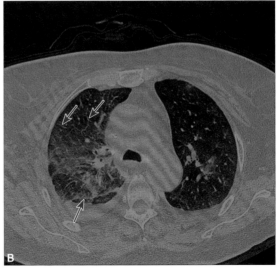

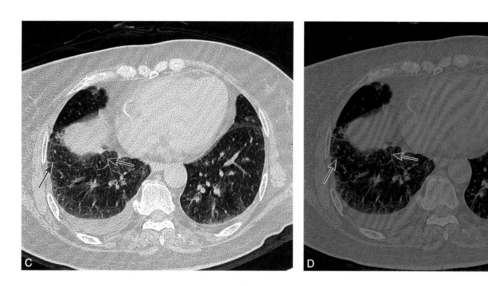

图 1-4-10　乳腺癌双肺淋巴管转移

患者女性,35 岁,为乳腺癌分期诊断行 PET/CT 检查:A、B. 右肺上叶多发网格状(红色箭头)、磨玻璃样密度斑片影,左肺上叶可见小片状磨玻璃样密度影;双侧胸腔积液,呈轻度 FDG 摄取。C、D. 右肺下叶多发网格状(红色箭头)改变,小叶间隔增厚,上述病灶部位呈现轻度 FDG 摄取(注:图 A 与图 C 为同一层面,图 B 与图 D 为同一层面)。

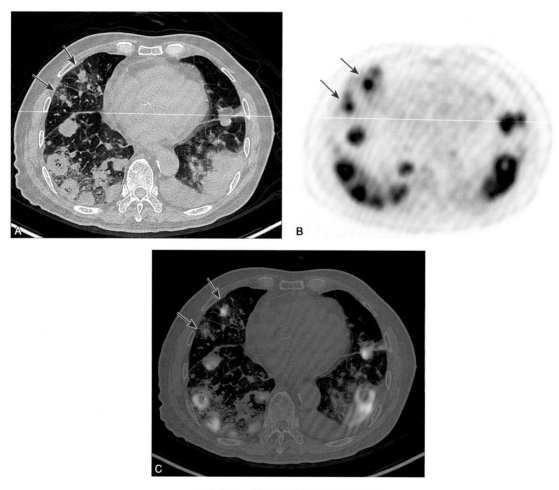

图 1-4-11　肺癌双肺多发浸润性转移

患者男性,60 岁,因咳血待查入院:A. 横轴位 CT;B. PET;C. PET/CT 融合。双肺多发大小不等类结节样、斑片状病灶伴明显 FDG 摄取增高,SUVmax 为 4.0~6.8,其中右肺下叶部分结节有中心性小空洞,右肺中叶斑片状病灶周边见磨玻璃样密度(红色箭头),伴双肺下叶肺纹理增粗,多发细线影和网格状改变,为肺间质淋巴管转移表现。

（五）粟粒状肺转移瘤

粟粒状肺转移瘤是血行转移的一种特殊表现。常见原发灶为甲状腺癌、肾癌及子宫滋养细胞层肿瘤。

PET/CT 表现为双肺弥漫分布大小不一的粟粒结节影，分布可均匀或不均匀，以肺外围部及基底部较多见；结节密度均匀，境界清晰，边缘光滑，直径为 2~5mm，可合并淋巴管转移的网格状改变。其 FDG 摄取通常为弥漫性或斑片状、不均匀摄取增高；此型转移常见于腺癌的转移。晚期由于先后发生数量较多的血道转移，粟粒结节影常融合成团片状（图 1-4-12，图 1-4-13）。

粟粒状肺转移瘤需要与粟粒性肺结核、尘肺病、弥漫性毛细细支气管炎鉴别。粟粒性肺结核具有"三均"特点（即大小一致、密度均匀、分布均匀），临床上有结核病史和发热等表现；肺转移瘤多为大小不等、分布不均，两肺下叶分布较多，随访观察病灶数目增多、增大等特点。尘肺病都有粉尘接触史，常常合并纵隔、肺门淋巴结增大、钙化。弥漫性毛细细支气管炎双下肺分布、密度浅淡，表现为间质性粟粒状影，抗感染治疗有效。

（六）钙化性肺转移

乳腺、结肠、卵巢的黏液腺癌肺转移瘤可见到细砂粒样钙化。甲状腺乳头状癌的肺转移瘤可呈弥漫性粟粒状钙化。

CT 表现为肺内多发小的钙化点，与结核灶钙化相似，但分布以中下肺野为多，短期复查数目增多；也可以是软组织密度的转移灶内出现钙化斑；也可以呈团片及条片状钙化。PET 显像通常无 FDG 摄取，部分含有实性软组织成分者可见 FDG 轻度摄取增高。诊断钙化性转移时，首先应除外结核硬结等感染性病灶、尘肺病、炎性肉芽肿、错构瘤等的钙化，影像学鉴别困难，主要靠病灶的发生部位及临床病史来鉴别（图 1-4-14）。

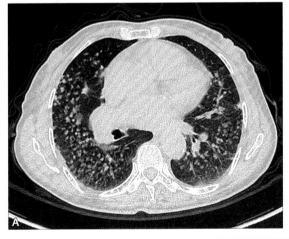
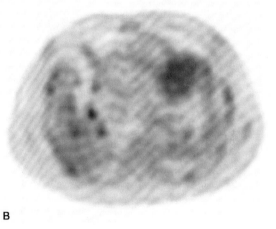
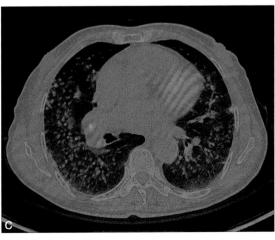

图 1-4-12　肺腺癌双肺粟粒样转移

患者女性，70 岁，因低热、咳嗽 1 个月行 PET/CT 检查；A. 横轴位 CT；B. PET；C. PET/CT 融合。双肺多发粟粒样结节，均匀分布，密度均匀，直径为 0.3~0.5cm，合并双肺纹理增粗增重，病灶呈不均匀 FDG 轻度摄取增高。

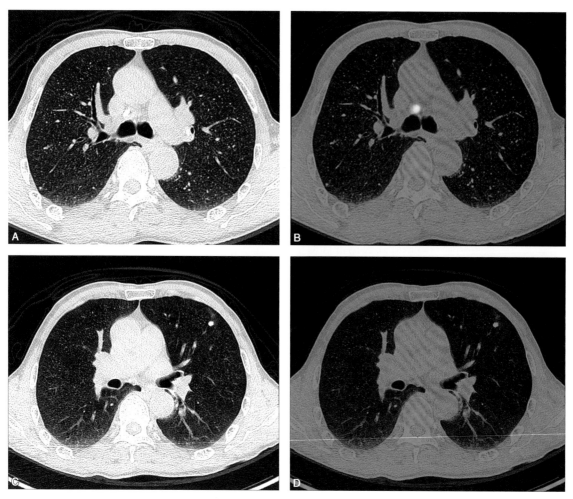

图 1-4-13　甲状腺癌双肺粟粒样转移

患者男性,60 岁,晚期甲状腺癌,为治疗前再分期诊断行 PET/CT 检查:A、B. 气管分叉层面横轴位 CT 和 PET/CT 融合;C、D. 气管隆嵴下层面横轴位 CT 和 PET/CT 融合。双肺多发针尖大小、粟粒样结节,密集分布,结节直径为 0.1～0.3cm,呈轻度 FDG 摄取增高;其中左肺上叶舌段可见钙化结节,双肺纹理增粗增重;图 B 另见纵隔内气管分叉前淋巴结呈高代谢。

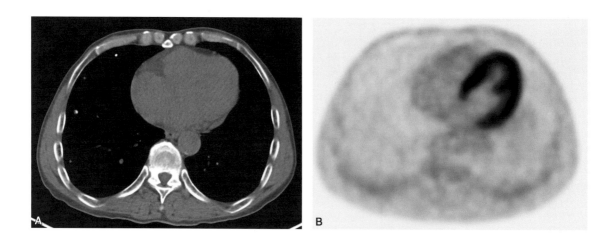

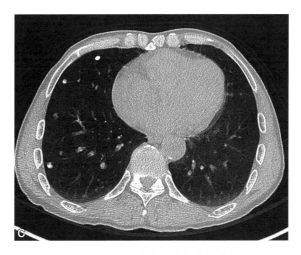

图 1-4-14　结肠腺癌双肺多发钙化转移

患者男性,50 岁,晚期结肠癌化疗后,复查行 PET/CT 检查:A. 横轴位 CT 纵隔窗;B. PET;C. CT 肺窗。右肺中下叶多发钙化结节,边缘清晰锐利,直径为 0.3~0.5cm,病灶未见异常 FDG 摄取。

(七) 良性肿瘤肺转移

肺外的良性肿瘤很少转移到肺内,尽管它们是转移来的,但它们在组织学上却是良性的。它们通常起源于子宫的平滑肌瘤、子宫的葡萄胎、骨巨细胞瘤、成软骨细胞瘤、涎腺多形性腺瘤或是脑膜瘤、脊膜瘤。肺内表现为多发结节,大部分病灶边缘光整,少数结节周围呈晕状模糊,与其他恶性肿瘤肺内转移无明显不同,其转移机制不明。相对于恶性肿瘤来源的肺转移瘤来说,良性转移瘤的生长通常很慢。

子宫良性转移性平滑肌瘤(benign metastasizing leiomyoma,BML)较为罕见,通常发生在有子宫肌瘤病史的女性,且患者多有子宫肌瘤及部分子宫切除的手术史;CT 影像表现为肺内单发或多发肺结节,界限清楚,直径从几毫米至几厘米不等,少数病例结节呈粟粒状或出现空洞;结节多无钙化,在增强扫描时无明显强化;肺结节一般不累及支气管内膜和胸膜,也无纵隔或肺门淋巴结肿大;PET 显像通常为低度摄取或无摄取(图 1-4-15)。研究显示,子宫肌瘤肺转移呈现出良性肿瘤的特点,切除后无复发,但未手术病例在随访中有新病灶出现。

通过肺转移瘤的影像特征分析其原发灶的来源,不同类型的原发肿瘤,其肺转移瘤有相应的形态学特征。因此,可根据肺转移瘤的影像学表现,推测最为可能的原发灶及其来源脏器,包括:①肉瘤肺转移瘤,多呈球形,边缘光滑,密度较高;②绒癌肺转移,病灶边缘稍模糊,可呈棉花团样分布于双肺,化疗前边缘清晰,化疗后因边缘区发生出血而形状不规则,动态观察早期可见双肺粟粒样或肺间质纹理串珠样改变,有

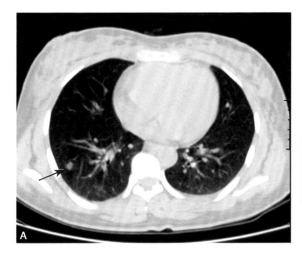
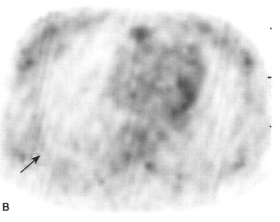

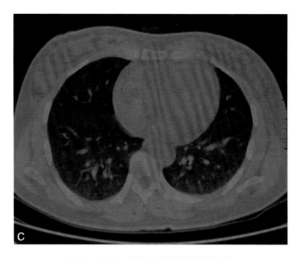

图 1-4-15 子宫平滑肌瘤肺转移

患者女性,53 岁,子宫平滑肌瘤多次手术,近期盆腔 B 超提示肌瘤复发,胸部 CT 示右肺多个圆形结节,行 FDG PET/CT 明确病变性质:A. 横轴位 CT 肺窗;B. PET;C. PET/CT 融合图像。右肺下叶外基底段小结节(红色箭头),边缘清晰,直径约 0.5cm,未见异常 FDG 摄取,SUVmax 为 0.3,临床及影像诊断为子宫平滑肌瘤肺转移。

效化疗 2~3 周后,肺转移瘤很快缩小或消失,这种情况也见于睾丸的胚胎癌;③甲状腺癌的肺转移灶多呈针尖样、多发粟粒状,双肺散在分布,合并肺纹理的增粗;④胃癌肺转移,多表现为淋巴管浸润型,即双肺门影增大,有多发细条索状阴影,从肺门向肺外周带扩散,逐渐变细;⑤肾癌,肺转移多为类圆形阴影。

另外,通过转移瘤的倍增时间,推测原发肿瘤的倍增时间,以肉瘤、绒癌倍增时间最短,10~12 天;精原细胞瘤次之,24~48 天;鳞癌再次之,50~60 天;腺癌倍增时间较长,75~90 天;甲状腺癌倍增时间可达数年。另外,4%~9% 的病例肺转移可形成空洞,以鳞癌最多见,其次为女性生殖系统癌,腺癌肺转移瘤也易发生空洞,多见于结直肠癌。

五、鉴别诊断

典型的肺转移瘤依据典型的 PET/CT 表现和明确的原发癌病史,不难做出影像学诊断;肺血行转移瘤典型的 CT 表现:双肺或单侧肺内 2 个或 2 个以上球形结节或肿块影,密度通常较均匀,边缘通常清楚、光整,分布以肺野中外带为主;FDG 代谢依据原发灶的来源、病灶的体积不同,有不同程度的异常增高;结合同时检出原发肿瘤或既往有恶性肿瘤手术或治疗病史,可以初步做出定性诊断。肺转移瘤的鉴别难点主要在于其不典型表现,需要与类似的其他肿瘤或炎症类疾病鉴别,下面顺序介绍肺转移瘤几种少见表现,依次概括其鉴别诊断要点:

(一) 孤立性肺转移瘤

主要需要与原发性肺癌、球形肺炎、炎性假瘤和错构瘤鉴别。鉴别方法除了仔细甄别各自的影像学特征外,还需依靠动态观察,必要时行 CT 引导下活组织穿刺检查确诊。

1. 与原发性肺癌的鉴别要点 ①原发性肺癌可表现为致密型和含气型两类,而孤立性转移性结节绝大多数为致密型;②毛刺、分叶征、胸膜凹陷征、血管聚集征以原发性肺癌多见,而肺转移结节出现率较低;③原发性肺癌空洞壁厚且不规则,呈偏心性,而转移结节的空洞壁则多为薄而规则;④原发性肺癌对邻近血管呈包埋、浸润征象,而转移结节则对周围血管呈压迫、推移表现。原发性肺癌典型征象见图 1-4-16。

2. 与球形肺炎的鉴别要点 ①球形肺炎好发于双肺背侧和下叶,可呈楔形,尖端朝向肺门。②球形肺炎边缘多模糊,可见晕征,长毛刺改变,与胸膜广基底相连,胸膜外可见透亮线;而转移结节绝大多数呈边缘光滑、密度均匀的结节状,边缘清晰,侵犯胸膜时,胸膜局限性增厚,且胸膜外透亮线消失。③球形肺炎多有支气管充气征,其他肺叶多伴有斑片影,而肺转移结节出现率较低。④球形肺炎经抗感染治疗吸收缩小,而转移结节对治疗无反应。炎性结节病例见图 1-4-17。

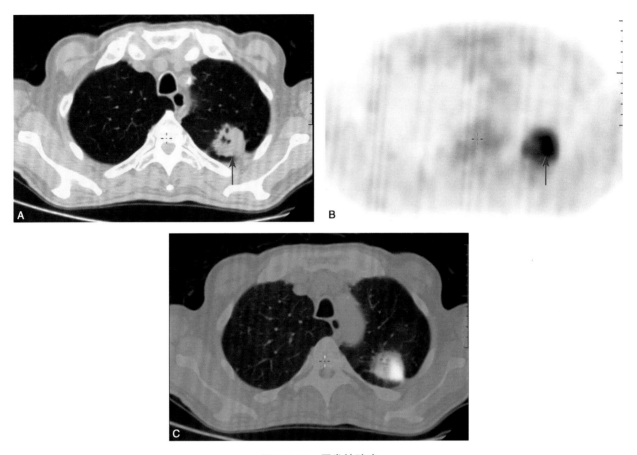

图 1-4-16　原发性肺癌

患者男性,71 岁,体检发现左肺团块影,FDG PET/CT 考虑恶性病变:A. 横位 CT 肺窗;B. PET;C. PET/CT 融合图像。左肺上叶肿块(红色箭头),多发毛刺,分叶,内见空洞,胸膜牵拉粘连,横截面约 3.5cm×3.6cm,伴异常 FDG 摄取增高,SUVmax 为 6.8。病理:腺癌。

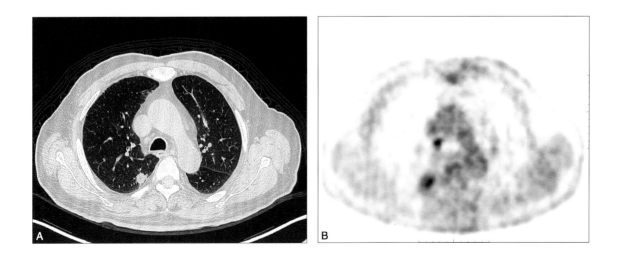

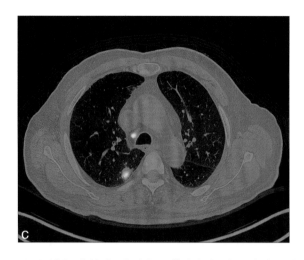

图 1-4-17　右肺上叶胸膜下炎性结节

患者男性，83 岁，咳嗽、咳痰 2 周，伴发热达 38.5℃：A. 横轴位 CT；B. PET；C. PET/CT 融合图像。右肺上叶类圆形结节，FDG 代谢异常增高，早期显像 SUVmax 为 2.9，延迟显像 SUVmax 为 2.6，直径约 1.3cm，边缘清晰，可见索条影，与壁层胸膜关系密切，病灶与胸膜之间见透亮线，无胸膜牵拉征象，纵隔内气管前可见 FDG 摄取增高小淋巴结，经随访证实为球形肺炎。

3. **与炎性假瘤的鉴别要点**　①炎性假瘤形态多为方形，一侧边缘平直或向心性凹陷，呈现"刀切征"，也可出现一侧尖角状突起，呈"桃尖征"，而肺转移灶不常见；②炎性假瘤周边多有长纤维索条影，锯齿状改变，而肺转移结节边缘光滑；③炎性假瘤内穿过的细支气管无中断，中心可出现低密度坏死区，而转移结节内支气管多为截断；④炎性假瘤多伴有感染或外伤病史。炎性假瘤典型表现见图 1-4-18。

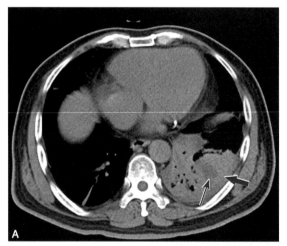

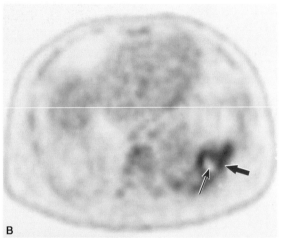

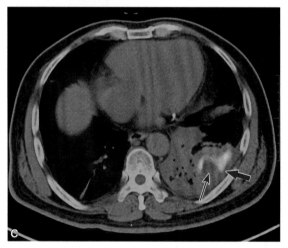

图 1-4-18　左肺下叶炎性假瘤

患者男性，56 岁，咳嗽、发热 3 周，CT 发现左肺下叶实变影，病理穿刺提示炎性细胞浸润，符合炎性假瘤的诊断：A. 横轴位 CT 纵隔窗；B. PET；C. PET/CT 融合图像。左肺下叶大片状实变影（粗红箭头）内可见液性样低密度区（细红箭头），其周边环形代谢异常增高（粗红箭头），SUVmax 为 3.6，边缘不清晰，周边肺组织实变，可见多发含气间隙，邻近胸膜受累，无明显胸腔积液。

4. **与错构瘤的鉴别要点** ①肺内错构瘤好发于胸膜或叶间胸膜旁,大小多在 2.5~3.0cm 以下,边缘锐利,有包膜,而孤立性肺转移灶分布无规律;②错构瘤可含有钙化(占 23.6%)或脂肪成分(占 50%),典型表现为爆米花样钙化具有特征性,主要成分为软骨,单纯的钙化不具有诊断意义,而肺孤立转移结节较少含有钙化或者脂肪;③错构瘤通常无 FDG 摄取增高或者轻度摄取增高,而肺转移结节多表现为明显 FDG 摄取增高(高于肝脏放射性本底);④错构瘤通常见于 40 岁以上男性,体检偶然发现,而肺转移瘤多合并原发癌病史。错构瘤典型图像见图 1-4-19。

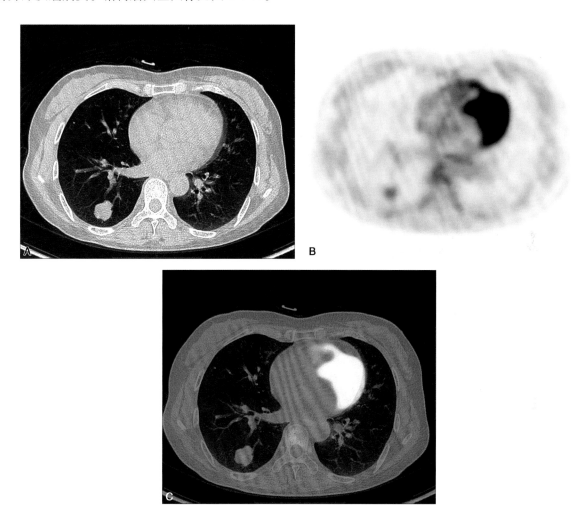

图 1-4-19　右肺下叶错构瘤

患者女性,42 岁,体检发现右肺下叶孤立性结节:A. 横轴位 CT 肺窗;B. PET;C. PET/CT 融合图像。右肺下叶孤立性实性结节,边缘锐利,内密度均匀,FDG 代谢轻度增高,SUVmax 为 2.4。病理:软骨型错构瘤。

（二）肺空洞性转移瘤

需要与特殊感染合并空洞或血管炎伴空洞进行鉴别,包括肺结核空洞、肺真菌性空洞、囊性支气管扩张合并感染、韦格纳肉芽肿空洞。

1. **与肺结核空洞的鉴别要点** ①肺结核空洞多见于双肺上叶或下叶背段。②肺结核空洞形态具有多样性,可为薄壁或厚壁空洞、虫蚀状空洞;而头颈部肿瘤肺转移的空洞小而壁薄,生殖系统癌转移灶的空洞大而壁厚;肉瘤肺转移的空洞可以菲薄如囊肿。③可帮助识别结核性空洞的 CT 特征有:伴有肺纤维瘢痕、胸膜增厚、钙化、肺门或纵隔淋巴结钙化,所有这些都是炎症长期存在的反应。④肺结核空洞临床上多有咳痰、咯血,中毒症状,而这些在空洞性肺转移瘤不常见。肺结核空洞典型病例图像见图 1-4-20。

2. **与肺真菌性空洞的鉴别要点** ①肺真菌性空洞多为薄壁空洞,多位于上叶前段,外缘模糊,可合并

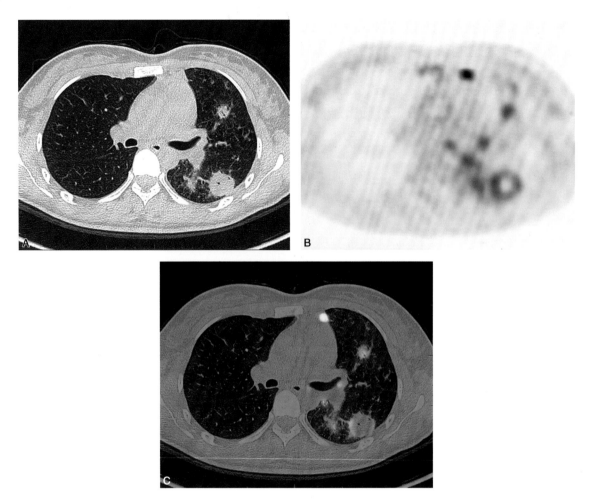

图 1-4-20　结核感染伴坏死空洞形成

患者女性,55 岁,因低热、咳嗽入院:A. 横轴位 CT 肺窗;B. PET;C. PET/CT 融合图像。左肺下叶及上叶多发边缘模糊
类结节病灶,以左肺下叶背段结节为著,伴环形 FDG 代谢异常增高,SUVmax 为 3.6,内可见液化、坏死区,放射性稀疏
缺损,周边可见卫星病灶。

片状模糊结节影。②CT 表现缺乏特征性,可表现为局限性或大片实变,多发结节,或合并空洞;曲霉菌感
染早期可有"晕征",空洞形成后可见"新月征"。③多见于免疫功能低下患者,动态观察较转移瘤变化快,
需痰检确诊。肺真菌性空洞的典型病例见图 1-4-21。

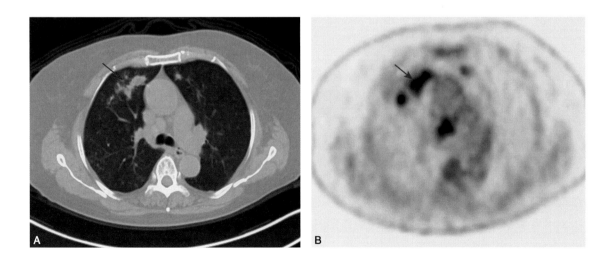

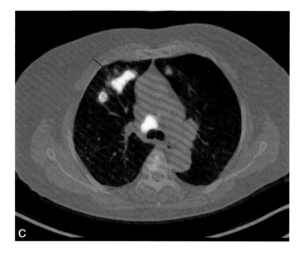

图 1-4-21 真菌感染伴空洞形成

患者女性,73 岁,反复咳嗽、咳痰 1 个月:A. 横轴位 CT 肺窗;B. PET;C. PET/CT 融合图像。双肺上叶多发不规则 FDG 代谢异常增高类结节病灶,SUVmax 为 4.3,以右肺上叶前段病灶为著(红色箭头),边缘模糊,似可见"晕征"。患者痰菌培养阳性,真菌染色提示白假丝酵母菌。

3. 与囊状支气管扩张的鉴别要点 ①囊性支气管扩张:患者常咯血,病史比较长;②为一组或一束多发圆形囊状阴影,囊状病灶沿支气管走行分布,呈葡萄串样,囊壁菲薄,FDG 通常无摄取增高;③当合并感染时,壁增厚,洞内有气液平,周围多可见炎性渗出,而空洞性肺转移瘤这些表现不常见。肺囊状支气管扩张合并感染时,其 FDG 呈现周边轻度或中度摄取,放射性增高影形态不规则,边缘模糊。肺囊状支气管扩张伴感染的典型病例见图 1-4-22。

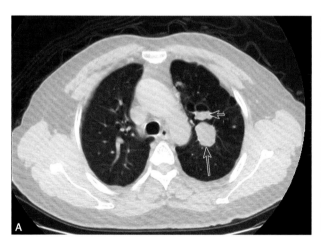

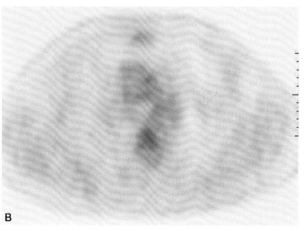

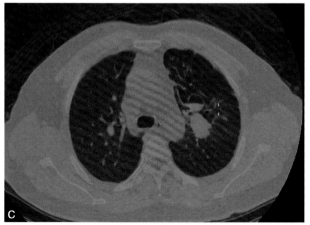

图 1-4-22 囊状支气管扩张伴感染形成

患者男性,49 岁,既往患支气管炎/支气管扩张多年,间断咯血病史:A. 横轴位 CT 肺窗;B. PET;C. PET/CT 融合图像。左肺上叶前段可见薄壁囊腔,内见气液平,无FDG 摄取,SUVmax 为 0.3(短红箭头),同时见左肺上叶后段类圆形实性结节影,边缘光滑,短径约 2.9cm,无FDG 摄取增高,为支气管扩张黏液栓(长红箭头)(该病例由中国人民解放军总医院第六医学中心赵文锐、梁英魁提供)。

4. 与韦格纳肉芽肿的鉴别要点 ①韦格纳肉芽肿是一种坏死性肉芽肿性血管炎,常常累及呼吸道、肾脏和皮肤;②PET/CT 多为两肺广泛分布的斑片状影,多发边界清的不规则结节,空洞多发,大小不一,厚薄不均匀,内壁不规则,其病理机制是肺组织灰黄色坏死灶和出血性梗死样病灶;半数病例病灶中可大片坏死而形成空洞;空洞病灶 FDG 表现为环形高摄取;③经免疫抑制剂及激素治疗后,病灶短期可缩小、消退;空洞的形态、位置发生变化;而空洞性肺转移瘤空洞的洞壁厚薄不一,但通常洞壁规则,随访短期无变化,且逐渐增大。韦格纳肉芽肿的典型病例见图 1-4-23。

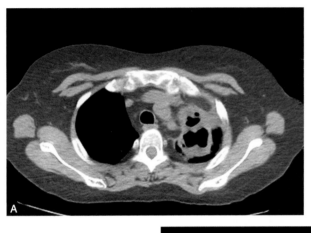
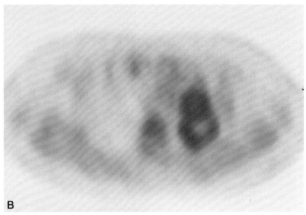
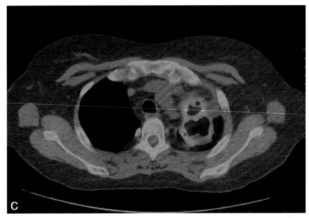

图 1-4-23 韦格氏肉芽肿伴空洞

患者女性,36 岁,反复低热,咳嗽 1 年,下肢水肿,胸部 CT 示左肺多发占位病变伴空洞,血液化验 ANCA 阳性,CRP 升高:A. 横轴位 CT 纵隔窗;B. PET;C. PET/CT 融合图像。左肺上叶不规则厚壁空洞病灶,内见分隔,空洞内壁不光滑,似见壁结节,外壁尚光滑,其 FDG 代谢呈环形不均匀增高,SUVmax 为 5.3;病理活检提示 Wegner 肉芽肿(该病例由中国人民解放军总医院第六医学中心赵文锐、梁英魁提供)。

(三)磨玻璃样密度的肺转移

与相关疾病的鉴别存在很大困难,需要鉴别疾病包括:

1. **感染性病变** 细菌性肺炎、过敏性肺炎、真菌性肺炎、肺结核伴有咯血等。

2. **非感染性病变** 肺泡积血、结节病肺浸润等。

3. 原发性肺癌,尤其是浸润性表现的肺腺癌。

与感染性病变或非感染性疾病的区别必须依据病史、症状及动态随访观察综合判断。在有原发癌证据下,若肺内的磨玻璃样密度病灶,经正规抗感染治疗无变化或继续增大,需考虑到不典型肺转移瘤的可能性;磨玻璃样密度的肺转移与浸润性表现的肺腺癌无法鉴别。浸润性表现的肺腺癌典型病例见图 1-4-24。

(四)肺淋巴管转移

1. 肺淋巴管转移导致的支气管血管束增粗及小叶间隔均匀增厚需与肺水肿鉴别。

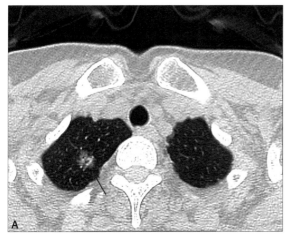
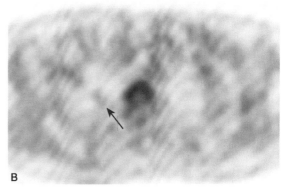
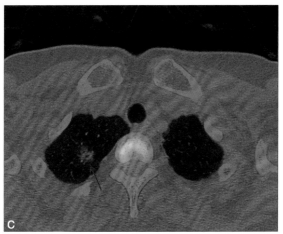

图 1-4-24 右肺上叶尖段原发肺腺癌

患者女性,52 岁,体检发现右肺上叶磨玻璃样结节:A. 横轴位 CT 肺窗;B. PET;C. PET/CT 融合图像。右肺上叶分叶状磨玻璃样密度类结节病灶(红色箭头),含部分实性成分,伴 FDG 代谢轻度增高,SUVmax 为 1.6,边缘毛刺,棘状突起,内可见点状空泡征。病理:原发性肺腺癌。

与肺水肿的鉴别要点:①肺水肿是指肺血管外液体增多的病理状态,病变早期液体积聚在肺间质内为间质性肺水肿,病变进展后末端气腔内液体积聚为肺泡性肺水肿,包括心源性和非心源性肺水肿。②早期双侧肺门模糊,支气管血管束及小叶间隔均匀增粗、增厚,与胸膜垂直短线影,叶间胸膜下水肿使叶间裂增厚;进展期为肺泡性肺水肿,表现为双肺大片状磨玻璃密度和肺泡实变影。③依据相应的病史、症状与肺淋巴管转移不难鉴别。

2. 肺淋巴管转移导致的支气管血管束及小叶间隔结节状增粗需与结节病、淋巴瘤肺浸润、煤工尘肺区别,后者合并肺小叶结构扭曲变形,淋巴管转移瘤的小叶间隔结节状增粗的范围较局限。下面以淋巴瘤肺浸润为例阐述鉴别要点。

与淋巴瘤肺浸润的鉴别要点:①肺淋巴瘤以继发性侵犯最为多见,而起源于肺淋巴管和支气管黏膜相关淋巴组织的原发性肺淋巴瘤极为少见,可发生于任何年龄;②CT 上表现多样、复杂,根据 CT 表现可分为结节肿块型、支气管血管淋巴管型、肺炎肺泡型和混合型,其中结节肿块型最多见,其次为支气管血管淋巴管型,表现为沿支气管血管束走行分布的线状和网格状影,可合并多发粟粒样结节,小叶间隔呈结节状增厚,伴有 FDG 摄取异常增高;③胸部之外部位多发肿大淋巴结伴有 FDG 摄取异常增高,有助于诊断;④肺淋巴管转移癌典型表现为双肺多发网格状影及支气管血管束增粗、毛糙,部分细线影和血管束分支可构成密度较高的多角形,常常伴胸腔积液、肺门及纵隔淋巴结肿大,以资鉴别;⑤肺淋巴瘤在临床表现及影像学检查均无特异性表现,诊断依赖于病理学检查。淋巴瘤肺间质浸润典型病例见图 1-4-25。

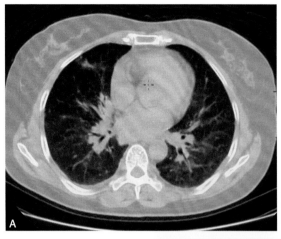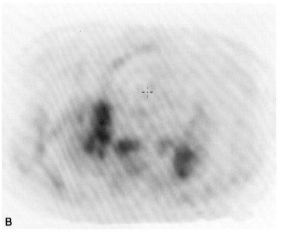

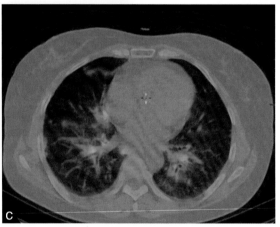

图 1-4-25　淋巴瘤肺间质浸润

患者女性,53 岁,咳嗽、低热 3 个月,体重下降 10kg,行 FDG PET/CT 协助诊断:A. 横轴位 CT 肺窗;B. PET;C. PET/CT 融合图像。双肺支气管血管束分支增粗,可见多发沿支气管束走行的条带状、片状 FDG 摄取增高灶,小叶间隔增厚,病理提示黏膜相关淋巴样组织淋巴瘤(继发肺侵犯)(该病例由中国人民解放军总医院第六医学中心赵文锐、梁英魁提供)。

（五）粟粒状肺转移

需要与粟粒性肺结核、尘肺病、结节病肺侵犯、弥漫性毛细细支气管炎鉴别。

1. 与粟粒性肺结核的鉴别要点　①粟粒性结核具有"三均"特点(即大小一致、密度均匀、分布均匀),直径多在 1~5mm,边缘多清楚;肺转移瘤多为大小不等、分布不均,两肺下叶分布较多,随访观察病灶目增多、增大等特点。②部分可合并随机分布的磨玻璃样密度影,小叶间隔增厚和网状影。③粟粒性结核多见于中青年,伴结核中毒症状,临床上有结核病史和发热等表现,结核实验室检查多为阳性,而肺转移瘤多不伴有此类症状。部分病例单纯依靠影像学很难做出鉴别,必须结合临床病史和实验室检查做出诊断。粟粒性肺结核典型病例见图 1-4-26。

2. 与尘肺病的鉴别要点　尘肺病有明确的粉尘接触史,早期以双肺中下肺为主的小粟粒状影簇状分布,小叶间隔增厚,随着病情缓慢进展,小结节病灶演变为大块状融合,密度较高,弥漫性肺间质纤维化,肺结构扭曲变形;常常合并纵隔、肺门淋巴结增大、钙化;而肺转移瘤多不伴大块状融合阴影和间质纤维化改变,无职业接触史。影像学改变明显而临床症状相对较轻,也是矽肺特征之一。

3. 与结节病肺侵犯的鉴别要点　结节病为原因不明的多系统肉芽肿性疾病,主要表现为两侧肺门淋巴结对称性肿大,常伴纵隔淋巴结肿大,以肺门淋巴结肿大更显著,当肺间质受累时,常可见中上肺为主的肺内网状结节状,肺小叶结构扭曲,病程进展相对缓慢,临床症状与影像表现常不对称,血清学检查示血管紧张素转换酶(serum angiotensin converting enzyme,sACE)和可溶性白介素 2 水平升高。

4. 与弥漫性毛细细支气管炎的鉴别要点　弥漫性毛细细支气管炎双下肺分布、密度浅淡,表现为间

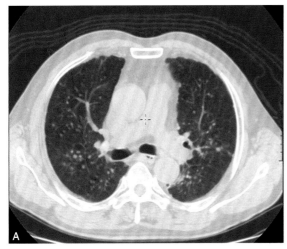
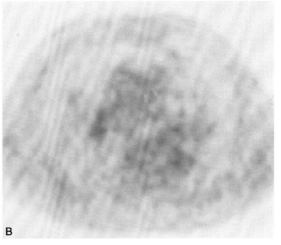
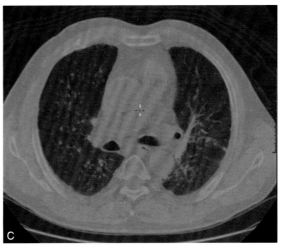

图 1-4-26 粟粒性血行播散肺结核

患者男性,70 岁,继往曾有肺结核病史,自诉治愈,1 个月来咳嗽、低热,体重下降 5kg,行 FDG PET/CT 排除恶性病变:A. 横轴位 CT 肺窗;B. PET;C. PET/CT 融合图像。双肺多发小结节,针尖或粟粒大小,伴轻度 FDG 摄取,SUVmax 为 0.6~1.0,边缘清楚,部分沿支气管分支走行分布;实验室检查痰菌阳性,结核 γ 干扰素释放实验(IFN-γ)阳性,考虑为血行播散性结核(该病例由中国人民解放军总医院第六医学中心赵文锐、梁英魁提供)。

质性粟粒状影,抗感染治疗有效。

六、小结

多数情况下,依据确定的恶性肿瘤病史和典型影像学表现,肺多发转移瘤不难诊断。但少数情况下,肺转移瘤表现并不典型,且具有多种特殊表现,给鉴别诊断带来一些困难;不典型肺转移瘤具有来源的多源性、病理机制的复杂性、肺血循环的双重性和影像表现的多样性,可以一种形式出现,也可以多种形式出现。不典型转移性结节在一定程度上保留了典型转移瘤多发、边缘光整的基本特征,可与典型的转移瘤并存。

充分认识和了解这些不典型肺转移瘤的 PET/CT 征象,可以为鉴别诊断提供更有价值的信息,包括:空洞性转移多见于结直肠腺癌或头颈部鳞癌,亦可见于转移性肉瘤,一般为多发,壁多薄、均匀;转移瘤伴钙化主要见于结肠癌及骨或软骨肉瘤,钙化形态无特异性;结肠癌肺内转移可以表现出多种不典型征象,包括空洞、钙化、分叶毛刺、含气支气管征、单发灶及周围模糊影等;子宫肌瘤也可以出现肺内转移,且往往进展缓慢。

FDG PET/CT 显像作为一种综合性分子影像工具,已广泛用于恶性肿瘤的诊断和临床分期。虽然部分研究认为 FDG PET/CT 显像对单发肺转移灶的鉴别诊断价值有限;而且由于 FDG 并非肿瘤特异性显像剂,炎性病变、结核、真菌和活动性肉芽肿等均可以摄取 FDG 而导致假阳性的情形出现,降低了 FDG PET/CT 的特异性,但不可否认 FDG PET/CT 对于探查肺转移瘤的原发灶,尤其是处于胃肠道、血管周围间隙、盆腔等隐匿部位的病灶,具有较好的敏感性,同时对于显示全身肿瘤的分布与负荷以及指导活检取材方面,有独特的优势;相信随着新的分子探针的问世,FDG PET/CT 一定能在肺转移瘤的诊疗过程中发挥出应有的指导价值。

(王剑杰　蒲朝煜)

第五章 肺部良性肿瘤和肿瘤样病变

第一节 肺炎性假瘤

一、临床概述

肺炎性假瘤于 1939 年首次由 Brunn 描述,并于 1954 年由 Umiker 首次命名。肺炎性假瘤是一种肺炎性增生性瘤样病变,系肺部的良性病变,其病理改变多样化,组织内包含淋巴细胞、浆细胞、组织细胞、纤维结缔组织及扩张增生的血管。肺炎性假瘤的本质是炎性肉芽肿和各种非特异性的慢性炎症,形态似肿块。女性多于男性,多数年龄在 40 岁以下;病程较长,起病症状多以咳嗽、咳血丝痰或胸痛为主,咳血痰或咯血,少数患者可能有低热。由于该病无特异性临床表现,影像上易误诊为支气管肺癌。该病预后较好。病理学上可分为假乳头状瘤型、纤维组织细胞瘤型、浆细胞瘤型、假淋巴瘤型、炎性肌纤维母细胞瘤型。

二、PET/CT 诊断要点

（一）一般诊断点

1. 女性多于男性。

2. 肺部结节及肿块,边缘清晰,周围可见片状磨玻璃影。

（二）CT 诊断点

1. 部位 多发于肺的外围,邻近胸膜处,常单发局限于一叶,无跨叶生长的特征。

2. 密度 密度多均匀,少数不均匀。

3. 病变形态特征 ①"方形征":病灶两侧边缘平行垂直于胸膜;②"刀切征":病灶某一部分边缘平坦如刀切或略呈平行性,具有特征性;③"桃尖征":病灶某一边缘尖角状突起,形似桃尖,为炎性假瘤包膜粘连牵拉。

4. 邻近胸膜粘连多见,可见胸腔积液。

（三）FDG PET 诊断点

1. 病变 FDG 代谢增高(不同程度增高均可)。

2. 炎性假瘤双时相 FDG PET/CT 显像 早期显像及延迟显像 FDG 代谢均轻度增高,延迟显像 FDG 代谢未见进一步增高。

三、典型病例

患者男性,58 岁,体检发现右肺上叶尖段占位(图 1-5-1)。

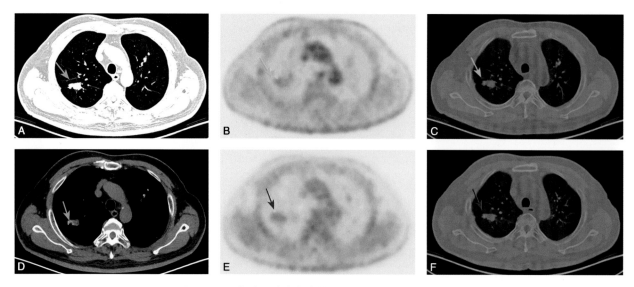

图 1-5-1　右肺上叶尖段炎性假瘤 FDG PET/CT 图像

A、D. 分别为轴位肺窗和纵隔窗：右肺上叶尖段类楔形占位，局部呈"刀切征"改变，局部边缘可见分叶及长毛刺，邻近胸膜受牵拉，病灶内可见钙化灶（绿色箭头），大小约 2.9cm×1.8cm，CT 值约 44HU；B、C. 分别为 FDG 早期显像的 PET 横断面及 PET/CT 融合图像：右肺上叶尖段类楔形占位，早期显像 FDG 代谢活性轻度增高（蓝色箭头），SUVmax 为 1.40；E、F. 分别为 FDG 延迟显像的 PET 横断面及 PET/CT 融合图像：右肺上叶尖段类楔形占位，延迟显像 FDG 代谢活性较早期显像未见进一步增高（红色箭头），SUVmax 为 1.41。

四、鉴别诊断

肺癌性结节

1. 相似点

（1）两者均可表现为边界清晰。

（2）两者边缘均可见分叶及毛刺。

（3）两者邻近胸膜均可见受牵拉。

2. 鉴别要点

（1）肺癌发病年龄较炎性假瘤大。

（2）肺癌性结节的病变倍增时间短，常可短期内增大，而炎性假瘤发展速度慢，一般随时间变化不大。

（3）肺癌性结节边缘容易出现分叶及毛刺，而炎性假瘤边缘常出现长毛刺，边缘容易出现"方形征""刀切征""桃尖征"。

（4）肺癌更容易出现纵隔及肺门淋巴结转移及肺内转移，侵犯胸膜容易出现一侧胸腔积液，而炎性假瘤可见引起邻近胸膜增厚。

（5）肺癌 FDG 代谢多明显高于炎性假瘤（图 1-5-2）。

五、小结

肺炎性假瘤属于肺部的肿瘤样病变，好发年龄在 40 岁以下，无特殊临床表现，多数位于肺外围部，靠近胸膜处。由于肺内炎症在吸收与局限过程中邻近的肺组织或胸膜粘连牵拉为其特征性表现，边缘可见"方形征""刀切征"或"桃尖征"，PET/CT 显示病变 FDG 代谢增高，代谢可为轻度或明显增高，肺炎性假瘤主要需要与肺癌相鉴别。

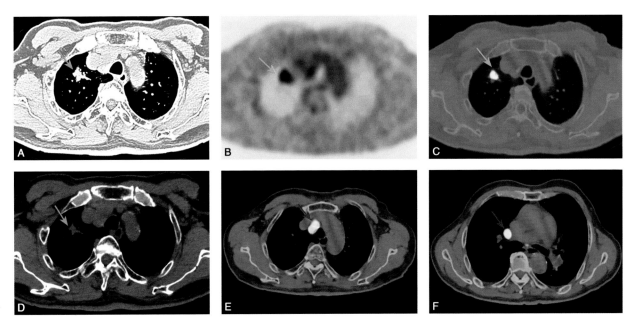

图 1-5-2 右肺上叶尖段鳞癌伴纵隔及肺门淋巴结转移 FDG PET/CT 图像

患者男性,76 岁,发现右肺上叶尖段结节 1 年余;A、D. 分别为轴位肺窗和纵隔窗;右肺上叶尖段结节(绿色箭头),边缘可见分叶,大小约 1.8cm×1.6cm,CT 值约 16HU;B、C. 分别为 FDG 显像的 PET 横断面及 PET/CT 融合图像;右肺上叶尖段类楔形占位,FDG 显像代谢活性明显增高(蓝色箭头),SUVmax 为 17.16;E、F. 分别为 PET/CT 融合图像;纵隔及右肺门多发肿大淋巴结,代谢活性明显增高(红色箭头),SUVmax 为 15.42。

(宋天彬 卢洁)

第二节 肺慢性肉芽肿性炎

一、临床概述

肺肉芽肿性炎是指巨噬细胞及其演化的细胞(如上皮样细胞、多核巨细胞)聚集和增生所形成的境界清楚的肺部结节状或肿块样病灶,是一种特殊类型的肺部慢性增生性炎症。病因主要包括感染、过敏等导致的肉芽肿性炎病变。感染原因如结核或非结核分枝杆菌、真菌、寄生虫感染等;过敏如外源性过敏性肺泡炎。肺肉芽肿性炎患者的主要临床表现为咳嗽、咳痰、胸闷、呼吸困难、乏力、胸痛等,临床表现并无明显特征性。本节主要介绍呈不规则肿块样表现的肺部慢性肉芽肿性炎 PET/CT 影像学特点。

二、PET/CT 诊断要点

(一) 一般诊断点

1. 年龄及性别无特殊,病程较长。

2. 不规则肿块影。

3. 病灶边界清晰。

(二) CT 诊断点

1. 肺部不规则软组织密度影。

2. 病变密度尚均匀。

3. 可伴或不伴纵隔及肺门肿大淋巴结。

4. 不伴有邻近胸膜受累。

（三）FDG PET 诊断点

1. 病变 FDG 代谢明显不均匀增高。

2. 双时相显像方法　早期显像 FDG 代谢明显增高,延迟显像病变 FDG 代谢进一步增高。

三、典型病例

患者女性,74 岁,右肺上叶前段不规则占位,3 个月前发热,最高达 38.4℃,间断发热 2 周后检查(图 1-5-3)。

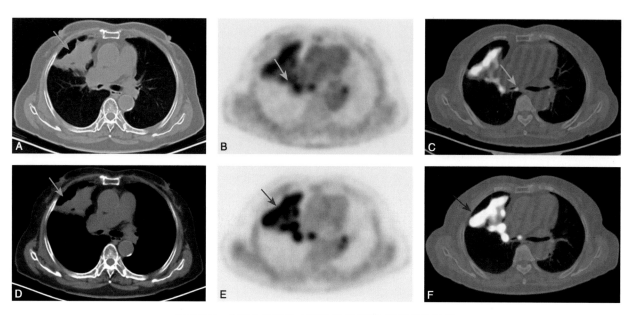

图 1-5-3　右肺上叶慢性肉芽肿性炎 FDG PET/CT 图像

A、D. 分别为轴位肺窗和纵隔窗:右肺上叶前段不规则软组织密度影(绿色箭头);B、C. 分别为 FDG 早期显像的 PET 横断面及 PET/CT 融合图像:右肺上叶前段不规则实变影,早期显像代谢活性不均匀增高,纵隔及右肺门肿大淋巴结代谢明显增高(蓝色箭头),SUVmax 为 8.56;E、F. 分别为 FDG 延迟显像的 PET 横断面及 PET/CT 融合图像:右肺上叶前段不规则实变影延迟显像代谢活性较早期显像进一步增高(红色箭头),SUVmax 为 10.47。

四、鉴别诊断

（一）中心型肺癌伴远端肺不张

1. 相似点

（1）均为肺内不规则占位,边界清晰。

（2）均可伴肺门及纵隔多发肿大淋巴结。

（3）FDG 代谢均明显增高。

2. 鉴别要点

（1）肺癌病变常伴有支气管截断,而慢性肉芽肿性炎一般无支气管截断。

（2）肺癌常伴肺内、外转移,纵隔及肺门淋巴结转移及远处转移。

（3）肺癌侵犯胸膜可合并胸腔积液,慢性肉芽肿性炎一般无此表现。

（4）肺癌 FDG 代谢增高相对均匀,远端肺不张无 FDG 代谢,慢性肉芽肿性炎 FDG 代谢常不均匀(图 1-5-4)。

（二）炎性假瘤

1. 相似点

（1）两者均可见表现为不规则占位。

（2）两者均可以伴肺门及纵隔肿大淋巴结。

（3）两者 FDG 代谢不均匀增高。

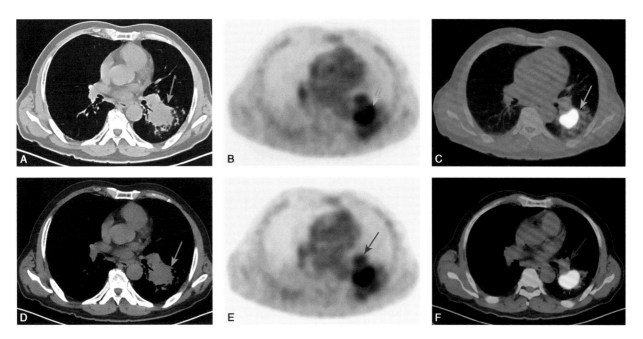

图 1-5-4 左肺下叶肺癌伴左肺门淋巴结转移 FDG PET/CT 图像

患者男性,63 岁,咳嗽、咳痰 5 个月,痰中带血 2 周,CYFRA21-1 增高(4.96ng/ml):A、D.分别为轴位肺窗和纵隔窗:左肺下叶类圆形肿块影伴左肺下叶支气管截断,肿块范围约 4.6cm×3.8cm×4.6cm,CT 值约 30HU(绿色箭头);B、E.FDG PET 横断面;C、F.PET/CT 融合图像。图 B 和图 C 见左肺下叶肿块影,FDG 代谢明显增高(蓝色箭头),SUVmax 为 10.32;图 E 和图 F 见左肺门肿大淋巴结,FDG 代谢增高(红色箭头),SUVmax 为 4.22。

2. 鉴别要点

(1)炎性假瘤病变周围可见磨玻璃影,而慢性肉芽肿性炎边界清晰。

(2)炎性假瘤邻近胸膜增厚及少量胸腔积液,而慢性肉芽肿性炎一般不会累及邻近胸膜及胸腔积液征象。

(3)FDG 代谢情况对两者无明显鉴别价值(图 1-5-5)。

五、小结

肺慢性肉芽肿性炎一般形态不规则,边界清晰,无支气管截断,邻近胸膜无受累表现。主要需要与肺癌及其余肺部肉芽肿性病变相鉴别,FDG 代谢情况对于三者有一定的鉴别诊断价值,但具有重叠之处,主要结合三者不同的 CT 表现特点来鉴别诊断。

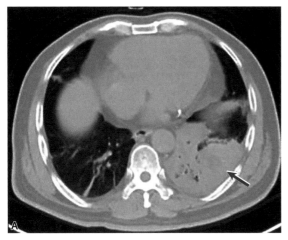
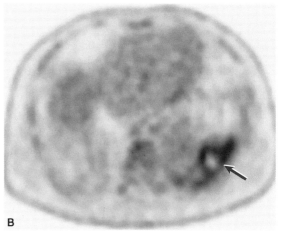

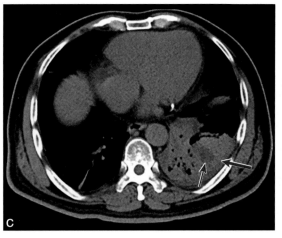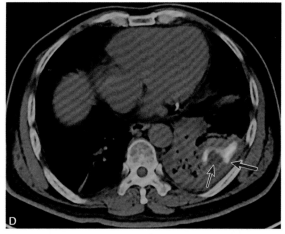

图 1-5-5 左肺下叶炎性假瘤 FDG PET/CT 图像

患者男性,48 岁,3 周以来咳嗽、咳痰,无明显发热,偶有胸闷、左侧胸痛,无咯血,加重 1 周,白细胞明显升高;A、C. 分别为轴位肺窗和纵隔窗:左肺下叶团片软组织密度影(粗红箭头),范围约 4.2cm×3.6cm,其内可见低密度影(细红箭头);B、D. 分别为 FDG PET 横断面及 PET/CT 融合图像:左肺下叶软组织密度影,边缘代谢明显增高(粗红箭头),SUVmax 为 7.7,中心可见低密度影,无代谢增高(细红箭头),邻近胸膜增厚,代谢轻度增高,左侧胸腔可见少量积液(该病例由中国人民解放军总医院第三医学中心王剑杰提供)。

(宋天彬 卢洁)

第三节 肺结节病

一、临床概述

结节病是一种累及多系统、多器官的非干酪性坏死性肉芽肿性疾病。其发病机制尚不明确。结节病的基本病理改变是由类上皮细胞、巨噬细胞、多核巨细胞和淋巴细胞组成的非干酪样坏死性肉芽肿。结节病缺少特征性的临床表现,多发生于中、青年,女性多于男性。该病是全身系统性疾病,除肺部病变外,还可累及皮肤和关节,表现为皮肤和关节周围结节状突起和红斑形成,累及肝胆、眼和骨骼等器官时可表现为相应的临床症状。肺部病变最常表现为肺门和纵隔对称性淋巴结肿大。

二、PET/CT 诊断要点

1. 一般诊断点

(1) 多发生于中青年女性。

(2) 双肺门、纵隔多发淋巴结肿大。

(3) 肺内多发结节。

2. CT 诊断点

(1) 淋巴结肿大:双侧肺门对称性淋巴结肿大,边界清楚,密度均匀,可以右侧肺门淋巴结肿大为主,纵隔肿大淋巴结常分布于主动脉弓旁、气管隆嵴下、气管前腔静脉后间隙。

(2) 肺内结节表现:多沿肺门旁支气管血管周围间质分布,也可沿小叶中心弥漫性分布或胸膜下分布;病变广泛的结节呈弥漫性和随机性分布,以上叶改变为主,病变融合时表现为片絮状影,呈节段分布,或以肺门区为中心,向外周发展,呈典型的蝶形分布。

3. FDG PET 诊断点

(1) 肺内结节,FDG 代谢增高或不增高。

(2) 纵隔、肺门多发肿大淋巴结,FDG 代谢增高。

(3) FDG 代谢程度对此病并无鉴别意义。

三、典型病例

患者女性,53 岁,体检发现双肺多发小结节 1 周(图 1-5-6)。

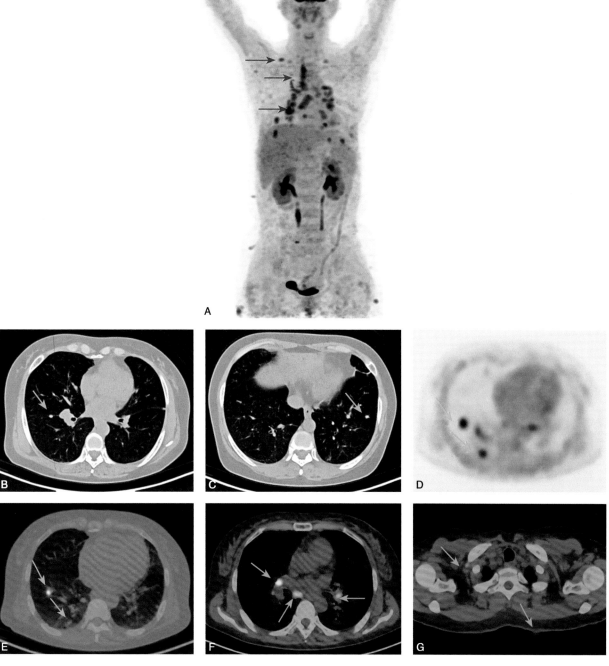

图 1-5-6 结节病 FDG PET/CT 图像

A. FDG PET MIP 图:双肺多发结节,FDG 代谢明显增高;纵隔及双肺门、右锁骨上多发肿大淋巴结(红色箭头),FDG 代谢活性明显增高。B、C. 横断面 CT 肺窗图像:双肺及右侧斜裂多发小结节(蓝色箭头)。D. FDG PET 横断面图像。E~G. PET/CT 融合图像。图 D 和图 E 见双肺多发结节(蓝色箭头),FDG 代谢增高,SUVmax 为 5.57;图 F 和图 G 见双肺门及纵隔、右锁骨上可见多发肿大淋巴结(绿色箭头),左侧背部皮下结节(绿色箭头),FDG 代谢活性明显增高,SUVmax 为 6.30。

四、鉴别诊断

恶性病变伴肺内转移、纵隔肺门淋巴结转移

1. 相似点

(1) 肺内多发小结节,结节边界清晰、光滑,FDG 代谢增高或不增高。

（2）纵隔、肺门及全身其余部位多发肿大淋巴结,FDG 代谢明显增高。

2. 鉴别要点

（1）有原发恶性肿瘤的病史。

（2）肺内转移结节分布以双下肺为著,呈随机分布;结节病肺内结节分布主要以沿支气管血管束、胸膜下分布为主,沿淋巴道分布为主。

（3）肺门转移淋巴结一般呈非对称性分布。

（4）会伴肺外其他部位的转移(图 1-5-7)。

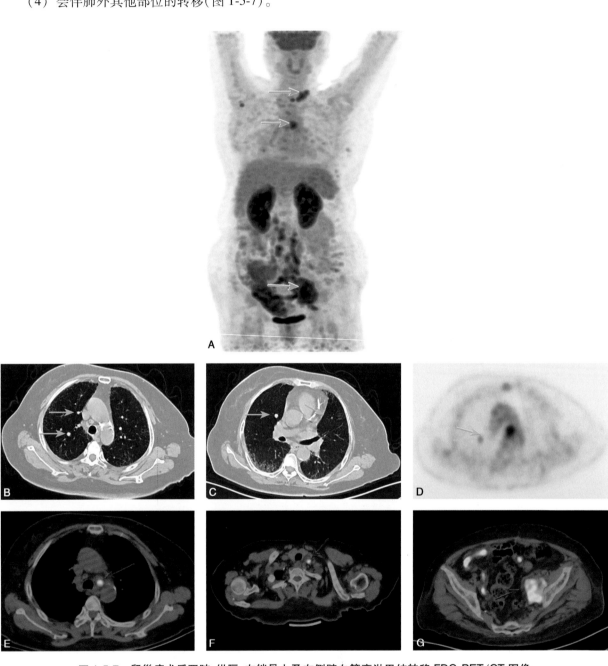

图 1-5-7 **卵巢癌术后双肺、纵隔、左锁骨上及左侧髂血管旁淋巴结转移 FDG PET/CT 图像**

患者女性,58 岁,卵巢癌术后,CA125 升高:A. FDG PET MIP 图:纵隔、左侧锁骨上淋巴结代谢活性明显增高(绿色箭头）;B、C. 分别为横断面 CT 图像:双肺多发小结节,边界清晰(蓝色箭头）;D. FDG PET 横断位:右肺上叶结节 FDG 代谢稍增高,SUVmax 为 1. 72;E~G. PET/CT 融合图像:纵隔、左锁骨上及左侧髂血管旁肿大淋巴结,FDG 代谢增高(红色箭头）,SUVmax 为 6. 33。

五、小结

PET/CT 可以灵敏、准确地反映结节病的肺内、纵隔和肺门淋巴结以及全身的病变分布和代谢情况。肺结节病主要需要与恶性病变肺内多发转移、纵隔肺门淋巴结转移相鉴别。鉴别时主要结合患者年龄、有无原发恶性肿瘤病史及肿瘤标志物的情况、肺内结节分布情况、纵隔及肺门肿大淋巴结的分布等 CT 表现来综合判断,FDG 代谢情况对于两者并无明显鉴别意义,肺结节病还需要与淋巴瘤相鉴别。

（宋天彬　卢洁）

第四节　肺错构瘤

一、临床概述

肺错构瘤是肺内最常见的良性肿瘤,最早为德国病理学家 Albrecht 于 1904 年命名。错构瘤组织发生起源于胚胎残余,在病理上由间质和上皮组织混合组成,软骨、脂肪和黏液瘤样结缔组织是其重要组织成分,常发生钙化和骨化。肺错构瘤分为周围型和中央型,周围型发生于肺内胸膜下,中央型发生于气管、叶支气管黏膜下。位于较大支气管腔内的错构瘤,远端肺组织可继发阻塞性肺不张或肺炎,但发生率极低。肺错构瘤边缘光滑,多为圆形或类圆形。发病年龄多见于 40 岁左右,男女比例为(2~4)∶1,其生长缓慢,临床症状较轻微,无特殊症状,大多数为体检时偶然发现,一般为单发,多发者罕见。

二、PET/CT 诊断要点

（一）一般诊断点

1. 多见于 40 岁左右。

2. 类圆形结节。

3. 右肺多于左肺,下肺多于上肺,肺外周带好发。

4. 直径为 1~6cm,多小于 3.0cm。

（二）CT 诊断点

1. 形态　边界清楚、光滑的圆形或类圆形结节影,分叶及毛刺少见。

2. 密度　结节密度均匀,30% 可显示钙化或脂肪并存,此为特征性改变。

3. 钙化　钙化形态可不一,可呈点状、环状、弧线形以及爆米花样钙化,有时可见条状和不规则状钙化,弥漫性钙化约占 10%,典型表现为爆米花样钙化,病灶越大,钙化率越高。

（三）FDG PET 诊断点

病变 FDG 代谢不高或轻度不均匀增高。

三、典型病例

患者女性,42 岁,体检发现右肺下叶孤立性结节(图 1-5-8)。

四、鉴别诊断

（一）肺癌性结节

1. 相似点

(1) 边缘均可见分叶,其内均可见钙化灶。

(2) FDG 均可摄取增高。

2. 鉴别要点

(1) 肺癌发病年龄较大,多见于中老年患者,而错构瘤好发于中年。

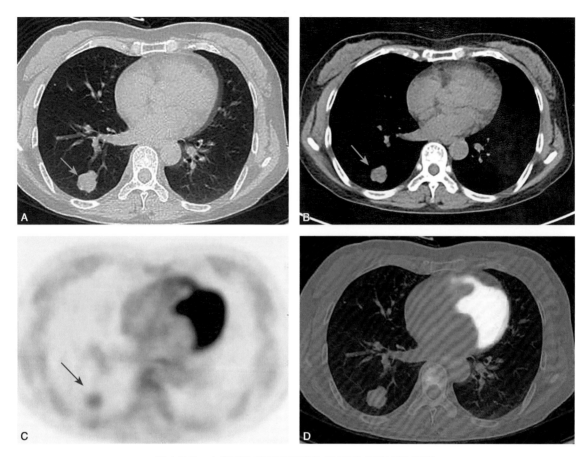

图 1-5-8　右肺下叶前基底段错构瘤 FDG PET/CT 图像

A、B. 分别为轴位肺窗和纵隔窗:右肺下叶后基底段结节,边界清晰,边缘可见浅分叶,其内可见点状钙化灶,邻近胸膜未见受牵拉(绿色箭头);C、D. 分别为 FDG PET 显像的横断面及 PET/CT 融合图像:右肺下叶后基底段结节代谢活性轻度增高(红色箭头),SUVmax 为 2.4(该病例由中国人民解放军总医院第三医学中心王剑杰提供)。

（2）肺癌性结节边缘常见深浅不一的分叶和毛刺,其内可有空泡征,邻近可见胸膜凹陷征等,错构瘤一般边缘光滑,分叶及毛刺少见。

（3）肺癌性结节内无脂肪,少见钙化,如出现钙化则多是肿瘤内部散在分布的砂粒状钙化,且钙化范围不是很大;错构瘤一般含有成熟脂肪,钙化常见,典型表现呈爆米花样改变。

（4）肺癌常伴肺门、纵隔淋巴结及肺内、外转移。

（5）肺癌 FDG 代谢往往明显增高,而错构瘤 FDG 代谢轻度增高(图 1-5-9)。

（二）肺结核瘤

1. 相似点

（1）病灶形态呈类圆形,边缘清晰。

（2）病灶内常伴钙化。

2. 鉴别要点

（1）结核瘤好发于上叶尖后段、下叶背段,错构瘤好发于肺外周带。

（2）病灶呈类圆形,边缘光整,边界清晰,周围可见卫星灶,错构瘤无卫星灶。

（3）病灶内可见砂粒钙化或不规则钙斑,错构瘤常为爆米花样钙化。

（4）FDG 代谢无增高或明显增高,错构瘤为代谢轻度增高(图 1-5-10)。

（三）炎性肉芽肿

1. 相似点

（1）实性结节,边界清晰。

（2）结节内可见钙化灶。

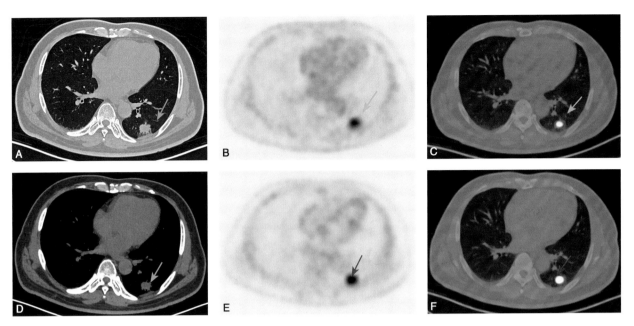

图 1-5-9　左肺下叶背段腺癌 FDG PET/CT 图像

患者男性,51 岁,发现左肺下叶背段结节 1 个月余:A、D. 分别为轴位肺窗和纵隔窗:左肺下叶背段结节,大小约 2.3cm×2.0cm,CT 值约 20HU,边缘可见分叶及毛刺,邻近胸膜可见受牵拉(绿色箭头);B、C. 分别为 FDG 早期显像的 PET 横断面及 PET/CT 融合图像:左肺下叶背段结节,早期显像 FDG 代谢明显增高(蓝色箭头),SUVmax 为 8.14;E、F. 分别为 FDG 延迟显像的 PET 横断面及 PET/CT 融合图像:左肺下叶背段结节延迟显像 FDG 代谢较早期显像进一步增高(红色箭头),SUVmax 为 9.34。

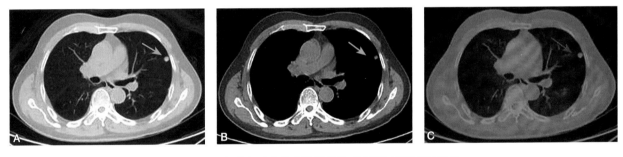

图 1-5-10　左肺上叶前段胸膜下错构瘤 FDG PET/CT 图像。

患者男性,74 岁,体检胸部 X 线发现左肺结节 1 周:A、B. 分别为轴位肺窗和纵隔窗:左肺上叶前段胸膜下结节(绿色箭头),边缘光滑,未见毛刺及分叶,大小约 1.0cm×0.9cm;C. PET/CT 融合图像:FDG 代谢未见增高(红色箭头)。

（3）FDG 代谢增高。

2. 鉴别要点

（1）炎性肉芽肿无好发部位,而错构瘤好发于肺外周带。

（2）炎性肉芽肿密度均匀,内部无脂肪密度,错构瘤内常见明确脂肪密度影。

（3）炎性肉芽肿边缘多见分叶及毛刺,而错构瘤边缘多光滑。

（4）炎性肉芽肿 FDG 代谢一般较高,错构瘤一般 FDG 代谢不高或轻度增高(图 1-5-11)。

五、小结

肺错构瘤为肺部最常见的良性肿瘤,好发年龄在 40 岁左右,男性大于女性,多无临床症状,常通过体检发现。病灶内含有成熟脂肪密度时,对错构瘤的确诊有重要价值。鉴别诊断包括肺癌性结节、结核瘤以及炎性肉芽肿,成熟脂肪可以有效帮助鉴别。FDG 代谢情况对于肺错构瘤、结核瘤以及炎性肉芽肿等良性病变有一定的鉴别意义,但主要与典型肺癌性结节的 FDG 明显高代谢相鉴别。

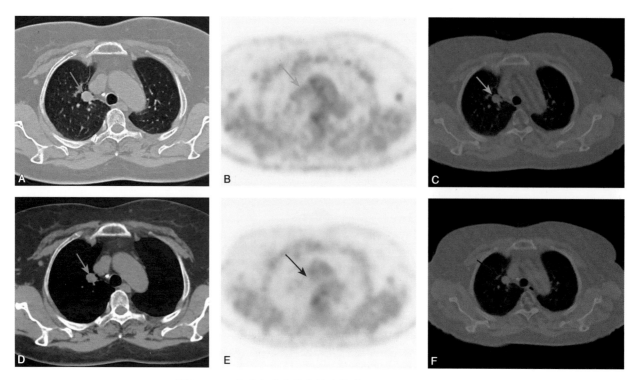

图 1-5-11　右肺上叶尖段炎性肉芽肿 FDG PET/CT 图像

患者女性,67 岁,体检发现右肺上叶尖段占位 2 个月;A、D. 分别为轴位肺窗和纵隔窗:右肺上叶尖段结节,大小约 1.6cm ×1.5cm,CT 值约 24HU,边缘可见浅分叶,其内未见明显钙化影(绿色箭头);B、C. 分别为 FDG 早期显像的 PET 横断面及 PET/CT 融合图像:右肺上叶尖段结节,早期显像 FDG 代谢未见增高(蓝色箭头),SUVmax 为 1.09;E、F. 分别为 FDG 延迟 显像的 PET 横断面及 PET/CT 融合图像:右肺上叶尖段结节延迟显像 FDG 代谢略减低(红色箭头),SUVmax 为 0.77。

(宋天彬　卢洁)

第五节　肺硬化性血管瘤

一、临床概述

肺硬化性血管瘤(pulmonary sclerosing hemangioma,PSH)为肺部良性肿瘤,由 Liebow 于 1956 年报道,因其病理组织形态类似于皮肤组织中的硬化性血管瘤,故命名为 PSH。过去曾认为,它是非特异炎症所致的肺内瘤样增生病变。PSH 主要由密集增生的多角形细胞形成实性或乳头状、硬化性结构,有时似"血管瘤"样改变,硬化和出血有可能是继发改变。PSH 组织学形态类型一般分为 4 种,包括实体型、乳头型、硬化型、血管瘤型。PSH 以女性多见,女性与男性之比约为 8∶3,好发于 40~60 岁,生长缓慢,50%~80% 的本病患者无症状,有症状者以咳嗽、痰中带血及胸痛最多见,部分表现为咯血。一般为良性,文献报道少数病例发生局部淋巴结转移。

二、PET/CT 诊断要点

(一) 一般诊断点

1. 多发于 40~60 岁,女性多见。

2. 肺部孤立性结节影,边缘光滑,边界清晰。

3. 平均直径约 2.0cm。

(二) CT 诊断点

1. 多为单发结节,边界清晰,少数伴分叶征(多为浅分叶,毛刺征较少见),多发及双侧者极少见;无血管切迹征和胸膜凹陷征,无卫星灶。

2. 病变密度多较均匀,少数可伴有钙化及囊变、坏死。

（三）FDG PET 诊断点

1. FDG 代谢轻度增高或不增高。

2. **双时相显像方法**　早期显像 FDG 代谢未见增高,延迟显像 FDG 代谢轻度增高。

三、典型病例

患者女性,58 岁,体检发现右肺下叶后基底段结节 2 个月,肿瘤标记物 CYFRA21-1 略升高(4.26ng/ml)(图 1-5-12)。

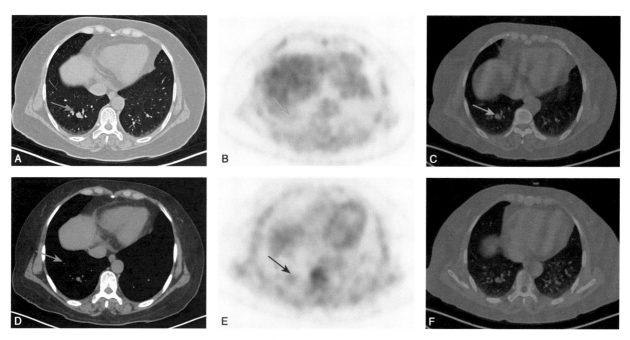

图 1-5-12　右肺下叶后基底段肺硬化性血管瘤 FDG PET/CT 图像

A、D. 分别为轴位肺窗和纵隔窗:右肺下叶后基底段单发小结节,大小约 1.1cm×1.0cm,边缘光滑,其内未见钙化影(绿色箭头);B、C. 分别为 FDG 早期显像的 PET 横断面及 PET/CT 融合图像:右肺下叶后基底段结节,早期显像代谢活性未见增高(蓝色箭头);E、F. 分别为 FDG 延迟显像的 PET 横断面及 PET/CT 融合图像:右肺下叶后基底段结节延迟显像代谢活性较早期显像稍增高(红色箭头)。早期显像 SUVmax 为 0.65,延迟显像 SUVmax 为 1.25。

四、鉴别诊断

（一）肺癌性结节

1. 相似点

（1）肺癌性结节与硬化性血管瘤边界均清晰。

（2）两者 FDG 代谢均可表现早期显像未见增高,延迟显像增高。

2. 鉴别要点

（1）肺癌性结节发病年龄较大,而硬化性血管瘤发病年龄较年轻。

（2）肺癌性结节边缘常伴有毛刺征、分叶征,邻近可见胸膜凹陷征,而硬化性血管瘤边缘多光滑,少见分叶,邻近无胸膜凹陷征。

（3）肺癌性结节 FDG 代谢增高程度一般较高,而肺硬化性血管瘤一般为不增高或轻度代谢增高;但和肺癌性结节难以鉴别的是,延迟显像肺硬化性血管瘤的 FDG 摄取也会进一步增高(图 1-5-13)。

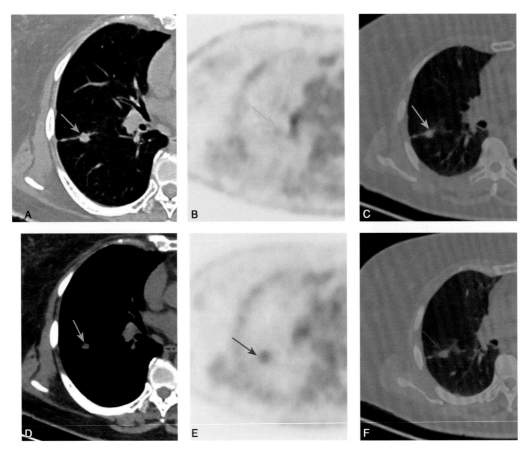

图 1-5-13　右肺下叶前基底段肺浸润性腺癌 FDG PET/CT 图像

患者女性,67 岁,体检发现右肺下叶前基底段结节 1 个月余,无肿瘤标记物检查:A、D. 分别为轴位肺窗和
纵隔窗:右肺下叶前基底段单发小结节,大小约 1.0cm×1.0cm,边缘可见分叶,邻近胸膜可见受牵拉(绿色
箭头);B、C. 分别为 FDG 早期显像的 PET 横断面及 PET/CT 融合图像:右肺下叶前基底段结节,早期显像
代谢活性未见增高(蓝色箭头);E、F. 分别为 FDG 延迟显像的 PET 横断面及 PET/CT 融合图像:右肺下叶
前基底段结节延迟显像代谢活性较早期显像增高(红色箭头)。早期显像 SUVmax 为 0.63,延迟显像
SUVmax 为 1.59。

(二)炎性肉芽肿

1. 相似点

(1)肺部小结节,边界均清楚。

(2)FDG 代谢均可轻度增高。

2. 鉴别要点

(1)炎性肉芽肿边缘可见分叶及毛刺,而 PSH 边缘光滑,少见分叶及毛刺。

(2)炎性肉芽肿 FDG 代谢较 PSH 高,约半数炎性肉芽肿延迟显像的代谢可能较早期显像下降;而
PSH 延迟期 FDG 代谢一般会较早期显像轻度上升(图 1-5-14)。

五、小结

PSH 是一种实质性肿瘤,好发于中年女性,临床一般无症状,常体检发现。PET/CT 上 PSH 常表现为
孤立性肺结节,密度较均匀,边缘多光滑,少见分叶及毛刺,病灶较小时 FDG 代谢稍增高或不增高,病灶较
大时 FDG 代谢可见中度增高,主要与肺癌性结节相鉴别,需要结合 CT 形态学表现和 PET 代谢情况来
鉴别。

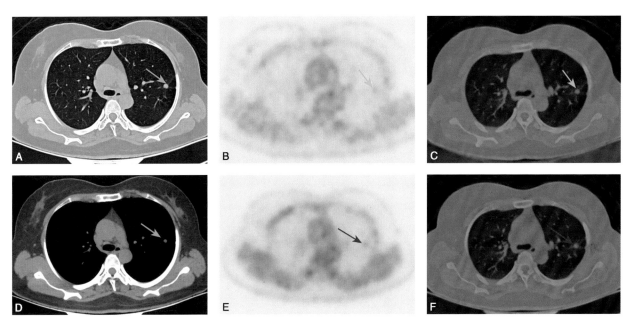

图 1-5-14　左肺上叶炎性肉芽肿 FDG PET/CT 图像

患者女性,45 岁,咳嗽、咳痰 1 个月余:A、D. 分别为轴位肺窗和纵隔窗;左肺上叶胸膜下小结节,大小约 0.8cm×0.8cm,边缘可见细长毛刺,邻近胸膜可见受牵拉(绿色箭头);B、C. 分别为 FDG 早期显像的 PET 横断面及 PET/CT 融合图像;左肺上叶胸膜下小结节,早期显像 FDG 代谢稍增高(蓝色箭头),SUVmax 为 0.75;E、F. 分别为 FDG 延迟显像的 PET 横断面及 PET/CT 融合图像;左肺上叶胸膜下小结节延迟显像 FDG 代谢较早期显像略降低(红色箭头),SUVmax 为 0.50。

（宋天彬　卢洁）

第六节　球　形　肺　炎

一、临床概述

球形肺炎是指在影像学上表现为类圆形、方形或三角形的渗出性炎性病变,是由细菌或病毒引起的急性炎症,以细菌性多见。病变过程中肺结构没有造成损坏、坏死,有别于机化性肺炎、炎性假瘤和球形肺不张。前者经抗感染治疗可以完全吸收或基本吸收,仅遗留少许索条影,而后者抗感染治疗无效。急性炎症表现为发热、咳嗽、咳痰伴血丝、胸痛、上呼吸道感染或感冒史。实验室检查提示白细胞升高、血沉加快。随访观察:2 周至 5 个月病变完全吸收,部分遗留少许索条影。

二、PET/CT 诊断要点

（一）一般诊断点

1. **好发部位**　双下肺背侧,多位于肺野外围,靠近胸膜。
2. **病变大小**　直径多在 3cm 以上,2cm 以下较少见。
3. **病变形态**　病变多呈类圆形、方形或三角形。

（二）CT 诊断点

1. **病变密度**　病灶密度多不均匀,中央密度一般较周围高,钙化少见,偶见空洞、小泡征。
2. **病变边缘**　多数边缘模糊,可见长毛刺。
3. **胸膜改变**　邻近胸膜可见牵拉并局限性增厚,偶尔弥漫性增厚。
4. **淋巴结**　一般无纵隔及肺门淋巴结肿大。

（三）FDG PET 诊断点

病变 FDG 代谢轻度增高。

三、典型病例

患者男性,39 岁,体检发现左肺上叶结节 5 天,肿瘤标记物 NSE 及 CEA 升高(17.49ng/ml 和 8.82ng/ml)(图 1-5-15)。

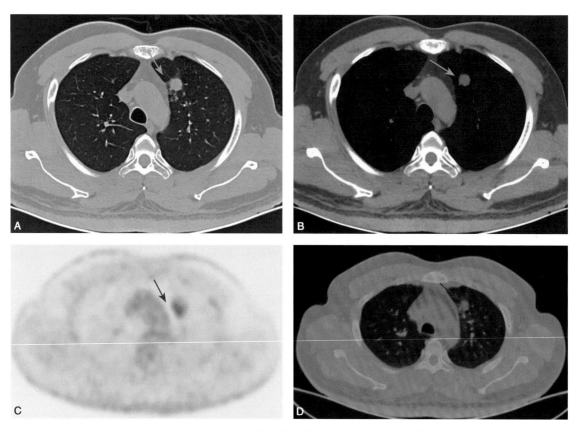

图 1-5-15　左肺上叶前段球形肺炎 FDG PET/CT 图像

A、B. 分别为轴位肺窗和纵隔窗:左肺上叶前段类圆形结节,大小约 1.7cm×1.6cm,CT 值约-4HU,边缘浅分叶,边缘可见磨玻璃影(绿色箭头);C、D. 分别为 FDG PET 显像的横断面及 PET/CT 融合图像:左肺上叶前段类圆形结节,代谢活性稍增高(红色箭头),SUVmax 为 2.90。

四、鉴别诊断

(一)周围型肺癌

1. 相似点

(1)类圆形结节影。

(2)边缘可见分叶及毛刺。

(3)FDG 代谢增高。

2. 鉴别要点

(1)肺癌性结节密度较球形肺炎高,边界清晰,而球形肺炎边界常模糊。

(2)肺癌可伴纵隔及肺门淋巴结转移、肺内外转移,侵犯胸膜或胸膜转移可以伴发胸腔积液,球形肺炎累及邻近胸膜,导致邻近胸膜增厚。

(3)周围型肺癌 FDG 代谢明显增高,而球形肺炎 FDG 代谢一般轻度增高(图 1-5-16)。

(二)结核瘤

1. 相似点

(1)类圆形结节。

(2)病变边缘可见分叶及毛刺。

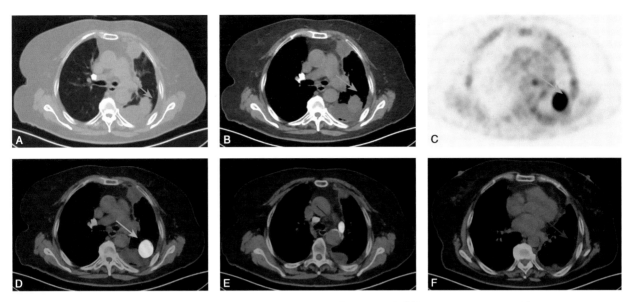

图 1-5-16 左肺上叶尖后段肺癌伴纵隔淋巴结转移、左侧胸膜转移 FDG PET/CT 图像

患者女性,65 岁,左侧胸痛 1 个月余,胸闷、憋气 10 天,肿瘤标记物 CYFRA21-1、CEA 及 CA125 升高(10.08ng/ml、171.3ng/ml 和 51.73ng/ml);A、B. 分别为轴位肺窗和纵隔窗;左肺上叶尖后段类圆形肿块影(绿色箭头),大小约 3.2cm×3.1cm,CT 值约 24HU,边缘浅分叶,边界清晰,左侧胸腔可见积液;C. FDG PET 显像的横断面;D～F. PET/CT 融合图像。图 C 和图 D 示左肺上叶尖后段肿块,边缘可见分叶,代谢活性明显增高(蓝色箭头),SUVmax 为 19.64;图 E 示纵隔 5 区肿大淋巴结,代谢活性明显增高(红色箭头),SUVmax 为 17.08;图 F 示左侧胸膜增厚,代谢活性增高(红色箭头),SUVmax 为 4.27。

(3)直径多<5cm。

2. 鉴别要点

(1)结核瘤好发于上叶尖后段及下叶背段,球性肺炎多位于肺野外围,靠近胸膜。

(2)结核瘤边缘光滑、清晰锐利,球形肺炎边缘模糊。

(3)结核瘤密度较高、不均匀,常伴有钙化,球形肺炎一般无钙化。

(4)结核瘤周围伴有卫星灶及纤维条索,球形肺炎一般无卫星灶。

(5)结核瘤体积较小时 FDG 代谢一般无增高,结核瘤较大时 FDG 代谢可以明显增高,而球形肺炎 FDG 代谢一般轻度增高(图 1-5-17)。

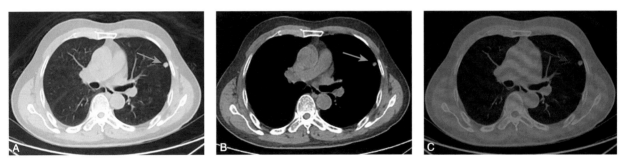

图 1-5-17 左肺上叶前段结核瘤 FDG PET/CT 图像

患者男性,74 岁,体检胸部 X 线发现左肺结节 1 周;A、B. 分别为 CT 轴位肺窗和纵隔窗;左肺上叶前段结节(绿色箭头),边缘清晰,未见分叶及毛刺,大小约 1.0cm×0.9cm;C. FDG PET/CT 显像融合图:病变 FDG 代谢未见增高(红色箭头)(该病例由山西医科大学第一医院郝新忠提供)。

五、小结

球形肺炎是一种特殊的肺炎,形态呈类圆形、方形或三角形,边缘模糊,结合临床发热、咳嗽、咳痰等炎症的病史,应积极抗感染治疗后复查,复查时间要充分。PET/CT 上主要的鉴别诊断疾病包括周围型肺癌、结核瘤、炎性肉芽肿等,而周围型肺癌、结核瘤的边界清晰,结合 FDG 代谢情况也有助于三者之间鉴别,一般情况下 FDG 代谢情况:肺癌>球形肺炎>结核瘤。

(宋天彬 卢洁)

第七节 肺结核瘤

一、临床概述

肺结核瘤又称肺结核球,是肺结核的一种特殊形态,一般不会癌变。肺结核瘤多数由肺部继发结核病灶演变而成,当结核菌数量少、毒力低,而机体变态反应弱、免疫力强时,结核性炎症形成后很快被纤维组织包裹,形成肺结核瘤。该病变一般无传染性,但有可能会复发再感染。该病发病隐匿,症状不典型,部分患者无任何症状,偶尔查体时发现,多有结核感染史和接触史。

二、PET/CT 诊断要点

(一) 一般诊断点

1. 男性多于女性。

2. 多见于上叶尖后段及下叶背段。

3. 形态呈类圆形、椭圆形或不规则形。

4. 病灶密度较均匀,边界清晰。

(二) CT 诊断点

1. 形态直径<4cm 者以圆形、椭圆形多见;直径>4cm 者以不规则形多见,多呈浅分叶或形态不规则,偶尔见较浅分叶,毛刺较少见。

2. 钙化对结核瘤的诊断有实际意义,包括弧形钙化、成层状的环形钙化或弥漫的斑点状钙化影。

3. 结核瘤周围可见卫星灶。

(三) FDG PET 诊断点

1. 病灶较小时 FDG 代谢不增高或轻度增高。

2. 病灶较大时 FDG 代谢明显增高。

三、典型病例

患者女性,65 岁,发热、咳嗽、咳痰 10 余天,体温最高达 38.2℃,CA724(41.19U/ml)、CA125(85.83U/ml)升高(图 1-5-18)。

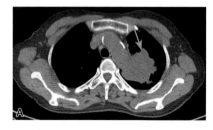 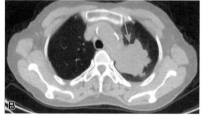 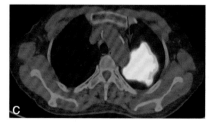

图 1-5-18 左肺上叶尖后段结核病变 FDG PET/CT 图像

A、B. 分别为轴位纵隔窗和肺窗:左肺上叶尖后段不规则肿块影(绿色箭头),边缘可见分叶,大小约 6.2cm×5.7cm×6.7cm,CT 值约 36HU;C. PET/CT 融合图像:左肺上叶尖后段占位,边缘可见分叶,FDG 代谢明显增高(红色箭头),SUVmax 为 14.57(该病例由山西医科大学第一医院郝新忠提供)。

四、鉴别诊断

（一）肺癌

1. 相似点

（1）肿块边缘可见分叶及毛刺。

（2）FDG 代谢增高。

2. 鉴别要点

（1）肺癌伴邻近支气管截断,肺结核无支气管截断。

（2）肺癌可伴纵隔及肺门多发淋巴结转移。

（3）肺癌可侵犯邻近胸膜,伴胸腔积液,而结核瘤无邻近胸膜受累。

（4）肺癌 FDG 代谢较结核瘤高（图 1-5-19）。

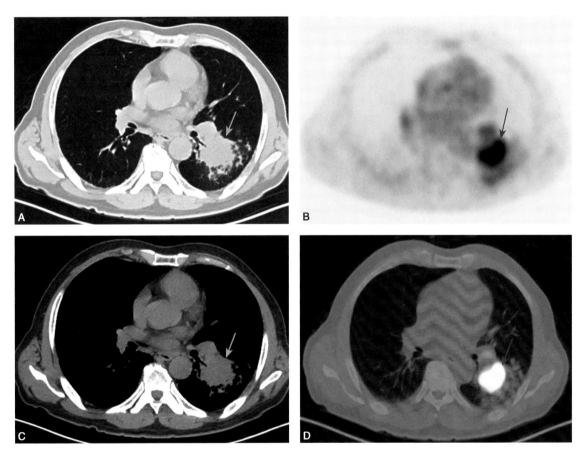

图 1-5-19　左肺下叶肺癌伴左肺门淋巴结转移 FDG PET/CT 图像

患者男性,63 岁,咳嗽、咳痰 5 个月,痰中带血 2 周,CYFRA21-1 增高（4.96ng/ml）:A、C. 分别为轴位肺窗和纵隔窗:左肺下叶肿块影(绿色箭头),边缘可见分叶及毛刺,周围可见磨玻璃影及微结节影,伴左肺下叶支气管截断,肿块范围约 4.6cm×3.8cm×4.6cm,CT 值约 30HU;B、D. 分别为 FDG PET 横断面、PET/CT 融合图:左肺下叶肿块影,FDG 代谢明显增高(红色箭头),SUVmax 为 10.32。

（二）肺炎性假瘤

1. 相似点

（1）肺部结节,边界清晰,病变较大时边缘可见分叶。

（2）FDG 代谢增高。

2. 鉴别要点

（1）肺炎性假瘤边缘可见"刀切征""桃尖征",而结核瘤常呈类圆形。

（2）炎性假瘤边缘可见磨玻璃影，而结核瘤边界清晰。

（3）炎性假瘤一般周围无卫星灶，结核瘤周围常有卫星灶。

（4）FDG 代谢增高情况两者表现存在重叠之处，故对两者无重要的鉴别价值（图 1-5-20）。

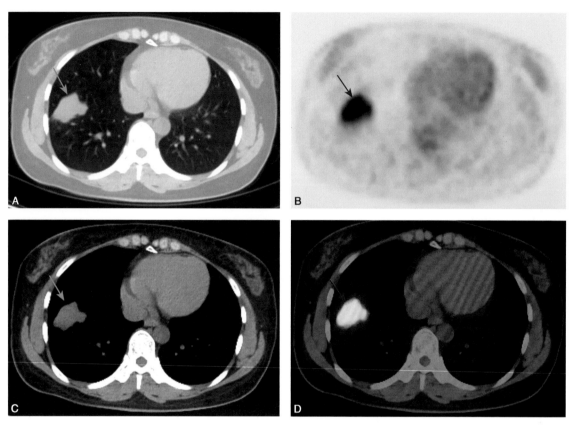

图 1-5-20　右肺下叶肺炎性假瘤 FDG PET/CT 图像

患者女性，31 岁，咳嗽并痰中带血 1 周。胸部 CT：右肺下叶占位。肿瘤标志物：CA125、SCC、CA50、CA724、NSE、Cy21-1、PSA 在正常范围。PPD（-）。PET/CT：A、C. 分别为轴位肺窗和纵隔窗：右肺下叶结节影（绿色箭头），边缘可见刀切征，肿块范围约 2.2cm×2.8cm×2.6cm，CT 值约 30HU；B、D. 分别为 FDG PET 横断面、PET/CT 融合图：右肺下叶肿块影，代谢明显增高（红色箭头），SUVmax 为 10.16（该病例由山西医科大学第一附属医院郝新生提供）。

五、小结

　　肺结核瘤属于肺部的一种良性肿瘤，肿瘤内常可见钙化灶，病灶周围可见卫星灶，体积较大时边缘可见分叶，病灶体积大小及病理类型不同，其 FDG 摄取不同，较大的病灶 FDG 代谢较高，主要需要与肺癌及其他炎性肉芽肿性病变如炎性假瘤相鉴别。

（宋天彬　卢洁）

第八节　肺孤立性纤维瘤

一、临床概述

　　孤立性纤维性肿瘤（solitary fibrous tumor，SFT）是一种交界性肿瘤，其中大部分的 SFT 被认为是良性肿瘤，仅有少数表现出恶性的特征。SFT 瘤体内常含有丰富的纤维组织，常可见透明样变性、黏液样变性。SFT 可发生在全身多种部位，如四肢、头颈部、胸部、纵隔、心包、腹膜后和腹腔，以胸部最为常见，好发在组织的浆膜层。该病患者一般无特异临床症状，但可引起伴副肿瘤综合征，如杵状指（趾）、骨关节病、低血糖等。低血糖多发生于瘤体巨大者，平均直径为 20cm 左右，当病变直径>10cm、与周围组织关系密切者，应考虑恶性 SFT 的可能。SFT 瘤体完整切除后,症状一般可消失。病理学免疫组化检查显示 Vimentin、CD34 阳性、S-100 阴性,为其重要的诊断依据。目前手术完整切除是治疗 SFT 的首要手段,本节介绍良性 SFT 的 PET/CT 影像学表现及鉴别要点。

二、PET/CT 诊断要点

（一）一般诊断点

1. 肺内单发实性肿块,轮廓光整。

2. 边缘可见浅分叶。

（二）CT 诊断点

1. 形态、大小　病变体积一般较大,呈类圆形肿块影,边界光滑、清晰。

2. 密度　肿瘤体积较小时密度可较均匀;肿瘤较大时密度常不均匀,其内伴囊变、坏死,肿瘤体积越大,囊变、坏死的区域越大。

（三）FDG PET 诊断点

1. 良性病变实性部分 FDG 代谢轻度增高。

2. 当 SFT 的 SUV>2.5,提示为恶性病变的可能。

三、典型病例

患者男性,57 岁,干咳、气短 1 年余。当地医院胸部 X 线片提示右下肺肿块。胸部 CT 提示右肺下叶肿块,恶性肿瘤不除外。为明确病变性质行 PET/CT 检查(图 1-5-21)。

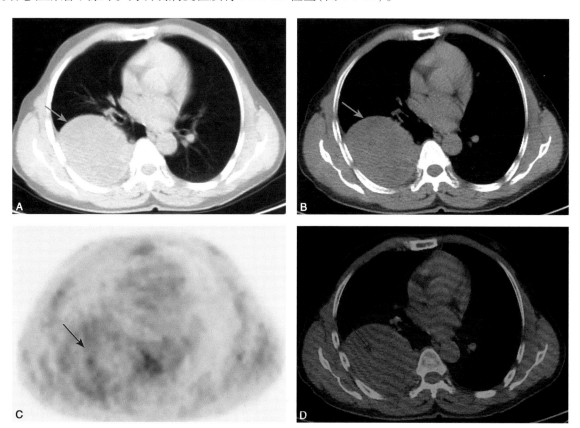

图 1-5-21　右肺下叶良性孤立性纤维瘤 FDG PET/CT 图像

A、B. 分别为轴位肺窗和纵隔窗:右肺下叶肿块影,大小约 8.8cm×8.3cm×7.9cm,CT 值为 25~45HU,边缘光滑(绿色箭头);C、D. 分别为 FDG PET 显像的横断面及 PET/CT 融合图像:右肺下叶肿块影,实性部分代谢活性稍增高(红色箭头),SUVmax 为 1.5(该病例由山西医科大学第一附属医院郝新生提供)。

四、鉴别诊断

（一）肺间叶组织来源恶性肿瘤（肺肉瘤）

1. 相似点

（1）肺内占位,体积较大。

（2）边界清晰。

2. 鉴别要点

（1）肺间叶组织来源恶性肿瘤 FDG 代谢明显增高,良性孤立性纤维瘤 FDG 代谢轻度增高。

（2）肺间叶组织来源恶性肿瘤伴发纵隔及肺门淋巴结转移。

（3）侵犯邻近胸膜、胸壁及肋骨,伴胸膜转移（图 1-5-22）。

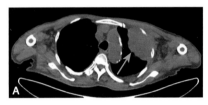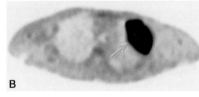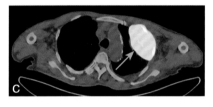

图 1-5-22　左肺上叶肺肉瘤 FDG PET/CT 图像

患者男性,84 岁,左侧胸痛 1 个月余:A. 轴位纵隔窗:左肺上叶胸膜下肿块影,侵犯邻近胸膜及肋骨,大小约 6.2cm×4.0cm,CT 值约 36HU,边缘光滑（绿色箭头）;B、C. 分别为 FDG PET 显像的横断面及 PET/CT 融合图像:左肺上叶肿块影,代谢活性明显增高（蓝色箭头）,SUVmax 为 26.34。

五、小结

肺内 SFT 病变往往体积较大、边界光滑,良性 SFT 实性部分 FDG 代谢轻度增高,肿瘤越大,越容易出现囊变、坏死,病变 FDG 代谢>2.5 时,应该考虑恶性 SFT 的可能。主要需要与其他肺内间叶组织来源恶性肿瘤,尤其是肺肉瘤相鉴别,肺肉瘤可以侵犯邻近胸膜及胸壁组织,结合病变 FDG 明显高代谢的情况,可以有效鉴别。

（宋天彬　卢洁）

第九节　肺肌上皮瘤

一、临床概述

肺肌上皮瘤亦称支气管肌上皮瘤,是一种起源于气管及支气管黏膜下腺体的唾液腺型肿瘤,十分罕见,多见于中老年女性,临床无症状或表现为咳嗽、咯血、胸痛、发热等。症状与其病变所在部位密切相关,如肿瘤侵犯支气管,可出现痰中带血或咯血;侵犯较大的支气管,则可出现气促、呼吸困难等;肿瘤如有累及胸膜,可出现胸痛。由于症状出现较早,本病发现时体积多较小。由于临床症状及胸部影像无特征性表现,确诊需借助组织病理学检查。肺肌上皮瘤有良恶性之分,本节介绍良性肺肌上皮瘤的表现,目前关于肺良性原发肌上皮瘤的影像学报道较少,尤其是 PET/CT 方面。

二、PET/CT 诊断要点

（一）一般诊断点

1. 多见于中老年女性。

2. 肺内孤立性结节,边界清晰。

（二）CT 诊断点

1. 部位　多位于肺下叶，以右肺多见，可分布于血管旁、支气管旁。

2. 形态　类圆形，边界清晰，边缘无分叶及毛刺。

3. 密度　密度均匀。

（三）FDG PET 诊断点

FDG 代谢增高：以往个案报道良性肺肌上皮瘤为轻度增高，而本节的典型病例中为明显增高。

三、典型病例

患者男性，72 岁，体检发现左肺上叶尖后段纵隔旁结节（图 1-5-23）。

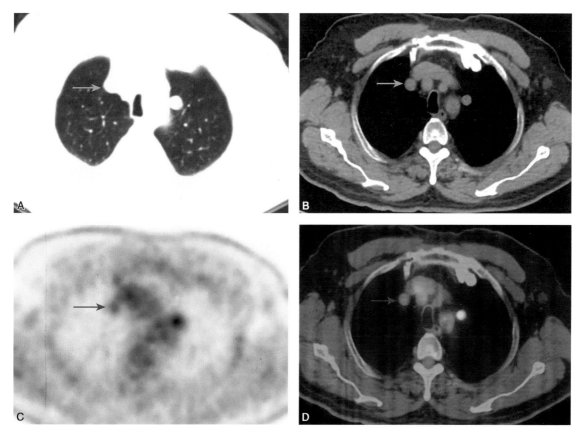

图 1-5-23　左肺上叶尖后段肌上皮瘤 FDG PET/CT 图像

A、B. 分别为轴位肺窗和纵隔窗：左肺上叶尖后段类圆形结节（绿色箭头），大小约 1.7cm×1.4cm，CT 值约 47HU，边缘光滑；C、D. 分别为 FDG PET 横断面及 PET/CT 融合图像：左肺上叶前段类圆形结节，代谢活性增高（红色箭头），SUVmax 为 3.8（该病例由中国医学科学院北京协和医学院肿瘤医院郑容提供）。

四、鉴别诊断

（一）炎性肉芽肿

1. 相似点

（1）类圆形结节及肿块，边界清晰。

（2）可分布于血管旁、支气管旁。

2. 鉴别要点

（1）炎性肉芽肿多表现为边界清楚，边缘可见分叶及毛刺，而肌上皮瘤边界清晰、光滑。

（2）炎性肉芽肿内部可见钙化，而肌上皮瘤少见钙化。

（3）炎性肉芽肿 FDG 代谢未见增高或轻度增高，而肌上皮瘤 FDG 代谢可见明显增高（图 1-5-24）。

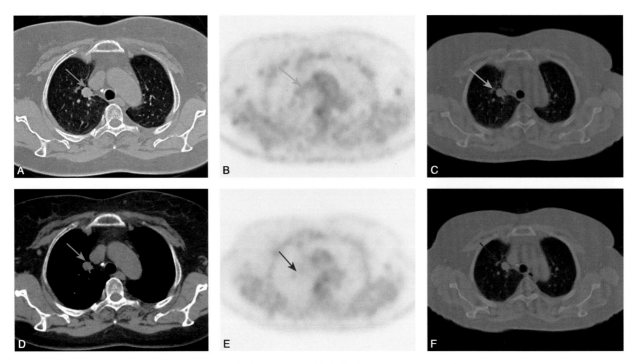

图 1-5-24　右肺上叶尖段炎性肉芽肿 FDG PET/CT 图像

患者女性,67 岁,体检发现右肺上叶尖段占位 2 个月:A、D.分别为轴位肺窗和纵隔窗:右肺上叶尖段结节(绿色箭头),大小约 1.6cm×1.5cm,CT 值约 24HU,边缘光滑,其内未见钙化影;B、C.分别为早期显像的 FDG PET 横断面及 PET/CT 融合图像:右肺上叶尖段结节,早期显像代谢活性未见增高(蓝色箭头),SUVmax 为 1.09;E、F.分别为延迟显像的 FDG PET 横断面及 PET/CT 融合图像:右肺上叶尖段类楔形占位延迟显像代谢活性仍未见增高(红色箭头),SUVmax 为 0.77。

（二）球形肺炎

1. 相似点

（1）类圆形结节。

（2）FDG 代谢轻度增高。

2. 鉴别要点

（1）球形肺炎边界模糊,而肺良性肌上皮瘤边界清晰。

（2）球形肺炎邻近胸膜可增厚,而肺良性肌上皮瘤一般无邻近胸膜改变。

（3）球形肺炎 FDG 代谢轻度增高,而肺良性肌上皮瘤 FDG 代谢明显增高(见图 1-5-15 和图 1-5-23)。

（三）周围型肺癌

1. 相似点

（1）类圆形结节,边界清晰。

（2）FDG 代谢均可以明显增高。

2. 鉴别要点

（1）肺癌性结节的病变可短期内增大,而肺良性肌上皮瘤大小一般随时间变化不大。

（2）肺癌性结节边缘容易出现分叶及毛刺,而肺良性肌上皮瘤边缘光滑。

（3）肺癌性结节容易侵犯邻近胸膜,并出现胸膜牵拉,而肺良性肌上皮瘤一般无邻近胸膜改变。

（4）肺癌可伴纵隔及肺门淋巴结转移及肺内转移,侵犯胸膜容易出现一侧胸腔积液(见图 1-5-2)。

五、小结

肺肌上皮瘤非常罕见,有良恶性之分,本节主要介绍肺良性肌上皮瘤的表现,PET/CT 上表现为肺部孤立性结节,边界清晰,边缘光滑,FDG 代谢增高,本节的典型病例中 FDG 代谢明显增高,而以往病例报道肺良性肌上皮瘤的 FDG 代谢为轻度增高,最终确诊有赖于病理学检查。肺良性肌上皮瘤影像学上需要与肺内炎性肉芽肿、球形肺炎及周围型肺癌鉴别,最主要需要与周围型肺癌鉴别,CT 特点为重要的鉴别依据。

（宋天彬　卢洁）

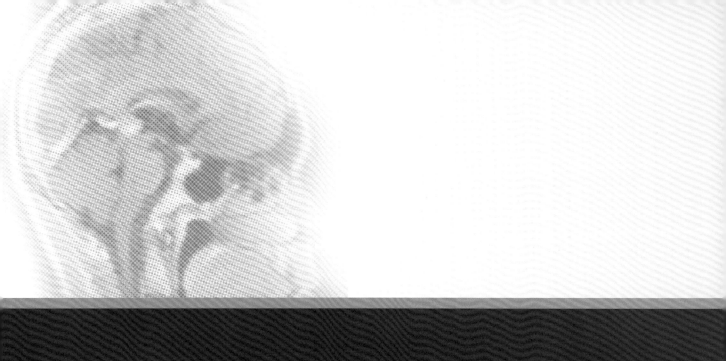

第二篇

纵隔肿瘤PET/CT

第一章 总 论

一、概述

纵隔位于胸廓的中央,上自胸腔入口,下达膈肌,左右以纵隔胸膜,前后以胸骨和胸椎为界。胸骨角水平以上的区域称为上纵隔。心包前称为前纵隔,心包所在处称为中纵隔,心包脊柱之间称为后纵隔。纵隔内组织和器官较多,结构复杂,因此纵隔区内肿瘤种类繁多。大多数病因仍不清楚,部分肿瘤因为异位细胞或组织种植到纵隔腔,异常增生而成肿瘤。这些肿瘤多数为良性,但有恶变的可能。常见的纵隔肿瘤各有其好发部位,这对临床诊断有参考意义。一般而言,纵隔肿瘤阳性体征不多,其症状与肿瘤大小、部位、生长方式、质地、性质等有关。良性肿瘤生长缓慢,可生长到相当大尚无症状或很轻微。与之相反,恶性肿瘤侵犯程度高,进展迅速,可在较小时便出现症状。

二、病理分类

纵隔肿瘤的种类很多,以胸腺来源肿瘤、生殖细胞肿瘤、神经源性肿瘤、间叶来源肿瘤居多。据上海市胸科医院报道的 1 228 例纵隔肿瘤中,以胸腺瘤最为常见,其次为神经源性肿瘤和畸胎瘤,其他如囊肿、胸内甲状腺、支气管囊肿相对少见。常见纵隔肿瘤一般有其好发部位,根据肿块所在部位、形状进行分析,对诊断有一定意义,常可推测肿瘤的类别。根据肿瘤的形态与密度可大致区分良、恶性表现,分叶状及边缘不规则常为恶性表现;边缘锐利、光滑、密度均匀的圆形或椭圆形块影多为良性表现。畸胎类肿瘤的密度可不均匀,内含骨骼或牙。沿肿块边缘的弧形或环形钙化说明肿块为囊肿性病变或实质性肿瘤已有瘤性退行性变。注意肿瘤与周围器官的关系,对研究肿瘤的位置和来源有重要意义。起源于甲状腺的肿瘤可随吞咽动作而上下移动;气管旁的肿瘤常压迫气管使其变窄、移位。肿瘤邻近骨骼处,可出现边界整齐的压迫性骨质缺损,这是良性肿瘤的表现,侵蚀性骨质破坏是恶性肿瘤的征象。

三、临床特点

纵隔肿瘤是临床胸部常见疾病,包括原发性肿瘤和转移性肿瘤。原发性纵隔肿瘤包括位于纵隔内各种组织结构所产生的肿瘤和囊肿。转移性肿瘤较常见,多数为淋巴结的转移,纵隔淋巴结转移病变多见于原发性肺部恶性肿瘤。肺部以外者则原发于食管、乳房和腹部的恶性肿瘤最为常见。纵隔肿瘤部分病例可无明显临床症状,或仅有胸骨后不适感及隐痛。肿瘤体积较大时会压迫或侵犯纵隔内的重要脏器而产生相应的临床症状,例如:

1. **呼吸道症状** 气促、干咳、胸闷、胸痛。大多数恶性肿瘤侵入骨骼或神经时,则疼痛剧烈。咳嗽常为气管或肺组织受压所致,咯血较少见。

2. **神经系统症状** 由于肿瘤压迫或侵蚀神经产生各种症状,如肿瘤侵及膈神经,可引起呃逆及膈肌运动麻痹;肿瘤侵犯喉返神经,可引起声音嘶哑;交感神经受累时,可产生 Horner 综合征;肋间神经侵蚀时,可产生胸痛或感觉异常;肿瘤压迫脊神经,可引起肢体瘫痪。

3. **感染症状** 如囊肿破溃或肿瘤感染影响到支气管或肺组织时,则出现一系列感染症状。

4. **压迫症状** 压迫上腔静脉,导致面部、颈部和上胸部水肿及静脉怒张。压迫神经,可有膈肌麻痹、声音嘶哑、肋间神经痛及交感神经受压征象。压迫食管或气管,可出现气急或吞咽困难等症状。

5. **特殊症状**　畸胎瘤破入支气管,患者咳出皮脂物及毛发。支气管囊肿破裂与支气管相通,表现有支气管胸膜瘘症状。极少数胸内甲状腺肿瘤的患者,有甲状腺功能亢进症状。胸腺瘤的患者,有时伴有重症肌无力症状。

四、检查手段

随着断层影像技术的发展,MRI 及 CT 在纵隔肿瘤的诊断、治疗过程中发挥着越来越重要的作用。CT 扫描能够精确地显示病变的位置、大小、形态、密度及其与邻近组织结构的关系,判断病变是囊性、实性、有无脂肪或钙化,是否浸润周围组织或伴随肺、胸膜、心包、骨性胸口等病变,在活检前提供可靠的鉴别诊断信息,从而避免对血管性病变进行活检而导致大出血,以及避免对应直接手术切除的肿瘤做不必要的活检。对术前判断肿瘤的可切除性,指导制定合理的治疗计划,是否需要术前辅助性放疗或不宜手术治疗等具有重要意义。应根据各病例的特点调整 CT 扫描技术方案,为排除血管性肿物、观察肿块的血供状态须行增强扫描;对疑为畸胎类肿瘤者,应在肿块局部加做薄层 CT 扫描,以便检出脂质类成分,帮助定性诊断。

MRI 无辐射性,软组织对比度高,不需注射对比剂就能显示血管,可任意轴面成像,显示囊变成分等方面优于 CT 扫描。一些囊液黏稠、蛋白含量高或为出血性的囊肿,其 CT 扫描表现可为软组织密度而导致误诊为实性肿物,在 MRI 的 T_2 加权像上为均匀高信号,可与实性肿物区分。MRI 对鉴别治疗后纤维化或(复发)残留肿瘤亦优于 CT。MRI 能良好地显示血管性病变及某些特殊部位,例如气管隆嵴下、主肺动脉窗、臂丛、脊柱旁肿瘤;其缺点是不能显示钙化,显示少量的脂质类成分结构亦不如 CT 扫描。MRI 成像费时、价格昂贵,且有幽闭恐惧症、不能长时间平卧的患者是 MRI 的绝对禁忌证。MRI 是二线的释疑手段,不宜作为纵隔肿瘤的常规检查方法。

五、PET/CT 技术及应用

(一) PET/CT 技术

^{18}F-FDG 是目前临床应用最广泛的葡萄糖代谢显像剂,其结构类似于葡萄糖,反映机体内细胞的葡萄糖摄取过程。[18]F-FDG PET/CT 图像采集:患者空腹 4~6 小时,在安静环境中休息 10~15 分钟,经静脉注射 3.7~5.5MBq(0.10~0.15mCi)/kg(儿童酌减)[18]F-FDG 后安静休息 45~60 分钟,再开始采集图像。检查前嘱患者排尿,摘除配饰、金属异物等,取仰卧位,自然放松。调整床上、下位,将患者置于视野中心,双臂上举,采集期间保持体位不动。CT 的管电流为 60~100mAs,管电压为 120kV,螺距≥1.0,矩阵为 512×512,扫描方式为螺旋扫描。CT 图像用于随后 PET 衰减校正。PET 采用三维发射采集,1.5~3min/床位,采集总床位数视患者身高,依据 CT 定位扫描而定;矩阵(128×128)~(256×256);床位重叠 25%~30%,采集模式为 3D。

(二) PET/CT 应用

PET/CT 将功能与代谢等分子信息与解剖影像相融合,一次显像可获得全身各方位的断层图像,可一目了然地了解全身整体状况,达到早期发现病灶和诊断疾病的目的。PET/CT 诊断纵隔肿瘤要从病变的部位、大小、数量、毗邻关系以及示踪剂代谢水平等诸多要点出发,以满足临床要求为目的,进行综合判断。纵隔肿瘤大都为实体瘤,PET/CT 一方面能够准确定位并显示病变与周围结构的位置关系、判断邻近器官是否受侵,另一方面能通过测量病变示踪剂代谢水平对其进行定性诊断。此外,对于淋巴结以及远处器官的评估,也是 PET/CT 独一无二的优势。一般情况下,良性肿瘤在[18]F-FDG PET/CT 图像上显示为质地均匀、边界清晰的结节或肿块,多呈轻微代谢(同纵隔血池相仿或略高);恶性病变常表现为密度不均、边界不清、浸润生长、侵犯周围结构等特征,呈异常高代谢。例如本篇第二章列举胸腺瘤与恶性胸腺癌,前者多为良性或低度恶性,呈边界清楚的类圆形病变,伴轻度代谢;后者为恶性侵袭性肿瘤,浸润性生长、中心坏死、异常高代谢。此外,[18]F-FDG PET/CT 可精确地指导活检部位,对高代谢病变进行穿刺活检,阳性率将大大提高。使用 PET/CT 融合图像对病变进行放疗靶区的勾画可提高放疗计划的治疗精度,在准确杀死肿瘤细胞的同时,能有效降低邻近健康组织的辐照剂量。虽然 PET/CT 具有高灵敏度及高特异性,但其仍有一定的局限性。例如,在判断肿瘤的良恶性时,感染性病变和肉芽肿性疾病因为呈异常高代谢而被误判为恶性肿瘤;在判断肿瘤组织来源时,恶性胸腺瘤与淋巴瘤、纵隔型肺癌等有时很难鉴别。罕见疾病以及常见疾病的罕见影像表现仍是 PET/CT 诊断纵隔肿瘤的难点。

（麻广宇　杨晖　徐白萱　王瑞民）

第二章 胸腺来源肿瘤

一、临床概述

胸腺瘤起源于胸腺上皮细胞,是最常见的前上纵隔肿瘤,占胸腺肿瘤的95%。该疾病任何年龄均可发病,多见于50~60岁,发病率在性别上未见差别。临床起病隐匿,通常无明显症状,一半的病例由健康查体偶然发现。常见的临床症状包括咳嗽、胸痛、气喘、疲惫或胸腔压迫症状。20%~30%的病患以副肿瘤综合征症状表现。依照不同的临床表现,大致可分为非侵袭性与侵袭性两类。非侵袭性胸腺瘤有完整包膜,可手术切除根治;侵袭性胸腺瘤容易侵犯附近组织,很难单纯以手术方式将肿瘤与邻近组织完全分离。胸腺瘤大多向纵隔胸壁转移,偶尔向胸部以外脏器转移。

胸腺瘤分为A、B、C共3大类型,包括AB型,其中B型进一步分为B1、B2、B3型,C型为胸腺癌。胸腺瘤的诊断主要依靠影像学检查。胸腺瘤最常用的临床分期系统是日本Masaoka医师提出的Masaoka-Koga分期,共分4期。手术是胸腺瘤治疗的基本方法。对于Ⅱ期以上的胸腺瘤,尤其是未完全切除的浸润性胸腺瘤,行术后放疗可减少复发率,明显提高5年生存率。化疗在预防浸润型胸腺瘤术后复发方面也有一定价值。肿瘤分期和手术切除的完整性是胸腺瘤的主要预后因素。一般认为,A、AB和B1型胸腺瘤预后良好。术中或病理诊断为部分浸润周围的肿瘤具备恶性肿瘤的生物学特征,术后易复发和发生转移。而伴随症状也是不可忽略的重要因素之一,伴有重症肌无力的患者预后明显较好。

胸腺癌其发病率低于胸腺瘤,但比胸腺瘤具有侵袭性,同时容易转移至胸膜、肺内、骨骼及肝脏,预后较差。胸腺癌好发于45~60岁,男女比例约为1.3:1。胸腺癌很少伴随副肿瘤综合征。常见临床症状为咳嗽、胸痛、膈神经麻痹、上腔静脉阻塞或远处转移引起的不适。组织分类包括低度恶性及高度恶性两类,低度恶性包括鳞状细胞癌、黏膜类上皮癌及基底细胞癌;高度恶性包括类淋巴上皮癌、类肉瘤癌、小细胞癌与未分化癌。

二、PET/CT 诊断要点

(一) 一般诊断点

1. **发病年龄** 中老年,无明显性别倾向。
2. **临床症状** 大多隐匿性起病。
3. **病变部位** 前上纵隔,多偏向一侧。

(二) CT 诊断点

1. **病变形态** 非侵袭性胸腺瘤呈实质性肿块,圆形、椭圆形或不规则形,边缘光整,与纵隔结构之间具有明确的脂肪间隙。侵袭性胸腺瘤及胸腺癌可见分叶,边缘不规则。
2. **病变密度** 非侵袭性胸腺瘤密度及强化均匀。侵袭性胸腺瘤及胸腺癌常见囊变、出血、坏死及钙化,增强扫描中度不均匀强化,灶内囊变、坏死不强化。
3. **病变周围结构** 非侵袭性胸腺瘤与周围结构分界清晰。侵袭性胸腺瘤及胸腺癌可侵犯周围大血管、纵隔胸膜、心包及脂肪组织。

（三）FDG PET 诊断点

1. **病变 FDG PET 代谢**　非侵袭性胸腺瘤轻至中度放射性摄取。侵袭性胸腺瘤及胸腺癌放射性摄取显著不均匀增高。

2. **病变周围结构**　非侵袭性胸腺瘤周围结构放射性摄取未见异常。侵袭性胸腺瘤及胸腺癌可侵犯周围大血管、纵隔胸膜、心包及脂肪组织，引起周围结构放射性摄取增高。

三、典型病例

病例 1　患者女性，38 岁，无明显诱因出现上睑下垂。病理：穿刺组织内见上皮样短梭形细胞，内见散在淋巴细胞浸润。免疫组化：CK（+），TDT（-），CD20（散在+），CD5（淋巴细胞+），CD117（-），Ki-67（+<20%）。结合免疫组化结果考虑为胸腺瘤，以 AB 型或 A 型胸腺瘤的可能性大（图 2-2-1，视频 2-2-1）。

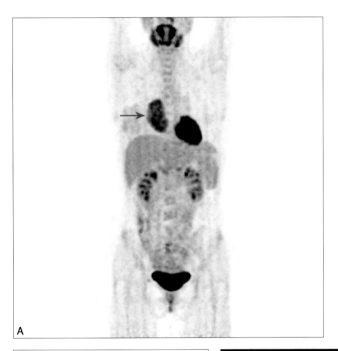

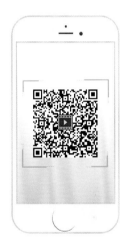

视频2-2-1　纵隔胸腺瘤 FDG PET MIP 图

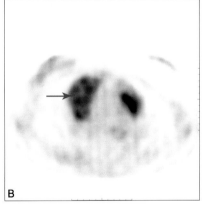
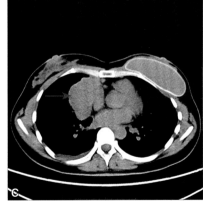
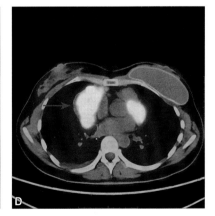

图 2-2-1　纵隔胸腺瘤 FDG PET/CT 图像

A. FDG PET MIP 图；B. PET 横断面；C. CT 横断面；D. PET/CT 融合图像（病变为箭头所示）。右前纵隔分叶状软组织密度肿块，与心包及大血管分界不清，放射性摄取不均匀增高，SUVmax 为 6.5。

病例 2　患者女性，67 岁，查体发现前纵隔占位。病理：（前纵隔）胸腺瘤，B1 型，肿瘤破碎，大小分别为 2.5cm×2.2cm×1.5cm 和 3cm×1.5cm×1cm，间质纤维组织显著增生伴玻璃样变性，局部坏死，伴泡沫细胞聚集及钙化，肿瘤分块送检，无法判定包膜、切缘状况。肿瘤周围脂肪内见萎缩的胸腺组织（图 2-2-2，视频 2-2-2）。

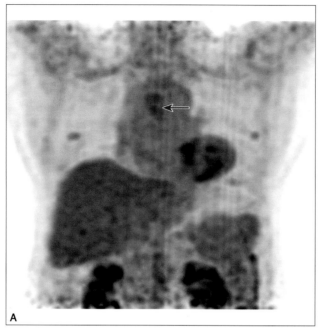

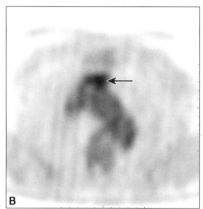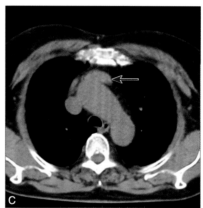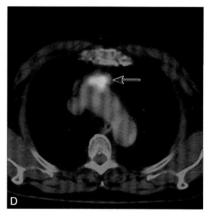

图 2-2-2　纵隔胸腺瘤 FDG PET/CT 图像

A. FDG PET MIP 图;B. PET 横断面;C. CT 横断面;D. PET/CT 融合图像(病变为箭头所示)。前上纵隔软组织密度肿块,边界清,大小约为 2.4cm×1.0cm×2.8cm,放射性摄取增高,SUVmax 为 3.41。

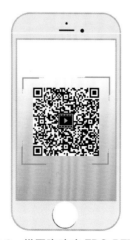

视频 2-2-2　纵隔胸腺瘤 FDG PET MIP 图

病例3　患者女性,52岁,胸部疼痛伴咳嗽、咳痰,痰中带血。病理:(前纵隔)低分化鳞癌。免疫组化P63、CK及P40均(+),TTF-1、CD56、Syn、CD5及LCA均(−)(图2-2-3,视频2-2-3)。

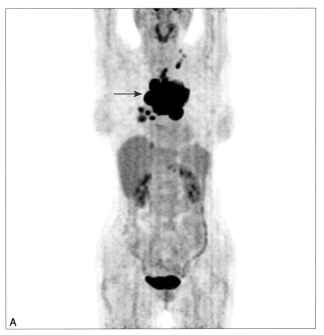

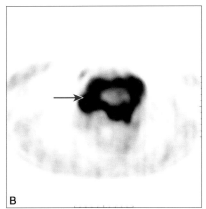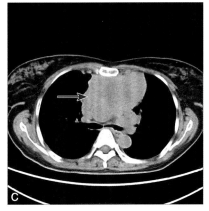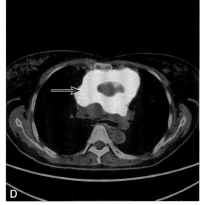

图2-2-3　纵隔胸腺鳞癌 FDG PET/CT 图像

A. FDG PET MIP图;B. PET横断面;C. CT横断面;D. PET/CT融合图像(病变为箭头所示)。纵隔内多发混杂密度影,大者位于前纵隔,最大横截面积约为5.9cm×7.8cm,中心放射性分布稀疏,周边部分成环形浓聚,SUVmax为4.3。双肺多发高代谢结节,纵隔、左侧肺门及肝门区多发高代谢淋巴结,以上所述均考虑转移。

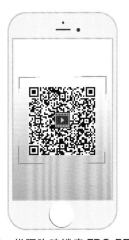

视频2-2-3　纵隔胸腺鳞癌 FDG PET MIP 图

四、鉴别诊断

（一）胸腺增生

1. 相似点

（1）均定位于胸腺,胸腺体积可增大。

（2）无侵犯周围结构征象。

（3）增生区域放射性摄取轻至中度增高。

2. 鉴别要点

（1）胸腺增生好发人群相较胸腺瘤年轻,女性多见。

（2）病变内密度均匀,无明显囊变、坏死、出血、钙化或混杂密度影。

（3）胸腺体积可以不增大(图 2-2-4,视频 2-2-4)。

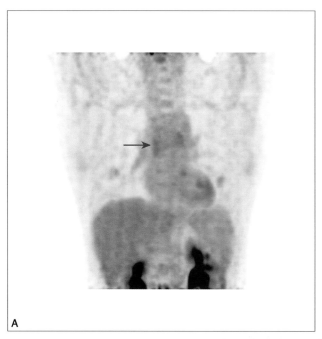

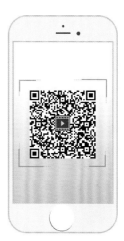

视频2-2-4　纵隔胸腺组织
增生 FDG PET MIP 图

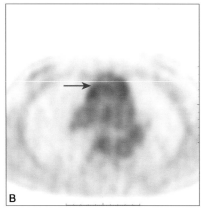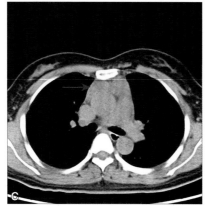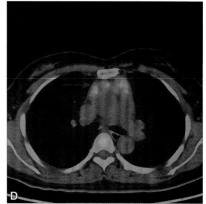

图 2-2-4　纵隔胸腺组织增生 FDG PET/CT 图像

患者女性,42 岁,查体发现前纵隔不规则肿物:A. FDG PET MIP 图;B. PET 横断面;C. CT 横断面;D. PET/CT 融合图像(病变为箭头所示)。前上纵隔软组织密度影,范围约 3.7cm×2.7cm,病变不均匀放射性摄取增高,SUVmax 为 2.9,病变后缘与升主动脉分界清晰。病理:(前纵隔)胸腺组织增生,散在淋巴滤泡形成,小叶间的间质纤维化,散在钙化,大小7cm×5.5cm×2cm。免疫组化:CK5/6(上皮+),P40(上皮+),CK19(上皮+),P63(上皮+),CD5(胸腺细胞+),CD99(+),CD1a(-),TDT(-),CD20(B 淋巴细胞+),CK(上皮+),CK20(几个上皮细胞+),Bcl-2(+,生发中心-),Ki-67(20%+,生发中心 80%+)。

（二）淋巴瘤

1. 相似点

（1）结节硬化型霍奇金淋巴瘤好发于前上纵隔。

（2）病灶为融合而成的结节性肿块，CT 表现为软组织密度，增强扫描强化不均，轻至中度强化。

2. 鉴别要点

（1）以中青年发病为主，可有发热、乏力等症状。

（2）病变内无明显囊变、坏死、出血、钙化或混杂密度影。

（3）病变放射性摄取显著增高。

（4）大多数患者在颈部及纵隔其他区域伴有淋巴结肿大并放射性摄取增高（图 2-2-5，视频 2-2-5）。

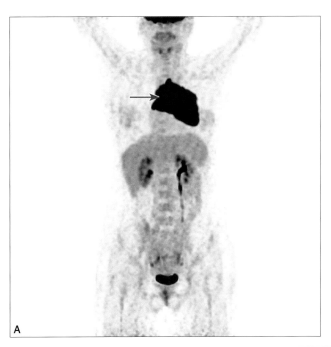

视频2-2-5　纵隔淋巴瘤 FDG PET MIP 图

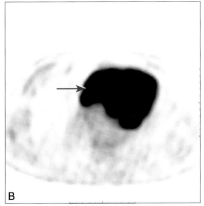
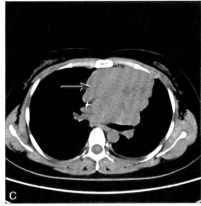
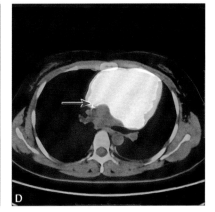

图 2-2-5　纵隔淋巴瘤 FDG PET/CT 图像

患者女性，28 岁，左胸部胀痛伴咳嗽、咳痰 2 个月余：A. FDG PET MIP 图；B. PET 横断面；C. CT 横断面；D. PET/CT 融合图像（病变为箭头所示）。左侧前上纵隔见软组织密度肿块，内密度不均，边缘不规整放射性摄取异常增高，SUVmax 为 22.4，邻近结构受压移位。病理：（纵隔）小细胞恶性肿瘤，考虑为 B 细胞性淋巴瘤。免疫组化：CD3（T 细胞+），CD20（+），CD30（−）。

（三）生殖细胞肿瘤

1. 相似点

（1）好发于前纵隔。

（2）临床常无症状，隐匿发病。

（3）软组织密度占位，膨胀生长，边缘清晰。

2. 鉴别要点

（1）常发生于青少年男性。

（2）病变形态部分不规则。多数病变成分混杂，密度不均。钙化、骨骼、脂肪成分并存为其特征性影像表现。

（3）良性畸胎瘤放射性摄取减低，恶性畸胎瘤放射性摄取显著不均匀增高。

（四）神经内分泌肿瘤

1. 相似点

（1）定位于前纵隔。

（2）少部分患者无临床症状。

（3）软组织密度占位，膨胀生长。

2. 鉴别要点

（1）男性多见，年龄无差异。

（2）形态不规则，内部密度不均匀，常发生囊变及坏死，常见不同形态钙化。

（3）轻至中度不均匀强化，肿瘤内坏死区域不强化。

（4）病变可侵犯周围结构，可出现淋巴结及胸壁转移、瘤栓形成。

（5）放射性摄取显著不均匀增高，坏死区域摄取减低。周围侵犯结构放射性摄取增高。

五、小结

胸腺瘤是前上纵隔常见的肿瘤，起源于胸腺组织，好发于 50~60 岁年龄群，临床症状不典型，可伴发重症肌无力等症状。影像学表现为前上纵隔实性占位病变，依据肿瘤的恶性程度，其形态及密度、强化方式、放射性摄取差异较大。CT 是常规评价胸腺瘤的影像学方法，PET/CT 可以为临床提供更有效的信息，尤其是术前判断肿瘤与周围结构关系及分期，以及术后检测复发及转移情况。

第二节　胸腺神经内分泌肿瘤

一、临床概述

胸腺神经内分泌肿瘤（neuroendocrine tumor，NET）又称胸腺类癌瘤，是伴有神经内分泌分化的原发性胸腺肿瘤。在原发性胸腺恶性肿瘤中，NET 最少见，占胸腺肿瘤的 2%~5%。发病人群男性多于女性，男女发病率之比为 3:1，发病年龄差异较大（16~97 岁）。

胸腺神经内分泌肿瘤多位于前纵隔，少数可侵犯中纵隔或后纵隔。患者临床表现无特异性，约 30% 的患者可无症状，由胸部影像学查体发现。肿瘤进展期患者可或多或少表现与胸腺神经内分泌肿瘤有关的症状与体征，原发肿瘤可引起咳嗽、胸痛、气促、乏力、发热等。肿瘤胸内扩展可引起声音嘶哑、上腔静脉综合征等症状。胸腺神经内分泌肿瘤非转移性胸外表现包括库欣综合征、肥大性骨关节病、抗利尿激素异位分泌综合征等。

WHO 将胸腺神经内分泌肿瘤分成两大类：①分化较好的胸腺神经内分泌瘤，包括典型、不典型类癌；②分化较差的胸腺神经内分泌肿瘤，包括大细胞癌、小细胞癌。除上述两类之外，另有一些不常见的组织学变异亚型，如嗜酸细胞类癌、梭形细胞类癌、色素类癌、黏液类癌、血管瘤样类癌、类癌合并淀粉样基质、类癌合并肉瘤样变。

手术是胸腺神经内分泌肿瘤的主要治疗方式,可以改善患者症状,延长患者生存时间。术前诱导放化疗可以提高手术切除率。术后对于切除不完全及分期较晚的肿瘤,辅助放疗或放化疗可减少肿瘤局部复发风险,但其对于提高远期生存价值有限。神经内分泌肿瘤多表达生长抑素受体,使用生长抑素类药物如奥曲肽等可治疗增生较慢的存在内分泌功能的肿瘤。

胸腺神经内分泌肿瘤中远期生存较好,其生存与组织学亚型、肿瘤分化程度、肿瘤切除范围、切除完全性、肿瘤 Masaoka 分期、是否合并内分泌症状、术后辅助治疗等存在一定相关性。

二、PET/CT 诊断要点

(一)一般诊断点

1. **发病年龄**　无特异性,男性居多。

2. **定位于前纵隔**,少数可侵犯中纵隔或后纵隔。

3. **临床症状**　患者临床表现无特异性,少数患者可无症状。进展期临床症状与肿瘤压迫或内分泌功能有关。

(二)CT 诊断点

1. **病变部位**　前上纵隔。

2. **病变形态**　恶性程度高,生长迅速,边缘不规则,体积较大。

3. **病变密度**　内部密度不均匀,常发生囊变及坏死,常见不同形态钙化。

4. **增强扫描**　轻至中度不均匀强化,少数出现显著强化,部分病变增强后可见不规则强化减低区,考虑为肿瘤内坏死或相对乏血供。

5. **周围结构**　肿瘤多沿大血管间隙呈浸润性生长,包绕侵犯纵隔大血管,常可见上腔静脉内癌栓形成。部分肿瘤可直接侵犯前胸壁软组织及骨质结构。

6. **转移情况**　多数患者伴纵隔淋巴结转移。

(三)FDG PET 诊断点

1. **病变 FDG PET 代谢**　放射性摄取显著不均匀增高,坏死区域摄取减低。

2. **病变周围结构**　浸润及侵犯结构放射性摄取增高。病变周围常见转移性淋巴结,放射性摄取增高。

三、典型病例

患者男性,41 岁,发现脸变圆,面部痤疮 10 个月(图 2-2-6,视频 2-2-6)。

病理:(胸腺)中-低分化神经内分泌肿瘤,肿瘤大小为 6.5cm×6cm×4.5cm 及 3.8cm×3cm×2cm,核分裂象计数为 9 个/10HPF,肿瘤侵犯被膜及脂肪组织。送检(胸腺右下极及心包脂肪垫,胸腺左下极及心包脂肪垫)镜下为脂肪组织,局部呈瘤样增生,并可见脂母细胞。送检(胸腺右上极淋巴结及胸腺左上极淋巴结)可见神经内分泌肿瘤,肿瘤大小分别为 1.2cm×1cm×0.5cm、2cm×1.5cm×0.6cm,并可见血管内瘤栓。免疫组化:CD20(-),CD5(-),CD56(+),CK(+),Ki-67(+30%),CK19(+),ACTH(局灶细胞+),P63(-),TDT(-),CgA(+),Syn(+)。

四、鉴别诊断

(一)侵袭性胸腺瘤及胸腺癌

1. **相似点**

(1)均定位于前上纵隔。

(2)病变体积较大,恶性征象显著,侵犯周围结构。

(3)病变异质性较强,密度及放射性摄取不均匀增高,常发生囊变及坏死,常见不同形态钙化。

(4)增强扫描轻-中度强化,坏死囊变区域不强化。

2. **鉴别要点**

(1)侵袭性胸腺瘤及胸腺癌好发于中老年,性别无显著差异。

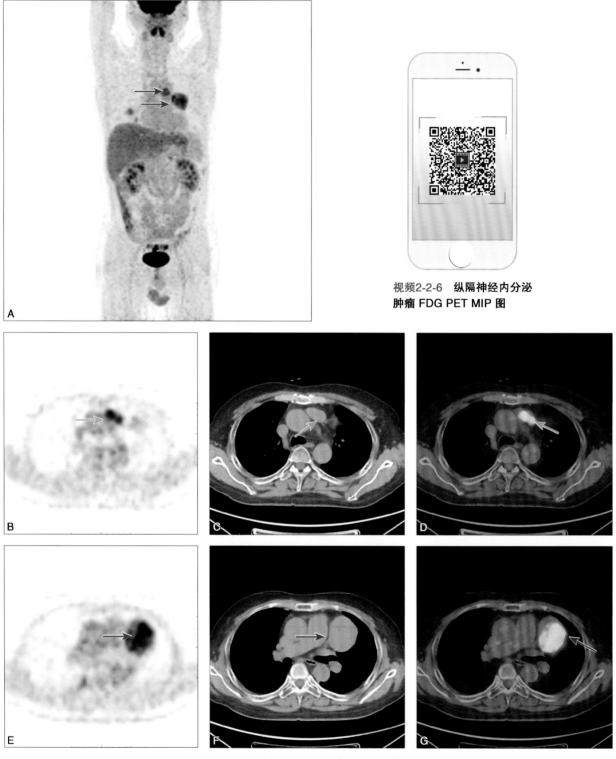

视频2-2-6 纵隔神经内分泌
肿瘤 FDG PET MIP 图

图 2-2-6 纵隔神经内分泌肿瘤 FDG PET/CT 图像

A. FDG PET MIP 图;B. PET 横断面;C. CT 横断面;D. PET/CT 融合图像;E. PET 横断面;F. CT 横断面;G. PET/CT 融合图像(病变为箭头所示)。纵隔可见软组织密度结节及肿块,大者约 4.8cm×5.9cm×4.3cm,放射性浓聚,SUVmax 为 8.5。

（2）临床症状不典型,无神经内分泌症状(图 2-2-7)。

（二）淋巴瘤

1. 相似点

（1）好发于前上纵隔。

（2）软组织密度肿块。

（3）增强扫描强化不均,轻-中度强化。

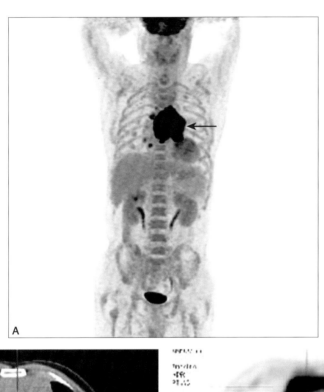

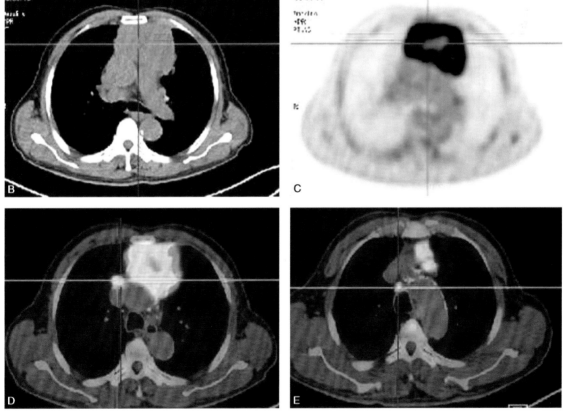

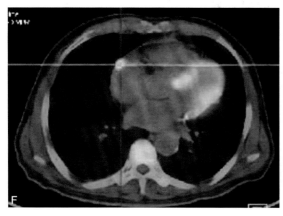 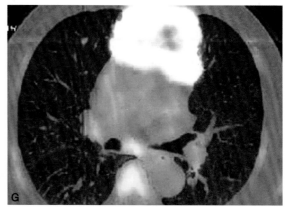

图 2-2-7 胸腺小细胞癌 FDG PET/CT 图像

患者男性,73 岁,咳嗽、咳痰伴胸痛 4 天入院,左侧胸前区钝痛,无放射痛,予抗感染治疗后略有缓解。实验室检查:NSE 370ng/ml。PET/CT:A. 体部 FDG PET MIP 前位:前纵隔原发病灶呈不规则团块状代谢活性明显增高灶,大小约 8.3cm×5.2cm×7.2cm,SUVmax 为 22.9,并可见多个代谢活性增高的转移灶;B、C. 分别为 CT、PET 横断面:胸腺小细胞癌原发灶表现为前纵隔不规则肿块,其代谢活性明显增高,中央有代谢活性缺损的坏死区(十字交叉),肿块紧贴大血管,脂肪间隙消失;D~G. PET/CT 融合图像横断面:图 D 和图 E 为代谢活性明显增高的纵隔淋巴结转移(十字交叉),图 F 和图 G 分别为代谢活性明显增高的心包转移灶和代谢活性增高的肺转移灶。

胸腺小细胞癌非常罕见;由于恶性度较高,通常发现时原发病变都比较大,表现为位于前上纵隔的肿块,部分原发病灶位于纵隔其他区域,如纵隔气管隆嵴下等;易侵犯周围组织如心包、胸膜等,侵犯、推压邻近大血管、气管;易发生纵隔淋巴结和远端转移。

X 线及 CT 诊断点:X 线正位片可见明显纵隔增宽,但病变很小时可无异常,侧位片可见前纵隔高密度影;CT 影像表现较多恶性肿瘤的征象,如肿块较大,形态不规则,密度不均匀,边界多较清楚,常发生囊变及坏死,肿块内也可有斑点状钙化灶;增强扫描呈不均匀明显持续强化;CT 上肿瘤浸润性生长时病灶边界欠清,脂肪间隙消失,上腔静脉、支气管受压变形,可包绕大血管,常伴有纵隔淋巴结肿大。

FDG PET 诊断点:胸腺小细胞恶性程度高、分化低,原发病灶通常呈不规则团块状或结节状代谢活性明显增高,中央代谢活性减低、缺损的坏死区域常见;由于原发病灶的代谢活性明显增高,病灶和正常组织之间对比度高,有利于鉴别肿块是否侵犯相邻脏器;转移淋巴结的代谢活性也明显增高,纵隔淋巴结转移多为首发转移淋巴结;远端转移病灶的代谢活性通常也明显增高。

胸腺小细胞癌主要与发生于前中纵隔的其他恶性肿瘤鉴别,如恶性淋巴瘤、生殖细胞肿瘤、侵袭性胸腺瘤及其他类型胸腺癌(本病例由北京医院陈学涛、姚稚明提供)。

2. 鉴别要点

(1) 中青年发病为主,可有发热、乏力等症状。

(2) 病变内无明显囊变、坏死、出血、钙化或混杂密度影。

(3) 病变放射性摄取显著增高。

(4) 大多数患者在颈部及纵隔其他区域伴有淋巴结肿大并放射性摄取增高(图 2-2-8,视频 2-2-7)。

(三) 生殖细胞肿瘤

1. 相似点

(1) 好发于前纵隔。

(2) 临床常无症状,隐匿发病。

(3) 软组织密度占位,膨胀生长。

(4) 病变形态部分不规则。多数病变成分混杂,密度不均。

2. 鉴别要点

(1) 常发生于青少年男性。

(2) 钙化、骨骼、脂肪成分并存为其特征性影像表现。

(3) 良性畸胎瘤放射性摄取减低,恶性畸胎瘤放射性摄取显著不均匀增高(图 2-2-9,视频 2-2-8)。

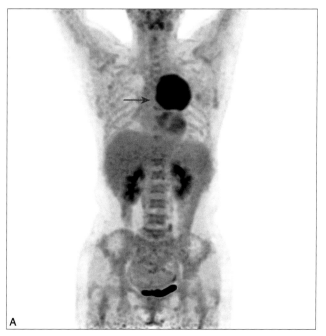

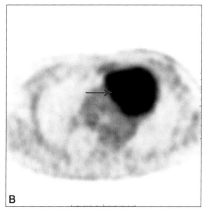
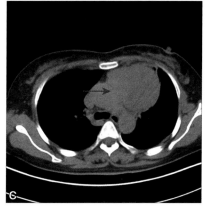
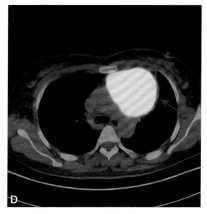

图 2-2-8　纵隔淋巴瘤 FDG PET/CT 图像

患者女性,47 岁,间断发热 4 个月,偶有咳嗽,咳少量白痰,胸部 X 线检查提示左肺门肿块影:A. FDG PET MIP 图;B. PET 横断面;C. CT 横断面;D. PET/CT 融合图像(病变为箭头所示)。左前纵隔软组织密度肿块,长径约 8.9cm,放射性摄取异常增高,SUVmax 为 11.4。病理:(纵隔穿刺物)淋巴组织增生性病变,背景中可见变性的胶原,其间可见异型的大细胞,考虑为经典型霍奇金淋巴瘤,结节硬化型。免疫组化:CD3(T 细胞+),CD20(B 细胞+),CD30(+),CD15(部分+),Ki-67(+25%~50%),BOB-1(-),OCT-2(+),CD21(+),CD23(FDC+),CD10(局灶+),Bcl-6(-),PAX5(大细胞+),MPO(局灶+)。

视频 2-2-7　纵隔淋巴瘤 FDG PET MIP 图

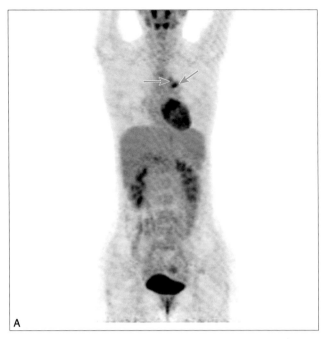

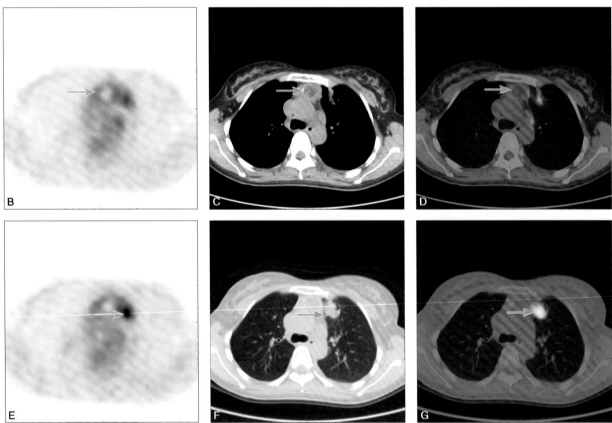

图 2-2-9　纵隔畸胎瘤 FDG PET/CT 图像

患者女性,28 岁,发作性胸痛伴气短 1 个月:A. FDG PET MIP 图;B. PET 横断面;C. CT 横断面;D. PET/CT 融合图像;
E. PET 横断面;F. CT 横断面;G. PET/CT 融合图像(病变为箭头所示)。前纵隔不规则混杂密度影,边界不清,CT 值为
-10~68HU,并可见钙化,伴不均匀性放射性浓聚,SUVmax 为 2.5。左肺上叶前段不规则软组织密度影,与纵隔病变相
连,放射性浓聚,SUVmax 为 4.8。病理:(前纵隔)囊性成熟性畸胎瘤,肿瘤大小为 5cm×3cm×2cm。局部囊壁衬覆鳞状上
皮增生、破溃,囊壁内角化物沉积、炎性肉芽组织增生。瘤旁见残存胸腺组织。(左上叶)肺组织慢性炎,间质纤维化,肺
泡上皮增生,肺泡腔内大量组织细胞及异物巨细胞反应、纤维栓子形成。特殊染色结果:PAS(-)。

视频 2-2-8　纵隔畸胎瘤 FDG PET MIP 图

五、小结

　　胸腺神经内分泌肿瘤是少见的前纵隔高度恶性肿瘤,临床症状依据肿瘤进展程度差异较大。影像学表现为前上纵隔较大体积占位,密度混杂,灶内可见不同类型钙化。肿瘤恶性征象较为明显,瘤周大多可见浸润或侵犯周围结构的征象。常规影像学定位及定性诊断难度不大,PET/CT 可以补充病变对周围结构的侵犯及远处转移情况。

（党浩丹　李灿　徐白萱　王瑞民）

第三章 生殖细胞肿瘤

原发性纵隔生殖细胞肿瘤(primary mediastinal germ cell tumors,PMGCTs)较为少见,占纵隔肿瘤的10%~15%,占生殖细胞肿瘤(germ cell tumors,GCTs)的2%~5%。性腺外GCTs通常发生于身体中线部位,如纵隔、中枢神经系统、后腹膜及骶尾部等,其中纵隔是性腺外GCTs最常发的部位,绝大多数发生于前纵隔,少数在后纵隔。PMGCTs好发于青年男性,临床症状无特殊,多为肿瘤侵犯压迫纵隔内器官所致,如胸痛、胸闷、咳嗽、咯血、发热等,偶有进食梗阻感、体重下降、Horner综合征及上腔静脉综合征等。

PMGCTs病理类型主要包括畸胎瘤、精原细胞瘤、胚胎性癌、内胚窦瘤、绒毛膜癌及混合型生殖细胞肿瘤,其中畸胎瘤相对多见,而其他类型则比较罕见。胚胎性癌及绒毛膜癌主要作为混合GCTs的成分而存在。AFP、β-HCG等标志物的检测对纵隔生殖细胞肿瘤的诊断、疗效评估、复发监测及预后等有重要意义。手术是PMGCTs最重要且必要的治疗方法,必要时辅以术后放、化疗。精原细胞瘤对放、化疗极其敏感,预后明显好于非精原细胞瘤性恶性生殖细胞肿瘤。纵隔非精原细胞瘤生长快、恶性度高,大部分患者诊断时已有远处转移,并且对放疗相对不敏感,预后较差。

第一节 畸 胎 瘤

一、临床概述

畸胎瘤是指源于2个或3个胚层的生殖细胞肿瘤,分为成熟性和非成熟性,绝大多数为成熟囊性畸胎瘤,约占95%。该病常发生于卵巢(单侧常见)及睾丸,性腺外生殖细胞肿瘤通常发生于纵隔、骶尾部及腹膜后,偶见于颅内、颈部及胃肠道,其中纵隔是性腺外生殖细胞肿瘤最常见的发生部位。纵隔畸胎瘤占纵隔肿瘤的20%~30%,绝大多数位于前纵隔,偶见于中后纵隔。患者通常无明显症状,多数病例是偶然发现或肿瘤逐渐增大而压迫邻近器官所致,在胸部表现为咳嗽、胸痛及呼吸困难等;在腹部表现为腹部包块、腹部逐渐增大、腹痛不适等。

成熟囊性畸胎瘤可见于任何年龄,腹部病例常见于育龄期妇女,胸部病例男性更多见。成熟囊性畸胎瘤属于良性肿瘤,恶变率低(<2%)。成熟囊性畸胎瘤壁厚,含有成熟外胚层组织,囊内常见脂肪、头发、皮脂样物质及钙化/骨化等。

未成熟畸胎瘤属于少见的恶性肿瘤,常见于20岁以下的幼儿及青少年,男性多见。其包含了成熟和未分化成熟的组织,通常为外胚层的神经上皮组织,原始神经管组织呈菊花团样排列是其最特征性的表现。AFP较成熟囊性畸胎瘤明显升高。体积较大,呈浸润性生长,侵及周围组织,肿瘤生长快,常侵犯心包、肺和大血管,可转移至纵隔淋巴结、肺、肝和骨组织。大多表现为混杂密度实性肿块,病灶内几乎均有多发散在钙化灶和脂质,与成熟畸胎瘤不同,通常不含有牙齿、骨骼等发育较成熟的成分。

由于畸胎瘤绝大多数为成熟囊性畸胎瘤,所以本文主要阐述了成熟囊性畸胎瘤的PET/CT影像表现。

二、PET/CT 诊断要点

（一）一般诊断点

1. 男性多见,可见于任何年龄。

2. 一般位于前纵隔,偶见于中后纵隔。

（二）CT 诊断点

1. 多呈类圆形,包膜完整,边界清楚。

2. 壁厚,密度不均,囊变区多发且大小不同。

3. 绝大多数病变内可见脂肪成分和/或钙化成分。

（三）FDG PET 诊断点

成熟囊性畸胎瘤中实性成分一般葡萄糖代谢轻中度升高,囊变区代谢活性低于实性部位,甚至表现为代谢缺损。

三、典型病例

患者女性,37 岁,体检发现纵隔占位 1 个月(图 2-3-1,视频 2-3-1)。

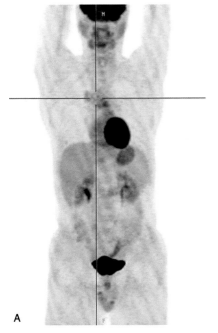

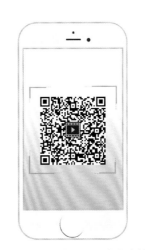

视频2-3-1　前上纵隔成熟囊性畸胎瘤 FDG PET MIP 图

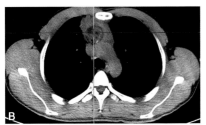
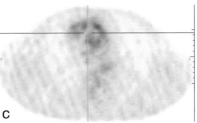
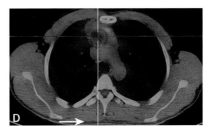

图 2-3-1　前上纵隔成熟囊性畸胎瘤 FDG PET/CT 图像

A. FDG PET MIP 图:纵隔内病变,FDG 摄取不均匀轻度增高(十字交叉);B. 横断面 CT 图像:前上纵隔非均质肿块,边界清晰,壁厚薄不均,内见多发大小不等囊变区,含脂肪及钙化;C. 横断面 PET 图像:病变实性成分 FDG 摄取强度增高,SUVmax 为 2.7,囊变区摄取稀疏或缺损;D. PET/CT 融合图像横断面。

四、鉴别诊断

胸腺瘤

1. 相似点

（1）均可见良性及恶性肿瘤。

（2）均好发于前上纵隔，通常边界清晰。

（3）均可发生囊变。

2. 鉴别要点

（1）胸腺瘤的囊变一般范围较大；畸胎瘤通常为大小不同的囊性区，部分可见分隔样改变，囊性区成分一般较复杂，含有囊液、毛发、皮脂腺等。

（2）胸腺瘤通常密度较均匀，无明显分隔，部分可见壁结节（见图 2-2-1）；畸胎瘤通常密度不均匀，可见分隔，囊壁厚度不均。

（3）葡萄糖代谢：非侵袭性胸腺瘤为代谢轻中度增高，与成熟囊性畸胎瘤类似，而侵袭性胸腺瘤代谢一般显著不均匀增高，并引起周围结构放射性摄取增高（图 2-3-2，视频 2-3-2）。

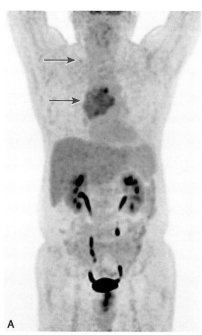

视频2-3-2　胸腺鳞癌伴右锁骨区
淋巴结转移 FDG PET MIP 图

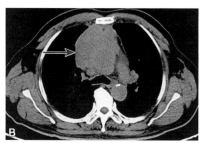
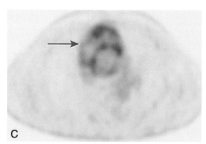
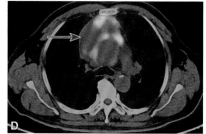

图 2-3-2　胸腺鳞癌伴右锁骨区淋巴结转移 FDG PET/CT 图像

患者男性，70 岁，确诊前纵隔鳞癌 1 周；A. FDG PET MIP 图：纵隔内及右锁骨上区异常高代谢病变（红色箭头）；B. 横断面 CT 图像：纵隔内非均质肿块，与心包及大血管分界不清，内见大片状囊变区；C、D. 分别为横断面 PET 图像、PET/CT 融合图像横断面：肿块实性部分葡萄糖代谢不均匀增高，SUVmax 为 8.1，囊变区葡萄糖代谢减低或缺损。

五、小结

畸胎瘤分为成熟性和非成熟性,绝大多数为成熟囊性畸胎瘤,胸部成熟性畸胎瘤好发于男性,绝大多数位于前上纵隔,边界清晰,内见多发大小不等囊变区,实性部分^{18}F-FDG 摄取轻中度增高。成熟囊性畸胎瘤需与纵隔内其他囊性病变进行鉴别。

第二节　精原细胞瘤

一、临床概述

原发性的精原细胞瘤发生于生殖腺外者比较罕见,可见于纵隔、后腹膜及松果体等处,肿瘤的组织发生仍不明确,一般认为是起源于胚胎发育时期的一些原始生殖细胞在移行至生殖嵴的过程中发生迷走于生殖腺外的精原细胞。位于纵隔者以转移性精原细胞瘤为多。原发性纵隔精原细胞瘤呈低度恶性,好发于前纵隔,占所有纵隔肿瘤的 1%~5%,发病年龄多见于 20~40 岁,发病绝大多数为男性,也有报道发生于女性。病理表现:肿瘤镜下见瘤细胞单个散在分布,部分松散聚集,细胞大,圆形,胞质透明、少到中等量,界限清楚,核大、圆,核深染,可见核分裂象,其间夹杂大量淋巴细胞。免疫组化:胎盘碱性磷酸酶(placental alkaline phosphatase,PLAP)阳性。

肿瘤临床表现无特异性,常表现为胸痛、胸闷、呼吸困难、上腔静脉综合征等。少部分病例 β-HCG 轻度升高。由于纵隔精原细胞瘤少见,其治疗没有标准化,病变可局限,可侵犯,也可无侵犯或存在转移。因此,多数治疗与睾丸精原细胞癌一样,多提倡综合治疗及个体化治疗。该肿瘤多为对放疗及化疗敏感的低中度恶性肿瘤,故为放化疗可治愈的肿瘤之一。一般认为,术前确认可完整切除、体积较小的病灶可考虑根治性肿瘤切除,手术后可以辅助放、化疗以防止复发。文献报道,以顺铂为基础的联合化疗治疗原发性纵隔精原细胞瘤,治愈率近 90%。

二、PET/CT 诊断要点

(一)一般诊断点

1. 好发年龄为 20~40 岁。
2. 多数为单发孤立病灶。
3. 好发于前纵隔。
4. 临床表现无特异性,常表现为胸痛、胸闷、呼吸困难、上腔静脉综合征等。少部分病例 β-HCG 轻度升高。

(二)CT 诊断点

1. 多发生在前纵隔,可沿大血管间隙向四周呈浸润性生长,累及中、上纵隔,肿块形态不规则,显示出肿块向四周浸润生长的恶性肿瘤特性。
2. 肿瘤生长缓慢,发生部位隐匿,故肿块发现时体积常较大,可向四周浸润生长。
3. 肿瘤内部密度不均匀,常有坏死、囊变,钙化少见。
4. 邻近大血管周围脂肪间隙消失及上腔静脉综合征,但此并非纵隔原发性精原细胞瘤的特异性间接征象。
5. 可侵犯纵隔胸膜、心包,导致纵隔胸膜呈"波浪状""锯齿样""小结节样"改变,可伴心包、胸腔积液;可有淋巴结转移等现象。

(三)FDG PET 诊断点

纵隔原发性精原细胞瘤 FDG PET 常表现为 FDG 摄取不均匀性增高。在纵隔原发性精原细胞瘤病变中的囊变或坏死区域,代谢活性往往低于肿块的其余部位,甚至表现为代谢缺损。

三、典型病例

患者男性,49 岁,胸闷、憋气,前胸部静脉曲张,右颈部肿胀逐渐加重 6 天(图 2-3-3,视频 2-3-3)。

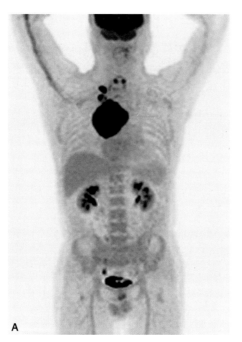

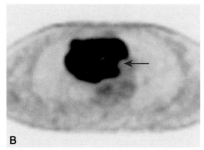 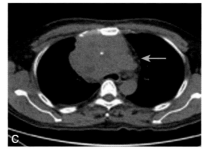 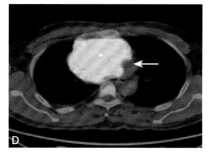

图 2-3-3 纵隔原发性精原细胞瘤 FDG PET/CT 图像

A. FDG PET MIP 图:前上纵隔代谢活性明显增高,为单发病变(绿色箭头);B. 横断面 PET 图像:肿块内放射性摄取不均匀(红色箭头),这提示由于该软组织肿块较大,其内部可能存在坏死或囊变,导致局部放射性摄取减低;C. 横断面 CT 图像:前上纵隔不规则软组织密度肿块影,边界清,内可见钙化灶,大小约 104mm×80mm×95mm(蓝色箭头);D. 横断面 PET/CT 融合图像:前上纵隔软组织肿块的代谢活性明显增高,SUVmax 为 19.1(白色箭头)。

视频 2-3-3 纵隔原发性精原细胞瘤 FDG PET MIP 图

病理:(纵隔)穿刺组织大部分坏死,其间见少许残存的恶性肿瘤细胞,瘤细胞为中等至大的淋巴样细胞,核深染。免疫组化结果倾向生殖细胞肿瘤,考虑为精原细胞瘤。供诊断组织极少,建议结合临床。免疫组化:CD3(T 细胞+),CD20(灶状+),CK(个别细胞+),LCA(淋巴细胞+),CD30(-),PAX-5(-),Syn(-),

CD10(+),PLAP(+),D2-40(+),CD117(-),EMA(-)。

四、鉴别诊断

（一）侵袭性胸腺瘤

1. 相似点

（1）均常呈不规则软组织肿块,内部可出现坏死区,可伴形态不一的钙化。

（2）均常向周围结构侵犯。

2. 鉴别要点

（1）侵袭性胸腺瘤好发于前上纵隔,而纵隔原发性精原细胞瘤多发生在前纵隔。

（2）侵袭性胸腺瘤患者多大于 40 岁,可伴有重症肌无力及低钾血症,而纵隔原发性精原细胞瘤好发年龄为 20~40 岁。

（3）侵袭性胸腺瘤血清 β-HCG 水平正常,而纵隔原发性精原细胞瘤少部分病例 β-HCG 轻度升高。

（4）侵袭性胸腺瘤出血和钙化常见,而纵隔原发性精原细胞瘤出血和钙化少见(图 2-3-4)。

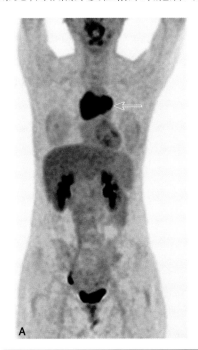

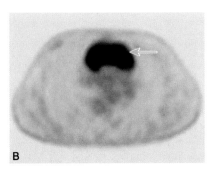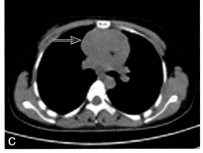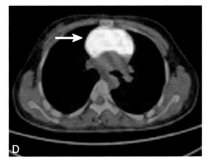

图 2-3-4　纵隔侵袭性胸腺瘤 FDG PET/CT 图像

患者女性,26 岁,体检发现前纵隔肿物 3 天：A. FDG PET MIP 图：前纵隔代谢活性明显增高(绿色箭头)；B. 横断面 PET 图像：肿块放射性摄取显著增高(蓝色箭头),病变内部未见坏死或囊变；C. 横断面 CT 图像：前纵隔软组织密度肿块影,边界尚清晰,CT 值约 51HU(红色箭头)；D. 横断面 PET/CT 融合图像：前纵隔软组织肿块的代谢活性明显增高,SUVmax 为 9.3(白色箭头)。病理：(前纵隔)肿瘤呈结节状生长,可见纤维性分隔,淋巴细胞背景下见肿瘤性上皮样细胞呈散在及实片状生长,可见坏死。结合免疫组化结果,符合胸腺瘤的诊断,大部分为 B2 型,少部分为 B3 型,肿瘤大小为 8cm×8cm×5cm,并侵犯被膜。周围胸腺组织呈分叶状,可见胸腺小体。免疫组化：CD30(-),CD117(-),CD34(血管+),CD15(-),Ki-67(85%+),PAX-5(散在+),CD5(+),CK19(上皮样细胞+),CK5(上皮样细胞+),EMA(-),CD3(+),CD20(+),TDT(淋巴细胞+),CD1a(淋巴细胞+),CD68(散在+)。

（二）胸腺癌

1. 相似点

（1）两者均表现为大的、轮廓不规则的软组织肿块，肿块内部可有低密度坏死区。

（2）均可出现胸膜种植转移。

2. 鉴别要点

（1）胸腺癌常发生于 40~60 岁，而纵隔原发性精原细胞瘤好发年龄为 20~40 岁。

（2）胸腺癌患者血清 β-HCG 水平正常，而纵隔原发性精原细胞瘤少部分病例 β-HCG 轻度升高。

（3）胸腺癌往往在发现病变时已经远处转移到肺、肾上腺、肝等，而纵隔原发性精原细胞瘤一般侵犯纵隔胸膜、心包（图 2-3-5）。

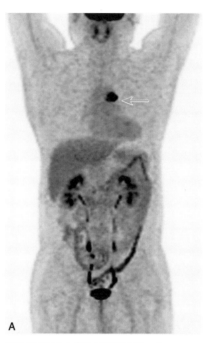

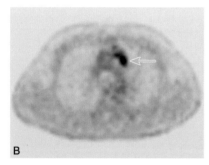
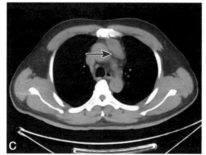
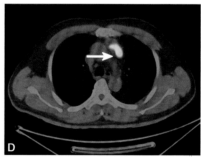

图 2-3-5　纵隔胸腺癌 FDG PET/CT 图像

患者男性，49 岁，体检发现左前上纵隔占位 1 个月余：A. FDG PET MIP 图：左前上纵隔代谢活性增高，为单发病变（绿色箭头）；B. 横断面 PET 图像：肿块内放射性摄取增高，放射性摄取欠均匀（蓝色箭头）；C. 横断面 CT 图像：左前上纵隔软组织密度影，范围约 42mm×21mm×30mm，灶内囊实性改变（红色箭头）；D. 横断面 PET/CT 融合图像：左前上纵隔软组织的代谢活性显著增高，SUVmax 为 26.8（白色箭头）。病理：（前纵隔）胸腺癌，呈低分化鳞状细胞癌，肿瘤大小为 2.5cm×1.5cm×1.5cm，癌组织侵犯但未侵透被膜。

（三）畸胎类肿瘤

1. 相似点

（1）均好发于前纵隔。

（2）均可发生囊变。

2. 鉴别要点

（1）半数以上的畸胎瘤内可见脂肪影，部分见钙化或骨化；纵隔原发性精原细胞瘤很少见脂肪密度。

（2）囊性畸胎瘤一般为类圆形囊性厚壁肿块，均匀水样密度，边界清楚、光滑；囊实性或实性畸胎瘤多表现为类圆形或不规则混杂密度肿块;纵隔原发性精原细胞瘤一般为实性肿物,密度不均匀,周围脂肪间隙消失(见图2-3-1)。

（四）恶性淋巴瘤

1. 相似点

（1）均可见于青年。

（2）均可侵犯胸膜、心包。

2. 鉴别要点

（1）纵隔淋巴瘤多为双侧性、浸润范围常超过前纵隔,常呈多个肿大淋巴结"融合状";而纵隔原发性精原细胞瘤多数为单发孤立病灶。

（2）纵隔内霍奇金淋巴瘤最常累及纵隔内血管前间隙和气管旁淋巴结,通常可连续播散到邻近组织淋巴结;淋巴瘤伴纵隔内软组织肿块多是向肺部或胸壁直接侵犯所致,此时纵隔内可见多发境界清楚、分散的、有融合趋势的肿大淋巴结,此点可资鉴别。

（3）纵隔内非霍奇金淋巴瘤肿大淋巴结有相互融合趋势,非霍奇淋巴瘤具有跳跃式转移倾向,肿瘤可先后在前纵隔和后纵隔内形成肿块,此为纵隔内非霍奇金淋巴瘤与精原细胞瘤的鉴别点。

（4）纵隔淋巴瘤FDG代谢异常增高,很少出现低摄取坏死及囊变区,而纵隔原发性精原细胞瘤FDG摄取不均匀(图2-3-6)。

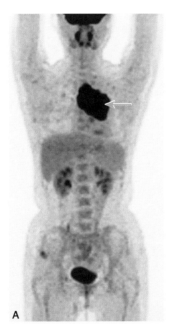

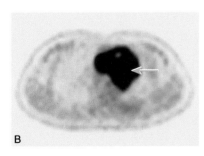 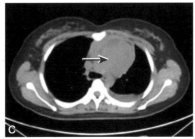 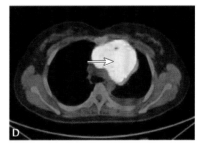

图2-3-6　纵隔淋巴瘤 FDG PET/CT 图像

患者女性,25岁,胸闷、咳嗽、胸骨后隐痛不适半个月余;A. FDG PET MIP 图:前纵隔代谢活性明显增高,为单发病变(绿色箭头);B. 横断面 PET 图像:肿块内放射性摄取不均匀(蓝色箭头),这提示由于该软组织肿块较大,其内部可能存在坏死或囊变,导致局部放射性摄取减低;C. 横断面 CT 图像:前纵隔软组织密度肿块,内密度不均,最大截面约8.8cm×8.1cm(红色箭头);D. 横断面 PET/CT 融合图像:前纵隔软组织肿块的代谢活性明显增高,SUVmax 为 16.1(白色箭头)。病理:(左前纵隔占位穿刺)恶性肿瘤,倾向侵袭性非霍奇金 B 细胞淋巴瘤,瘤细胞间见粗细不等的纤维分隔,瘤细胞为淋巴样细胞,体积中等至大,胞质中等,核形不规则,可见小核仁,核分裂象易见,见灶状坏死。免疫组化染色示:瘤细胞 CD20(+),PAX-5(+),Ki-67(+80%),CD30(+/-),CD23(+),CD5(-),CD10(+/-),Bcl-6(+),MUM-1(+),Bcl-2(+),CyclinD1(-),C-myc(+30%),CD3(-),CK(-,残存胸腺上皮+)。

（五）纵隔神经内分泌癌

1. 相似点

（1）两者均好发于前纵隔。

（2）两者均可表现为较大软组织肿块呈浸润生长,密度不均匀,内部多有小片状坏死灶,少见钙化。

（3）两者均可压迫包绕纵隔大血管及邻近结构而产生上腔静脉综合征。

（4）均可累及纵隔胸膜、心包,易形成心包积液和胸腔积液等。

2. 鉴别要点

（1）纵隔神经内分泌癌平均发病年龄为 40~60 岁,而纵隔原发性精原细胞瘤好发年龄为 20~40 岁。

（2）若纵隔内病变同时伴有内分泌改变,如库欣综合征等临床表现,则支持纵隔神经内分泌癌的诊断(见图 2-2-1)。

五、小结

纵隔原发性精原细胞瘤是一种罕见的原发于纵隔的生殖细胞肿瘤,多见于中青年男性,临床症状无显著性,多于常规胸部 X 线检查时发现。CT 表现为前纵隔内大的不规则软组织肿块,肿瘤浸润生长,大血管周围脂肪间隙消失,肿瘤内部可有点片状坏死灶,可伴有上腔静脉综合征,可存在淋巴结转移或胸膜种植转移。[18]F-FDG 摄取不均匀性增高。最终明确诊断仍需依靠病理及免疫组化。

第三节 混合型生殖细胞肿瘤

一、临床概述

混合性生殖细胞瘤(mixed germ cell tumor,MGCT)是由 2 种或 2 种以上的生殖细胞肿瘤成分构成的少见肿瘤,恶性程度较高,好发于儿童、少年及青年妇女,而纵隔 MGCT 好发于青年男性。性腺是最常见部位,多以发现肿块就诊;前纵隔是性腺外最常见部位,症状无特异性,多因周围脏器受压、受侵继发症状就诊;另外,偶见于腹膜后、脑内及椎管内等。过去多数学者认为该肿瘤的发病率较低,为罕见肿瘤,随着病理免疫技术的不断发展,该肿瘤的检出率近年来不断提高。

目前 MGCT 的确诊依赖于病理及免疫组化,病理中最重要的是找到并识别多种肿瘤成分及特征性表现。内胚窦瘤恶性程度在生殖细胞中居首位,镜下瘤细胞排列成疏松网状,并可见内胚窦样小体及腺样结构。畸胎瘤分为成熟性及未成熟性,前者镜下见内、中、外三胚层组织的成熟成分,后者镜下多为三胚层分化未成熟及成熟组织混杂而成,未成熟组织多为原始的神经上皮,此外还含有少量胚胎性组织。胚胎性癌同样为高度恶性肿瘤,镜下排列形式多样,与内胚窦瘤类似的是细胞外可找到 PSA 阳性点滴,血清 AFP 亦呈阳性,不同的是免疫组化 HCG 阳性。绒毛膜癌高度恶性,镜下见团状、条管状分布的细胞滋养层细胞及合体滋养层细胞,两者无绒毛结构,瘤细胞可分泌绒毛膜促性腺激素,血清 HCG 阳性。精原细胞瘤,镜下瘤细胞形态结构较为单一,核分裂象较为少见,间质内可见淋巴细胞浸润。

MGCT 含有 2 种或 2 种以上肿瘤成分,一般密度不均匀,影像学表现多种多样。CT 表现为肿瘤大小不一,一般恶性程度高者较大,多为单发,形态以圆形、卵圆形、分叶型为主。CT 对于 MGCT 的诊断具有较高的实用价值,其目的在于了解病灶的部位、大小、成分、与周围组织器官的关系,判断病灶的恶性程度、对周围组织的侵犯、实质脏器有无转移等,为肿瘤的分期提供较大的帮助,并可作为临床进一步治疗的重要参考。

二、PET/CT 诊断要点

（一）一般诊断点

1. 多见于青年男性。

2. 一般位于前纵隔。

3. 大多数患者血清 AFP 升高。

（二）CT 诊断点

1. 多为单发,以类圆形或分叶型为主。

2. 密度不均,肿瘤边界多不清,易侵犯心包及胸膜腔。

3. 肿瘤如含有腺样结构并发生黏液样变时,呈囊实性,内部可见粗细不均分隔;部分肿瘤内部可见坏死及出血,坏死区不规则、可多中心分布,出血呈棉絮状、斑片状分布;CT 上见脂肪密度区、脂液平面者为成熟畸胎瘤的特征性表现。

（三）FDG PET 诊断点

MGCT 葡萄糖代谢程度与肿瘤成分及分化程度有关,分化程度低者,恶性程度较高,一般葡萄糖代谢较高,肿瘤分化高者一般葡萄糖代谢轻中度升高;囊变区代谢活性低于实性部位,甚至表现为代谢缺损。

三、典型病例

患者男性,23 岁,确诊为纵隔生殖细胞肿瘤 5 个月余(图 2-3-7)。

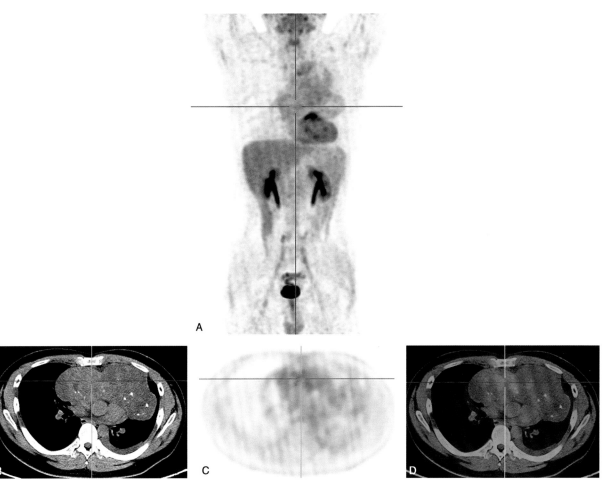

图 2-3-7　纵隔混合型生殖细胞肿瘤(不成熟性畸胎瘤为主)FDG PET/CT 图像

A. FDG PET MIP 图:可见纵隔内巨大肿块,葡萄糖代谢不均匀增高(十字交叉);B. 横断面 CT 图像:前纵隔巨大混杂密度肿块影,内见多发囊变区及钙化灶,CT 值为 -24 ~ 204HU,大小约 18.8cm×9.5cm×7.7cm,与心包及大血管分界不清;C、D. 分别为横断面 PET 图像、PET/CT 融合图像横断面:肿瘤放射性摄取不均匀增高,SUVmax 为 4.4,囊变区葡萄糖代谢减低或缺损。

病理:(左前纵隔)混合性生殖细胞肿瘤,主要成分为不成熟性畸胎瘤,部分为胚胎性癌,免疫组化染色示胚胎性癌细胞呈 CD30、OCT-4、SALL-4 阳性,肿瘤中增生黑色素细胞呈 HMB45、MelanA、S-100 阳性,增生的神经节细胞呈 GFAP、S-100 阳性,肌纤维呈 Calponin 阳性。

四、小结

MGCT 成分复杂,由 2 种或 2 种以上的生殖细胞肿瘤成分构成,诊断依赖组织病理学及免疫组化,PET/CT 检查的目的主要在于了解病灶的部位、大小、成分、与周围组织器官的关系,是否存在周围组织的侵犯,推断肿瘤的恶性程度,并明确有无远处转移等。^{18}F-FDG 的摄取情况在一定程度上可反映肿瘤组织成分的多样性及细胞分化程度的异质性。

(刘红红 毕晓 徐白萱 王瑞民)

第四章　神经源性肿瘤

一、临床概述

纵隔神经源性肿瘤(neurogenic tumors)占纵隔肿瘤的 15%～30%。该病好发于后纵隔脊柱旁沟区,占 90%～95%,多起源于脊神经和椎旁的交感神经链,仅少数起源于迷走神经、膈神经和肺内神经等。病理学上分为三大类:①外围神经肿瘤(如神经鞘瘤及神经纤维瘤):一般发生于肋间神经,多见于青年人,可合并神经纤维瘤病;②交感神经及神经节肿瘤(如节细胞神经瘤、节细胞神经母细胞瘤、神经母细胞瘤):发生于交感神经链,常见于儿童;③少见的副交感神经节组织的肿瘤(如副交感神经瘤、嗜铬细胞瘤):好发于成年人,可合并内分泌异常。大部分纵隔神经源性肿瘤为良性,恶性较少见,除上述神经母细胞瘤为恶性者外,也有为数不多的恶性神经源性肉瘤。神经鞘瘤、神经纤维瘤和节细胞神经瘤三者预后良好。恶性神经鞘瘤、神经纤维肉瘤、节细胞神经母细胞瘤和神经母细胞瘤预后不良,以神经母细胞瘤的恶性度最高,生长最快,完整切除的机会较少,转移的机会最高,故预后最差。纵隔神经源性肿瘤无论良恶性,除恶性有广泛转移外,都首选手术切除。

1. **神经鞘瘤**　是后纵隔最常见的神经源性肿瘤,以良性、单发多见,发病年龄为 30～50 岁,临床症状多不明显,少数可有疼痛或神经系统症状。恶性神经鞘瘤又称神经纤维肉瘤、恶性外周神经鞘瘤或恶性施万细胞瘤,来源于周围神经的低分化梭形细胞肉瘤,多发生在成人,起病隐匿,一般无特异性症状,若肿瘤压迫相应组织器官或侵犯神经,患者可表现为相应的神经症状,其临床表现与肿瘤部位有关。该肿瘤恶性程度高、侵袭性强、生长速度快,预后不佳。

2. **神经母细胞瘤**　是小儿最常见的恶性肿瘤,患者可以有持续的疼痛症状、神经麻痹、Horner 综合征。肿瘤边缘光滑,大而不规则,有时因肿瘤内发生大面积的坏死和出血而导致密度不均匀。

3. **神经纤维瘤**　可单发或多发,单发者为非遗传性,很少恶变,多发者称为神经纤维瘤病,2.4%～29.0%可发生肉瘤变性。

4. **节细胞神经瘤**　多为良性肿瘤,以儿童及青少年多见。临床通常没有症状而被偶然发现。因瘤体质地较软,节细胞神经瘤常沿周围器官间隙呈嵌入式生长。可紧贴于椎体,椎旁间隙消失。与大多数实质性肿瘤压迫血管并引起血管变形不同,节细胞神经瘤一般自身变形,肿瘤可包绕血管生长,但血管形态多正常,不会影响管腔大小。

5. **副神经节瘤**　较罕见,见于任何年龄,发病率几乎无性别差异。起源于副神经节细胞的肿瘤包括含有嗜铬细胞的嗜铬细胞瘤以及无嗜铬细胞的化学感受器瘤。组织学上副神经节瘤为多血管性肿瘤,由硬化的血管基质小梁分隔的均匀细胞团组成,肿瘤内可见被肿瘤细胞岛分隔的明显血管间隙。

二、PET/CT 诊断要点

(一) 一般诊断点

1. 主要位于后纵隔,极少位于前纵隔或中纵隔。

2. 多见于中青年,以良性为主;成年人中以神经鞘瘤最为多见;恶性约占 10%,以儿童多见。

3. 多起源于脊神经和椎旁的交感神经链,仅少数起源于迷走神经、膈神经和肺内神经等。

4. 多缺乏特殊临床表现,多为体检胸部 X 线检查时偶然发现,可伴或不伴肩背部放射痛,但咳嗽、胸闷、气促较常见。

（二） CT 诊断点

1. **神经鞘瘤 CT 表现**　平扫为境界清晰的低密度肿块,多呈类球形,常伴有出血和囊性变,部分病灶内见脂肪密度、条带状稍高密度影及小点状钙化灶。注射对比剂后,强化明显且呈不均匀强化。

2. **神经母细胞瘤 CT 表现**　为椎旁的椭圆形肿块,大片状、圆环状、团块状或杂乱而粗大的钙化是其特征性表现,与神经鞘瘤、节细胞神经瘤的小点状钙化有显著区别。

3. **神经纤维瘤 CT 表现**　平扫呈均匀稍低密度肿块,边界清晰,发生变性、囊变、出血、钙化较神经鞘瘤少见。增强后可见轻度强化或无强化,肿瘤的密度及强化程度取决于肿瘤内神经鞘细胞、胶原束、变性成分的比例。

4. **节细胞神经瘤 CT 表现**　多为长而扁,呈条形或三角形肿块,常沿间隙生长,可有斑点状钙化及大小不等的囊变区。增强后可有轻度强化或无强化。

5. **副神经节瘤 CT 表现**　为脊柱旁圆形或类圆形的密度均匀的软组织肿块,内有单一或多发低密度区,为肿瘤内部陈旧性出血、坏死、囊变所致,钙化少见。增强扫描动脉期肿瘤实质部分呈明显强化,多位于外周,密度近似主动脉密度,中央为坏死囊变区。

不同起源的神经源性肿瘤,CT 表现各自具有一定特点,可归纳四个"最":①钙化最大、最多的是神经母细胞瘤;②实质部分强化最明显的是副神经节瘤;③肿瘤长径和宽径比差异最悬殊（即肿瘤呈长条形）的是节细胞神经瘤;④囊变发生最多、最彻底的是神经鞘瘤。

（三） FDG PET 诊断点

1. **病变 FDG PET 代谢**　不同起源的神经源性纵隔肿瘤,肿瘤的实性成分多表现为不同程度的 FDG 高摄取,囊变及钙化区代谢程度低于实性部位表现为放射性稀疏缺损。

2. **病变周围结构**　当病变尤其是恶性病变侵犯周围组织结构或发生远处转移时,受侵犯的周围结构及转移灶均可表现为 FDG 放射性浓聚。

三、典型病例

病例1　患者男性,51 岁,体检时发现后纵隔占位,无明显不适,发病后未行特殊治疗,于我院就诊。实验室检查无重要异常（图 2-4-1,视频 2-4-1）。

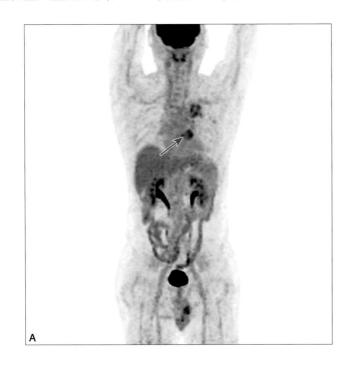

A

视频 2-4-1　**后纵隔神经鞘瘤 FDG PET MIP 图**

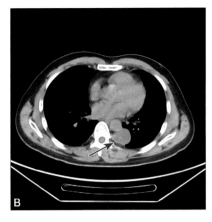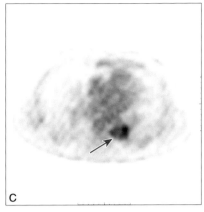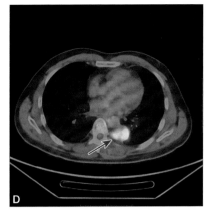

图 2-4-1 后纵隔神经鞘瘤 PET/CT 图像

A. 体部 FDG PET MIP 前位：后纵隔高代谢病变，大小约 39mm×36mm×64mm，与脊柱关系密切，代谢增高，SUVmax 为 6.5；B. CT 横断面；C. PET 横断面；D. PET/CT 融合图像横断面。图 B～图 D 示后纵隔软组织密度团块，CT 值为 35HU，边界清晰，代谢不均匀增高（红色箭头），病变与脊柱关系密切（左侧胸廓入口处高代谢病变为胸锁关节处骨质骨折，与该病例无关）。

病理：（后纵隔）神经鞘瘤，肿瘤大小为 3.8cm×3.5cm×2cm。

免疫组化：CD117（-），CD34（血管+），SMA（局部+），Vimentin（+），S-100（+），Ki-67（+3%），Actin（HHF35）（-）。

病例 2 患者女性，45 岁，9 天前在当地医院查体行胸部 CT 检查发现左肺阴影，性质待定，无明显不适，为进一步诊治于我院就诊。实验室检查无重要异常（图 2-4-2，视频 2-4-2）。

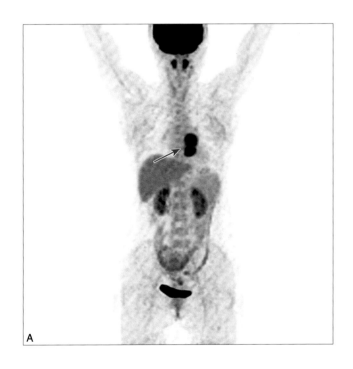

视频 2-4-2 后纵隔梭形细胞肿瘤 FDG PET MIP 图

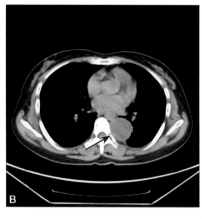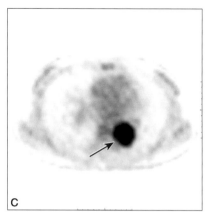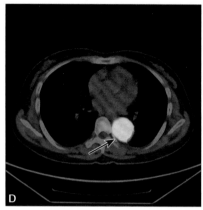

图 2-4-2　后纵隔梭形细胞肿瘤 PET/CT 图像

A. 体部 FDG PET MIP 前位：左侧下后纵隔可见一类圆形稍低密度影（红色箭头），纵向走行，边界较清，大小约为 38mm×41mm×71mm，代谢增高，SUVmax 为 9.3；B. CT 横断面；C. PET 横断面；D. PET/CT 融合图像横断面。图 B～图 D 示左侧下后纵隔稍低密度团块，CT 值为 22～35HU，边界清晰，代谢不均匀增高（红色箭头），周围椎体及肋骨未见明显骨质破坏。

病理：（左侧后纵隔）梭形细胞肿瘤，未见坏死及明确核分裂象，结合免疫组化结果考虑为神经鞘瘤，肿瘤大小为 7.5cm×4cm×3cm。

免疫组化：Actin（HHF35）（-），CD117（-），CD34（血管+），S-100（+），Bcl-2（+），Ki-67（+10%），STAT6（+），SMA（血管+），Vimentin（+）。

病例3　患者男性，53 岁，患者于 1 个月前无明显诱因出现午后低热，最高达 37.5C°，无胸痛、胸闷，无咳嗽、咳痰，无心慌、气短，无寒战、盗汗，在当地医院行 CT 检查示：纵隔内食管旁及左肺下叶后基底段脊柱左侧占位（图 2-4-3，视频 2-4-3）。

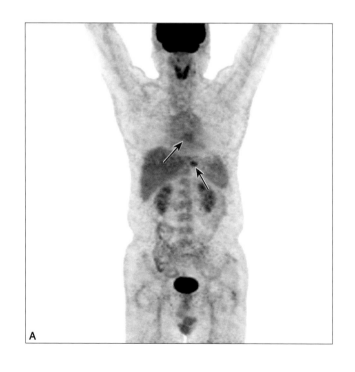

视频 2-4-3　后纵隔梭形细胞肿瘤 FDG PET MIP 图

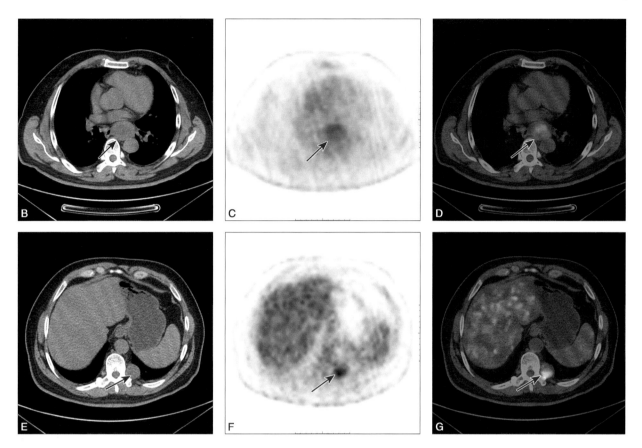

图 2-4-3　后纵隔梭形细胞肿瘤 PET/CT 图像

A. 体部 FDG PET MIP 前位：后纵隔气管隆嵴下及胸 10~11 椎间隙左旁两处（红色箭头）高代谢病变，其中胸 10~11 椎间隙左旁病变代谢较高。B. CT 横断面。C. PET 横断面。D. PET/CT 融合图像横断面。图 B~ 图 D 示后纵隔气管隆嵴下食管左旁（红色箭头）软组织密度团块，CT 值为 28HU，边界清晰，大小约 43m×34mm×47mm，代谢轻度增高，SUVmax 为 3.4。
E~G. 胸 10~11 椎间隙脊柱左旁（红色箭头）类圆形软组织密度影，直径约为 30mm×28mm×28mm，病变突入椎间隙，轻度增高，SUVmax 为 4.6。

病理：（食管旁肿物、后纵隔肿物）梭形细胞肿瘤，形态及免疫组化结果符合神经鞘瘤的诊断，肿瘤大小分别为 5cm×4cm×3cm 和 6cm×5cm×1cm。

免疫组化：Bcl-2（+），CD34（-），Ki-67（+1~10%），S-100（+），Vimentin（+），CD117（-），Dog-1（-）。

病例 4　患者男孩，3 岁，无明显诱因夜间排尿次数增多 20 余天，无排尿哭闹，并偶有左大腿疼痛，口服头孢类药物 3 天，排尿正常。2 天后患儿出现阵发性腹痛，无呕吐及腹泻，仍时有左大腿疼痛，就诊于当地医院，考虑为"肠系膜淋巴结炎、生长痛"，予口服中药、补钙治疗，腹痛好转。但患儿左大腿疼痛明显，活动受限，并有发热，体温为 37.1~38.3℃。关节超声：双侧髋关节急性暂时性滑膜炎，左侧膝关节髌上囊积液。腹部超声：肠系膜淋巴结肿大（最大约 1.2cm×0.5cm）。髋关节 MR 平扫：考虑左侧股骨骨髓炎，左侧髋关节及周围软组织水肿，左髋关节积液；右侧髋关节积液。行胸骨骨髓穿刺出现干抽。住院诊断为"脓毒症、骨髓炎（左侧股骨）、髋关节积液（双侧）、肝损害、心肌损害、贫血（中度）、肠系膜淋巴结炎、不典型川崎病待排、血液病待排"。患儿反复发热，体温为 37.1~39.5℃，间歇诉左下肢疼痛，为进一步诊治于我院就诊，门诊以"发热待查"收入院（图 2-4-4，视频 2-4-4）。

病理：（左后上纵隔）节细胞性神经母细胞瘤（结节型），结节内为分化差的神经母细胞成分，MKI<2%，周围淋巴结可见肿瘤浸润（5/5）。免疫组化：SYN（+），TH（+），CgA（+），CD199（-），S-100（+），N-MYC（-），NEUN（+），Ki-67（40%+）。

（髂骨）骨髓活检：神经母细胞瘤骨髓转移。免疫组化：CD3（-），CD20（-），CD163（-），CgA（+），S-100（-），SYN（+），TH（+），Ki-67（45%+）。

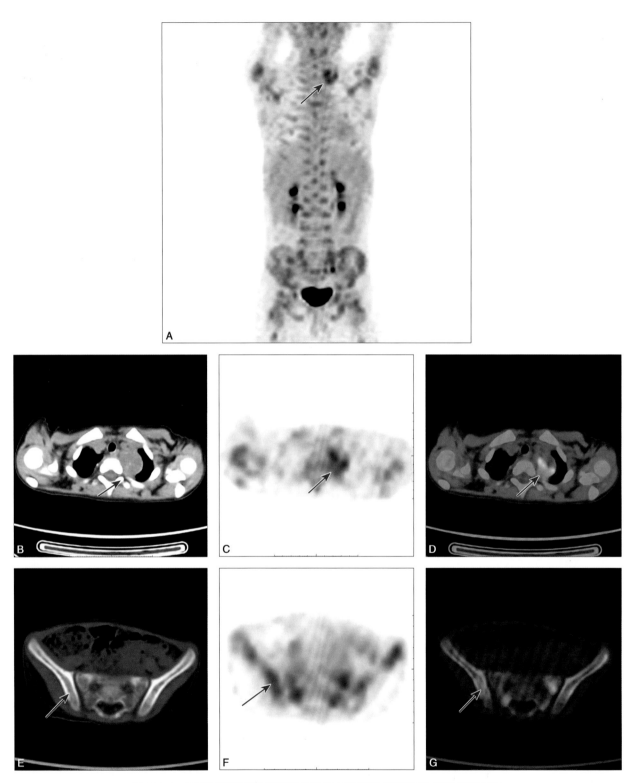

图 2-4-4　后纵隔节细胞性神经母细胞瘤(结节型)伴骨转移 PET/CT 图像

A. 体部 FDG PET MIP 前位:左后上纵隔(红色箭头)高代谢病变,全身骨骼不均匀代谢增高;B、E. CT 横断面;C、F. PET 横断面;D、G. PET/CT 融合图像横断面。图 B~图 D 示左后上纵隔脊柱旁(红色箭头)混杂密度结节,多呈软组织密度,局部为液性密度,伴轻微钙化,边界尚可,大小约 28mm×24mm×29mm,代谢不均匀增高,SUVmax 为 4.9,病变与脊柱关系密切;图 E~图 G 示髂骨及骶骨多发骨质破坏,代谢不均匀增高,SUVmax 为 3.6。

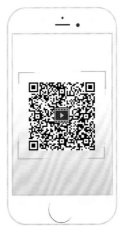

视频 2-4-4　后纵隔节细胞性神经母细胞瘤（结节型）
伴骨转移 FDG PET MIP 图

四、鉴别诊断

（一）淋巴瘤

1. 相似点

（1）均可表现为纵隔内软组织密度结节或肿块。

（2）CT 增强扫描强化不均,多呈轻至中度强化。FDG PET 上表现为不同程度的葡萄糖高代谢。

2. 鉴别要点

（1）纵隔淋巴瘤好发于前上纵隔,以中青年及儿童发病为主,可有低热、乏力等症状。

（2）纵隔淋巴瘤病变内无明显囊变、坏死、出血、钙化或混杂密度影。

（3）纵隔淋巴瘤病变多表现为均匀的 FDG 放射性浓聚。

（4）除纵隔病变外,大多数淋巴瘤患者全身 PET 可见多区域的淋巴结增大或及融合,伴 FDG 放射性浓聚(图 2-4-5,视频 2-4-5)。

（二）生殖细胞肿瘤

1. 相似点

（1）临床常无症状,隐匿发病。

（2）软组织密度病变,膨胀生长,边缘清晰。

2. 鉴别要点

（1）常发生于前纵隔,青少年男性。

（2）病变形态部分不规则、密度不均匀。钙化、骨骼、脂肪成分并存为其特征性影像表现。

（3）良性畸胎瘤无明显 FDG 高摄取,恶性畸胎瘤 FDG 放射性摄取显著增高。

（三）神经内分泌肿瘤

1. 相似点

（1）发病隐匿,多无明显临床症状。

（2）软组织密度占位,膨胀生长。

2. 鉴别要点

（1）前纵隔常见,男性多见,年龄无差异。

（2）形态不规则,内部密度不均匀,常发生囊变及坏死,常见不同形态钙化。

（3）病变可侵犯周围结构,可出现淋巴结及胸壁转移、瘤栓形成(图 2-4-6,视频 2-4-6)。

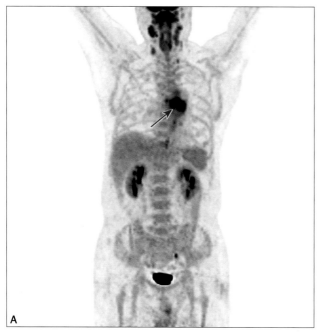

视频2-4-5　后纵隔非霍奇金滤泡性
淋巴瘤 FDG PET MIP 图

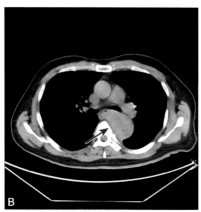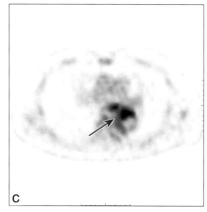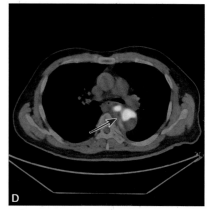

图2-4-5　后纵隔非霍奇金滤泡性淋巴瘤 PET/CT 图像

患者男性,49岁,约2个月前无明显诱因出现咽喉痛,吞咽时加重,影响进食,伴有发热,体温最高达38℃,6月18日就诊于中国人民解放军总医院第三医学中心耳鼻咽喉科,考虑为急性会厌炎,并予以莫西沙星抗感染治疗,后微生物学检验提示真菌感染,加用氟康唑抗真菌治疗,患者咽部不适感未缓解,口腔出现多发溃疡及白苔,肺CT示纵隔占位,于介入科就诊考虑穿刺风险高,建议我科行超声内镜引导下穿刺活检以明确占位性质,门诊以"纵隔肿物性质待定"收入院。PET/CT:A.体部 FDG PET MIP 前位:左、后纵隔不规则高代谢肿块(红色箭头);B.CT 横断面;C.PET 横断面;D.PET/CT 融合图像横断面。图 B~图 D 示左后纵隔可见不规则软组织密度肿块影(红色箭头),边界清晰,包绕于降主动脉周围,大小约为 35m×63mm,CT 值约为 40.3HU,放射性摄取异常增高,SUVmax 为 14.9。病理检查见:(后纵隔)穿刺组织数条,纤维胶原组织间见异性淋巴样细胞呈结节样及弥漫浸润,结节内和弥漫区细胞小至中等大,核圆形及不规则形,呈中心细胞样,未见明显吞噬现象,中心母细胞样细胞<15 个/HPF。免疫组化:CD21(增多 FDC 网+),CyclinD1(-),CD20(滤泡+、间区散在+),CD3(间区+),CD4(部分+),CD5(部分+),CD10(+),Bcl-2(+),CD30(+),Bcl-6(+),MUM-1(散在+),CK(-),EMA(-),Ki-67 约30%。病理诊断:非霍奇金滤泡性淋巴瘤,1~2级。

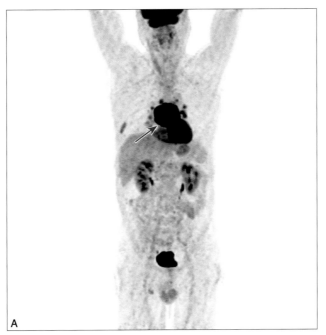

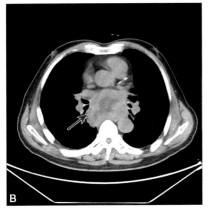
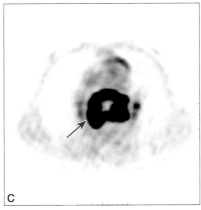
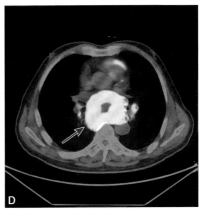

图 2-4-6　纵隔低分化鳞状细胞癌 PET/CT 图像

　　患者男性,63 岁,2 个月前间断出现咳嗽、咳白色黏痰,后逐渐加重。2017 年 10 月末开始出现进食哽咽,食欲下降。2017 年 11 月 6 日到当地医院就诊,行肺 CT 平扫检查示气管隆嵴下、左心房后方软组织肿物,门诊以"纵隔占位"收入院。PET/CT:A. 体部 FDG PET MIP 前位:内不规则高代谢病变(红色箭头);B. CT 横断面;C. PET 横断面;D. PET/CT 融合图像横断面。图 B～图 D 示纵隔内(胸椎 5～8 水平)见 8.0cm×6.6cm 软组织密度肿块(红色箭头),中央伴低密度区,与食管分界不清,放射性摄取异常增高,SUVmax 为 42.5。病理:(纵隔)考虑低分化鳞状细胞癌。免疫组化:CK5(+),P40(+),Syn(-),CD56(-),PLAP(-),P63(+),AFP(-),TTF-1(-),CK7(-),CK(+)。

视频 2-4-6　纵隔低分化鳞状细胞癌 FDG PET MIP 图

五、小结

神经源性肿瘤起源复杂,影像学表现多样化,全身 PET/CT 有助于纵隔神经源性肿瘤的诊断及辅助临床分期,但因该病缺乏特异性,与畸胎瘤、神经纤维瘤、胸膜间皮瘤、胸腺瘤难以鉴别,最终诊断依靠病理学,免疫组织化学是重要的辅助诊断和鉴别诊断的手段。

（刘亚超　杜磊　徐白萱　王瑞民）

第五章 间叶来源肿瘤——纵隔炎性肌纤维母细胞瘤

一、临床概述

纵隔炎性肌纤维母细胞瘤临床比较罕见,易被误诊为血管源性肿瘤、神经源性肿瘤,它是累及纵隔的一类特殊的肿瘤性疾病,其临床表现与其他部位的炎性肌纤维母细胞瘤有相似性,其临床发病率较低,最常见于儿童或青少年,常见部位为肺部,也可见于身体的任何部位,如皮肤下、淋巴结、中枢神经系统、上呼吸道、甲状腺、心脏、胃肠道、肾脏、膀胱、输尿管、子宫、腹腔、骨、大网膜等。

发生在纵隔的炎性肌纤维母细胞瘤则更少见。大部分病因不明,部分病例发生于手术、创伤或炎症以后,提示炎性肌纤维母细胞瘤起初可能是人体对损伤的一种异常或过度的反应,直至最终发展成肿瘤。大部分炎性肌纤维母细胞瘤患者起病隐匿,常表现为乏力、发热、体重下降、小细胞正常色素性/低色素性贫血、血小板增多、血沉加快、多克隆高蛋白血症;以及因肿物挤压周围脏器而出现相应的症状和体征,其临床表现颇似恶性肿瘤,但大部分病例经手术切除病灶后,症状和体征即消失,并能完全治愈。仅发生于肠系膜、腹膜后和鼻旁窦等部位的病变可发生局部复发,甚至远处转移,直至患者死亡,复发率约25%,发生远处转移率为5%~11%。绝大部分的炎性肌纤维母细胞瘤预后良好,经手术切除能治愈。但对于术后复发、手术控制不佳的少部分病例,放射治疗不失为一种较好的可供选择的治疗方法,对于纵隔炎性肌纤维母细胞瘤患者有必要进行长期随访。

二、PET/CT 诊断要点

(一) 一般诊断点

1. 好发于儿童及青少年,男女比例接近。
2. 多数为单发孤立病灶。
3. 好发于纵隔内,包绕于大血管周围。
4. 大部分起病隐匿,临床症状较轻且不典型,可表现为咳嗽、气喘、发热、胸部疼痛、贫血、体重下降等症状。

(二) CT 诊断点

1. 纵隔炎性肌纤维母细胞瘤表现为均匀密度软组织肿块,增强后多呈中度均匀强化,部分病灶边缘清楚,部分病灶边缘不清。
2. 钙化是纵隔炎性肌纤维母细胞瘤少见的影像学征象。

(三) FDG PET 诊断点

1. 纵隔炎性肌纤维母细胞瘤病变摄取 FDG 明显增高,比较清晰,且随着分化程度的增加,其代谢活性会进一步增高。
2. 在纵隔炎性肌纤维母细胞瘤病变中的囊变或坏死区域,代谢活性往往低于肿块的其余部位,甚至表现为代谢缺损。

三、典型病例

患者男性,54 岁,干咳、胸闷、腰痛及下腹痛 1 年余(图 2-5-1,视频 2-5-1)。

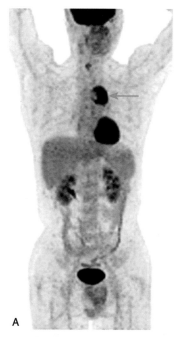

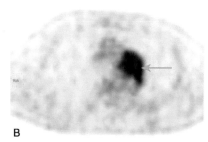
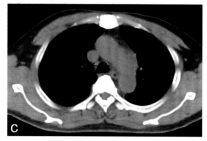
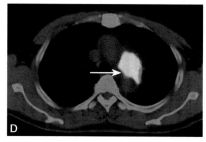

图 2-5-1　纵隔炎性肌纤维母细胞瘤 FDG PET/CT 图像

A. FDG PET MIP 图：主动脉弓旁代谢活性明显增高，为单发病变（绿色箭头）；B. 横断面 PET 图像：肿块内放射性摄取不均匀（蓝色箭头），这提示由于该软组织肿块较大，其内部可能存在坏死或囊变，导致局部放射性摄取减低；C. 横断面 CT 图像：主动脉弓周围片状软组织密度影，包绕于主动脉弓周围，肿块与血管分界不清晰，纵隔略左移（红色箭头）；D. 横断面 PET/CT 融合图像：主动脉弓周围软组织的代谢活性明显增高，SUVmax 为 11.4（白色箭头）。

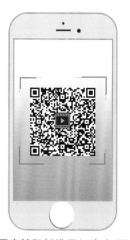

视频 2-5-1　纵隔炎性肌纤维母细胞瘤 FDG PET MIP 图

　　病理：病变内可见增生的纤维组织及脂肪组织，慢性炎细胞浸润，并可见肌纤维母细胞。

　　免疫组化：增生的肌纤维母细胞/纤维母细胞呈 SMA（+），ALK-1（-），desmin（-），浆细胞 IgG（+），IgG4 阳性细胞为 30~40 个/HPF，结合免疫组化结果考虑为炎性肌纤维母细胞瘤。

四、鉴别诊断

（一）纵隔淋巴瘤

1. 相似点

（1）均可以表现为单发纵隔内软组织密度影,包绕于大血管周围,与周围血管分界不清晰。

（2）好发于纵隔内,包绕于大血管周围。

（3）纵隔淋巴瘤以儿童及青年发病率高,与纵隔炎性肌纤维母细胞瘤好发年龄重叠。

2. 鉴别要点

（1）纵隔淋巴瘤好发于儿童及青年,少部分发生于老年患者,而纵隔炎性肌纤维母细胞瘤多发生于儿童及青少年,老年患者少见。

（2）纵隔淋巴瘤多表现为低热、乳酸脱氢酶增高,而纵隔炎性肌纤维母细胞瘤罕见低热及乳酸脱氢酶增高。

（3）纵隔炎性肌纤维母细胞瘤病变内可见囊变或坏死区域,而纵隔淋巴瘤很少出现坏死及囊变区。

（4）纵隔淋巴瘤 FDG 代谢异常增高,很少出现低摄取坏死及囊变区,而纵隔炎性肌纤维母细胞瘤 FDG 代谢低于纵隔淋巴瘤,FDG 摄取不均匀(图 2-5-2,视频 2-5-2)。

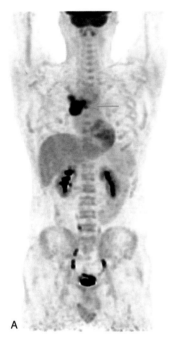

视频2-5-2　纵隔淋巴瘤
FDG PET MIP 图

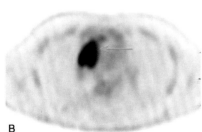
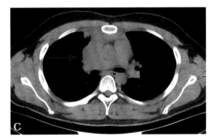
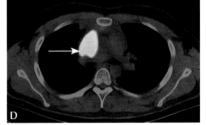

图 2-5-2　纵隔淋巴瘤 FDG PET/CT 图像

患者男性,25 岁,患者发现面部水肿半年余,后发现右侧胸壁水肿:A. FDG PET MIP 图:右侧纵隔代谢活性明显增高(绿色箭头);B. 横断面 PET 图像:肿块放射性摄取异常增高(蓝色箭头),病变内部未见坏死或囊变;C. 横断面 CT 图像:右侧纵隔软组织密度影,包绕于血管周围,肿块与血管分界不清晰,纵隔右移(红色箭头);D. 横断面 PET/CT 融合图像:右侧纵隔软组织的代谢活性明显增高,SUVmax 为 14.4(白色箭头)。病理:病变内可见少许异性细胞。免疫组化:CK(－),CD3(－),CD20(＋),Ki-67(阳性细胞数 40%),CD21(－),CD23(－),CD30(－),CD10(－),Bcl-2(－),Bcl-6(＋),C-myc(5%阳性),CD5(－),MUM1(＋),符合非霍奇金弥漫大 B 细胞淋巴瘤的诊断。

（二）胸腺瘤

1. 相似点

（1）两者均可表现为纵隔内单发软组织密度肿块影,部分包绕于血管周围。

（2）纵隔内病变压迫邻近组织及器官,一般均表现为胸骨后疼痛、呼吸困难、胸闷及咳嗽。

2. 鉴别要点

（1）胸腺瘤常合并各种副瘤综合征,具有特异性表现,如局部或全身重症肌无力、红细胞发育不良及低丙种球蛋白血症等,重症肌无力是最常见的一种。

（2）纵隔炎性肌纤维母细胞瘤好发于儿童及青少年,而胸腺瘤好发生于中年,儿童少见。

（3）纵隔炎性肌纤维母细胞瘤 FDG 代谢增高,内可见低摄取坏死及囊变区,而胸腺瘤 FDG 代谢低于纵隔炎性肌纤维母细胞瘤,FDG 摄取不均匀,内可见坏死区,部分病变内可见钙化（图 2-5-3,视频 2-5-3）。

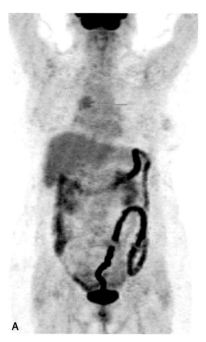

视频2-5-3　纵隔胸腺瘤 FDG PET MIP 图

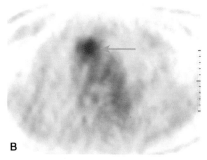

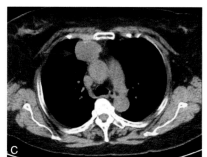

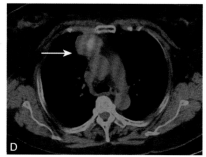

图 2-5-3　纵隔胸腺瘤 FDG PET/CT 图像

患者女性,56 岁,查体发现纵隔肿物 2 周:A. FDG PET MIP 图:前上纵隔代谢活性增高,为单发病变（绿色箭头）;B. 横断面 PET 图像:肿块内放射性摄取增高,放射性摄取较均匀（蓝色箭头）;C. 横断面 CT 图像:前上纵隔软组织密度影,纵隔略右移（红色箭头）;D. 横断面 PET/CT 融合图像:前上纵隔软组织的代谢活性增高,SUVmax 为 4.2（白色箭头）。病理:A 型胸腺瘤。

五、小结

纵隔炎性肌纤维母细胞瘤临床比较罕见,它是累及纵隔的一类特殊的肿瘤性疾病,其临床表现与其他部位的炎性肌纤维母细胞瘤有相似性。其临床发病率较低,最常见于儿童或青少年,病变摄取 FDG 明显增高,部分病变内可见坏死及囊变。纵隔炎性肌纤维母细胞瘤要与代谢活性明显增高的纵隔淋巴瘤相鉴别。

（沈智辉 董彦良 徐白萱 王瑞民）

第三篇

胸膜及胸壁肿瘤PET/CT

第一章　总　　论

第一节　胸膜肿瘤总论

一、胸膜和胸膜腔

胸膜(pleura)是胸腔内的浆膜,可分为脏层胸膜与壁层胸膜。脏层胸膜(visceral pleura)覆盖于肺表面,部分伸入肺叶间裂内。叶间裂实际上是由两层脏层胸膜构成。壁层胸膜(parietal pleura)贴附于胸壁内面、纵隔和膈顶。脏层胸膜与壁层胸膜在肺根处重叠,形成的三角形皱襞称为肺韧带(pulmonary ligament)。肋胸膜和膈胸膜转折处,称为肋膈隐窝(costodiaphragmatic recess),深呼吸时肺缘也不能深入此空间。因此,并非只有肺表面才有胸膜,"肺内"可存在叶间或段间胸膜;而肋膈隐窝深处,如膈肌脚处也存在胸膜。有肋骨的地方,其内侧就会覆盖有胸膜。全面了解胸膜的范围,对于正确诊断胸膜病变非常重要。

胸膜之间的腔隙为胸膜腔(pleural cavity),正常情况下是封闭、狭窄、呈负压的潜在腔隙。其内仅有少量浆液,用于减少摩擦,影像学上不可见。

病变情况下,胸膜腔可出现积液。站立或坐姿时,肋膈隐窝是胸膜腔的最低位置,胸膜腔积液时,首先积聚于此,此时胸部X线表现为肋膈角钝。横卧时,后下胸膜腔位置最低,CT扫描可见此处弧形积液。病变如果导致胸膜粘连,胸腔积液则可能被包裹,不易流动,影像学上可见不随重力发生变化的包裹性积液。

左、右胸膜腔是独立的,也不与腹腔连通。但在病变情况下,可能会出现互通。由于胸膜腔内的负压,导致腹水进入胸腔。

二、胸膜肿瘤的分类

胸膜肿瘤可分为原发性和转移性两种。原发性胸膜肿瘤可分为局限性和弥漫性两类。局限型间皮瘤一般为良性,无症状,偶在胸部X线检查时发现壁层胸膜上出现圆形或椭圆形肿物,手术切除后可复发且有恶性变的可能性。局限性胸膜肿瘤往往需要与肺内病变累及胸膜相鉴别。影像学上,与胸膜呈钝角的多为胸膜来源,呈锐角的多为肺来源。恶性胸膜间皮瘤(malignant pleural mesothelioma)表现为弥漫性病变,其发病与石棉关系密切,在瘤体中可能发现石棉纤维,且发病与石棉接触时间及接触量密切相关。恶性胸膜间皮瘤发病年龄一般较大,男性多见。

多数胸膜肿瘤是转移性肿瘤,几乎所有具有转移特性的肿瘤均可能向胸膜转移,以肺癌、乳腺癌最为常见。由于同一胸膜腔内各处互通,胸膜恶性肿瘤和转移瘤很容易沿胸膜播散,呈弥漫性生长,甚至可侵犯整个胸膜。影像学上呈大小不等的结节,多伴有胸腔积液。

三、胸膜肿瘤的临床表现和鉴别诊断

恶性胸膜间皮瘤表现为剧烈、持续性胸痛,进行性加重。其疼痛为肿瘤生长刺激肋间神经所致,镇痛药治疗不易缓解。胸膜间皮瘤的胸腔积液多呈黄色,与转移性胸膜肿瘤的胸腔积液多为血性明显不同。

但晚期胸膜瘤增长迅速,胸腔积液亦可呈血性。间皮细胞分泌大量透明质酸,因此胸腔积液特别黏稠。胸腔积液中检测到瘤细胞的概率较低,但可有大量的间皮细胞或异常间皮细胞。随着病情进展,患者可出现气短、咳嗽和消瘦等症状。

弥漫性恶性胸膜瘤早期需与胸膜炎或胸膜结核引起的胸膜增厚鉴别,晚期需与胸膜转移瘤鉴别。对于老年患者的胸腔积液,特别是有血性胸腔积液或胸腔积液增长迅速者,不应轻易诊断结核性胸膜炎,而应进一步做胸膜穿刺活检或胸腔镜检,以便病理确诊。

无论是胸部 X 线检查,还是 CT 检查,对于发现胸膜病变均具有一定的价值。但对于病变恶性程度的判断、病变累及范围的评估以及治疗效果的判断,[18]F-FDG PET/CT 均具有更高的价值,因其提示病变代谢活性,对恶性病灶显示的对比度高,可通过全身显像进行全面评估。对于胸膜转移瘤,[18]F-FDG PET/CT 全身显像对于寻找原发灶,明确全身肿瘤转移情况具有重要价值。

四、胸膜肿瘤的治疗和预后

局限型良性间皮瘤可手术切除,预后较好。但需注意复发、恶变的可能。

恶性胸膜间皮瘤目前尚无有效治疗办法,因病变广泛,不宜手术及放射治疗,抗癌药物治疗效果亦不佳。恶性胸膜间皮瘤预后差,病死率高,多数在出现症状后仅生存数月。

胸膜转移瘤则需按原发病变的治疗原则进行处理。如为肺癌,累及胸膜即定义为Ⅳ期,按远处转移处理。多发胸膜转移者预后不佳。

第二节　胸壁肿瘤总论

一、胸壁

胸壁是指胸廓壁,包括肋骨、胸骨和胸椎组成的胸腔骨骼系统,以及附着的骨膜、肌肉、血管和神经组织等。

二、胸壁肿瘤的分类

胸壁肿瘤分原发性和继发性两大类。

胸壁原发性良性肿瘤有脂肪瘤、纤维瘤、神经纤维瘤、神经鞘瘤、骨纤维结构不良、骨纤维瘤、软骨瘤、骨软骨瘤及骨囊肿等;胸壁原发性恶性肿瘤包括纤维肉瘤、神经纤维肉瘤、血管肉瘤、横纹肌肉瘤、软骨肉瘤、骨肉瘤、骨软骨肉瘤及恶性骨巨细胞瘤等。

继发性胸壁肿瘤主要为转移癌,由其他部位的恶性肿瘤转移而来,常造成肋骨的局部破坏或病理性骨折,局部肿块多不明显。

三、胸壁肿瘤的临床表现

胸壁肿瘤中,肿块生长缓慢、无痛、边界清楚者多为良性,其中坚硬者多为良性骨瘤或软骨瘤。肿瘤有中等硬度、生长速度快、边界不清、表面有扩张血管、听诊有血管杂音、导致严重持续性局部疼痛者多为恶性,或虽为良性肿瘤,但有恶变倾向。若既往有其他部位恶性肿瘤病史,同时出现其他部位肿瘤或多个胸壁肿瘤,则应考虑转移瘤。

肿瘤生长速度过快可发生瘤体内坏死,形成溃疡或出血。肿瘤压迫、侵及肋间神经、臂丛神经和交感神经时,除有神经疼痛外,可有肢体麻木或 Horner 综合征。恶性胸壁肿瘤侵及胸膜时,可出现胸腔积液或血性积液。瘤体主要向胸腔生长时,可产生呼吸困难、刺激性咳嗽等症状。侵及肋骨时,可发生病理性骨折。

四、胸壁肿瘤的诊断、鉴别诊断

胸壁肿瘤的诊断相对容易。诊断时,应尽可能明确肿瘤是起源于胸壁还是胸内肿瘤侵犯胸壁,是良性还是恶性,是原发还是转移。

患者的病史、症状、体检和肿瘤的临床特点均有助于胸壁肿瘤的诊断与鉴别诊断,这些均已在胸壁肿瘤的临床表现中述及。

X 线检查中,胸壁软组织肿瘤的阴影密度不高,内缘清晰、锐利,外缘较模糊,瘤体与胸壁成钝角,基底紧贴胸壁,瘤体两端可见胸膜反折线(即 Lenk 氏征)。胸壁骨骼肿瘤中,良性者一般呈圆形或椭圆形,骨皮质无断裂;恶性者则主要表现为侵蚀性骨破坏,可呈筛孔或虫蚀样改变,有溶骨或成骨,边缘毛糙,骨皮质可见缺损、中断或病理性骨折。

CT 扫描更有利于判断肿瘤的部位、形态、密度、大小、范围及侵犯转移情况等,对诊断有更大帮助。

超声检查较为方便,可帮助了解胸壁肿瘤的组织结构和侵犯范围。

实验室检查对某些肿瘤有诊断意义,如尿中本周蛋白阳性有助于诊断骨髓瘤,血清碱性磷酸酶升高提示恶性肿瘤导致广泛骨质破坏。

以上如果仍然诊断困难,穿刺活检或手术病理可最终明确诊断。

五、胸壁肿瘤的治疗

部分良性肿瘤和局限性的恶性肿瘤可选择手术治疗或放疗。胸壁转移瘤则需按原发病变的治疗原则进行处理。

第二章 胸膜肿瘤

第一节 胸膜原发恶性肿瘤

以^{18}F-FDG 为显像剂的 PET/CT 对胸膜肿瘤的价值非常明确。无论是美国国家综合癌症网络(National Comprehensive Cancer Network,NCCN)的指南,还是欧洲呼吸学会(European Respiratory Society,ERS)与胸外科医师学会(European Society of Thoracic Surgeons,ESTS)制定的恶性胸膜间皮瘤诊疗指南,均认为^{18}F-FDG PET/CT 对胸膜疾病的良恶性鉴别、恶性胸膜瘤的分期和治疗计划均具有较大的价值。

我国制定的胸膜间皮瘤临床路径中,尽管由于整体经济水平的限制,^{18}F-FDG PET/CT 检查多不在常规医疗保险范围,但仍将^{18}F-FDG PET/CT 列为必要时可选择的项目,主要用于治疗前评估和诊疗过程中的监测。

对胸膜原发恶性肿瘤的诊断,^{18}F-FDG PET/CT 往往能够提供更多的影像信息,包括:①明确胸膜病变的代谢活性,辅助鉴别病灶良恶性;②更清晰地显示了病变的胸膜累及范围,特别是肋膈隐窝折返胸膜处的转移;③发现可能的其他部位转移灶,排除其他原发肿瘤所致胸膜转移,以及多系统病变的胸膜受累。

由于胸膜肿瘤相对少见,除^{18}F-FDG 外,未见用其他 PET 显像剂诊断胸膜肿瘤而体现出特殊价值的报道。因此,本节将主要通过病例分析,具体介绍^{18}F-FDG PET/CT 对胸膜原发恶性肿瘤的特殊价值及特征性表现。

一、恶性胸膜间皮瘤

(一) 临床概述

恶性胸膜间皮瘤是较为少见的恶性肿瘤,半数以上患病与吸入石棉有关。男性患者是女性的 3 倍,好发年龄为 40~70 岁。临床症状出现较晚,表现为胸痛、咳嗽、气短、体重下降等。PET/CT 具有较好的初诊、分期诊断能力。

(二) PET/CT 诊断要点

1. CT 诊断要点　胸膜增厚最常见,多数表现为结节状增厚,少部分为不规则增厚;肿瘤沿浆膜面扩散,可伸入胸膜反折和叶间裂,也可延伸入心包和对侧胸腔、腹腔;少数病变胸膜有钙化。

病侧胸廓体积缩小、纵隔固定或向病侧偏移。

病侧胸腔积液。

可侵犯胸壁、纵隔、膈肌,胸内淋巴结转移、肺转移等。

2. FDG PET 诊断要点　恶性胸膜间皮瘤病变摄取 FDG 增高~明显增高,在 PET 图像上呈结节、团块状代谢活性增高,和/或大片形态不规则、不均匀的代谢活性增高;这些表现通常和同机 CT 所见的结节和肿块状胸膜病变、不规则增厚相对应出现。

恶性胸膜间皮瘤所导致的恶性胸腔积液通常有代谢活性。

由于恶性胸膜间皮瘤摄取 FDG 明显增高,PET 能很好地展示折返处的恶性胸膜间皮瘤病灶、病变范围和分布模式、胸膜外侵犯和转移。

（三）典型病例

病例1 恶性胸膜间皮瘤（胸膜广泛受累）

【主要病史】患者女性,60岁,间断左侧胸腔积液6年余,间断行抗感染、抽胸腔积液治疗。半年来患者胸痛、呼吸受限较前明显。

【辅助检查】1个月前胸部CT示左侧胸膜增厚,左肺未见占位,左胸腔少量积液。近日查CA125为158.7U/ml,NSE为29.2ng/ml,CYFRA21-1为6.17ng/ml。

【^{18}F-FDG PET/CT图像】见图3-2-1~图3-2-5。

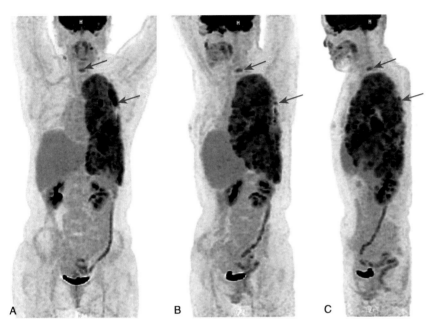

图3-2-1 患者正位（A）、左前斜（B）和侧位（C）最大强度投影图像（maximum intensity projection,MIP）
左侧胸膜广泛不均匀高代谢病灶,以及第7颈椎的高代谢病灶,体现PET对于全面评估胸膜及其他部位高代谢病灶的优势。

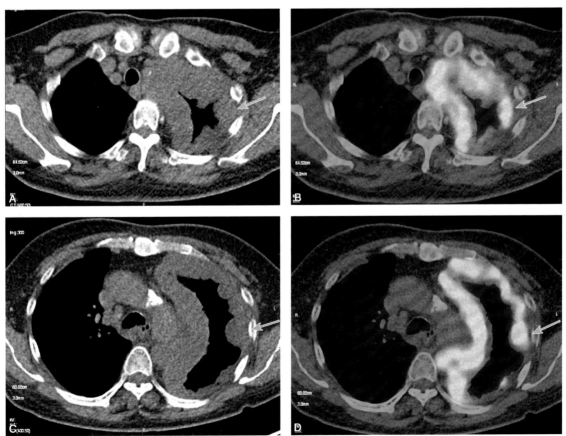

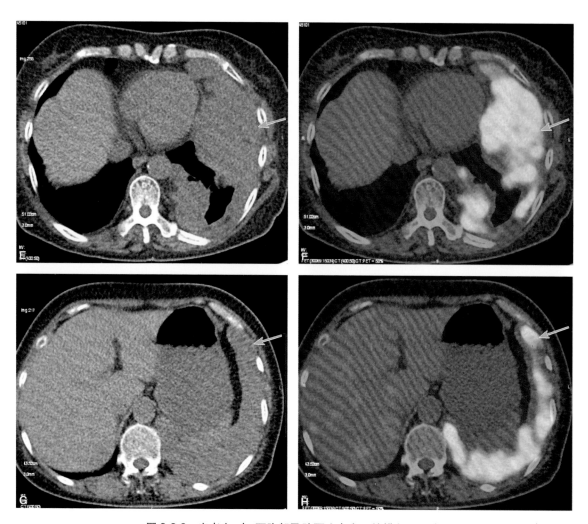

图 3-2-2　患者上、中、下胸部及肋膈隐窝水平的横断面图像

A、C、E、G. CT 图像;B、D、F、H. PET/CT 融合图像。与 CT 比较,PET/CT 通过增加代谢活性图像更好地显示了病灶的分布,提供了更多的病变特征。

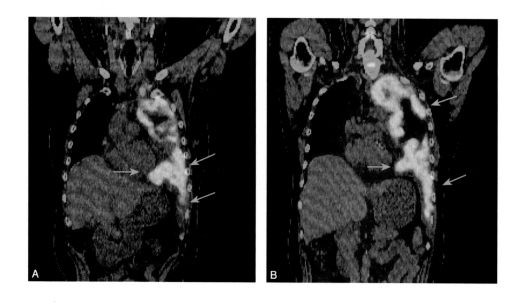

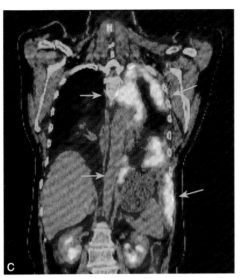
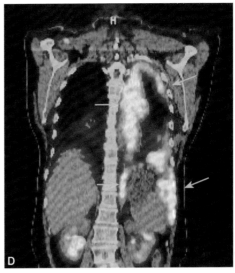

图 3-2-3　患者胸部冠状面 PET/CT 融合图像

PET/CT 融合图像可以清晰显示肋胸膜、纵隔胸膜、膈顶胸膜和肋膈隐窝折返胸膜处的病灶,特别是对肋膈隐窝折返胸膜处的病灶显示极具优势。

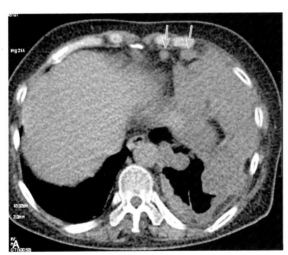
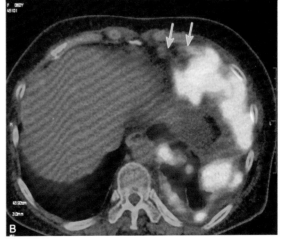

图 3-2-4　患者左前肋膈角的摄取增高淋巴结

A. CT 图像;B. PET/CT 融合图像。

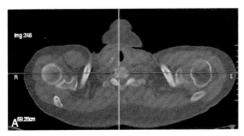
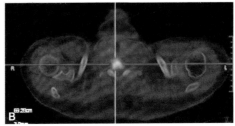

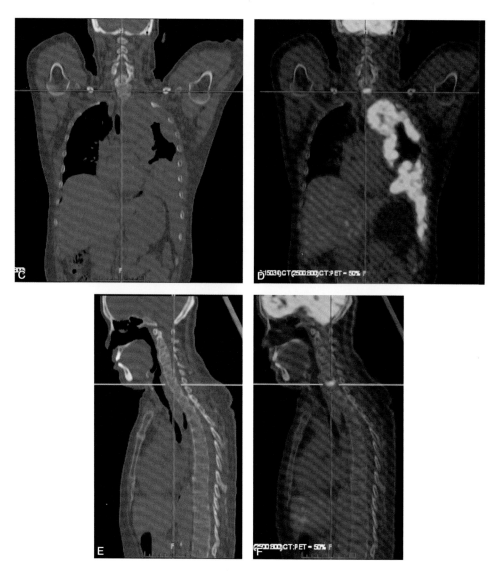

图 3-2-5　患者第 7 颈椎的摄取增高灶
A、C、E. CT 图像；B、D、F. PET/CT 融合图像。

【^{18}F-FDG PET/CT 主要发现】左胸膜广泛不均匀异常增厚，见多发大小不等放射性摄取增高结节，最大者为 3.1cm×3.7cm×4.2cm，放射性摄取异常增高，SUVmax 为 14.8。左肺体积受压缩小，双下肺纹理增多、紊乱。纵隔 4 区和腋窝见数个放射性摄取增高淋巴结，大小为 0.6~1.1cm，SUVmax 约 0.8~1.3。左心膈角见 0.8~1.2cm 放射性摄取稍增高淋巴结，SUVmax 为 2.2~4.2。左侧胸腔积液，内见放射性分布。C$_7$ 椎体放射性摄取增高，范围为 2.0cm×1.6cm×1.2cm，SUVmax 为 4.6，同机 CT 骨质未见破坏。乳腺及胸壁软组织未见异常，其余部位未见明确异常摄取增高病灶。

【^{18}F-FDG PET/CT 主要诊断及建议】考虑为胸膜来源恶性病变，不除外伴左心膈角代谢增高淋巴结转移和 C$_7$ 椎体骨转移，建议选择高代谢胸膜病变活检。

【病理结果】患者最终活检病理为胸膜间皮瘤，Ki-67 指数为 5%。

【讨论鉴别】

（1）本例患者为老年女性，病史中发现胸腔积液 6 年，间断抗感染及抽胸腔积液，病情仍逐渐进展。一般感染性炎症已能排除，结核等引起的慢性胸膜炎症仍需进一步除外，应高度怀疑胸膜恶性病变。

（2）胸部 CT 可见大小不等胸膜结节及胸腔积液，未见明确的肺内病灶。此时，胸膜恶性病变的指向更加明确，但仍需排除其他肿瘤胸膜转移的可能。

（3）^{18}F-FDG PET/CT 对本例诊断有重要提示意义：①更加明确胸膜病变的结节特征和高代谢，排除绝大多数良性病变;②更清晰地显示病变的胸膜累及范围,特别是肋膈隐窝折返胸膜处的转移;③发现可能的淋巴结及骨转移,基本排除其他原发肿瘤所致胸膜转移。

病例2　恶性间皮瘤(以局部肿块为主)

【主要病史】患者女性,73 岁,近 2~3 年间断咳嗽,1 个月前受凉后出现干咳。行抗感染治疗后,咳嗽有好转,仍有胸闷、气短等症状。

【辅助检查】近期胸部 CT 示左上肺不规则软组织密度影,上缘与纵隔及胸壁分界不清,左肺上缘支气管截断;左侧胸腔积液;双上肺变大片状高密度影;右下肺小结节;右下肺少许网格影;左侧肾上腺区结节影。

【^{18}F-FDG PET/CT 图像】见图 3-2-6~图 3-2-12。

【^{18}F-FDG PET/CT 主要发现】左上肺及胸膜大片不规则软组织肿块影,以内侧及前部为著,最大横截面约 10.0cm×11.6cm,放射性摄取异常增高,SUVmax 为 25.9。左侧心膈角、膈顶胸膜及其余胸膜增厚,放射性摄取增高,SUVmax 为 1.8~4.7。左侧胸腔积液。右肺上叶尖段及左肺下叶见淡片影,放射性摄取轻度增高,SUVmax 为 1.1~2.4。左侧锁骨上见多个放射性摄取异常增高淋巴结,直径为 1.1~1.3cm,SUVmax 为 15.4~17.8。双侧肾上腺形态失常,体积增大,并见多个结节,最大为 2.0cm×2.5cm,放射性摄取不均匀异常增高,SUVmax 为 2.8~7.2。肝右叶多发囊肿。脊柱放射性不均匀,数个椎体可见局灶或整体放射性摄取增高,以 L_1 为著,范围约 3.6cm×4.4cm×4.2cm,SUVmax 为 5.5。

【^{18}F-FDG PET/CT 主要诊断及建议】考虑左上肺恶性病变,左侧胸膜广泛转移,左锁骨上多发淋巴结转移,双侧肾上腺转移,L_1 等多发椎体骨转移可能;右肺上叶尖段及左肺下叶淡片影代谢轻度增高,右肺下叶背段索条代谢未见增高,考虑炎性病变可能;肝右叶多发囊肿等。建议左前上胸部病灶活检。

【病理结果】穿刺活检病理示左上肺伴上皮分化的梭形细胞恶性肿瘤,恶性间皮瘤,肉瘤型可能性大。

【讨论鉴别】

(1)本例患者为老年女性,有 2~3 年的间断咳嗽病史。此次因感染而加重,虽然治疗后部分好转,但仍有明显胸闷、气短等症状。临床已应高度警惕。

(2)胸部 CT 已有较多发现,包括左上肺或胸膜(上缘与纵隔及胸壁分界不清)已发现大块不规则软组织密度影;左肺上缘支气管截断;左侧胸腔积液;双上肺大片状高密度影;左侧肾上腺区结节影等。已高度提示恶性可能。

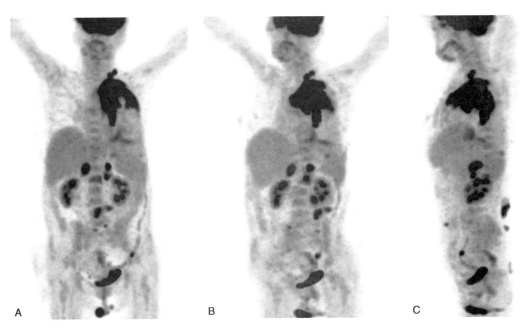

图 3-2-6　患者正位(A)、左前斜(B)和侧位(C)最大强度投影图像(maximum intensity projection,MIP)
左侧胸膜不均匀高代谢病灶,以上叶为著;左锁骨上代谢增高病灶,双侧肾上腺代谢增高灶,以及第一腰椎代谢增高等。

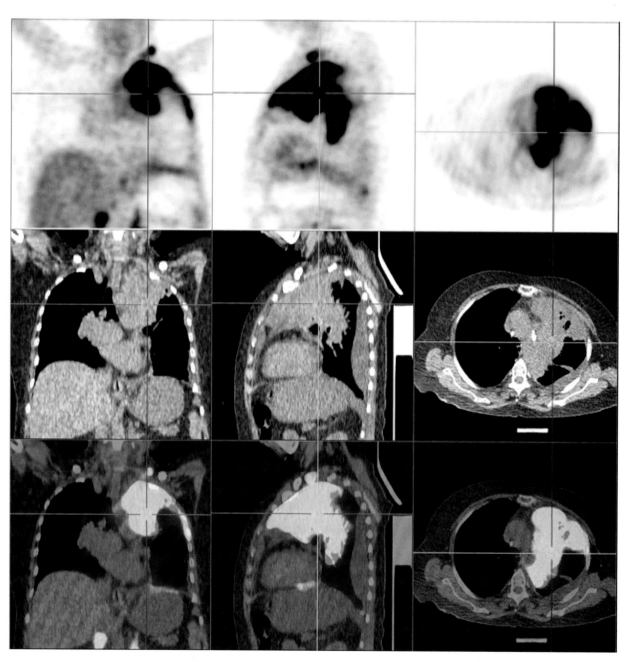

图 3-2-7　患者冠状面（左）、矢状面（中）和横断面（右）图像

左上纵隔病灶，第 1 排为 PET 图像，第 2 排为 CT 图像，第 3 排为 PET/CT 融合图像。

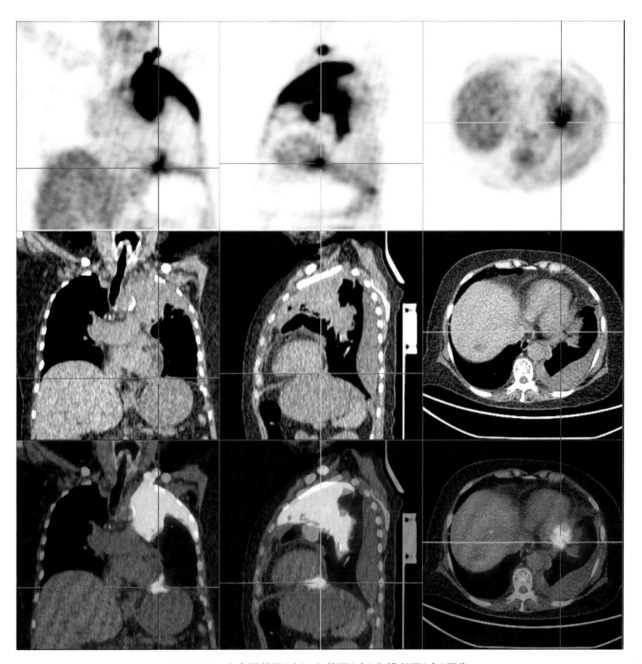

图 3-2-8　患者冠状面（左）、矢状面（中）和横断面（右）图像

心膈角胸膜病灶，第1排为 PET 图像，第2排为 CT 图像，第3排为 PET/CT 融合图像；并可见左侧胸腔积液及其他胸膜受累。

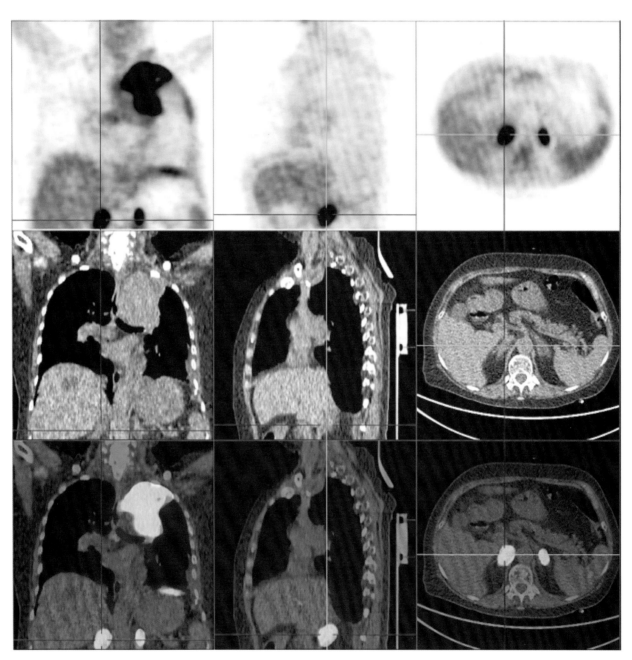

图 3-2-9 患者冠状面(左)、矢状面(中)和横断面(右)图像
双侧肾上腺病灶,第 1 排为 PET 图像,第 2 排为 CT 图像,第 3 排为 PET/CT 融合图像;并可见肝内囊肿。

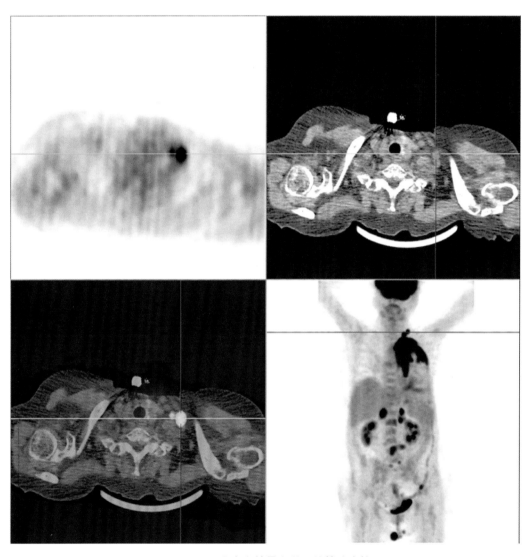

图 3-2-10 患者左锁骨上淋巴结转移病灶

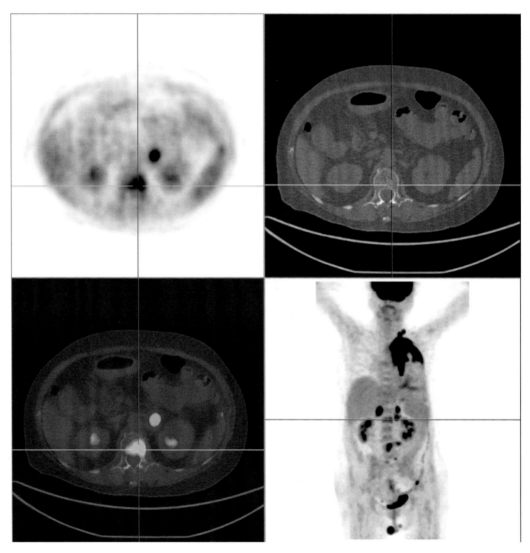

图 3-2-11　患者第一腰椎椎体靠左侧的代谢增高病灶,CT 相应区域病灶不明显

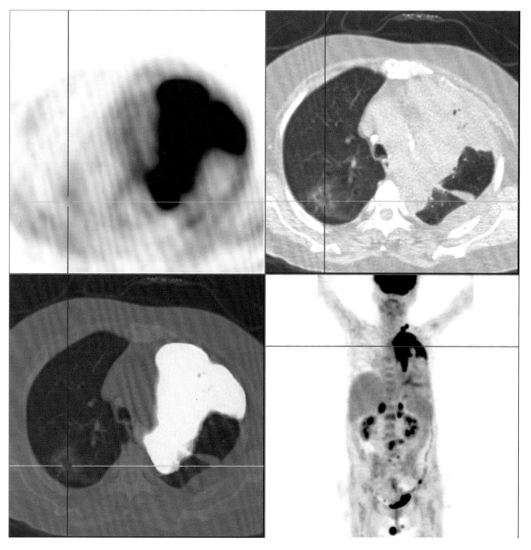

图 3-2-12　患者右肺的片状代谢略增高病灶,考虑为炎症所致

（3）^{18}F-FDG PET/CT 对本例诊断有重要提示意义:①明确病变的高代谢特征。②提示以胸膜病变为主的特征,清晰地显示病变的胸膜累及范围,当然在此晚期情况下,肿瘤是肺来源还是胸膜来源已很难通过影像学确认。③确认肾上腺病灶高代谢,且双肾上腺多发,考虑转移;发现可能的淋巴结及骨转移;基本排除其他原发肿瘤所致胸膜转移。

（四）少见病例

恶性间皮瘤(随访迅速进展)

【主要病史及辅助检查】患者女性,56 岁,近 1 个月出现活动时前胸刺痛、憋气,伴乏力明显,逐渐加重伴干咳,否认发热、盗汗,夜间可平卧。胸部影像学检查发现右侧中至大量胸腔积液,予莫西沙星(拜复乐)、头孢类抗生素治疗 2 天症状改善不明显。查血常规、肝功能、肾功能大致正常,hsCRP、ESR 升高,多次胸腔穿刺引流,胸腔积液为淡血性液体,生化提示为渗出液,胸腔积液 T. SPOT-TB 268+0(A+B),胸腔积液病原学、肿瘤标记物正常,多次胸腔积液找瘤细胞(-)。

【^{18}F-FDG PET/CT 图像】见图 3-2-13~图 3-2-15。

患者经胸腔积液引流后复查胸部增强 CT 未见明确占位性病变,行支气管镜未见明显异常。临床考虑无明确恶性病变证据,感染可能性大,不除外结核,予诊断性四联抗结核治疗 2 个月,同时予泼尼松 15mg、2 次/d 治疗。后患者胸痛、胸闷症状仍逐渐加重,遂复查 PET/CT。

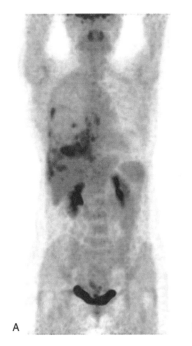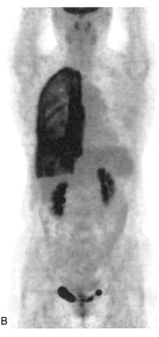

图 3-2-13　恶性间皮瘤 FDG PET/CT 图像

A. 患者最大强度投影图像（MIP，正位）示右侧胸膜多发代谢异常增高灶，以下脏胸膜为著；B. 抗结核治疗 2 个月后复查，右侧胸膜代谢增高范围较前明显增大、代谢增高，病变较前进展。

A　　　　　B

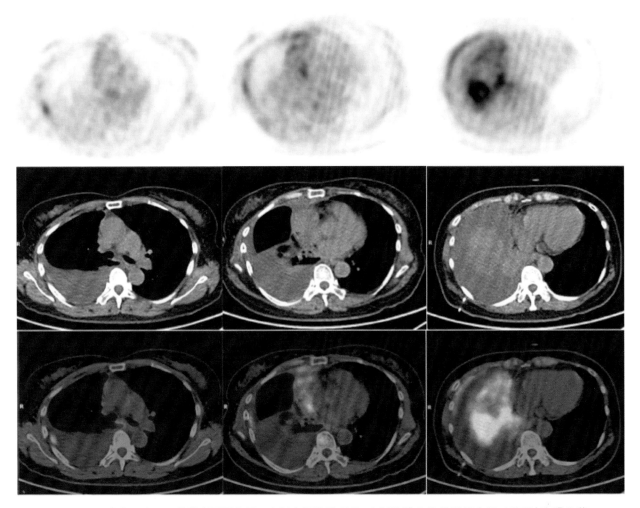

图 3-2-14　患者 3 个层面的横断面图像显示右侧大量胸腔积液，右侧胸膜多发代谢增高灶，以下脏胸膜为著，伴部分肺野不张

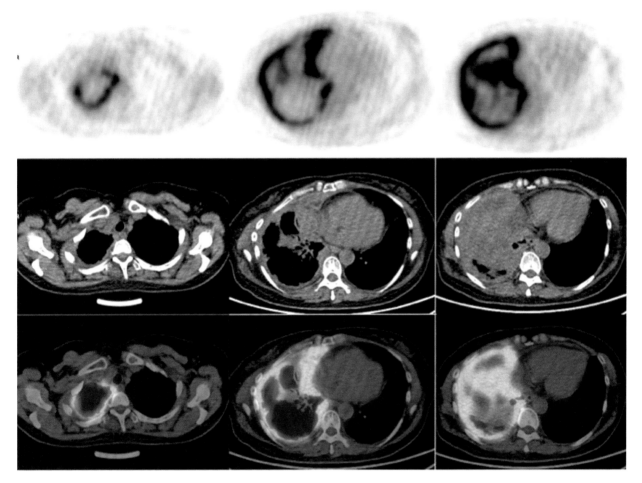

图 3-2-15 患者抗结核治疗 2 个月后复查 PET/CT,3 个层面的横断面图像显示原右侧胸腔积液消失,但胸膜增厚较前明显,为弥漫增厚,代谢增高范围较前明显增大、代谢增高

【^{18}F-FDG PET/CT 主要发现】首次 PET/CT 见右侧胸膜不均匀性增厚,代谢不均匀增高,以膈胸膜、纵隔胸膜为著,考虑不除外恶性病变。2 个月后复查 PET/CT 病变明显进展,胸膜增厚弥漫、广泛,代谢亦明显增高,提示恶性病变可能性大。

【^{18}F-FDG PET/CT 主要诊断及建议】考虑右侧胸膜恶性病变,间皮瘤不除外,建议胸膜活检。

【病理结果】胸膜活检病理为恶性间皮瘤。

【讨论鉴别】

(1)本例患者为中年女性,病程较短,临床上多次肿瘤方面检查未见异常,胸腔积液有结核方面提示而病理学阴性,因此临床怀疑结核性胸膜炎可能。

(2)^{18}F-FDG PET/CT 对本例诊断有重要提示意义:①第一次 PET/CT 虽然病变程度较轻,但胸膜有结节状增厚的病变、分布不均、纵隔胸膜受累等特点都提示了胸膜恶性病变的可能,此时若临床先采取在代谢最高的膈胸膜部位活检的策略,可能能够尽早确诊;②第二次 PET/CT 表现为胸膜弥漫增厚且代谢增高,累及纵隔胸膜、肋间胸膜、膈胸膜,为弥漫型间皮瘤的典型表现。

(五)小结

FDG PET/CT 对恶性胸膜间皮瘤敏感,诊断和分期诊断的准确性高;恶性胸膜间皮瘤主要表现为结节状、不规则胸膜增厚、代谢活性增高。

二、胸膜梭形细胞肉瘤样癌

典型病例

【主要病史】患者女性,37 岁,10 个月前出现咳嗽,近半年间断出现低热,可自行退热,未诊治。近期出现左肩背部疼痛。

【辅助检查】1个月前胸部 CT 发现左侧胸膜增厚,左肺内多发结节。外院行胸膜活检,病理示纤维组织中炎性细胞浸润,间皮细胞不典型增生。

【¹⁸F-FDG PET/CT 图像】见图 3-2-16~图 3-2-20。

【¹⁸F-FDG PET/CT 主要发现】左肺容积明显缩小,上叶尖后段可见一放射性摄取异常增高的结节,大小为 1.2cm×1.3cm,平均 SUV 为 3.5,最高达 6.2,结节紧邻背侧胸膜,边缘较光滑。左肺上叶舌段及下叶可见大量索条、不规则结节及条片状实变影,有轻度放射性摄取,SUV 为 1.4~3.4。左斜裂结节状增厚,可见数个放射性摄取稍高的小结节,SUV 为 1.4~2.3。左侧胸廓小,纵隔左移,左侧胸膜异常不均匀增厚,放射性摄取异常不均匀增高,SUV 为 1.5~8.8,其中摄取最高处位于左肺尖,且相邻的左第 2 肋骨皮质破坏。

【¹⁸F-FDG PET/CT 主要诊断及建议】左上肺代谢增高结节,左侧胸膜及斜裂广泛不均匀增厚且代谢增高,左第 2 肋靠胸膜代谢增高灶并骨质破坏,考虑恶性病变,建议左第 2 后肋间隙水平代谢增高胸膜活检;左胸廓小,纵隔左移;左肺内代谢轻度增高灶及索条、条片状实变影,考虑合并肺内慢性炎症。

【病理结果】穿刺活检病理为(左肺尖胸膜)肺梭形细胞肉瘤样癌。

【讨论鉴别】

(1)患者系 37 岁女性,慢性咳嗽、低热 10 个月余,可自行退热,但近期加重,并出现左肩背部疼痛。CT 发现左肺内多发病灶,部分为结节,部分为斑片索条;左侧胸膜增厚。本例从临床和 CT 影像表现很难区分良恶性,但病情进行性加重,应高度警惕恶性。

(2)¹⁸F-FDG PET/CT 对本例诊断有重要提示意义:①明确左肺尖靠后胸膜结节的高代谢特征,而肺内斑片、索条影仅代谢略高,提示可能为不同性质;②清晰地显示胸膜的结节状病灶累及范围和高代谢活性,并提示于病灶代谢最活跃处活检;③发现左第 2 后肋高代谢病灶并骨质破坏。以上高度提示恶性病变,并可能合并肺内慢性炎症及陈旧病变。

(3)梭形细胞肿瘤主要是以梭形细胞为主,可发生在任何器官或组织,形态学表现可以是癌,也可以是瘤。可以发生在上皮组织,如梭形细胞癌和梭形细胞鳞癌,也可以发生在间叶组织,如梭形细胞肉瘤和梭形细胞间质肉瘤。形态表现复杂,多类似肉瘤,或伴有形似肉瘤的间质成分。免疫表型既可表现为癌,也可表现为肉瘤,或表现为癌肉瘤结构等的一类肿瘤。儿童和 20 岁以下的青少年多考虑肉瘤,成年人则肉瘤和癌都有可能。

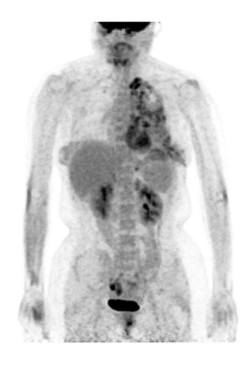

图 3-2-16　患者最大强度投影图像(MIP,正位)
左肺及左侧胸膜广泛分布代谢增高病变,部分呈明显结节状。

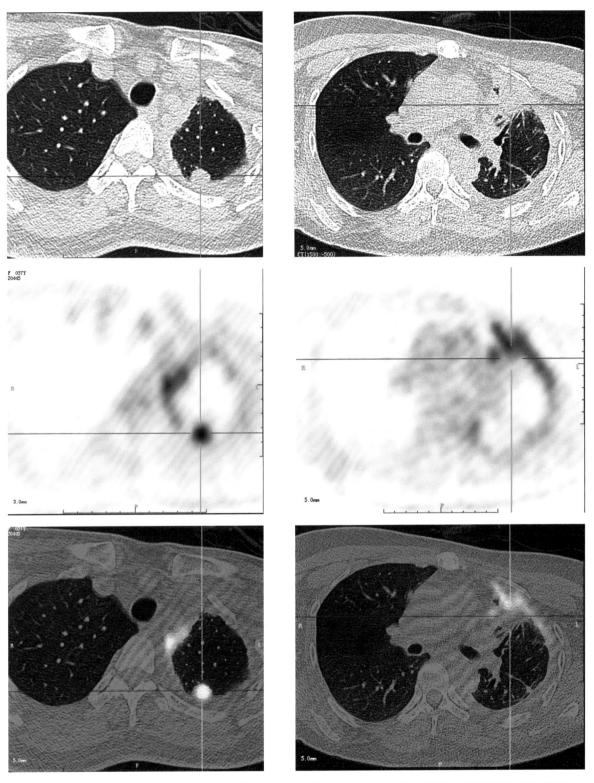

图 3-2-17　患者 CT、PET 和 PET/CT 融合图像示左肺尖靠胸膜代谢增高结节，左侧胸膜广泛分布大小不等的代谢增高结节

图 3-2-18　患者 CT、PET 和 PET/CT 融合图像示左胸膜广泛分布的代谢增高灶，肺内病灶部分代谢增高不明显

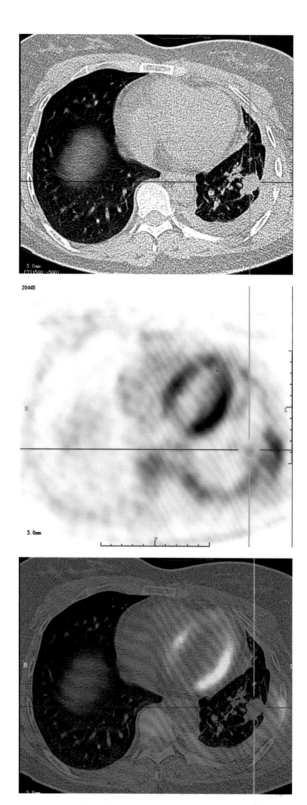

图 3-2-19 患者 CT、PET 和 PET/CT 融合图像示左下肺病灶仅代谢略增高,胸膜广泛分布代谢增高灶

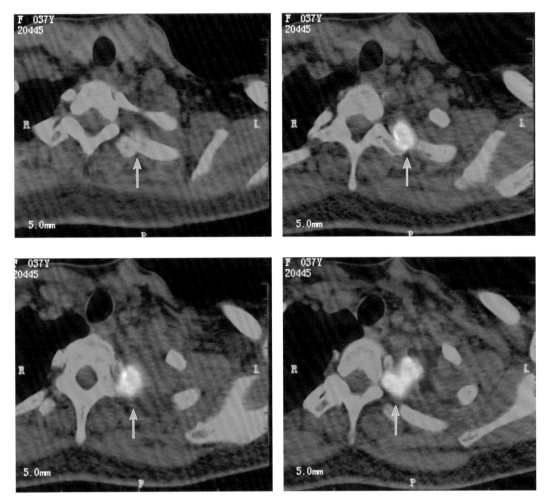

图 3-2-20　PET/CT 融合图像示患者左第 2 肋局部代谢增高灶,并骨皮质受损。同时见左肺尖胸膜多发代谢增高灶

第二节　胸膜转移癌

胸膜转移癌最常见于肺癌、乳腺癌和恶性或侵袭性胸腺瘤等。[18]F-FDG PET/CT 有助于检出原发病变以及明确胸膜以外的转移灶。

病例 1　肺癌胸膜转移

【主要病史】患者男性,36 岁,咳嗽、憋气 4 个月。当地医院发现纵隔占位,胸腔积液。放大量血性胸腔积液后症状好转。胸腔积液未找到瘤细胞。当地医院按照"神经系统来源肿瘤"化疗 2 个疗程,行第 3 个疗程化疗时复查发现肿物较前增大。2 个月前再次引流出大量血性胸腔积液,胸腔积液细胞学检查未见瘤细胞。

【[18]F-FDG PET/CT 图像】见图 3-2-21 ~ 图 3-2-25。

【[18]F-FDG PET/CT 主要发现】前纵隔右旁见放射性摄取增高灶,最大截面为 5.4cm×9.5cm,SUVmax 为 3.7。右侧胸膜弥漫性增厚,放射性摄取增高,SUVmax 为 2.5~4.0。右侧包裹性胸腔积液。右肺压缩,部分肺组织放射性摄取增高,SUVmax 为 3.8。右肺门和纵隔(2R、3A、4、7 区)多发放射性摄取增高结节,大小为 0.5~1.2cm,SUVmax 为 2.4~3.7。

【[18]F-FDG PET/CT 主要诊断及建议】前纵隔右旁代谢增高灶,恶性病变可能性大,伴右胸膜广泛转移,右肺门、纵隔淋巴结转移不除外。右肺部分不张并可能合并有炎性病变。右侧包裹性胸腔积液。

【病理结果】纵隔肿物穿刺活检,病理示(纵隔)纤维脂肪及肺组织可见少许黏液腺癌。

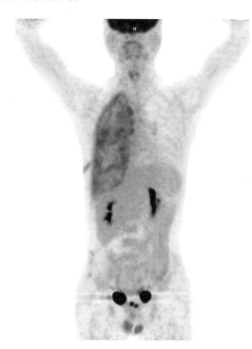

图 3-2-21 患者最大强度投影图像
(MIP,正位)
右侧胸膜广泛分布代谢增高病变,部分呈明显结节状;胸壁引流管走行处条状代谢增高。

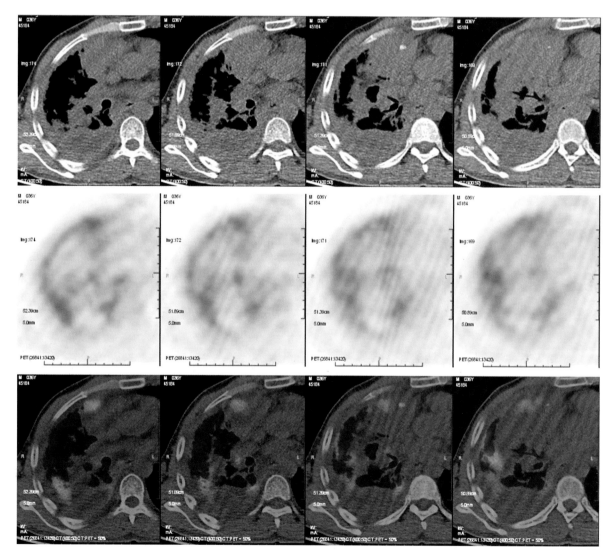

图 3-2-22 患者前纵隔病灶层面的 CT、PET 和 PET/CT 融合图像
病灶不均匀代谢增高,右脏胸膜不均匀代谢增高,后胸膜内有包裹性积液,肺内可见片状代谢增高影。

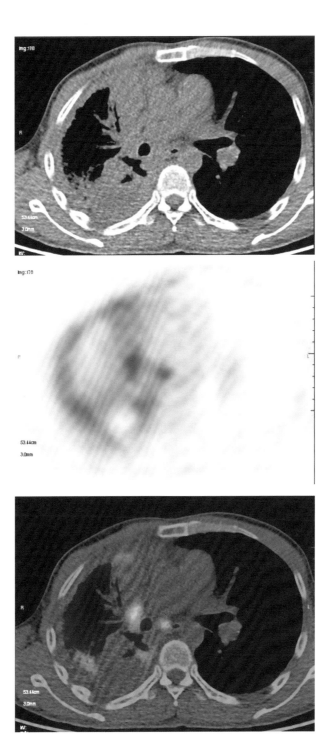

图 3-2-23 患者胸中部层面的 CT、PET 和 PET/CT 融合图像
右肺小,右脏胸膜不均匀代谢增高,靠前纵隔胸膜处代谢增高
软组织影,后胸膜内有包裹性积液,肺内可见片状代谢增高影,
肺门及纵隔可见代谢增高淋巴结。

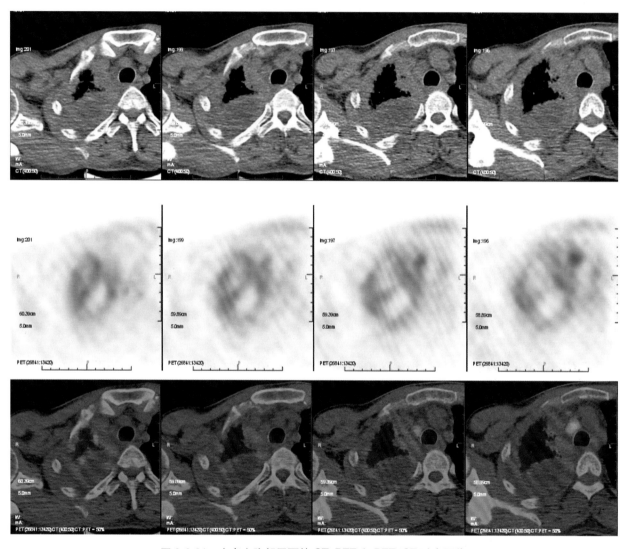

图 3-2-24　患者上胸部层面的 CT、PET 和 PET/CT 融合图像
右脏胸膜不均匀代谢增高,后胸膜腔内包裹性积液,以及纵隔内代谢增高淋巴结。

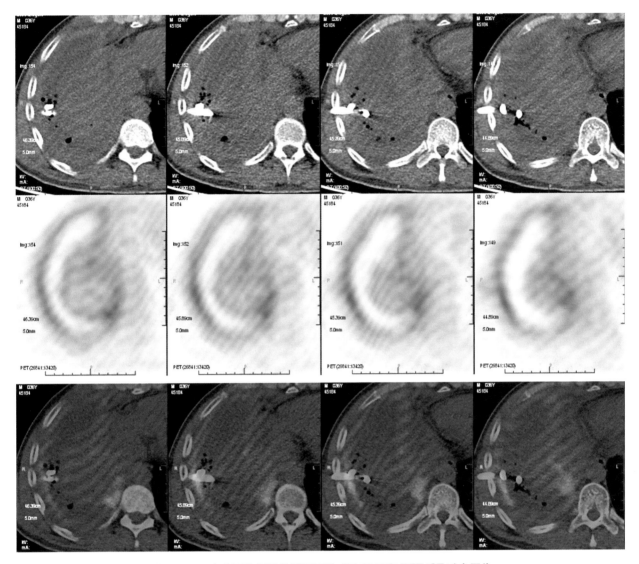

图 3-2-25 患者下胸部引流管层面的 CT、PET 和 PET/CT 融合图像

右脏胸膜不均匀代谢增高,后胸膜腔内积液,不张的右下肺。

【讨论鉴别】

(1)本例为中年男性,病程 4 个月,有咳嗽、憋气症状。PET/CT 可见胸膜广泛病变,代谢中等程度增高,胸膜有广泛增厚,纵隔伴代谢增高的肿大淋巴结。

(2)胸膜病变累及范围广,肋间胸膜、纵隔胸膜、膈胸膜均受累,代谢有增高但为中等程度增高,与急性的活动性感染的代谢程度有差别,诊断需重点考虑 FDG 中等程度代谢活跃的肿瘤,如肺腺癌伴广泛胸膜转移。但由于本例右肺部分肺野有不张,难以判断肺内病变尤其是胸膜下病变性质,增加了诊断难度。

病例 2 侵袭性胸腺瘤胸膜转移

【主要病史】患者男性,62 岁,7 年前诊为重症肌无力,并发现胸腺占位,后行胸腺瘤手术,自述病理为"B2、B3 型胸腺瘤"。1 年前再次出现重症肌无力,胸部 CT 见胸膜多发结节。既往曾患下颌骨骨髓炎。

【^{18}F-FDG PET/CT 图像】见图 3-2-26~图 3-2-29。

【^{18}F-FDG PET/CT 主要发现】右侧胸膜见多发放射性摄取轻中度增高的结节,大小为 0.6cm×1.8cm 至 3.7cm×2.0cm,SUV 为 1.3~3.2。

【^{18}F-FDG PET/CT 主要诊断及建议】胸腺瘤术后,右侧胸膜多发转移灶。

【随访结果】侵袭性胸腺瘤胸膜转移。

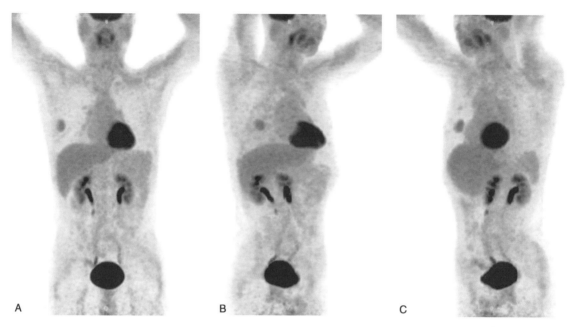

图 3-2-26　患者正位(A)、右前斜(B)和左前斜(C)MIP 图像
右侧胸部局灶性代谢增高灶。

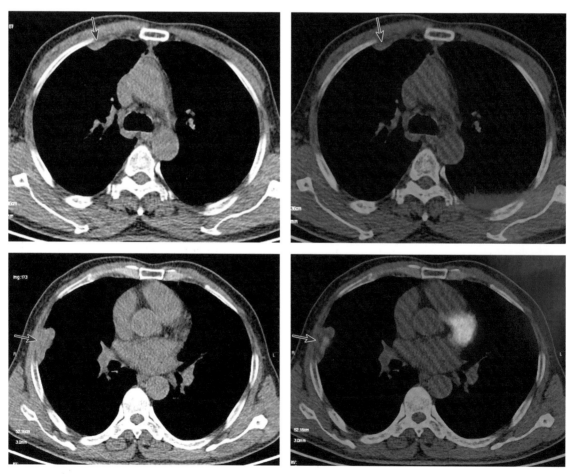

图 3-2-27　患者上胸部胸膜病变的横断面图像
左侧为 CT 纵隔窗,右侧为 PET/CT 融合图像,可见胸膜多发病灶代谢增高。

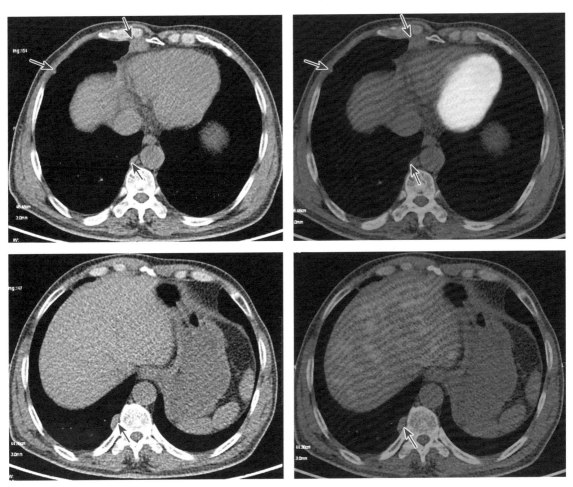

图 3-2-28　患者下胸部胸膜和心膈角胸膜病变的横断面图像

左侧为 CT 纵隔窗，右侧为 PET/CT 融合图像，可见胸膜病灶代谢轻至中度增高。

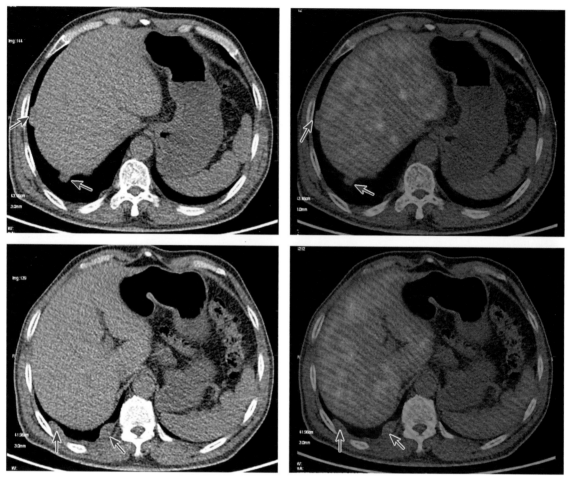

图 3-2-29　患者膈顶胸膜和后肋膈角胸膜多发代谢轻至中度增高病灶

【讨论鉴别】

（1）本例患者为老年男性,患重症肌无力,曾行胸腺瘤手术,此次为重症肌无力复发。PET/CT 见右侧胸膜多发代谢轻度增高结节。结合病史及 PET/CT,可明确诊断为胸腺瘤胸膜转移。

（2）侵袭性胸腺瘤恶性程度不太高,代谢活性多为中等程度增高,与本例相符。本例有明确的重症肌无力病史,应诊断为胸腺瘤复发或转移。若无相关病史,还需鉴别良性病变。

病例 3　乳腺癌胸膜转移

【主要病史】　患者女性,68 岁,因左侧乳腺癌行改良根治术后 28 年,病理为导管小叶癌,淋巴结未见转移,术后放疗 4 周,三氧苯胺治疗 2 个月。近 20 天出现咳嗽、乏力、胸痛,伴发热。抗生素治疗,症状无好转。

【辅助检查】　CT 示左侧胸腔积液,伴左下肺不张,左肺尖和左上纵隔钙化灶。

【^{18}F-FDG PET/CT 图像】　见图 3-2-30 ～图 3-2-34。

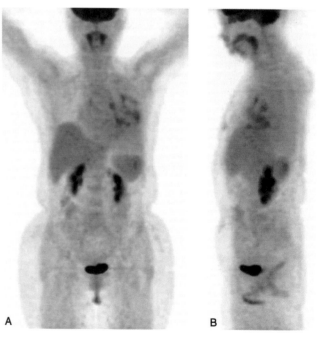

图 3-2-30　患者正位（A）和侧位（B）MIP 图像
左侧胸膜多发代谢轻至中度增高灶。

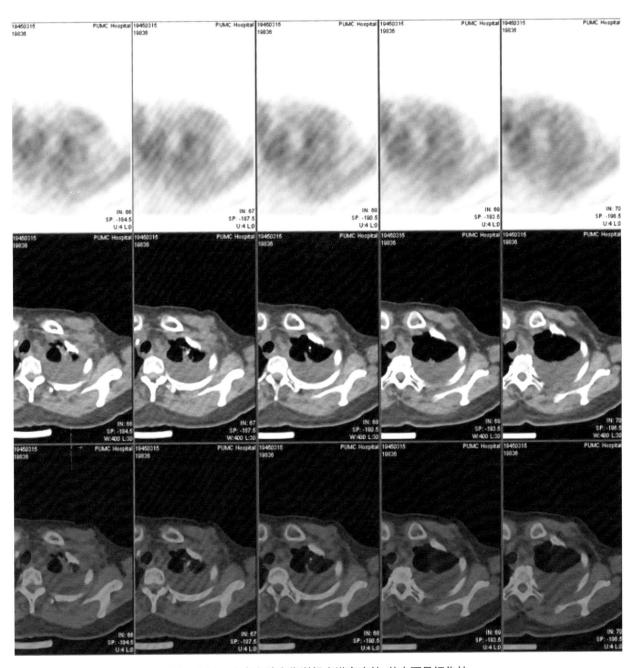

图 3-2-31　患者左肺尖代谢轻度增高病灶,其内可见钙化灶

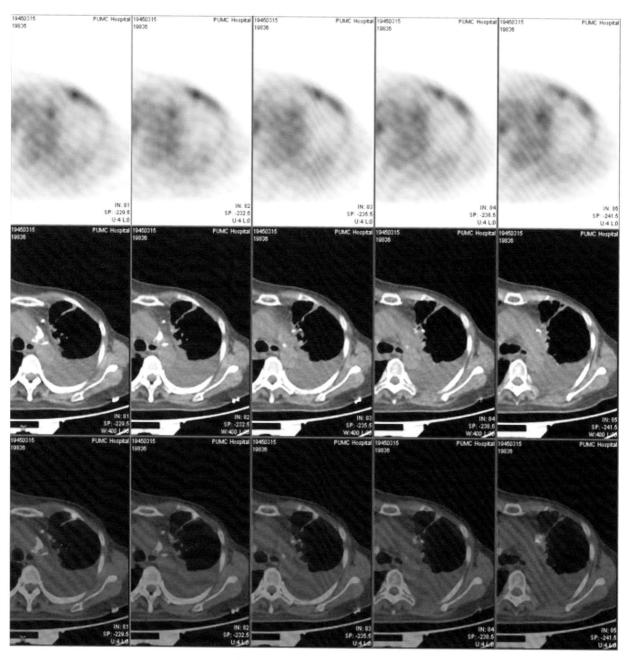

图 3-2-32　患者左前胸膜代谢增高病灶,纵隔内可见钙化灶

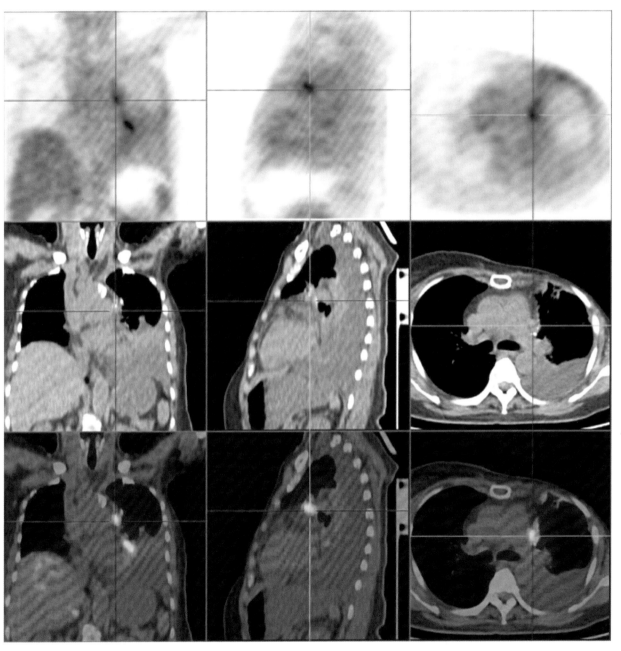

图 3-2-33　患者左前纵隔胸膜代谢增高病灶,纵隔内可见钙化灶

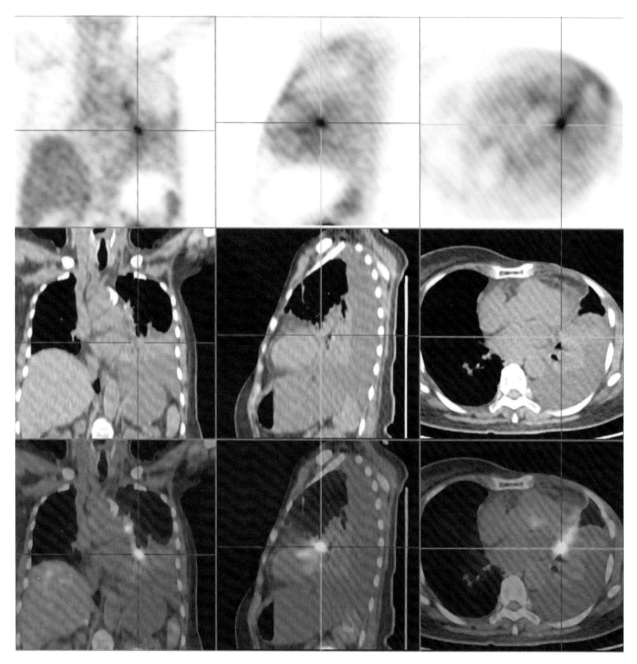

图 3-2-34　患者左心膈角胸膜代谢增高病灶

【^{18}F-FDG PET/CT 主要发现】左侧大量胸腔积液,左下肺可见膨胀不全及不张,左肺尖及左上肺近纵隔见条索影,其内见点状钙化灶,放射性摄取轻度增高,SUV 分别为 1.8 和 2.7。左侧胸膜多处增厚且放射性摄取增高,SUV 为 2.6~4.0。纵隔(4R、7 区)及左侧肺门(10L)见肿大淋巴结,部分伴钙化,放射性摄取增高,SUV 为 2.3~3.3。

【^{18}F-FDG PET/CT 主要诊断及建议】左侧大量胸腔积液,左下肺膨胀不全及不张,左侧胸膜部分增厚且代谢增高,结合病史,需考虑乳腺癌胸膜转移;纵隔及左侧肺门淋巴结代谢轻度增高,性质待定;以左肺尖及左上肺纵隔旁钙化灶,为陈旧病变。

【随访结果】胸腔积液化验见瘤细胞。按乳腺癌胸膜转移化疗 6 个疗程后,复查病变发现明显好转。

【讨论鉴别】

(1) 本例为老年女性,咳嗽、乏力、胸痛,伴发热 20 余天,抗生素治疗无好转。根据 CT 所示左侧胸腔积液、左肺尖和纵隔钙化灶,应首先考虑结核可能。

（2）但 PET/CT 提示左胸膜多处代谢增高结节样病灶，与结核性胸膜炎的弥漫片状病变有所不同。结合患者的乳腺癌病史，前胸膜病灶就在缺如的乳腺后方，应考虑乳腺癌胸膜转移可能。

（3）乳腺癌可以在十几甚至二十多年后出现复发转移，本例就是典型的例子。

第三节　全身多系统恶性病变胸膜受累

少见情况下，也有累及全身多系统的恶性病变，如淋巴瘤和少见的原始外胚层肿瘤等，表现为以胸膜受累为主。[18]F-FDG PET/CT 具有提示作用，并指导活检，依赖病理进行确诊。

病例 1　胸膜弥漫大 B 细胞淋巴瘤

【主要病史】患者女性，54 岁，4 个月前开始出现左胸背部局限性疼痛，伴干咳，逐渐加重。不吸烟，无石棉接触史，无结核史。

【辅助检查】胸部 X 线、CT 提示胸腔积液。胸腔积液非血性，白细胞 $1.972×10^6$/L，蛋白 41g/L，乳酸脱氢酶 243U/L，胆固醇 1.82mmol/L，腺苷脱氨酶 14.3U/L，未见肿瘤细胞。3 个月前胸腔镜活检，病理提示纤维组织增生伴慢性炎，肉芽组织形成。予抗感染及抗结核治疗 2 个月，未见好转。

【[18]F-FDG PET/CT 图像】见图 3-2-35~图 3-2-40。

【[18]F-FDG PET/CT 主要发现】左侧胸膜不规则增厚，见多发异常放射性摄取增高结节及团块，大小为 0.9~3.2cm，部分相互融合成片，SUVmax 为 16.9，累及相邻多根肋骨及椎体，部分骨骼密度增高或减低，左肩背部肌肉等软组织受累，SUVmax 为 12.1。双侧颈部多发放射性摄取增高结节，大小为 0.6~1.2cm，SUVmax 为 1.4。左侧腋窝及胸壁下见多发小结节影，大小为 0.4~0.6cm，SUVmax 为 1.0~3.4。后纵隔、腹膜后可见放射性摄取增高结节或团块，SUVmax 为 13.5。

【[18]F-FDG PET/CT 主要诊断及建议】左侧胸膜不规则增厚，多发代谢增高灶，累及左肩背胸壁、多根肋骨及椎体、后纵隔、腹膜后代谢增高淋巴结，考虑恶性病变；双侧颈部、左侧腋窝及胸壁下多发代谢增高小淋巴结，性质待定；外周骨髓扩张，全身骨髓普遍代谢略高。建议选择代谢增高胸膜或胸壁软组织活检。

【病理结果】穿刺活检病理为胸膜弥漫大 B 细胞淋巴瘤。

【讨论鉴别】

（1）本例为 54 岁女性，进行性左胸背部疼痛为主要症状，伴干咳。已行胸腔镜胸膜活检，提示炎症和肉芽肿。但抗感染和抗结核治疗无效。

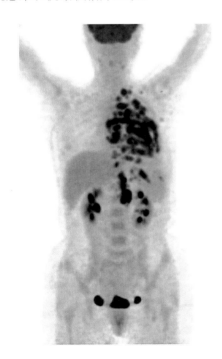

图 3-2-35　患者最大强度投影图像（MIP，正位）

左侧胸膜及胸壁广泛分布代谢增高病变，部分呈明显结节状；颈部、左锁骨上、左腋下、纵隔和左上腹腹膜后代谢增高淋巴结；外周骨髓扩张，全身骨髓普遍代谢略高。

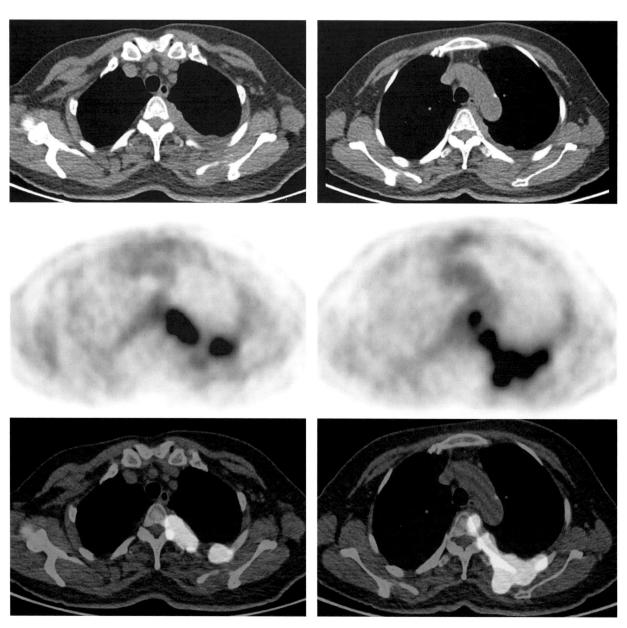

图 3-2-36 患者 CT、PET 和 PET/CT 融合图像,显示左上后胸膜代谢增高结节,CT 所示增厚胸膜处 PET 显示并非均匀代谢增高

图 3-2-37 患者 CT、PET 和 PET/CT 融合图像,显示左上后胸膜代谢增高突破胸壁,累及背部肌肉,可能侵及部分肋骨

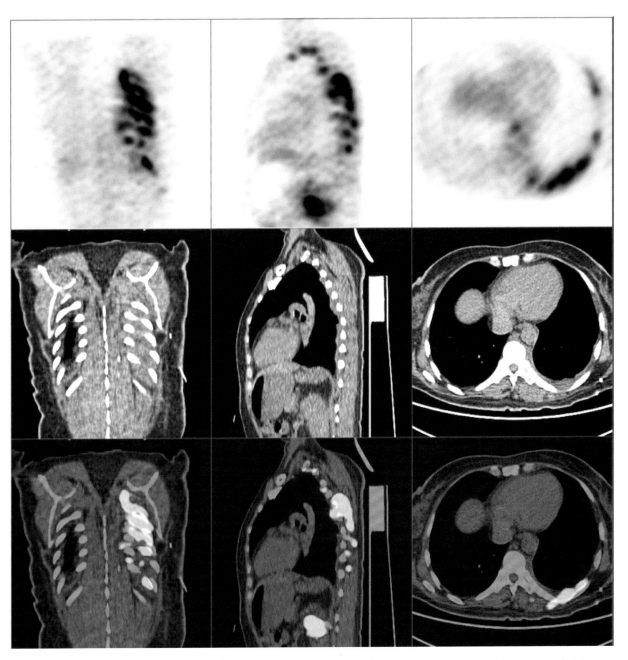

图 3-2-38 患者冠状面、矢状面和横断面的 PET、CT 和 PET/CT 融合图像,显示病变累及肋间和背部肌肉的特征

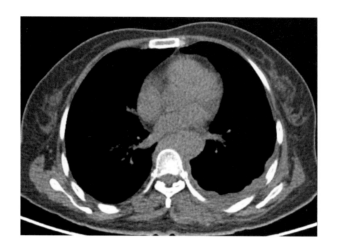

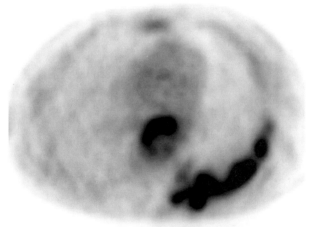

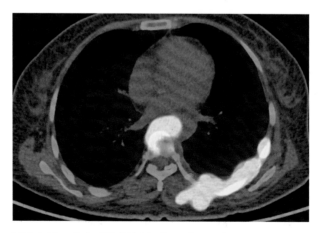

图 3-2-39　患者 CT、PET 和 PET/CT 融合图像,显示后纵隔代谢异常增高淋巴结。同时可见左上后胸膜代谢增高病灶突破胸壁,累及背部肌肉

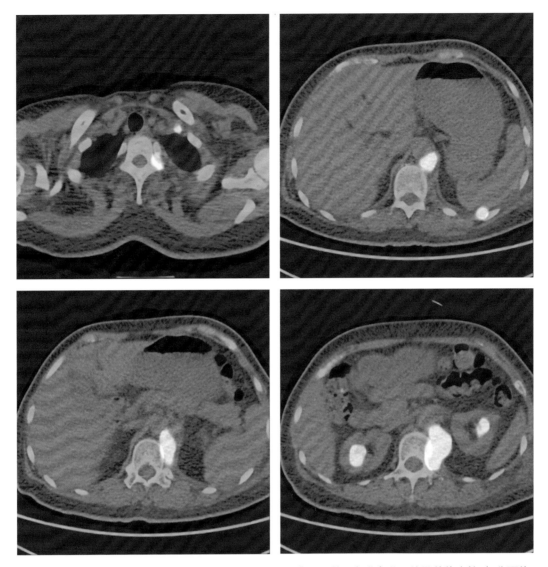

图 3-2-40 患者 PET/CT 融合图像,显示左锁骨上和腹膜后代谢异常增高淋巴结及其他病灶,部分可能侵及腰椎

（2）¹⁸F-FDG PET/CT 对本例诊断有重要提示意义:①胸膜病变的异常高代谢;②病变穿透胸壁累及肌肉和侵及肋骨、腰椎的特性;③纵隔、腹膜后、右腋下和颈部的淋巴结受累。

（3）本例特征性的肌肉受累表现可能对淋巴瘤具有较大的提示意义。选择高代谢病灶进行活检对淋巴瘤的诊断非常重要。淋巴瘤往往合并有炎症,因此病理的炎症诊断并不能排除淋巴瘤,有数次病理均为炎症,而最终取到典型部位诊断为淋巴瘤的情况。

病例 2 原始神经外胚层肿瘤

【主要病史】患者男性,24 岁,刺激性干咳 2 个月余,就诊于当地医院,CT 示左上肺纵隔旁及肺门旁可见多发软组织肿块,考虑肿瘤。

【辅助检查】胸部 CT 示左上肺纵隔旁及肺门旁可见多发软组织肿块,左上肺可见多发索条影、团片影及类结节影,左侧胸膜可见多发软组织肿块,纵隔、肺门未见肿大淋巴结影;铁蛋白、神经元特异性烯醇化酶、血清 CA125 水平明显升高。

【¹⁸F-FDG PET/CT 图像】见图 3-2-41~图 3-2-44。

【¹⁸F-FDG PET/CT 主要发现】左上肺纵隔旁及肺门旁可见多发软组织肿块,病变包绕左上肺门大血管及支气管,较大者约为 5.7cm×4.8cm,FDG 摄取异常增高,SUV 平均值/最大值约为 12.3/14.8。左上肺可见多发索条影、团片影及类结节影,FDG 摄取轻度增高。左侧胸膜可见多发软组织肿块,FDG 摄取异常

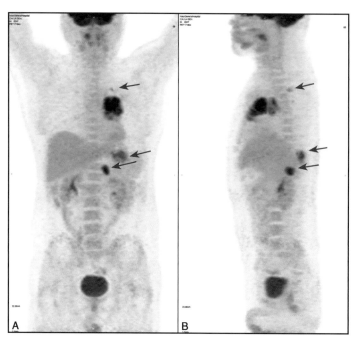

图 3-2-41　患者正位（A）和侧位（B）最大强度投影图像（maximum intensity projection，MIP）

左侧胸膜广泛不均匀高代谢病灶，体现 PET 对于全面评估胸膜及其他部位高代谢病灶的优势。

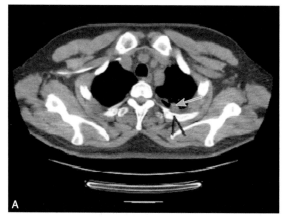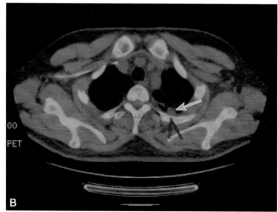

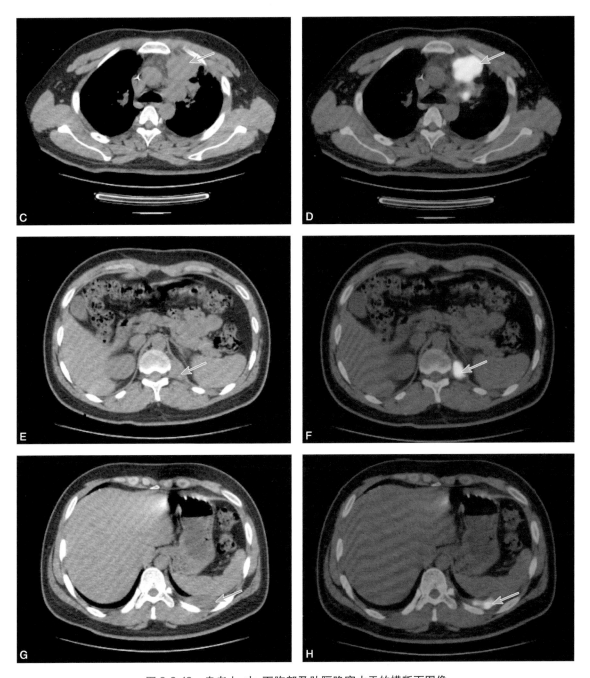

图 3-2-42　患者上、中、下胸部及肋膈隐窝水平的横断面图像

A、C、E、G. CT 图像；B、D、F、H. PET/CT 融合图像。与 CT 比较，PET/CT 通过增加代谢活性图像更好地显示了病灶的分布，提供了更多的病变特征。

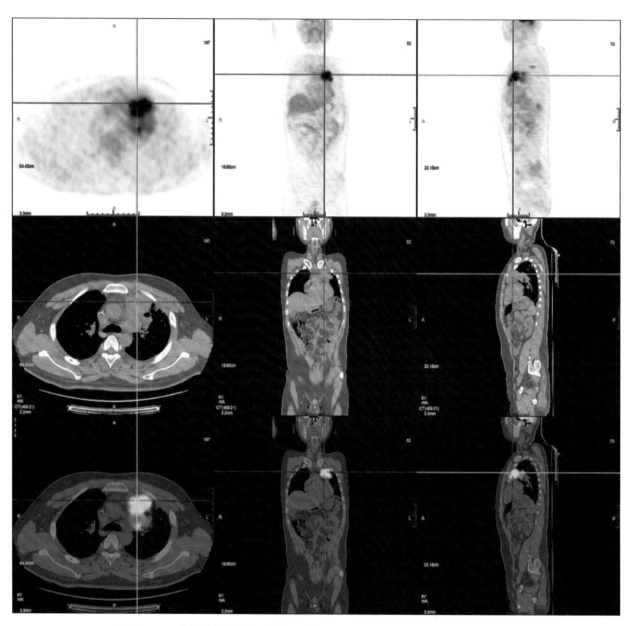

图 3-2-43　患者横断面(左)、冠状面(中)和矢状面(右)图像显示左上纵隔病灶
第 1 排为 PET 图像,第 2 排为 CT 图像,第 3 排为 PET/CT 融合图像。

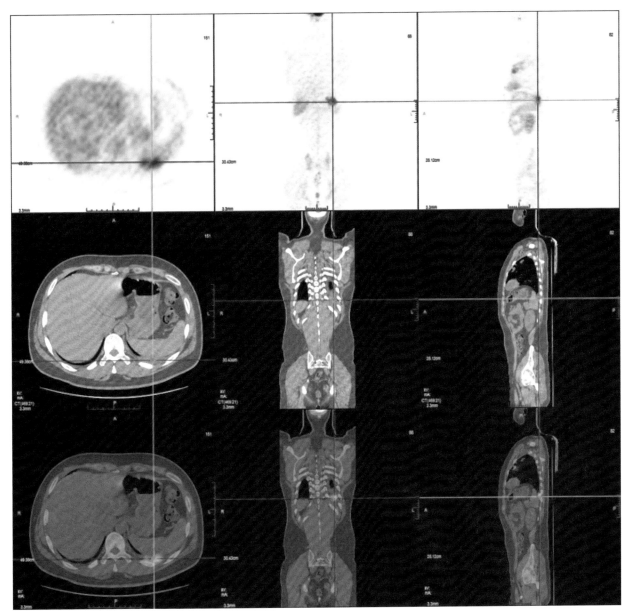

图 3-2-44　患者横断面(左)、冠状面(中)和矢状面(右)图像显示肋膈角胸膜病灶
第 1 排为 PET 图像,第 2 排为 CT 图像,第 3 排为 PET/CT 融合图像。

增高,摄取较高处,SUV 约为 6.7/8.2。纵隔、肺门未见肿大淋巴结影。

【¹⁸F-FDG PET/CT 主要诊断及建议】左上肺纵隔旁、左上肺门旁及左侧胸膜多发软组织肿块,葡萄糖代谢异常增高,考虑左上肺纵隔旁恶性肿瘤伴多发转移表现;左上肺多发阻塞性炎症。

【病理结果】穿刺活检病理示小圆细胞类肿瘤,考虑为原始神经外胚层肿瘤。

【讨论鉴别】

(1) 本例患者为青年男性,有刺激性干咳 2 个月余。抗感染治疗无明显缓解,虽然治疗后部分好转,于当地医院行血液肿瘤标记物检测,结果提示:铁蛋白、神经元特异性烯醇化酶、血清 CA125 水平明显升高。

(2) 原始神经外胚层肿瘤(primitive neuroectodermal tumor,PNET)是一种少见的恶性肿瘤,可累及中枢及外周各部位软组织。发生在中枢的 PNET 为中枢性,其余则为外周型,外周型可发生于任何年龄组,以年长儿及青少年多见,其中以胸肺区、四肢及脊柱旁多见。胸部的 PNET 影像学缺乏特征性表现,肿瘤主要位于胸壁或纵隔内,叶间胸膜及肺组织亦可受侵犯,应于神经源性肿瘤、局限性胸膜间皮瘤及周围型肺癌相鉴别。

（3）^{18}F-FDG PET/CT 对本例诊断有重要提示意义：①明确了病变高代谢特征，提示病灶恶性程度较高；②显示了以胸膜病变为主的特点，包括清晰显示了病变的胸膜累及范围；③精确引导穿刺活检。

第四节　胸膜良性病变

良性胸膜间皮瘤多较局限，生长缓慢，^{18}F-FDG 摄取较低，与恶性胸膜瘤的表现明显不同，可以较好地鉴别。

活动性胸膜结核及部分胸膜炎可以有不同程度的摄取增高，需要与恶性肿瘤小心鉴别。但从另一个方面，^{18}F-FDG 可以反映这些良性病变的活动程度，从而精准地指导临床治疗。

病例 1　良性孤立性纤维瘤

【主要病史】患者女性，66 岁，间断左胸隐痛 1 个月，发现前纵隔占位半个月，肿瘤标志物(−)。

【^{18}F-FDG PET/CT 图像】见图 3-2-45 和图 3-2-46。

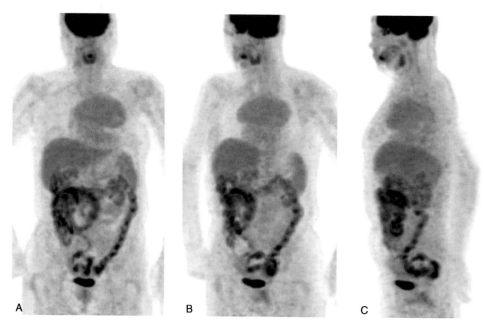

图 3-2-45　患者的正位(A)、左前斜(B)和侧位(C)MIP 图像
图中可见前纵隔代谢轻度增高肿物。

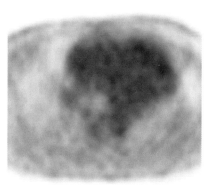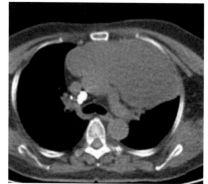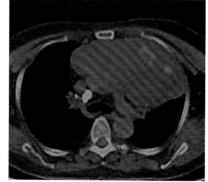

图 3-2-46　患者前纵隔病变 PET/CT 横断面图像
病变边界清晰，与纵隔大血管有脂肪间隙，代谢略高于纵隔血池，密度均匀。

【¹⁸F-FDG PET/CT 主要发现】前上纵隔可见一巨大软组织密度肿物,大小为 9.7cm×15.5cm×7.9cm,代谢轻至中度增高,SUV 为 1.2~3.0,病变与纵隔大血管脂肪间隙清晰,血管呈受压改变。

【¹⁸F-FDG PET/CT 主要诊断及建议】前上纵隔肿物,代谢略高于纵隔血池,考虑偏良性病变可能。

【随访结果】行纵隔肿物手术切除,病理为孤立性纤维瘤,部分区域细胞密集,生长活跃,Ki-67 指数为 5%。

【讨论鉴别】本例患者为老年女性,发现纵隔肿物,PET/CT 见前纵隔孤立性肿物,边界清晰,代谢轻度增高。前纵隔肿物多考虑来源于淋巴组织、胸腺、生殖细胞、心包及胸膜的病变,结合病变孤立、体积巨大、密度均匀、CT 无周围侵犯表现、代谢略高于纵隔血池的特点,可定性为良性倾向病变。

病例2 结核性胸膜炎

【主要病史】患者男性,66 岁,发热 10 余天,抗感染治疗效果不明显,近 5~6 天出现双侧胸痛,伴少量咯血。

【辅助检查】CT 提示左下肺阴影,双侧胸腔积液。目前行左下胸腔积液引流术。

【¹⁸F-FDG PET/CT 图像】见图 3-2-47~图 3-2-50。

【¹⁸F-FDG PET/CT 主要发现】左下胸膜不均匀增厚,放射性摄取普遍不均匀增高,SUV 为 2.1~4.8,左胸腔内见大量液体密度影及少量气体密度影,其内未见明显放射性分布。左肺下叶体积明显缩小,呈大片实变影,放射性摄取弥漫性不均匀增高,SUV 为 1.6~2.1。双肺门及纵隔见多发放射性摄取增高结节,大小为 0.9~1.2cm,SUV 为 2.6~3.2。心包膜光滑,未见放射性摄取增高结节。

【¹⁸F-FDG PET/CT 主要诊断及建议】左下胸膜增厚,代谢异常增高,考虑炎性病变可能性大,建议结核方面检查。左肺下叶不张。脾脏及全身骨髓代谢增高,考虑为感染继发改变。

【随访结果】胸腔积液找到结核分枝杆菌,临床诊断为结核性胸膜炎,抗结核治疗 2 个月后症状明显好转。

【讨论鉴别】

(1)本例患者为老年男性,急性病程,病史 10 余天,主诉发热,伴胸痛、咯血。PET/CT 见左侧胸膜病变,主要累及肋间胸膜及膈胸膜,胸膜有弥漫均匀增厚。

(2)胸膜间皮瘤与结核性胸膜炎有时不易鉴别。鉴别要点包括:胸膜增厚程度、是否有明显的胸膜结节、胸膜病变范围是否明显累及纵隔胸膜、肺内是否有结核证据,以及临床上的症状、石棉接触史等。

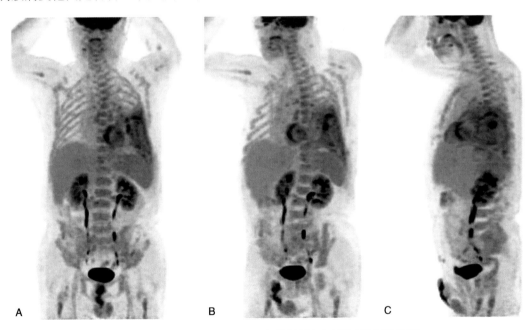

图 3-2-47 患者的正位(A)、左前斜(B)和侧位(C)MIP 图像
左侧胸膜代谢不均匀增高,主要累及中下部胸膜。另见脾脏摄取增高,外周骨髓扩张及全身骨髓摄取增高。

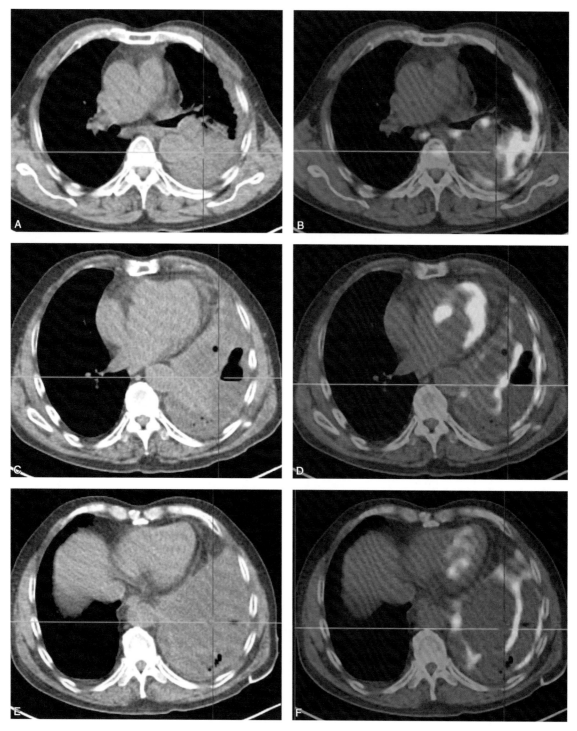

图 3-2-48　患者中下肺 PET/CT 横断面图像

病变累及左侧中下部胸膜,胸膜弥漫增厚,代谢增高。胸膜病变累及肋间胸膜及膈胸膜为主,伴胸腔积液,且形成包裹性积液,左肺下叶部分肺野肺不张。PET 可更好地显示出胸膜病变范围。

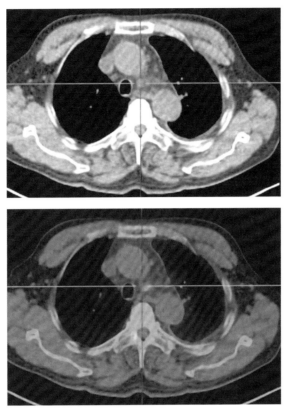

图 3-2-49 患者上纵隔水平 PET/CT 横断面图像

纵隔内可见轻至中度代谢增高淋巴结,左后上胸膜增厚,代谢仅轻度增高。

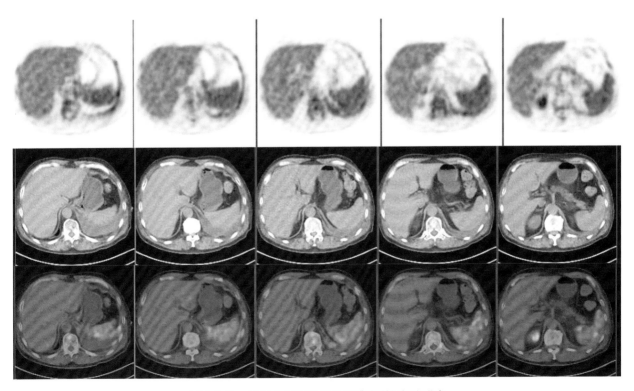

图 3-2-50 患者左后下肋膈角胸膜代谢仅轻度增高

病例3　胸膜局灶性炎症

【主要病史】患者女性,35岁,1个月前查体发现左下胸膜阴影。既往曾患肺结核,抗结核治疗2年;患垂体泌乳素瘤;曾行右附件畸胎瘤手术。

【^{18}F-FDG PET/CT 图像】见图 3-2-51~图 3-2-54。

【^{18}F-FDG PET/CT 主要发现】左下肋间胸膜(左侧第8、9侧肋间)见一梭形软组织密度影,边缘光滑,大小为 3.0cm×1.5cm,放射性摄取不均匀异常增高,以病灶边缘摄取增高较为显著,平均 SUV 为 2.6,最高达 6.6,相邻第9侧肋邻近骨皮质均匀略增厚且呈受压改变,未见骨质破坏。双肺上叶及左肺下叶背段见多发微结节、钙化灶及细索条影,部分有轻度放射性摄取,SUV 为 0.9~1.4。左肺下叶外基底段另见一类圆形结节,边缘光滑,纵隔窗呈较高密度,放射性摄取未见增高。

【^{18}F-FDG PET/CT 主要诊断及建议】左下肋间胸膜(左侧第8、9侧肋间)代谢不均匀增高的软组织密度影,相邻第9侧肋邻近骨皮质略增厚且呈受压改变,考虑为炎性病变可能性大。

【随访结果】胸膜病变活检病理为胸膜坏死物及纤维结缔组织显慢性炎,伴多核巨细胞反应,建议特殊染色。

【讨论鉴别】

(1) 本例患者为青年女性,查体发现胸膜病变,无不适症状。PET/CT 见胸膜局灶性代谢增高病变,边界清晰,病变中央伴坏死。

(2) 本例病变就 PET/CT 表现而言,需鉴别炎症(如结核病灶)与肿瘤,其中肿瘤主要鉴别来源于肋间神经的肿瘤,如神经鞘瘤、神经纤维瘤,两者均可表现为代谢增高。MRI 也有助于鉴别。

胸膜肿瘤临床上不多见,转移性或全身肿瘤累及者较原发胸膜肿瘤更常见。因此,不管是根据胸膜病变的 FDG 代谢活性辅助判断病变良恶性,还是根据全身显像情况评估是否存在胸膜外病变来判断为原发或继发肿瘤,PET/CT 都有独一无二的价值。

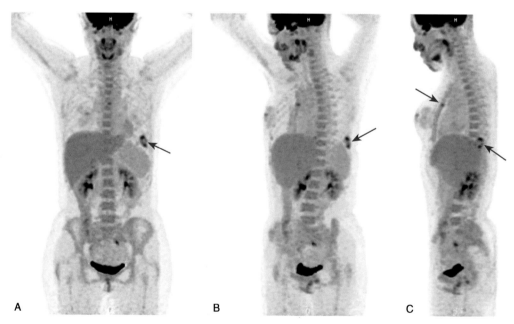

图 3-2-51　患者正位(A)、左前斜(B)和侧位(C)MIP 图像
左下后胸膜代谢增高区,呈环形,中央见代谢减低区。另见胸骨柄与胸骨体连接处摄取增高,外周骨髓扩张且全身骨髓摄取轻度增高。

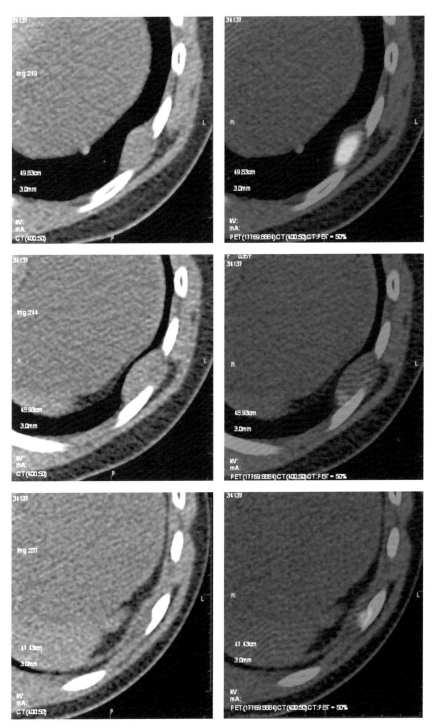

图 3-2-52 　患者胸膜病变 PET/CT 横断面图像

病变位于左下后肋间胸膜,呈梭形,边缘光滑、清晰,代谢不均匀增高,中央可见代谢减低区。

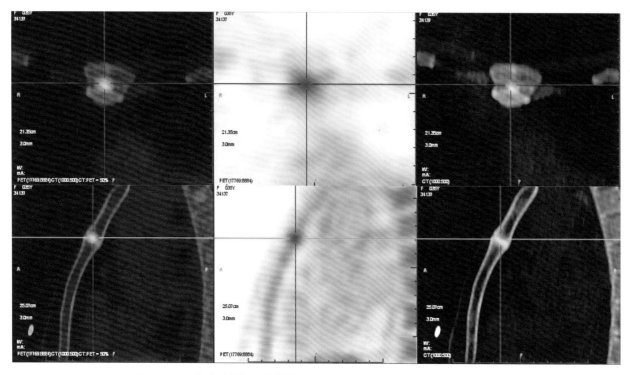

图 3-2-53 患者胸骨柄与胸骨体连接处摄取增高的横断面及矢状面图像

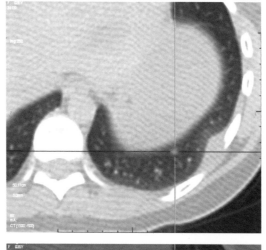

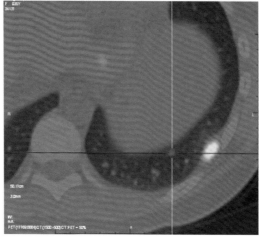

图 3-2-54 患者左下肺微结节,摄取未见增高

第三章 胸壁肿瘤

第一节 原发胸壁肿瘤

对于胸壁肿瘤，[18]F-FDG PET/CT 显示的病变代谢活性对其良恶性的鉴别具有重要价值。[18]F-FDG PET/CT 可显示恶性病变的全身分布情况，有助于肿瘤侵犯的全面评估和分期、转移癌的判断以及指导手术和放疗等。对于多发病灶，[18]F-FDG PET/CT 有助于选择最活跃、最方便的病灶进行活检。[18]F-FDG PET/CT 显示的肿瘤代谢变化也有助于更好地评估放化疗等治疗效果。

胸壁原发恶性肿瘤极为少见。[18]F-FDG PET/CT 可明确病灶的代谢活性，帮助鉴别良恶性，以及发现其他部位的病灶。

病例 1 胸壁隆突性纤维肉瘤

【主要病史】患者女性，47 岁，2 年前无明显诱因出现前胸壁结节，大小约 1cm，外院行前胸壁肿物切除术，术后病理示皮肤纤维瘤。1 年后前胸壁肿物 2 次复发，大小约 1cm，再次行手术切除，病理均示纤维肉瘤。半年前肿物再次复发，行肿物切除术，术后病理示皮肤隆突性纤维肉瘤复发，累及横纹肌。术后 2 个月伤口愈合不良，行伤口清创、皮瓣移植，术后伤口愈合可。2 个月前再次出现前胸壁肿物。曾于 1999 年行左侧乳腺癌根治术。

【辅助检查】胸部 CT 示胸骨骨质破坏伴软组织肿物，恶性不除外；双肺散在少许炎症。B 超示左侧胸部肌层实性肿物，性质待查。

【[18]F-FDG PET/CT 图像】见图 3-3-1 和图 3-3-2。

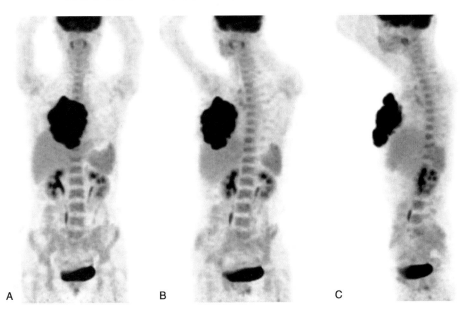

图 3-3-1 患者正位（A）、左前斜（B）和侧位（C）MIP 图像
图中可见前胸壁代谢异常增高的肿物。

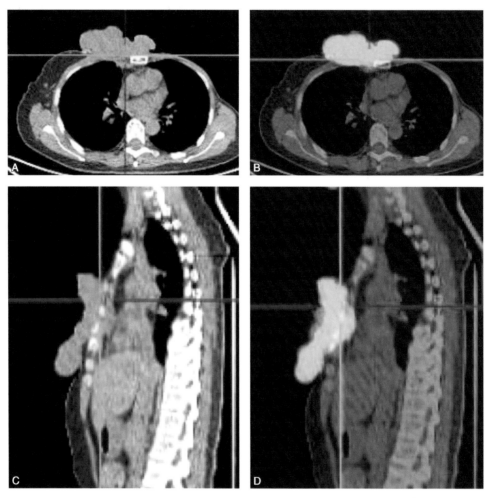

图 3-3-2　患者前胸壁病变 PET/CT 横断面(A、B)及矢状面(C、D)图像

病变位于前胸壁,向外突出,呈菜花状,胸骨后方软组织有受累。

【¹⁸F-FDG PET/CT 主要发现】 右前胸壁近中线见一向外生长的巨大的菜花样肿物,放射性摄取不均匀异常增高,大小为 11.4cm×7.5cm×10.5cm,SUVmax 为 44.9,病灶包绕胸骨中下段及右侧第 2、3、4 前肋肋软骨区,并累及前内下胸膜,胸膜明显增厚。

【¹⁸F-FDG PET/CT 主要诊断及建议】 右前胸壁代谢异常增高灶,结合病史,考虑为纤维肉瘤复发灶,并累及胸骨中下段,右侧第 2~4 前肋肋软骨区及前内下胸膜。

【病理结果】 胸壁皮肤隆突性纤维肉瘤,Ki-67 为 60%。

【讨论鉴别】

(1) 本例患者为中年女性,病程 2 年,表现为反复复发的前胸壁肿物,既往有乳腺癌病史。PET/CT 为前胸壁代谢异常增高的肿物,呈菜花状向外突出,提示为恶性肿瘤。其代谢活性明显增高,与纤维肉瘤的病理结果以及 Ki-67 指数相符。

(2) 鉴别诊断需考虑胸壁原发恶性肿瘤与乳腺癌转移,后者累及范围可能更广,包括腋窝、纵隔淋巴结、肺、骨转移等。

病例 2　滑膜肉瘤

【主要病史】 患者女性,56 岁,于 2000 年行右侧乳腺癌根治术,术后行放化疗。2008 年 2 月发现右锁骨区占位,穿刺病理示滑膜肉瘤。

【辅助检查】 4 个月前胸部 CT 示右锁骨区占位,双肺多发类结节及小斑片影。

【¹⁸F-FDG PET/CT 图像】 见图 3-3-3~图 3-3-5。

【¹⁸F-FDG PET/CT 主要发现】 双侧颈深间隙及颌下区多发小淋巴结,最大者约 0.9cm,无异常 FDG 摄取增高改变。右侧乳腺呈术后缺如,右前胸壁胸锁关节旁可见不规则软组织肿块,大小约 3.8cm×8.8cm×6.5cm,病变内部密度显著不均匀,CT 值为 20~42HU,病变累及邻近胸大肌、呼吸肌,胸部肌群脂肪间隙大部消失,结构不清。病变上缘至锁骨中段,下缘至胸骨体上部水平,胸骨柄、胸锁关节、右侧第 2 前肋、右侧第 2~3 肋胸关节为病变包绕,骨质破坏,肋胸关节结构消失。所见软组织肿块及骨质破坏区均呈异常

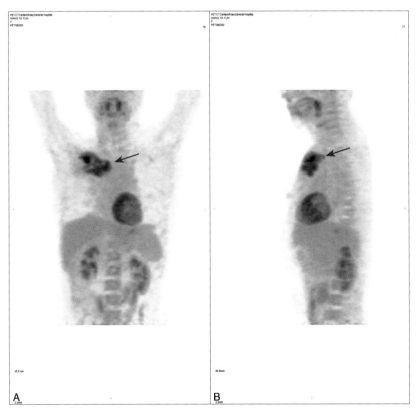

图 3-3-3　患者正位(A)和侧位(B)最大强度投影图像(maximum intensity projection,MIP)
右前上胸壁代谢异常增高病灶。

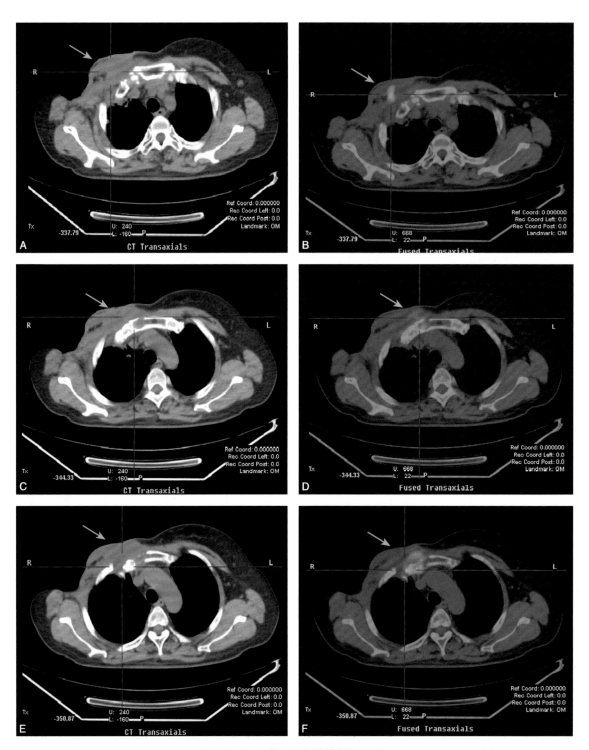

图 3-3-4　患者上胸部的横断面图像

A、C、E. CT 图像;B、D、F. PET/CT 融合图像。与 CT 比较,PET/CT 通过增加代谢活性图像更好地显示了病灶的分布,可见右上胸壁软组织团块并邻近胸骨及肋骨骨质破坏。

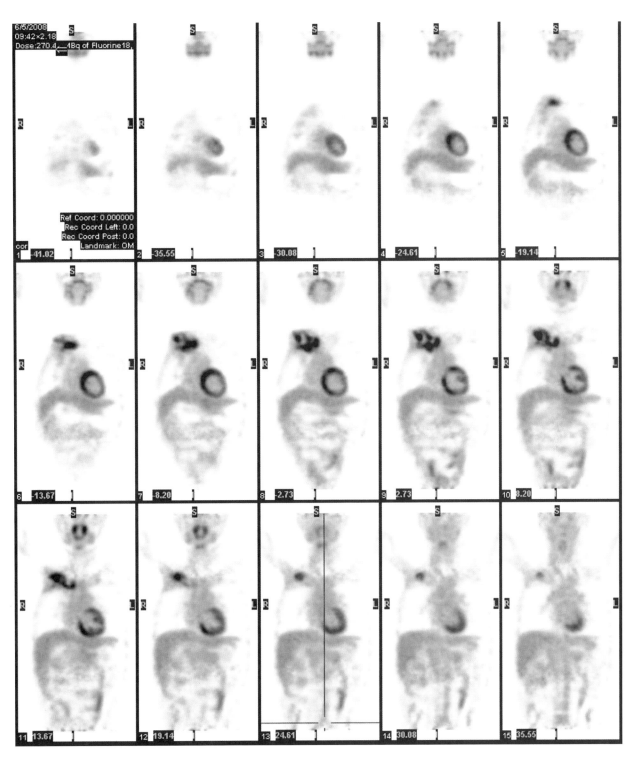

图 3-3-5　患者 PET 冠状面图像
胸壁高代谢病灶。

不均匀 FDG 摄取增高,以病变边缘摄取较高,SUV 平均值/最大值约为 7.6/12.6。病变向后穿通胸壁累及右前胸膜及纵隔胸膜,右前胸膜及右上纵隔内见软组织。右肺上叶、中叶体积显著缩小,其内见多发条索影、斑片影,轻度 FDG 摄取增高,SUV 平均值/最大值约为 1.6/2.0。右肺下叶、左肺上、下叶内可见多发小斑片影及类结节影,FDG 摄取无异常增高。纵隔内多发小淋巴结,部分钙化,无异常 FDG 摄取。

【¹⁸F-FDG PET/CT 主要诊断及建议】右侧乳腺癌根治术后改变;右前上胸壁肿块,葡萄糖代谢异常增高,符合恶性肿瘤表现,结合临床考虑为肉瘤,胸大肌、呼吸肌、胸骨柄、胸锁关节、右侧第 2 前肋、右侧第 2~3 肋胸关节等广泛受累破坏;右前胸膜、右上纵隔胸膜软组织肿块及结节葡萄糖代谢异常增高,符合肉瘤胸膜侵犯伴右侧内乳淋巴结转移;右上、中叶放射性炎症;右上、中叶膨胀不全;右肺陈旧性感染性病变;右腋窝、右胸壁放疗后多发纤维瘢痕;两肺多发小斑片、类结节影,葡萄糖代谢无异常增高,考虑转移性病变治疗后改变。

【讨论鉴别】

（1）本例患者为老年女性,乳腺癌根治术后放化疗后。4 个月前 CT 发现右锁骨区肿块及双肺多发类结节及斑片,考虑转移。

（2）滑膜肉瘤是一种恶性肿瘤,多认为起源于原始多功能间充质细胞,是继脂肪肉瘤、恶性纤维瘤之后的第三大常见肉瘤,然而原发于胸壁的滑膜肉瘤较少见,约占胸部恶性肿瘤的 0.5%,其临床表现因肿瘤对邻近器官组织的压迫及侵犯而定,一般表现为胸痛、咳嗽、咯血、呼吸困难及体重下降,本病例主要表现为胸痛,考虑为肿瘤组织对周围组织侵犯所致。胸部 CT 已有所发现,右侧胸壁术区见软组织密度影,已高度提示肿瘤复发可能。

（3）¹⁸F-FDG PET/CT 对本例诊断有重要提示意义:①明确了病变的高代谢特征;②清晰地显示了病变高代谢区域的累及范围,精确引导穿刺活检;③其余全身显像未见明确恶性病变征象,基本排除了其他部位转移及其他原发肿瘤所致转移的可能。

第二节　胸壁转移癌

　　胸壁转移癌多来源于相邻的肺或乳腺,¹⁸F-FDG PET/CT 可明确病灶的范围、代谢活性和全身分布,指示可能的病灶来源和最佳活检部位,从而指导进一步诊疗。

肺恶性纤维组织肿瘤胸壁转移

【主要病史】患者男性,59 岁,胸闷、乏力 1 个月余,于当地医院就诊,CT 示右侧胸腔软组织肿块并胸壁转移。吸烟 20 支/d,30 年。

【辅助检查】胸部 CT 示左、右侧胸腔软组织肿块,胸壁受累,右侧胸腔积液,左侧第 8 后肋骨质破坏。

【¹⁸F-FDG PET/CT 图像】见图 3-3-6~图 3-3-9。

【¹⁸F-FDG PET/CT 主要发现】右侧胸廓内被一巨大软组织肿块填充,部分病变向前穿通胸壁延伸至胸前皮下脂肪内,大小约 20.1cm×8.2cm×15.2cm,肿块密度不均,与周围组织分界欠清,其内见分隔影,CT 值平均为 45HU,FDG 摄取明显增高,SUV 平均值/最大值约为 5.4/7.9。左侧第 8 后肋骨质破坏,周围见软组织肿块,大小约 2.4cm×2.0cm×

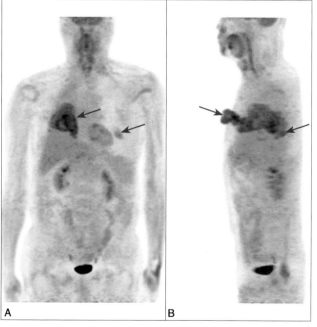

图 3-3-6　患者正位（A）和侧位（B）最大强度投影图像（maximum intensity projection,MIP）
右侧胸腔软组织肿块及左侧第 8 后肋不均匀高代谢病灶,体现 PET 对于全面评估胸膜及其他部位高代谢病灶的优势。

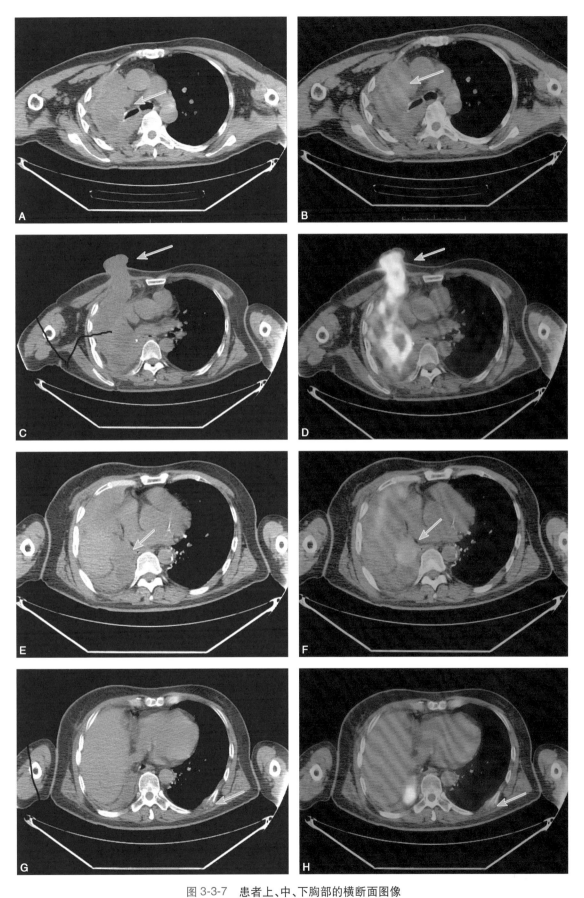

图 3-3-7　患者上、中、下胸部的横断面图像

A、C、E、G. CT 图像；B、D、F、H. PET/CT 融合图像。与 CT 比较，PET/CT 通过增加代谢活性图像更好地显示了病灶的分布，提供了更多的病变特征。

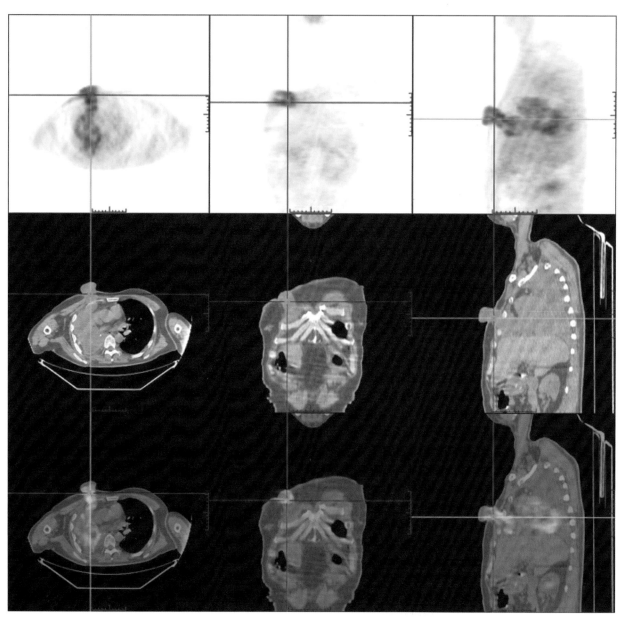

图 3-3-8　患者横断面(左)、冠状面(中)和矢状面(右)图像显示右肺肿块延伸值胸前皮下脂肪组织,代谢异常不均匀增高

第 1 排为 PET 图像,第 2 排为 CT 图像,第 3 排为 PET/CT 融合图像。

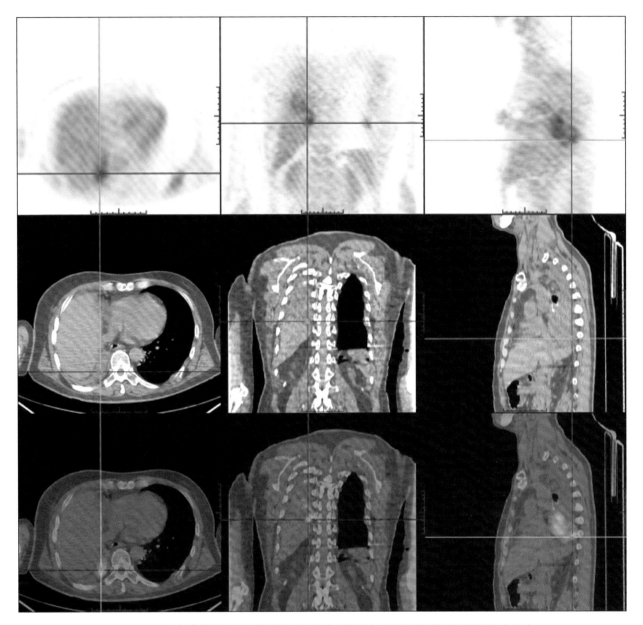

图 3-3-9　患者横断面(左)、冠状面(中)和矢状面(右)图像显示椎旁胸腔积液内病变
第 1 排为 PET 图像,第 2 排为 CT 图像,第 3 排为 PET/CT 融合图像。

1.6cm,FDG 摄取明显增高,SUV 平均值/最大者约为 3.1/3.4。纵隔、肺门未见肿大淋巴结影或肿块影以及异常 FDG 摄取影,右侧胸腔积液。

【^{18}F-FDG PET/CT 主要诊断及建议】侧胸腔巨大肿块及左侧第 8 后肋骨质破坏,葡萄糖代谢明显增高,考虑右肺恶性肿瘤合并左侧第 8 后肋转移,胸壁转移,右侧胸腔积液。

【病理结果】穿刺活检病理示右肺恶性纤维组织肉瘤。

【讨论鉴别】

(1) 本例患者为老年男性,憋气、乏力 1 个月余,又有抽烟史,临床已高度警惕肺肿瘤。

(2) 纤维肉瘤是一种来源于纤维母细胞的恶性结缔组织肿瘤,常发生于骨端,起源多被认为是未分化间充质细胞,原发于肺部的恶性纤维组织肉瘤罕见,占肺部恶性肿瘤的 0.01%~0.34%,其临床表现无特异性,术前诊断困难,容易误诊,肺 CT 多无特异性表现,多位于右肺上叶,直径多>5cm,胸膜或纵隔与其关系紧密,但纵隔及肺门淋巴结一般无明显肿大,本例患者发病部位与之相符,亦未见到纵隔及肺门肿大淋巴结,病变突破胸膜累及胸壁。

（3）^{18}F-FDG PET/CT 对本例诊断有重要提示意义：①明确了病变的高代谢特征；②右侧胸腔积液中可见结节样高代谢灶，更加清晰地区分右肺底胸腔积液与胸膜病变范围；③发现左侧肋骨骨质破坏并代谢异常增高，上述所见提示肿瘤恶性程度较高。

第三节　全身多系统恶性肿瘤胸壁受累

全身多系统恶性病变，如浆细胞瘤和淋巴瘤等，也可以累及胸壁。^{18}F-FDG PET/CT 具有提示病变性质、显示全身累及部位和范围、指导活检部位等作用。最终诊断主要依赖活检或手术病理。

病例 1　胸壁浆细胞瘤

【主要病史】患者男性，38 岁，无明显诱因出现胸肋关节疼痛 2 个月余，无胸闷、心慌、喘憋等，疼痛与活动无关。

【辅助检查】胸 CT 示胸骨骨质破坏伴软组织肿物，恶性不除外；双肺散在少许炎症。B 超示左侧胸部肌层实性肿物，性质待查。

【^{18}F-FDG PET/CT 图像】见图 3-3-10 和图 3-3-11。

【^{18}F-FDG PET/CT 主要发现】胸骨体骨质破坏，周围见软组织密度影，放射性摄取均异常增高，SUVmax 为 3.6~15.6，周围脂肪间隙密度增高。左侧髋臼后缘至坐骨骨质紊乱，局部见溶骨性骨质破坏，放射性摄取不均匀增高，SUVmax 为 4.6。

【^{18}F-FDG PET/CT 主要诊断及建议】胸骨体骨质破坏，周围软组织肿块，代谢异常增高，左侧髋臼后缘至坐骨骨质破坏，代谢不均增高，均考虑恶性病变。

【病理结果】胸壁病变穿刺活检病理为浆细胞瘤。

【讨论鉴别】

（1）本例患者为青年男性，病程 2 个月。PET/CT 为多发病变，累及前胸壁及骨盆，代谢均明显增高。前胸壁病变形成明显的软组织肿物，累及胸骨，胸骨有明显骨质破坏，影像特征均提示为恶性。

（2）浆细胞瘤的 FDG 代谢活性高低程度不一，通常髓外浆细胞瘤代谢活性更高，与本例相符。与 CT 相比，PET/CT 可根据病变代谢活性更准确的评估瘤负荷。

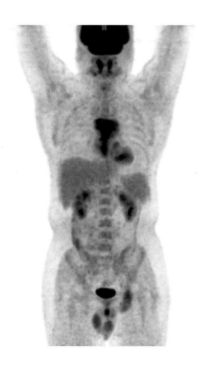

图 3-3-10　患者正位 MIP 图像

前胸壁代谢异常增高灶，呈"T"形；左侧骨盆
亦见放射性摄取异常增高区。

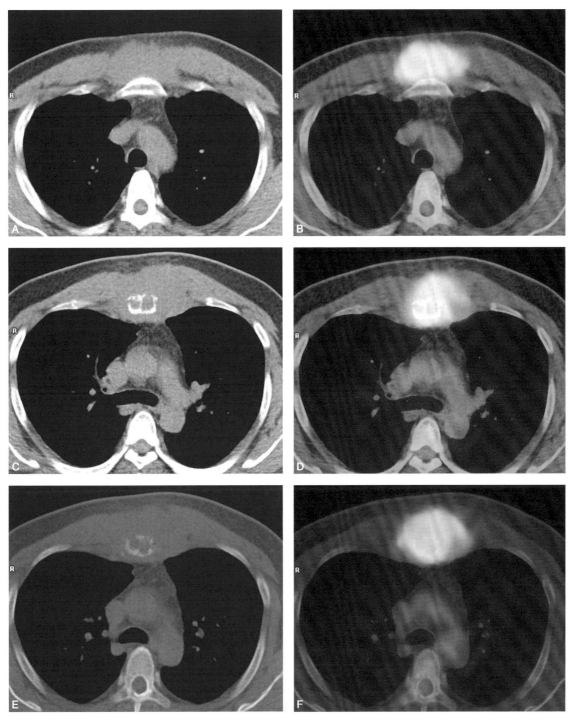

图 3-3-11　患者前胸壁病变 PET/CT 横断面图像
病变位于前胸壁胸骨周围,为代谢异常增高的不规则肿物,胸骨受累并见骨质破坏。

病例 2　外周 T 细胞淋巴瘤

【主要病史】患者男性,63 岁,近期发现左侧胸壁肿物。

【¹⁸F-FDG PET/CT 图像】见图 3-3-12～图 3-3-14。

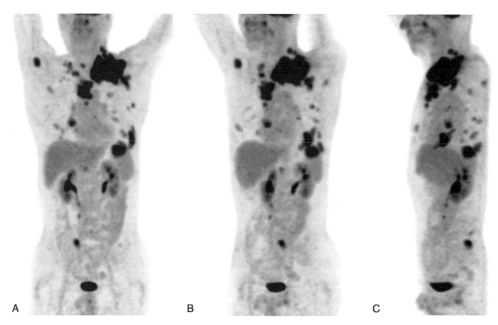

图 3-3-12　患者的正位(A)、左前斜(B)和侧位(C)MIP 图像
胸部多发代谢异常增高结节及肿物,以左上胸部为著。

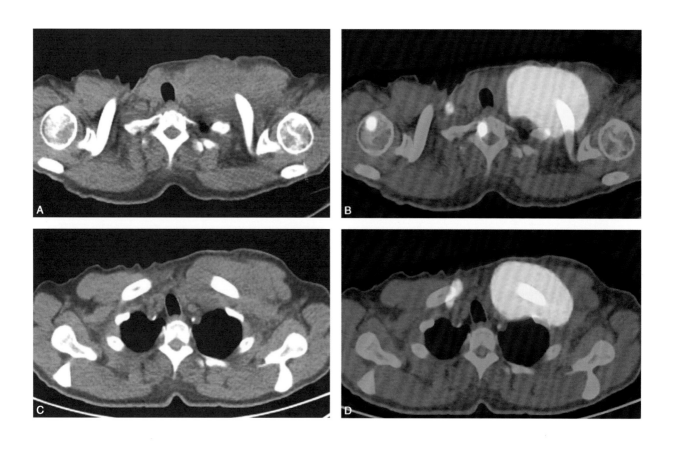

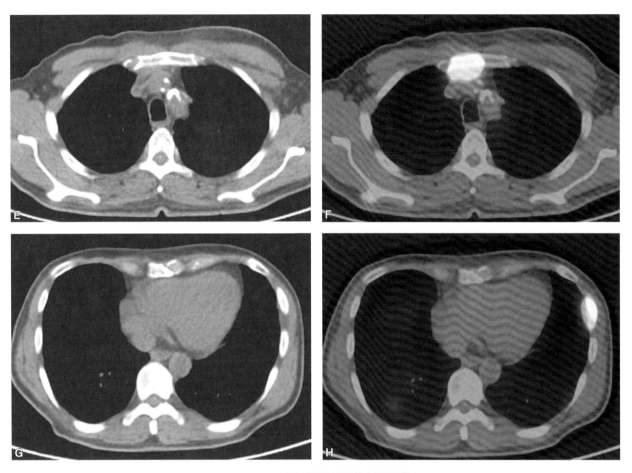

图 3-3-13 患者 PET/CT 横断面图像

左上胸壁、胸骨及胸骨周围、左侧肋骨多发代谢异常增高灶,其中左上胸壁病变形成软组织肿物;肱骨头、胸椎、肩胛骨亦见代谢异常增高灶,右锁骨上见代谢增高淋巴结。

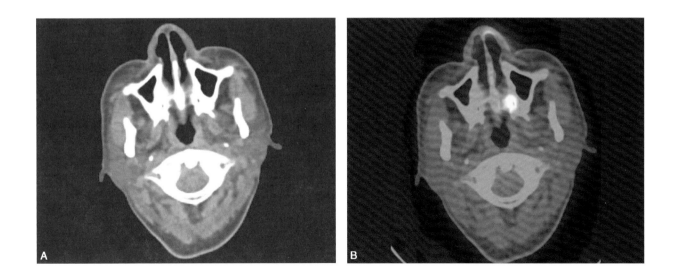

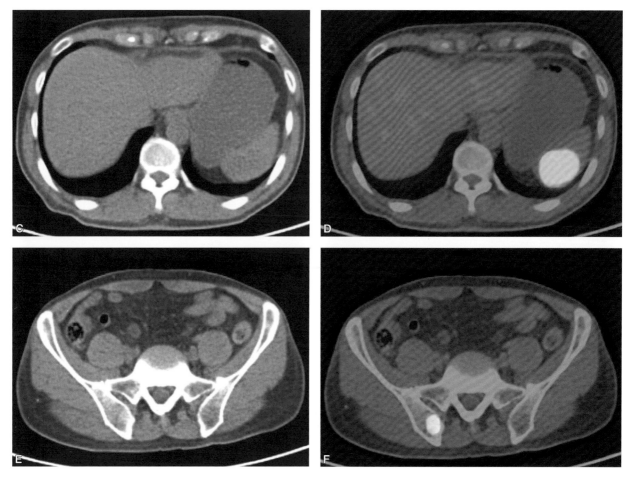

图 3-3-14　PET/CT 另见左侧鼻腔、脾、右侧髂骨多发代谢异常增高灶

【^{18}F-FDG PET/CT 主要发现】左侧下鼻甲处可见异常放射性摄取，大小约 1.1cm×1.2cm×1.1cm，SUV 为 4.1，最高为 6.9。左侧上胸壁包绕锁骨可见一放射性摄取异常增高的软组织团块，SUV 平均为 11.4，最高为 18.1，大小约 9.8cm×7.5cm×6.9cm。下颈部、右侧肺门、纵隔、腋窝多发放射性摄取增高的结节影，直径为 1.0~2.5，SUV 为 3.9~10.3。前纵隔可见软组织影，与胸骨边界不清，放射性摄取增高，SUV 最高为 6.8。双侧胸膜多处局部增厚，放射性摄取增高，SUV 为 1.7~5.4。脾内可见放射性摄取增高的低密度灶，大小约 3.6cm×3.3cm×2.7cm，SUV 平均为 7.7，最高为 13.0。右侧肱骨头、胸骨、肩胛骨、多处肋骨、胸椎、腰椎、右侧髂骨多处异常放射性摄取增高灶，SUV 为 2.7~12.3。

【^{18}F-FDG PET/CT 主要诊断及建议】左侧鼻甲高代谢灶，颈部、右侧肺门、纵隔、腋窝多处代谢增高的淋巴结，左上胸壁代谢增高灶，双侧胸膜多处代谢增高灶，前纵隔代谢增高灶，脾脏代谢增高灶，全身骨骼多处代谢增高灶，考虑均为恶性病变，不除外为淋巴瘤。

【病理结果】胸壁外周 T 细胞淋巴瘤。

【讨论鉴别】

（1）本例患者为老年女性，PET/CT 发现多系统病变，累及胸壁及胸膜、淋巴结、脾、骨、鼻腔，代谢异常增高，为恶性病变的 PET/CT 特点。

（2）病变以胸膜胸壁受累为主，PET/CT 可更好地评估肿瘤负荷。

第四节　胸壁良性占位性病变

胸壁良性病变有结核、炎性包块和纤维脂肪瘤等。对于一般的良性病变及陈旧病变，^{18}F-FDG 摄取低，可增高临床诊断信心。对于增殖活跃的良性病变，PET/CT 可提示病变的活动程度和累及范围，从而指导进一步诊疗。

病例 1 胸壁纤维脂肪瘤

【主要病史及辅助检查】患者女性,54 岁。咳嗽伴胸痛 2 个月余。至当地医院行胸部 CT 检查示胸骨右旁皮下脂肪层软组织密度影,临床初步诊断不明,未行任何治疗。为鉴别良恶性及判断手术必要性,行 PET/CT 进一步检查。

【^{18}F-FDG PET/CT 图像】见图 3-3-15~图 3-3-17。

【^{18}F-FDG PET/CT 主要发现】胸骨右旁(约胸 4 椎体下缘至胸 7 椎体下缘水平)皮下脂肪层内见条形软组织密度影,边界清晰,放射性摄取未见异常。

【^{18}F-FDG PET/CT 主要诊断及建议】胸骨右旁皮下脂肪层内软组织密度影,代谢活性未见异常,考虑良性。

【病理结果】胸骨右旁皮下脂肪层肿物切除活检,病理示肿物由较多胶原纤维及脂肪细胞组成,符合纤维脂肪瘤表现。

【讨论鉴别】

(1) 本例患者为中年女性,有 2 个月余的咳嗽伴胸痛病史,余无特殊不适,未行任何治疗。胸部 CT 胸骨右旁皮下脂肪层软组织密度影,边界清晰。但无法判断良恶性,对下一步治疗不能提供定性价值。

(2) ^{18}F-FDG PET/CT 对本例诊断有重要提示意义:①明确病变的低代谢特征;②提示胸壁皮下脂肪层为主的特征,清晰地显示病变的胸壁累及范围;③观察到体部其余部位亦未见提示恶性的代谢活性异常灶,基本排除恶性肿瘤可能。

(3) 脂肪瘤是起源于间叶组织的良性肿瘤,内含大量成熟脂肪组织。若脂肪瘤内含大量纤维组织,则称为纤维脂肪瘤,其中纤维组织呈束状穿插于脂肪组织中。纤维脂肪瘤可发生于全身各处,但好发于腹膜后、腹腔内、消化道及皮下脂肪组织。确诊需靠病理学检查,手术切除是根治该病的唯一有效的方法。

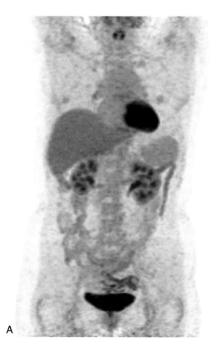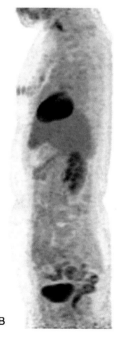

图 3-3-15 患者正位(A)和侧位(B)最大强度投影图像(MIP)

胸壁代谢活性未见异常。

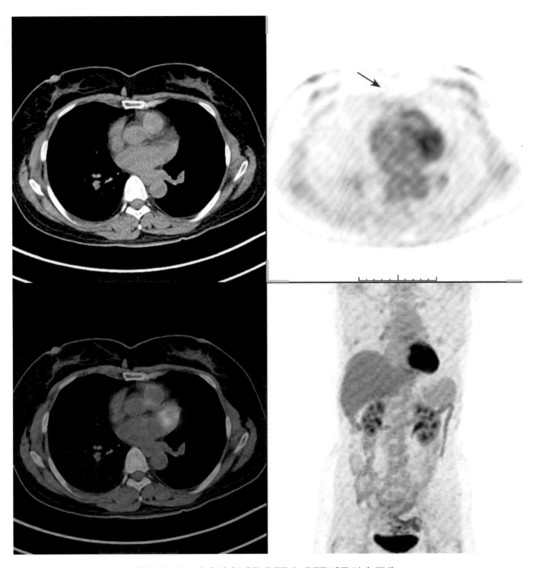

图 3-3-16　患者胸部 CT、PET 和 PET/CT 融合图像
胸壁皮下脂肪层软组织影,代谢活性未见异常。

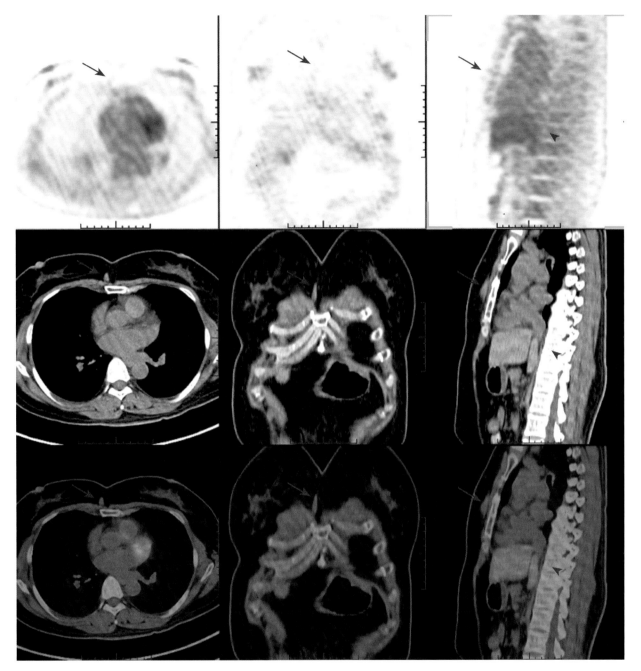

图 3-3-17　患者胸部横断面（左）、冠状面（中）和矢状面（右）图像显示胸壁皮下脂肪层软组织影，代谢活性未见异常
第 1 排为 PET 图像，第 2 排为 CT 图像，第 3 排为 PET/CT 融合图像。

病例 2　胸壁及脊柱结核

【主要病史】患者女性，65 岁，右胸痛 2 周，夜间加重，不能入睡。

【辅助检查】外院胸部 CT 示右侧胸膜增厚钙化，右肺斑片影；全身骨显像示右第 10 后肋放射性浓聚，不除外骨转移灶。

【^{18}F-FDG PET/CT 图像】见图 3-3-18～图 3-3-20。

【^{18}F-FDG PET/CT 主要发现】右后内侧（$T_{9～10}$ 水平高度）胸壁处见一近似梭形的放射性摄取异常增高灶凸向后外侧，大小为 2.3cm×2.5cm×3.6cm，SUVmax 为 9.6。该病灶累及右第 10 后肋及其相邻 T_9 和 T_{10} 椎体，T_9 椎体右缘见骨质破坏。邻近后胸膜增厚且伴钙化灶。

【^{18}F-FDG PET/CT 主要诊断及建议】右侧椎旁病变，累及相邻椎体及肋骨，不除外脊柱结核可能。

【随访结果】T_{10} 旁纤维组织增生伴慢性炎细胞浸润，临床诊断为脊柱及胸壁结核。

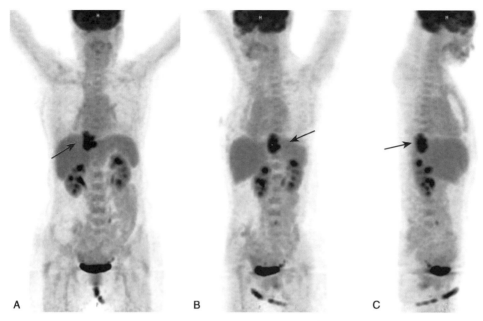

图 3-3-18　患者正位(A)、左前斜(B)和侧位(C)MIP 图像

右侧下后胸壁局灶性高代谢病灶。

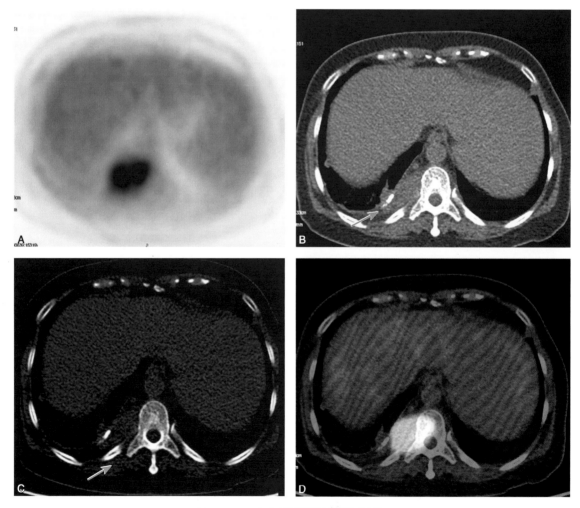

图 3-3-19　患者 PET/CT 横断面图像

病变累及右后内侧(T$_{9\sim10}$水平高度)胸壁,病变位于胸膜外间隙,累及相邻椎体,胸膜可见钙化灶。与 CT 比较,PET 能更好地显示出病变范围。

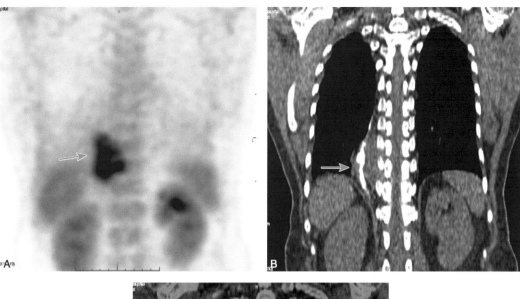

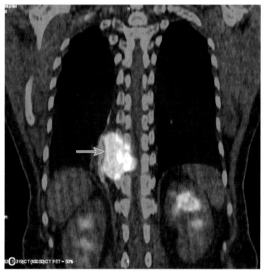

图 3-3-20 患者的胸部冠状面 PET/CT 图像

可以清晰地显示病变形态、范围。右侧胸壁病变呈梭形,累及胸椎旁,胸膜呈外压改变。
相邻胸椎、椎间盘区域受累。

【讨论鉴别】

(1)本例患者为老年女性,急性病程,病史 2 周,主诉为胸痛。PET/CT 见右侧胸壁病变,累及相邻椎体及肋骨,就病变高代谢的特征来说,难以鉴别恶性病变及炎症。

(2)病变形态呈梭形,位于胸膜外间隙,胸膜呈受压改变且伴钙化,病变累及相邻多个椎体及椎间盘区域,就此特点而言,更符合脊柱结核伴椎旁冷脓肿的表现。

(3)^{18}F-FDG PET/CT 在判断病变良恶性时不可仅依赖于代谢高低,而应观察更多的影像表现细节。

病例 3 胸壁及腰椎旁炎性肿物

【主要病史】 患者男性,50 岁,20 天前发现前胸皮下占位,伴局部红、肿、热、痛,同时伴有颈部、肩胛骨、腰椎及腿部疼痛。既往有糖尿病病史。

【辅助检查】 血沉、白细胞升高。胸部 CT 示胸骨骨质破坏伴周围软组织肿块。

【^{18}F-FDG PET/CT 图像】 见图 3-3-21 ~ 图 3-3-23。

【^{18}F-FDG PET/CT 主要发现】 胸骨体周围见放射性摄取异常增高的软组织影,SUVmax 为 15.5。L_3椎体前上缘骨质溶骨性破坏,$L_{2~3}$椎体前缘放射性摄取不均匀增高,SUVmax 为 6.5 ~ 7.2,其前方软组织肿块,放射性摄取异常增高,SUVmax 为 10.2。

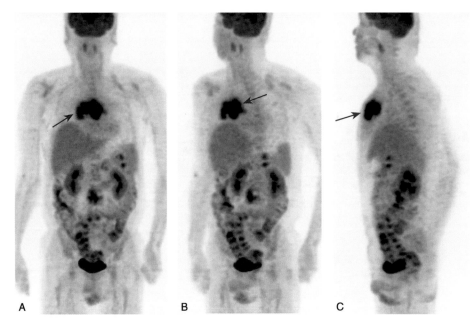

图 3-3-21　患者正位(A)、左前斜(B)和侧位(C)MIP 图像
前胸壁代谢异常增高的不规则肿物,腰椎前方另见代谢异常增高灶。

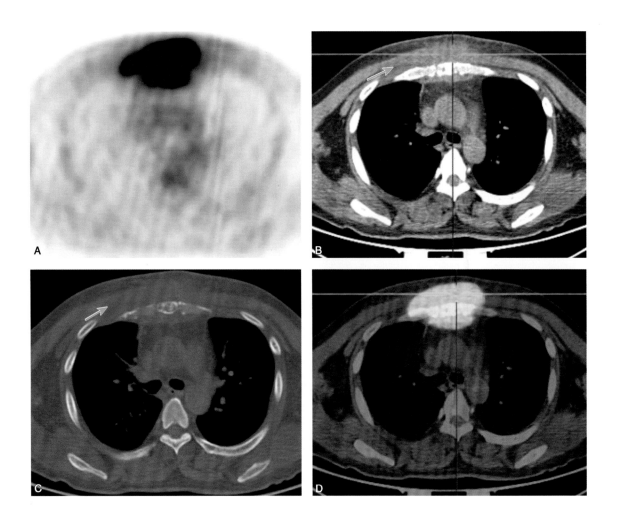

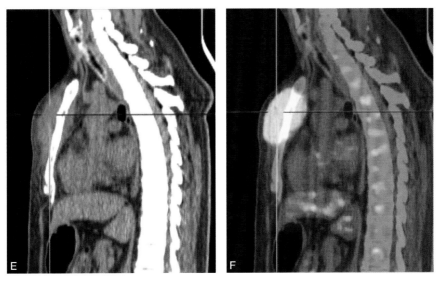

图 3-3-22 患者胸壁病变 PET/CT 横断面(A~D)及矢状面(E~F)图像
病变位于前胸壁,累及胸骨周围,代谢异常增高,胸骨未见明显骨质破坏。CT 可见病变边界不清,周围有絮状渗出影。

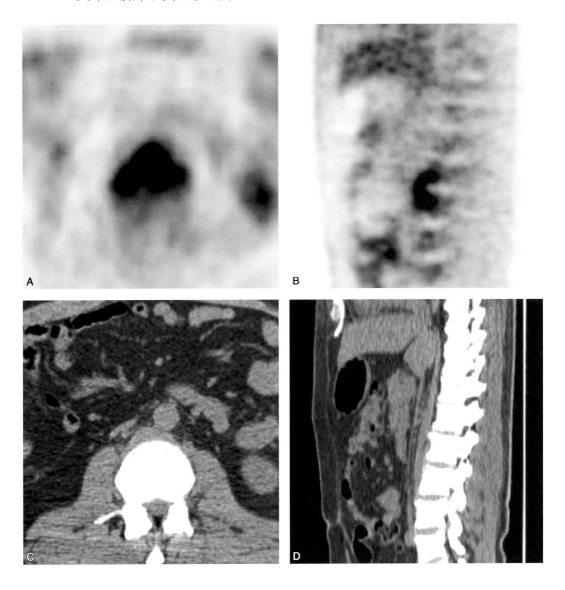

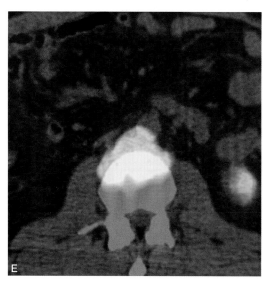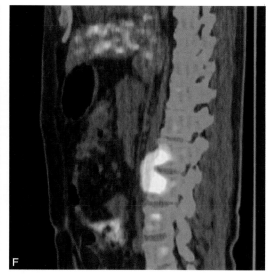

图 3-3-23　患者腰椎旁病变 PET/CT 横断面(A~C)及矢状面(D~F)图像

病变位于腰椎前方,累及椎体前缘及椎前软组织,椎前软组织增厚。矢状面见病变累及相邻 2 个椎体前缘。与 CT 比较,PET 能更好地显示出病变范围。

【^{18}F-FDG PET/CT 主要诊断及建议】胸骨代谢异常增高的周围软组织肿块,L$_{2~3}$ 椎体前缘其前方代谢增高灶,难以鉴别恶性病变及结核,建议前胸病灶活检。

【随访结果】胸壁肿物活检病理为炎性肉芽组织及增生的纤维组织,病原学检查(-),经验性加用莫西沙星、头孢他啶、阿莫西林抗感染治疗,炎症指标明显下降,胸壁肿物缩小。

【讨论鉴别】

(1) 本例患者为老年男性,急性病程,病史 3 周,胸壁病变有红、肿、热、痛的炎症表现。PET/CT 见 2 处病变,分别位于前胸壁及腰椎旁,代谢异常增高,难以鉴别恶性病变及炎症。

(2) 本例病变恶性者需鉴别血液系统肿瘤,如髓外浆细胞瘤,良性者鉴别感染,两者较难区分,确诊仍需依靠病理。

胸壁肿瘤临床上少见,多为转移性或全身疾病累及,而孤立性、原发性胸壁肿瘤以良性居多,恶性者多为骨、间叶组织来源。^{18}F-FDG PET/CT 对此类肿瘤的良恶性判断具有较大价值,同时,还可明确是否为其他疾病的胸壁受累,这是其他影像学不可替代的优势。

(朱朝晖　罗亚平　潘青青　梁英魁　陈学涛)

第四篇

乳腺肿瘤PET/CT

第一章　总　　论

　　乳腺癌是全球范围女性发病率和死亡率最高的恶性肿瘤,并以每年2%的速度递增。PET/CT在乳腺癌的早期诊断、术前分期、疗效观察以及判断复发和转移等方面的作用,一直为人们所关注。本章就乳腺肿瘤PET/CT诊断中涉及的相关知识作概括性叙述。

一、乳腺肿瘤临床概述

　　根据2012年WHO乳腺肿瘤病理组织学分类,乳腺肿瘤包括上皮性肿瘤、间叶性肿瘤、纤维上皮性肿瘤、乳头部肿瘤、恶性淋巴瘤、转移瘤等几个大类,其中上皮来源的乳腺癌是乳腺最常见,也是临床最为关注的恶性肿瘤。

　　(一) 相关流行病学资料

　　2013年,世界癌症研究中心(International Agency for Research on Cancer,IARC)公布的全球癌症状况的最新评估资料(GLOBOCAN 2012)显示,全球新发乳腺癌为167万例,占女性恶性肿瘤的25.2%;而乳腺癌死亡人数占所有恶性肿瘤死亡患者的14.7%。国家癌症中心2018年全国最新报告显示,2014年我国女性乳腺癌新发病例约为27.89万例,占女性恶性肿瘤发病的首位(占16.51%),而死亡病例占女性恶性肿瘤死亡人数的7.82%,位居女性恶性肿瘤死亡的第5位。乳腺癌发病率在20岁之前处于较低水平,此后随年龄迅速上升,并于55岁年龄组达到高峰(发病率为94.12/10万),而死亡率在25岁之后上升迅速,于60岁年龄组达到第1个高峰后略有下降,70岁年龄组后再次上升,并于85岁以上年龄组达到死亡高峰。2018年1月发表于 *Lancet* 的2000—2014年全球癌症生存率变化趋势监测研究报告显示,中国乳腺癌5年生存率较高,大概在80%左右,并随着诊疗水平的提升逐步提高。

　　(二) 发病机制

　　1. **性别与年龄**　女性及年龄增长是乳腺癌进展的主要危险因素。乳腺癌主要在女性中发生,其风险几乎是男性的100倍,而男性发病率极低。乳腺癌的发病年龄高峰一般位于50~60岁,可是近年来发病年龄有逐渐提前倾向。

　　2. **家族与遗传因素**　乳腺癌有明显的家族易感性。具有乳腺癌家族史的女性,其乳腺癌发病风险高出一般人群2~3倍。一级亲属或二级亲属患有乳腺癌,其本人患乳腺癌的危险是一般人群的2倍;3个及以上一级亲属患有乳腺癌,其危险度高至近4倍。*BRCA1*、*BRCA2* 及 *p53* 抑癌基因的突变能导致乳腺癌的危险显著增加。这些基因的遗传性改变,会导致极高的乳腺癌和卵巢癌的相对危险度。家系研究显示,典型的遗传性乳腺癌病例比非家族遗传性病例发生的年龄更早,罹患2种以上原发性癌症的危险度更高。

　　3. **其他**　激素疗法、电离辐射、肥胖及酒精等均与乳腺癌风险升高有关。

　　(三) 乳腺肿瘤病理学分类

　　乳腺癌的组织形态复杂,类型众多,往往同一病例具有多种类型。目前最为常用的是2012年WHO乳腺肿瘤病理组织学分类(表4-1-1)。

表 4-1-1　2012 年 WHO 乳腺肿瘤病理组织学分类

上皮性肿瘤		黏液表皮样癌	8430/3
微小浸润性癌		多形性癌	8525/3
浸润型乳腺癌		嗜酸性细胞癌	8290/3
非特殊类型的浸润性癌	8500/3	富于脂质的癌	8314/3
多形性癌	8022/3	富于糖原的透明细胞癌	8315/3
伴有破骨细胞样间质巨细胞的癌	8035/3	皮脂腺癌	8410/3
伴有绒毛膜癌特征的癌		涎腺/皮肤附属器型肿瘤	
伴有黑色素瘤特征的癌		圆柱瘤	8200/0
浸润性小叶癌	8520/3	透明细胞汗腺腺瘤	8402/0
经典型小叶癌		**上皮-肌上皮肿瘤**	
实性小叶癌		多形性腺瘤	8940/0
腺泡状小叶癌		腺肌上皮瘤	8983/0
多形性小叶癌		伴有癌的腺肌上皮瘤	8983/3
小管小叶癌		腺样囊性癌	8200/3
混合性小叶癌		**前驱病变**	
小管癌	8211/3	导管原位癌	8500/2
筛状癌	8201/3	小叶瘤变	
黏液癌	8480/3	小叶原位癌	
伴有髓样特征的癌		经典型小叶原位癌	8520/2
髓样癌	8510/3	多形性小叶原位癌	8519/2
不典型髓样癌	8513/3	非典型小叶增生	
伴有髓样特征的非特殊类型浸润性癌	8500/3	**导管内增生性病变**	
伴有大汗腺分化的癌		普通型导管增生	
伴有印戒细胞分化的癌		柱状细胞病变,包括平坦型上皮非典型性	
浸润性微乳头状癌	8507/3	非典型导管增生	
非特殊类型化生性癌	8575/3	**乳头状病变**	
低级别腺鳞癌	8570/3	导管内乳头状瘤	8503/0
纤维瘤病样化生性癌	8572/3	伴有非典型增生的导管内乳头状瘤	8503/0
鳞状细胞癌	8070/3	伴有导管原位癌的导管内乳头状瘤	8503/2
梭形细胞癌	8032/3	伴有小叶原位癌的导管内乳头状瘤	8520/2
伴有间叶分化的化生性癌		导管内乳头状癌	8503/2
软骨分化	8571/3	包被性乳头状癌	8504/2
骨分化	8571/3	伴有浸润的包被性乳头状癌	8504/3
其他类型间叶分化	8575/3	实性乳头状癌	
混合性化生性癌	8575/3	原位	8509/2
肌上皮癌	8982/3	浸润性	8509/3
少见类型		**良性上皮增生**	
伴有神经内分泌特征的癌		硬化性腺病	
高分化神经内分泌肿瘤	8246/3	大汗腺腺病	
分化差的神经内分泌癌(小细胞癌)	8041/3	微腺体腺病	
伴有神经内分泌分化的癌	8574/3	放射状瘢痕/复杂性硬化性病变	
分泌性癌	8502/3	腺瘤	
浸润性乳头状癌	8503/3	管状腺瘤	8211/0
腺泡细胞癌	8550/3	泌乳腺瘤	8204/0

大汗腺腺瘤	8401/0	叶状肿瘤	9020/1
导管腺瘤	8503/0	良性	9020/0
间叶性肿瘤		交界性	9020/1
结节型筋膜炎	8828/0	恶性	9020/3
肌纤维母细胞瘤	8825/0	导管周间质肿瘤,低级别	9020/3
韧带样型纤维瘤病	8821/1	错构瘤	
炎性肌纤维母细胞瘤	8825/1	**乳头部肿瘤**	
良性血管病变		乳头腺瘤	8506/0
血管瘤	9120/0	汗腺样肿瘤	8407/0
血管瘤病		乳头 Paget 病	8540/3
非典型血管病变		**恶性淋巴瘤**	
假血管瘤样间质增生		弥漫大 B 细胞淋巴瘤	9680/3
颗粒细胞瘤	9580/0	Burkitt 淋巴瘤	9687/3
良性外周神经鞘瘤		T 细胞淋巴瘤	
神经纤维瘤	9540/0	间变性大细胞淋巴瘤,ALK 阴性	9702/3
神经鞘瘤	9560/0	结外 MALT 型边缘区 B 细胞淋巴瘤	9699/3
脂肪瘤	8850/0	滤泡性淋巴瘤	9690/3
血管脂肪瘤	8861/0	**转移性肿瘤**	
脂肪肉瘤	8850/3	**男性乳腺肿瘤**	
血管肉瘤	9120/3	男性乳腺发育	
横纹肌肉瘤	8900/3	癌	
骨肉瘤	9180/3	浸润型癌	8500/3
平滑肌肉	8890/0	原位癌	8500/2
平滑肌肉瘤	8890/3	**临床类型**	
纤维上皮性肿瘤		炎性乳癌	8530/3
纤维腺瘤	9010/0	双侧乳腺癌	

注:形态学编码为国际肿瘤学疾病分类(ICD-O)。编码/0 为生物学行为良性肿瘤,/1 为非特指,交界性或生物学行为未定,/2 为原位癌或上皮内瘤变Ⅲ级,/3 为恶性肿瘤。

(四) 乳腺癌的侵袭与转移方式

1. **直接浸润**　乳腺癌的早期阶段是原位癌或非浸润癌,逐步发展为早期浸润癌至浸润性癌。在乳腺内以下列方式扩展:①沿导管腔内蔓延;②发生于小叶腺泡者,可沿末梢导管向小叶外的导管蔓延;③侵出导管或腺泡的基底膜向间质浸润;④沿中小导管或腺泡周围淋巴管及神经周围间隙在乳腺内扩散。乳腺也通过直接蔓延或经淋巴管蔓延,累及乳腺表面皮肤、胸筋膜、胸肌及胸壁。

2. **淋巴转移**　侵入淋巴管的癌细胞以栓子形式转移至各区域淋巴结,是乳腺癌最主要的转移方式。乳腺癌的淋巴道转移可以在癌灶出现浸润之前、之后或同时发生。腋窝是大部分乳腺癌淋巴转移最早和最常见的部位,超过 90% 的病例首先发生腋窝淋巴结转移。内乳淋巴链是乳腺重要的第一站引流区之一,淋巴结转移率约为 22%,但与肿瘤部位有关。如果癌症发生于乳房的中间部分,腋窝淋巴结阴性的患者可有 10% 会出现内乳淋巴结转移,而腋窝淋巴结阳性的患者则可有 30% 出现内乳淋巴结转移。约 80% 的乳腺癌患者,腋窝淋巴结是唯一的转移区域。腋窝淋巴结通常根据解剖位置分为三级:第 1 级为胸小肌外侧的淋巴结;第 2 级为胸大肌和胸小肌之间的淋巴结;第 3 级为胸小肌深部的淋巴结。通常,肿瘤细胞的转移是按照第 1 级到第 3 级的顺序顺次进行,但也有 1% 的病例出现跳跃转移,即未见第 1 级的转移就出现了第 2 或 3 级的转移。因此,近年来提出了前哨淋巴结(sentinel lymph node,SLN)的概念,即最先接受肿瘤淋巴引流,最早发生肿瘤转移的淋巴结。而锁骨上淋巴结则是乳腺淋巴引流的第二站,其转移主要是经过腋窝淋巴结及内乳淋巴结。当腋窝淋巴结有转移时,锁骨上淋巴结转移达 20%;而无腋窝淋巴结转移时,锁骨上淋巴结转移极少见。

3. **血行转移**　乳腺癌可以经过淋巴系统进入血循环;也可直接侵入乳腺内静脉而进入血循环;还可以通过肋间静脉和椎静脉的交通支,进入脊椎静脉系统。血行转移最常见的器官是肺、肝、骨,其次为肾上腺、脑、卵巢及皮肤等。目前,乳腺癌已逐渐被看作是一种系统性疾病,在某些病例中,可能在发生区域淋巴结转移之前就出现了远处转移。

4. **乳腺癌的 TNM 分期**　目前应用最为广泛的乳腺癌分期体系是由美国癌症联合会(American Joint Committee on Cancer,AJCC)在 TNM 分期法的基础上制定的临床和病理分期系统,它除包括体检和影像学所见之外,还包括手术发现以及乳腺和其他组织的病理检查结果。最新的 AJCC 第 8 版分期系统于 2018 年 1 月 1 日在全球启动执行,详见表 4-1-2、表 4-1-3。

表 4-1-2　第 8 版 AJCC 乳腺癌 TNM 分期

原发肿瘤(T)	
T_x	原发肿瘤无法评估
T_0	无原发肿瘤证据
Tis(DCIS)	导管内原位癌
Tis(Paget)	乳头 Paget 病与浸润癌或乳腺实质的原位癌不同。与 Paget 病有关的乳腺实质的肿瘤根据实质病变的大小和特征进行分类,此时应对 Paget 病加以注明
T_1	肿瘤最大径≤20mm
$T_1 mi$	肿瘤最大径≤1mm
T_{1a}	肿瘤最大径>1mm 且≤5mm(最大径>1mm 且<2mm 的浸润癌原发灶报告为 2mm)
T_{1b}	肿瘤最大径>5mm 且≤10mm
T_{1c}	肿瘤最大径>10mm 且≤20mm
T_2	肿瘤最大径>20mm 且≤50mm
T_3	肿瘤最大径>50mm
T_4	不论肿瘤大小,直接侵犯胸壁和/或皮肤(溃疡或肉眼可见的结节),仅侵犯真皮不能定义为 T_4
T_{4a}	侵犯胸壁(包括肋骨、肋间肌和前锯肌,不包括胸肌)
T_{4b}	溃疡和/或同侧乳房皮肤卫星结节、乳房皮肤水肿(包括橘皮样改变),但不满足炎性乳癌诊断标准
T_{4c}	$T_{4a}+T_{4b}$
T_{4d}	炎性乳癌
区域淋巴结临床分类(cN)	
cN_x	区域淋巴结无法评估(已切除)
cN_0	通过影像或临床检查无区域淋巴结转移
cN_1	同侧 Ⅰ、Ⅱ级腋窝淋巴结转移,可移动
$cN_1 mi$	微转移(>0.2mm,或单个淋巴结单张组织切片中肿瘤细胞数量超过 200 个,但最大直径≤2mm)
cN_2	同侧 Ⅰ、Ⅱ级腋窝淋巴结转移,固定或融合;或有同侧内乳淋巴结转移临床征象,而没有 Ⅰ、Ⅱ级腋窝淋巴结转移
cN_{2a}	同侧 Ⅰ、Ⅱ级腋窝淋巴结转移,淋巴结彼此间或与其他组织结构固定、融合

cN_{2b}	有内乳淋巴结转移,而没有腋窝淋巴结转移
cN₃	同侧锁骨下淋巴结(Ⅲ级腋窝淋巴结)转移,伴或不伴Ⅰ、Ⅱ级腋窝淋巴结转移;或有同侧内乳淋巴结转移,并且有Ⅰ、Ⅱ级腋窝淋巴结转移;或同侧锁骨上淋巴结转移,伴或不伴腋窝或内乳淋巴结转移
cN_{3a}	同侧锁骨下淋巴结转移
cN_{3b}	同侧内乳淋巴结转移和腋窝淋巴结转移
cN_{3c}	同侧锁骨上淋巴结转移

区域淋巴结病理分类(pN)

pN_x	区域淋巴结无法评估(先前已切除或未切)
pN₀	无组织学证实的区域淋巴结转移
pN₀(i+)	组织学检查或免疫组化检查发现孤立肿瘤细胞,转移灶最大径≤0.2mm
pN₀(mol+)	组织学检查无区域淋巴结转移,分子生物学检测(RT-PCR)阴性
pN₁	微转移,或1~3枚同侧腋窝淋巴结转移,和/或经前哨淋巴结活检发现内乳淋巴结镜下转移,但无临床征象
pN₁mi	微转移(>0.2mm,或单个淋巴结单张组织切片中肿瘤细胞数量超过200个,但最大直径≤2mm)
pN_{1a}	1~3枚同侧腋窝淋巴结转移,至少1处转移灶>2mm
pN_{1b}	经前哨淋巴结活检发现内乳淋巴结镜下转移(包括微转移)
pN_{1c}	pN_{1a}+pN_{1b}
pN₂	4~9枚同侧腋窝淋巴结转移;或者是有同侧内乳淋巴结转移临床征象,但不伴有腋窝淋巴结转移
pN_{2a}	4~9枚同侧腋窝淋巴结转移,至少1处转移灶>2mm
pN_{2b}	有同侧内乳淋巴结转移临床征象,但不伴有腋窝淋巴结转移
pN₃	≥10枚同侧腋窝淋巴结转移;或锁骨下淋巴结(Ⅲ级腋窝淋巴结)转移;或有同侧内乳淋巴结转移临床征象,并伴有至少1枚Ⅰ、Ⅱ级腋窝淋巴结转移;或≥4枚腋窝淋巴结转移,兼有无临床征象的内乳淋巴结镜下转移;或同侧锁骨上淋巴结转移
pN_{3a}	≥10枚同侧腋窝淋巴结转移(至少1处转移灶>2mm);或锁骨下淋巴结(Ⅲ级腋窝淋巴结)转移
pN_{3b}	有同侧内乳淋巴结转移临床征象,并且有≥1枚腋窝淋巴结转移;或存在≥3枚腋窝淋巴结转移,通过检测前哨淋巴结发现镜下内乳淋巴结转移,但无临床征象
pN_{3c}	同侧锁骨上淋巴结转移

远处转移(M)

M₀	临床及影像检查未见远处转移
cM₀(i+)	临床及影像检查未见远处转移征象,而组织学或分子技术检测到骨髓、血液或其他器官中≤0.2mm的转移灶
cM₁	临床及影像学检查发现远处转移
pM₁	任何组织学检查发现远处器官转移,或在区域淋巴结以外出现>0.2mm的转移灶

表 4-1-3　AJCC 第 8 版解剖分期

T	N	M	分期
Tis	N_0	M_0	0
T_1	N_0	M_0	ⅠA
T_0	N_1mi	M_0	ⅠB
T_1	N_1mi	M_0	ⅠB
T_0	N_1	M_0	ⅡA
T_1	N_1	M_0	ⅡA
T_2	N_0	M_0	ⅡA
T_2	N_1	M_0	ⅡB
T_3	N_0	M_0	ⅡB
T_0	N_2	M_0	ⅢA
T_1	N_2	M_0	ⅢA
T_2	N_2	M_0	ⅢA
T_3	N_1	M_0	ⅢA
T_3	N_2	M_0	ⅢA
T_4	N_0	M_0	ⅢB
T_4	N_1	M_0	ⅢB
T_4	N_2	M_0	ⅢB
任何 T	N_3	M_0	ⅢC
任何 T	任何 N	M_1	Ⅳ

（五）乳腺癌的临床表现

乳房肿块、乳头改变、乳房皮肤和乳头形态的改变及乳房疼痛是乳房疾病的四大主要局部症状,当出现淋巴结或远处转移时也可出现相应的临床症状。

1. **乳房肿块**　乳房肿块是乳腺癌患者常见的首发症状,临床体检时,约有 65% 的患者表现为乳房肿块。绝经后妇女新发现乳房肿块的恶性率明显升高。研究发现,40~69 岁女性在 10 年的随访期中有约 6% 的受访者发现了乳房肿块,其中约 10% 最后诊断为乳房恶性肿瘤。

2. **乳头改变**

（1）乳头溢液:超过 90% 的乳头溢液是由于良性病变引起的。乳头溢液有乳汁样溢液、浆液性溢液、自发性血性溢液等。乳汁样溢液常由垂体泌乳素瘤或甲状腺功能紊乱等引起;自发性血性溢液最应引起重视,其多数由乳腺导管内乳头状瘤所致,但也可以是导管内癌引起。此外,肿瘤还可出现浆液性溢液。

（2）乳头回缩:正常乳头双侧对称,直向前方并略向外下,当肿瘤位于乳晕下方及其附近,侵及乳头大导管时刻是乳头较健侧抬高,而当肿瘤位于乳腺深部,侵及范围较广,使大导管硬化、皱缩,则可造成乳头内陷、固定。

（3）其他表现:乳头瘙痒、脱屑、糜烂、溃疡、结痂,伴烧灼痛等乳头湿疹样改变是乳腺 Paget 病的临床表现。

3. **乳房皮肤和乳头形态的改变**　肿瘤侵犯皮肤的乳房悬韧带(又称 Cooper 韧带),使乳房完整的弧形轮廓发生改变,可导致肿瘤表面皮肤发生凹陷,出现"酒窝征";当瘤细胞堵塞皮屑淋巴管时,可引起肿块表面皮肤水肿,但由于表皮在毛囊处与皮下组织连接紧密,周围水肿较严重时,可使毛囊处表现为点状凹陷,形成"橘皮征";肿瘤侵入皮内淋巴管,则在其周围形成小的癌结节,成为卫星结节;当皮肤广泛受侵时,可在表皮形成多数坚硬的小结节或索条,重者融合成片并延伸至背部及对侧胸壁,形成铠甲状外观。

4. **乳房疼痛**　部分早期乳腺癌患者无明显疼痛,或仅有轻微不适,当病情发展到一定阶段,可表现为阵发性或持续性乳房刺痛、钝痛、胀痛或隐痛不适,部分还可出现患侧上肢及肩部的牵拉样疼痛。

5. **淋巴结转移**　肿瘤出现淋巴结转移时,表现为淋巴结肿大。腋窝和内乳淋巴结为乳腺癌淋巴转移的第一站,而锁骨上和纵隔为第二站。其中,腋窝淋巴转移最为常见。腋窝淋巴结通常根据解剖位置分为三级:第1级为胸小肌外侧的淋巴结;第2级为胸大肌和胸小肌之间的淋巴结;第3级为胸小肌深部的淋巴结。通常,肿瘤细胞的转移是按照第1级到第3级的顺序顺次进行,但也有1%的病例出现跳跃转移,即未见第1级的转移就出现了第2或3级的转移。内乳淋巴转移率约为22%,与肿瘤部位有关。原发癌在乳房外侧,腋淋巴结为阴性时,内乳淋巴结转移率为5%,腋淋巴结为阳性时,内乳淋巴结转移率为25%;原发癌在乳房内侧,腋淋巴结为阴性时,内乳淋巴结转移率为15%,腋淋巴结为阳性时,内乳淋巴结转移瘤为50%。

6. **远处转移**　乳腺癌经血行转移至肺、肝、骨、肾上腺、脑、卵巢及皮肤等远隔器官时,可造成相应的器官功能损害,出现相应的临床症状。

（六）乳腺癌的诊断

乳腺癌的诊断方法主要包括临床触诊、乳腺肿块细针抽吸细胞学检查、钼靶X线摄影、超声检查,以及CT和MRI检查。

1. **临床触诊**　乳腺癌的早期表现是患侧乳房出现无痛、单发的小肿块。超过80%的乳腺癌是由患者本人或常规乳腺检查中发现的,因此,体检的重要性正逐步得到重视。一般来说,典型的临床体征有肿块质硬、表面不光滑、与周围组织分界不清、不易被推动、肿块表面皮肤凹陷、乳头扁平、回缩以及皮肤"橘皮样"改变。依据临床医师的经验,可以触诊发现的乳腺肿块体积多大于1cm,在体积巨大、致密型乳腺或病变深在的患者中,常难以发现较小的包块。另外,有些肿瘤呈弥漫性生长,难以触及包块。同时,由于受检查者手法和患者身体条件的影响,触诊的敏感性和特异性有限。

2. **细针抽吸细胞学检查**　目前乳腺针吸采用的是细针,针头外径不超过0.9mm,对肿瘤刺激很小,对预后无不利影响,已经在临床得到广泛应用,报道灵敏度为89.9%,特异性为99.3%。有学者认为,此种细胞学诊断方法假阳性率低,但可出现假阴性(约在9%),其诊断的准确性与以下因素有关:①针吸技术:如操作不当,吸出物极少,可造成涂片上细胞数量不足而影响诊断;②肿块大小:肿块直径小于1cm且位置较深,针吸技术难度大,而肿块过大中心坏死时,针吸部位则更为关键;③乳腺癌的组织学类型:乳腺增生性癌变、小叶癌和小管癌,由于细胞异型性不明显易造成假阴性;④乳腺纤维腺瘤、结核病、浆细胞性乳腺炎,有时细胞异型明显易造成假阳性;⑤涂片质量;⑥诊断人员的水平。

3. **钼靶X线摄影**　乳腺钼靶X线摄影检查(molybdenum X-ray examination of the breast,简称mannography)是一种低剂量乳腺X线拍摄技术,简便易行,分辨率高,重复性好,可保留图像前后对比,基本不受年龄、体型限制,适用于所有妇女的乳腺检查,对乳腺癌诊断的灵敏度为82%~89%,特异度为87%~94%。乳腺癌在钼靶X线片所见可分为主要征象和次要征象:前者包括小于临床扪诊触及的肿块、局限致密浸润、毛刺和恶性钙化;后者包括皮肤增厚和局限凹陷(酒窝征)、乳头内陷和漏斗征、血运增加、阳性导管征、瘤周"水肿环"以及彗星尾征等。凡具有2个或2个以上主要征象,或1个主要征象加上2个以上次要征象,乳腺癌的诊断即可成立。唯一的例外是钙化,当X线片上表现为典型的恶性钙化,虽无其他恶性征象相伴,亦可诊断为乳腺癌。早期乳腺癌和隐性乳腺癌X线片中往往无肿块显示,成簇样微小钙化是其重要表现,甚至是唯一X线征象。钙化的形态学类型、数目、密度及大小对于良恶性鉴别价值较大,每平方厘米的微小钙化数目大于5枚就可以定义为成簇(N/S>5),微小钙化数目越多,恶性可能越大,N/S>20被认为有鉴别意义。目前临床多采用美国放射学会提出的BI-RADS(breast imaging reporting and data system)评价系统(表4-1-4),以规范报告,且这种评价系统也被推广用于超声、MRI乳腺影像检查报告的书写中。

4. **超声检查**　超声诊断乳腺肿瘤因其简单、无创已成为乳腺肿瘤的常规检查方法之一。典型的乳腺癌声像图表现为明显的低回声肿块,边缘不整,呈毛刺状或蟹足状浸润、无包膜,后方回声衰减等。超声显示微小钙化不如乳腺钼靶X线摄影,目前超声能发现的钙化点大小为100~500μm,恶性钙化为多个微小钙化点成簇状分布,以微小钙化作为诊断乳腺癌的指标其灵敏度为27.2%,特异性为96.3%,准确性为84.8%。灰阶超声对于<5mm的微小肿块的性质难以做出确切诊断,对于极小的细沙状钙化显示不清,对

表 4-1-4　BI-RADS 评价系统

BI-RADS 分级	含义	BI-RADS 分级	含义
0 级	需要结合其他检查	4A 级	低度可疑
1 级	阴性(未见异常)	4B 级	中度可疑
2 级	良性	4C 级	高度可疑,但不肯定
3 级	良性可能,需短期随访	5 级	高度可疑恶性
4 级	可以恶性,建议活检	6 级	已经病理证实为恶性

炎性乳腺癌和炎性肿块的鉴别有一定困难,且易受操作者检查手法、经验等因素的影响。彩色多普勒血流显像(color Doppler flow imaging,CDFI)可以用半定量或定量方法判断肿块内或周围的血流丰富程度,Cosgrove 等研究表明 CDFI 鉴别乳腺良恶性肿块的灵敏度为 98%,特异性为 89%,准确性为 91%。

5. CT 检查　CT 不宜作为乳腺疾病的常规检查方法,但因其具有密度分辨率高、空间定位准确、扫描视野相对较大、可行增强检查动态观察病灶密度变化等优点,作为乳腺 X 线摄影的补充,仍可为临床提供较大帮助。乳腺癌的 CT 表现基本与 X 线片相同,但对于肿块的内部结构、毛刺征、皮肤增厚及凹陷、乳头内陷、漏斗征、慧星尾征、Copper 韧带受累情况的显示更明确、可靠。增强扫描对局限肿块的定性诊断有很大帮助,一般认为增强后,若病灶的 CT 值增加 25~45HU 甚至更高,应高度怀疑为恶性。目前,还有学者提出依据乳腺病变的时间-密度曲线类型来提高乳腺癌的检出率,即"速升-平台-缓降型"为乳腺癌特有,一项对 27 例乳腺肿块患者的研究表明增强 CT 对于乳腺癌诊断的准确率为 80.65%。CT 优势还在于对腋窝和内乳转移淋巴结的检出,特别是位于胸小肌后侧(腋中)组的转移淋巴结。此外,对于存在肿瘤胸壁、胸肌侵犯或术后胸壁复发的患者,CT 上可精确测定其累及范围及深度。

6. MRI 检查　20 世纪 70 年代末至 80 年代初在磁共振成像问世之初,人们即利用它较高的软组织对比特性来鉴别各种乳腺病变。1985 年,Heywang 等学者率先开展顺磁性造影剂 Gd-DTPA 增强 MRI 诊断乳腺癌的研究,特别是快速梯度回波成像序列与顺磁性造影剂同时结合使用,明显提高了鉴别诊断乳腺疾病的水平。乳腺癌 MRI 成像在 T_1WI 为等或低信号,在 T_2WI 表现较为复杂,依病变内细胞、纤维成分和水含量的不同可表现为高、等或低信号,若没有脂肪抑制 T_2WI 为线索,平扫 T_1WI 很难确定病灶存在。病灶形态不规则、边缘多有毛刺、与周围组织分界不清,可见条索状影深入病灶或与皮肤、胸肌相连。乳腺癌多数强化明显,内部信号不均匀或呈导管状强化,出现坏死、囊变时呈环行或周边强化,少数纤维成分较多的恶性肿瘤强化不显著。传统 MRI 平扫和增强扫描敏感性较高而特异性仍然欠佳。动态增强 MRI 扫描中,时间-信号强度曲线对于良恶性肿瘤鉴别有较大意义,时间-信号强度曲线是病灶血流灌注和流出等多种因素的综合反映。Kurl 等将其 MRI 表现分为三型,Ⅰ 型为持续上升型或单相型,Ⅱ 型为平台型,Ⅲ 型为流出型。Ⅰ 型曲线 6% 为乳腺癌,Ⅱ 型曲线 64% 为乳腺癌,Ⅲ 型曲线 87% 为乳腺癌;83% 的良性肿瘤为 Ⅰ 型。如果将 Ⅱ 型和 Ⅲ 型曲线作为乳腺癌、Ⅰ 型曲线作为良性肿瘤的诊断标准,单独应用时间-信号强度曲线诊断乳腺癌的敏感性为 91%,特异性为 83%,准确率为 86%。但是,MRI 对原位癌的敏感性远低于浸润型癌,且对微小钙化的显示不佳。

(七) 乳腺癌治疗

目前乳腺癌治疗模式已转变为多学科综合治疗模式,并主张个体化的治疗方案。可用的治疗措施包括:手术治疗、放射治疗、化学治疗、内分泌治疗及生物治疗。

1. 手术治疗　手术治疗的原则是按病期以能彻底清除乳腺原发病灶和相应引流区域的淋巴结为前提,然后才考虑尽可能保留功能和乳房外形。适用于临床 0、Ⅰ、Ⅱ 及 Ⅲa 期的病例。手术方式包括乳腺癌根治术、乳腺癌改良根治术、乳腺癌扩大根治术、单纯乳房切除术、保留乳房手术,其中改良根治术是目前治疗乳腺癌的主要术式,手术方式正在朝着缩小切除范围的方向发展。

2. 放射治疗　放射治疗主要包括根治性单纯性放疗、辅助性放疗和姑息性放疗三种。单纯性放疗的治疗效果欠佳,主要用于有手术禁忌证或拒绝手术的患者。辅助性放疗为综合治疗的重要组成部位,依放疗治疗安排可分为术前放疗和术后放疗。术前放疗主要用于不可手术的局部晚期乳腺癌患者。术后放疗指保留乳房手术后的全乳放疗和乳房切除术后的辅助放疗。目前乳腺癌全乳切除术后,具有下列预后因素之一,则属于高危复发,具有放疗指征:①原发肿瘤最大直径≥5cm,或肿瘤侵犯乳腺皮肤、胸壁;②腋窝淋巴结转移≥4枚;③淋巴结转移1~3枚的$T_{1~2}$;④$T_{1~2}$乳腺单纯切除术,如前哨淋巴结阳性,当不考虑后续腋窝清扫时,推荐术后放疗。

3. **化学治疗** 根据治疗目的和时间的不同,通常将乳腺癌的化疗分为新辅助化疗、辅助化疗和晚期乳腺癌的化疗3种方式。新辅助化疗主要为全身化疗,可将部分"不可手术的局部晚期乳腺癌"转变为"可手术的乳腺癌",新辅助化疗一般适用于临床Ⅱ、Ⅲ期的乳腺癌患者;此外,对于不可手术的隐匿性乳腺癌,新辅助治疗也是可行的。术后辅助化疗适用于:①浸润性肿瘤>2cm;②淋巴结阳性;③激素受体阴性;④HER-2阳性(对T_{1a}以下患者目前无明确证据推荐使用辅助化疗);⑤组织学分级为3级。对于晚期乳腺癌患者,具有以下1个因素即可考虑首选化疗:①激素受体阳性;②有症状的内脏转移;③激素受体阳性但对内分泌治疗耐药。

4. **内分泌治疗** 乳腺癌是一种激素依赖性的肿瘤,内分泌治疗通过改变乳腺癌生长所依赖的内分泌环境,可使肿瘤生长受到抑制,从而达到临床缓解,是一种重要的全身治疗手段。临床常用的内分泌治疗方法主要有以下3种:①卵巢去势,如手术切除卵巢、放射性照射卵巢、药物抑制卵巢功能;②抗雌激素类药物,如他莫西芬、托瑞米芬等;③芳香化酶抑制剂,如阿那曲唑、依西美坦、来曲唑等。内分泌治疗适用于激素受体ER和/或PR阳性的乳腺癌患者。

5. **生物治疗** 乳腺癌生物治疗最成功的药物是赫赛汀(Herceptin),它是一类被称作HER-2/Neu的人类表皮生长因子受体的单克隆抗体,对有这种蛋白高度表达的乳腺癌有明显的治疗作用。对于HER-2过度表达的转移性乳腺癌患者,无论是单药还是与化疗联合应用,都能产生理想的临床效果,包括提高生存率。

二、乳腺肿瘤 PET/CT 图像采集与分析要旨

(一)显像剂

反映肿瘤葡萄糖代谢情况的^{18}F-氟代脱氧葡萄糖(fluorodeoxyglucose,FDG)作为临床应用最广泛的肿瘤显像剂,同样适用于乳腺肿瘤的诊断应用。^{18}F-FDG是葡萄糖结构类似物,通过细胞膜上的糖转运体蛋白转运入细胞,在胞质内经己糖激酶的催化生成6-磷酸-FDG,但此产物不能被1,6-二磷酸葡萄糖异构酶催化生成^{18}F-葡萄糖-1,6-二磷酸继续糖代谢,滞留于细胞内而显像。乳腺肿瘤组织的血管网不完整、葡萄糖转运体-1(Glut-1)和己糖激酶(HKs-I)的过度表达、细胞有丝分裂活跃等因素均导致乳腺癌对^{18}F-FDG的摄取增高,在PET/CT显像中表现为局部异常浓聚。本章将重点探讨^{18}F-FDG PET/CT显像在乳腺肿瘤诊断中的应用。

^{18}F-FDG以外的其他正电子显像剂有^{11}C-蛋氨酸(methionine,MET)、^{11}C标记或^{18}F-胆碱(choline,CHO)、^{18}F-氟米索硝唑(fluoromisonidazole,FMISO)及^{18}F-雌二醇(fluoroestradiol,FES)等,这些显像剂在乳腺肿瘤分子显像领域的应用也被广泛关注。^{11}C-MET是目前应用较多的氨基酸类显像剂,可在乳腺肿瘤脉管系统中随着氨基酸转运体的表达上调进入肿瘤细胞,使原发和转移性乳腺癌病灶得以清晰显示。^{11}C/^{18}F-CHO是磷脂类代谢显像剂,乳腺肿瘤快速增殖及细胞膜成分高代谢的特性使其摄取胆碱增加,一旦胆碱在肿瘤细胞内被磷酸化后即化学滞留于细胞内。由于肿瘤无限增殖和血管不成熟导致的肿瘤乏氧,可与乳腺癌内分泌治疗抵抗有关,^{18}F-FMISO作为一种乏氧显像剂,有助于预测雌激素受体阳性乳腺癌原发性内分泌治疗抵抗;而^{18}F-FES因在高雌激素受体表达的乳腺肿瘤中摄取增加,可在抗雌激素治疗前无创性评价受体含量,并于治疗后评估抗雌激素治疗的效果。

(二)图像采集与分析

1. **乳腺肿瘤 PET/CT 图像采集通用技术** 欧洲核医学会2015年FDG PET/CT肿瘤显像指南并未对乳腺肿瘤患者图像采集做特殊要求,一般情况下,在按照常规体部图像采集模式进行图像采集和处理可满足临床需要。但全身PET/CT成像设备存在空间分辨率不足5mm,对于乳腺小病灶检出灵敏度低,常规仰

卧位采集时乳腺组织聚拢,不是显示乳腺病灶的最佳体位。通过图像采集方式的调整和采集设备的提升,则可在很大程度上弥补上述不足。

2. **乳腺肿瘤 PET/CT 图像采集特殊技术**

(1)俯卧位图像采集:为了更好地显示乳房病变的位置和形态,可以让女性患者俯卧于乳房显像专用泡沫垫上,使乳房处于自然悬垂状态,双上肢上抬放于头两侧。男性患者因乳房小通常采用正常仰卧位即可。相对于仰卧位采集,俯卧位时乳腺处于自然悬垂状态,减少了呼吸伪影和深部组织结构对乳腺内病灶的影响,使病灶显示更清晰,Yutani 等通过对比发现虽然对于确诊的乳腺癌病灶两种采集体位下病灶的检出率基本相同,但俯卧位时病灶的 SUV 和靶本比值均高于仰卧位采集获得的数据。此外,采集体位与MRI 一致,可将两者进行图像融合,提高诊断效能。

(2)使用乳腺专用 PET:乳腺专用 PET 的显像原理和显像前准备与全身 PET 相同。依据图像采集时的患者体位和乳腺状态采集设备可大致分为两类,即直立位乳腺加压型乳腺专用 PET 和俯卧位双乳悬垂型乳腺专用 PET。相对于常规 PET/CT,乳腺专用 PET 具有更高的图像分辨率,可增加对小病灶的检出。

3. **图像分析**　在图像分析方面,目前主要采用两种分析方法:①半定量分析法:在浓聚灶部位按病灶形状勾画感兴趣区(region of interest,ROI),计算机程序自动计算出该部位的标准摄取值(standard uptake value,SUVbw);在病变对侧正常乳腺组织中以镜像方式勾画与病灶相同大小的 ROI,分别测量放射性计数以计算靶组织(病灶)与非靶组织(正常乳腺组织)的比值(target-to-non-target ratios,T/NT)。②目测法:直接在显示器上读片,观察病灶的数目、部位、形态、大小、密度,并根据放射性浓聚程度,将病灶分为 3 种类型——A 型病灶其 FDG 摄取明显高于周围正常组织;B 型病灶摄取轻度高于周围组织;C 型其摄取与周围组织无明显差异。当显像结果难以诊断时可以加作 3 小时延迟采集,两次采集条件、体位等应保持一致。

(三) **正常乳腺¹⁸F-FDG PET/CT 图像**

乳腺的密度不仅决定钼靶 X 线摄影的表现,而且同样影响乳腺组织对¹⁸F-FDG 的摄取。根据正常乳腺的密度不同,人们通常将其分为 4 型:1 型代表乳腺全部或几乎全部由脂肪组织构成(图 4-1-1);2 型代表乳腺大部分由脂肪组织构成,但同时部分导管小叶纤维化(图 4-1-2);3 型代表乳腺由各种不同密度的组织构成(图 4-1-3);4 型称为致密型乳腺,表示乳腺实质的密度普遍增加(图 4-1-4)。在 PET/CT 显像中,正常乳腺组织对¹⁸F-FDG 的生理性摄取按照 1 至 4 型逐渐增高,以致密型乳腺的放射性分布最高。

(四) **乳腺癌 PET/CT 影像诊断要点**

PET/CT 的最大优势是在传统 PET 的基础上配置了多层螺旋 CT,将具有高分辨率的解剖 CT 图像和具有肿瘤生物学特点的 PET 分子影像有机地结合在一起,而在乳腺癌诊断将 CT 与 PET 影像特征结合判断可提高诊断的准确性,因此在乳腺肿瘤的 PET/CT 诊断中要同时观察其 CT 和 PET 影像表现,同时还要注意临床信息的采集。

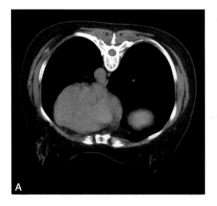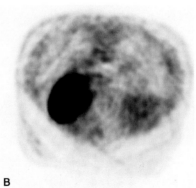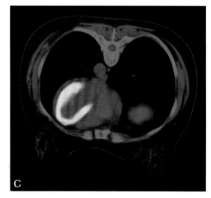

图 4-1-1　1 型正常乳腺¹⁸F-FDG PET/CT 图像

A. CT 横断面图像;B. FDG PET 横断面图像;C. FDG PET/CT 融合横断面图像。PET/CT 扫描中的 CT 平扫图像示乳腺几乎全部由脂肪组织构成,乳腺组织未见明显放射性分布,SUVmean 为 0.14;PET/CT 融合图像示 1 型正常乳腺组织几乎无放射性分布。

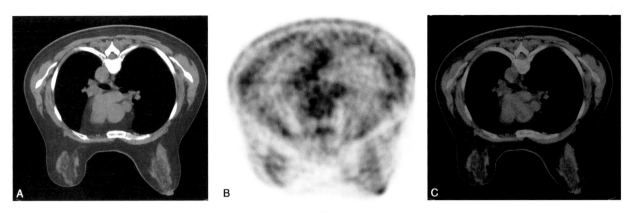

图 4-1-2 2 型正常乳腺^{18}F-FDG PET/CT 图像

A. CT 横断面图像;B. FDG PET 横断面图像;C. FDG PET/CT 融合横断面图像。PET/CT 扫描中的 CT 示乳腺大部分由脂肪组织构成,但同时伴部分导管小叶纤维化;PET 图像示乳腺组织可见轻度放射性聚集,SUVmean 为 0.36;PET/CT 融合图像示 2 型正常乳腺组织轻度放射性分布。

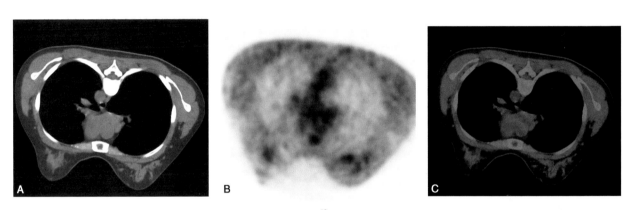

图 4-1-3 3 型正常乳腺^{18}F-FDG PET/CT 图像

A. CT 横断面图像;B. FDG PET 横断面图像;C. FDG PET/CT 融合横断面图像。PET/CT 扫描中的 CT 示乳腺由各种不同密度的组织构成;PET 图像示乳腺组织可见中度放射性聚集,但低于肌肉组织,SUVmean 为 0.57;PET/CT 融合图像示 3 型正常乳腺组织中度放射性分布。

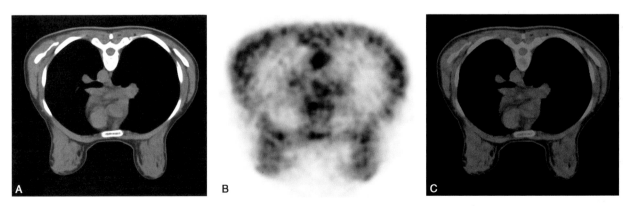

图 4-1-4 4 型正常乳腺^{18}F-FDG PET/CT 图像

A. CT 横断面图像;B. FDG PET 横断面图像;C. FDG PET/CT 融合横断面图像。PET/CT 扫描中的 CT 图示致密型乳腺,乳腺实质的密度普遍增加;PET 图像示乳腺组织可见明显放射性聚集,与肌肉组织放射性分布相似,SUVmean 为 0.96;PET/CT 融合图像示 4 型正常乳腺组织明显放射性聚集。

1. **乳腺癌的 CT 表现**　乳腺癌在 CT 上可表现为类圆形或不均匀形密度稍高结节或肿物影,病灶具有毛刺征或分叶征,与周围组织边界不清,少数也可呈片状密度影;另外,可见病变区皮肤增厚、乳头内陷、腋窝淋巴结肿大等。

2. **乳腺癌的 ^{18}F-FDG PET 表现**　典型的乳腺癌表现为局限性异常 FDG 摄取增高灶。病灶摄取程度与肿瘤形态有关,结节性病灶较浸润性或弥漫性病灶摄取程度高,需警惕浸润性或弥漫性病灶由于部分容积效应,仅表现为局部代谢活性轻度增高。病灶伴有明显坏死或囊性化时,坏死及囊性部分摄取较低;病灶 SUV 随注射时间变化呈线性改变,延迟显像有助于提高诊断准确性。转移性病灶(淋巴结、骨骼及肝脏等)均表现 FDG 摄取增高。

3. **CT 血流灌注显像**　CT 血流灌注显像对于乳腺肿块性质的判断亦有重要意义,以 3.5ml/s 的速度快速静脉注射造影剂 80ml,延迟 10 秒对乳腺肿块部位进行同层电影扫描。通过对肿块时间-密度曲线变化进行分析并在肿块部位勾画感兴趣区,可以得到乳腺肿块的血流量(blood flow,BF)、血容量(blood volume,BV)、平均通过时间(mean transit time,MTT)及肿瘤血管通透性(permeability surface,PS)等参数及图像(图 4-1-5)。绝大部分乳腺癌肿块的 BF 和 PS 值明显高于对侧正常乳腺组织。将增强 CT 显像结果与

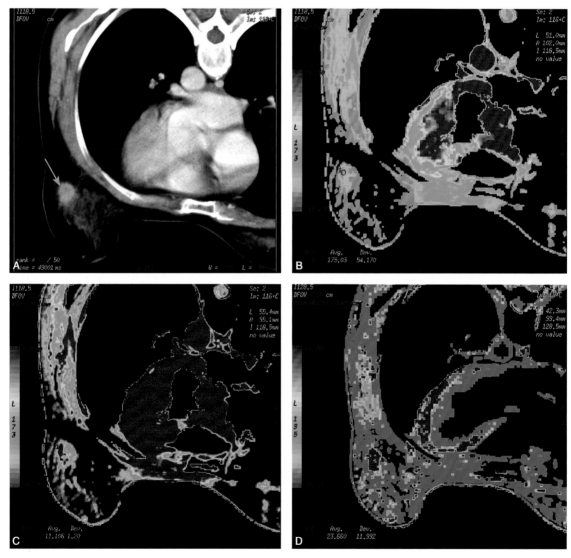

图 4-1-5　左乳浸润性导管癌的增强 CT 图像及血流量图像

A. 左乳腺浸润性导管癌增强 CT:左侧乳腺外上象限可见一约 2.1cm×1.7cm 的类圆形软组织密度灶,边缘可见细小毛刺,病灶明显强化;B. 血流灌注显像的血流量图像:左乳腺病灶血流量明显高于周围正常乳腺组织,病灶平均血流量为 175.03ml/(min·100mg);C. 血流灌注显像的血容量图像:左乳腺病灶血容量明显高于周围正常乳腺组织,病灶平均血容量为 11.11ml/100mg;D. 血流灌注显像的肿瘤血管通透性图像:左乳腺病灶肿瘤血管通透性明显高于周围正常乳腺组织,病灶平均血管通透性为 23.66ml/(min·100mg)。

PET 图像相结合,将进一步提高 PET/CT 对乳腺癌原发灶诊断的准确率。为减少 X 射线对患者的辐射危害,建议采用低毫安 CT 扫描。

三、PET/CT 诊断乳腺癌的临床应用

早在 1984 年 Beaney 等首次应用 $^{15}O_2$ 和 ^{11}CO 对乳腺癌患者进行 PET 研究,结果发现肿瘤病灶的血流量较周围正常乳腺组织明显增高,肿瘤的氧摄取率轻度高于正常组织,而氧利用率却轻度低于正常组织。但目前认为,PET 用于评价乳腺肿块血流量的临床应用价值有限。1989 年 Minn 等应用带有超高能准直器的伽马照相机对 17 例进展型乳腺癌进行 ^{18}F-FDG 平面显像,结果发现了 82%(14/17)的肿瘤转移灶,并发现了乳腺癌的肝、肺和骨转移。当前,随着 PET/CT 的临床推广应用,^{18}F-FDG PET/CT 被引入乳腺癌原发病变的鉴别诊断、肿瘤分期与预后、疗效评价及复发转移监测等方面的应用。

（一）乳腺肿瘤良恶性鉴别诊断

PET/CT 对乳腺肿瘤良恶性的鉴别诊断主要依据病灶 FDG 摄取情况。Avril 应用 SUV 半定量分析肿瘤 FDG 摄取情况,发现在 51 例疑诊乳腺肿瘤的患者中,良性肿瘤与恶性肿瘤 SUV 之间存在显著性差异[（1.4±0.5）和（3.3±1.8）],进一步 ROC 曲线分析发现,以 SUV=2.5 为诊断界值,诊断的灵敏度和特异度分别为 75% 和 100%。然而,越来越多的研究发现,乳腺癌 SUV 与原发灶的病理类型及组织生物学特征密切相关:一般来说导管原位癌 FDG 摄取很低,而浸润性小叶癌 FDG 摄取则低于浸润性导管癌。Groheux 对 132 例乳腺癌患者的回顾性研究中发现浸润性小叶癌平均 SUVmax 为 3.4,浸润性导管癌为 6.6,而化生性癌最高为 12.9;组织分级为 3 级的肿瘤平均 SUVmax 高于 1 级和 2 级的病灶(SUVmax 分别 9.7 和 4.8);ER 受体阴性者较 ER 受体阳性者具有更高的 SUV,同样 PR 受体阴性者较 PR 受体阳性者具有更高的 SUV,而同时具备 ER 受体、PR 受体及 *Her-2* 基因阴性的三阴型乳腺癌 SUV 最高;Ki-67 指数较高或存在 *p53* 基因突变的肿瘤 SUV 较高。因此,值得注意的是,仅以 SUV=2.5 作为鉴别诊断乳腺良恶性肿瘤的界值,势必出现较多的假阳性和假阴性结果。

由于 PET/CT 空间分辨率的限制,肿瘤大小成为影响 PET 诊断乳腺癌的准确性的主要因素,对于>2cm 的乳腺肿块,PET/CT 的灵敏度和特异性均较高,而随着肿块体积的减小,PET 的灵敏度和特异性也随之明显下降。在 Avril 等的研究中,PET/CT 对于肿瘤直径<1cm、介于 1～2cm 和 2～5cm 的病灶,检出灵敏度分别为 25.0%、84.4% 和 91.9%。此外,病灶与周围正常组织的放射性本底的比值也会影响病变的检出率。与肺癌细胞相比,乳腺癌细胞在己糖激酶的催化下对 FDG 磷酸化的速率明显较低,这就使得乳腺癌组织对 FDG 的浓聚程度较低。其他如微血管密度、葡萄糖转运体-1 的表达、己糖激酶的活性、单位体积肿瘤细胞的数量以及肿瘤细胞的增殖速率等因素也影响病灶对 FDG 的摄取程度。很可能的一种情况是,随肿瘤的生长,其葡萄糖利用率亦呈指数形式增高,而且仅在直径>1cm 的肿瘤中,大部分细胞株是进行无氧糖酵解的。以往研究中有关 ^{18}F-FDG PET/CT 对乳腺癌诊断效能的报道存在一定的差异,灵敏度为 48%～96%,特异度为 73%～100%,这很可能与入组患者的构成及诊断标准的差异有关。然而,通常认为 FDG PET/CT 对乳腺癌诊断的阳性预测值可高达 96% 以上,这就意味着图像中出现 FDG 浓聚即高度提示乳腺癌。此外,Litmanovich 等在包含 4 038 例非乳腺癌患者的 PET/CT 检查中发现,约 0.8% 的病例可见乳腺内偶发的 FDG 高摄取灶,其中的 51.5% 最终被诊断为恶性病变。上述提示,在以其他目的送检 PET/CT 的患者中,偶然发现的乳腺内 FDG 高摄取灶对乳腺癌的早期检出具有重要意义。

然而,由于用于乳腺癌早期诊断的研究结果与传统影像比较并未显示出明显优势,目前包括 NCCN、CSCO 等在内的多个临床指南均未推荐 PET/CT 作为常规手段用于乳腺癌的早期诊断。但对临床检查或常规影像学检查难以明确结论的患者,PET/CT 可通过显示肿物代谢活性、腺体内或全身是否存在多发病灶,帮助医生判断乳腺肿物的生物学行为,并为穿刺活检提供定位参考信息,从而达到尽可能正确诊断的目的。

（二）乳腺肿瘤分期

1. T 分期　由于 PET 探测的空间分辨率有限,与乳腺超声、磁共振等常规影像手段比较,在确定原发肿瘤轮廓和发现微小病灶方面并不具优势,因此 PET/CT 一般不被用于乳腺癌的 T 分期。

2. N 分期 腋窝淋巴结是否转移是影响乳腺癌患者预后的一个重要因素,而以往对腋窝淋巴结转移的准确评价只能通过对腋窝清扫组织的筛选和病理检查获得,因此,除镜下浸润癌和微小浸润癌外,几乎所有的乳腺癌患者都得接受腋窝淋巴结清扫术,而术后病理证实有腋窝淋巴结转移者仅占 25%~30%。而且,腋窝淋巴结清扫术又可导致上肢水肿、上肢运动障碍和臂丛神经损伤等术后并发症。因此,能在术前对腋窝淋巴结做出相对准确的评价而使无淋巴结转移的患者免于腋窝淋巴结清扫一直是医学影像发展的努力方向之一。目前,临床上通过采取前哨淋巴结活检判断是否存在腋窝淋巴结转移,使很多患者避免了不必要的淋巴结清扫术,并将其作为判断腋窝淋巴结转移的"金标准",但到目前为止,还没有一种诊断准确率足够高的无创性检查方法可以完全代替手术腋窝淋巴结检查。

一项汇集了 26 项研究结果的 Meta 分析显示,PET 或 PET/CT 评估腋窝淋巴结转移的灵敏度和特异度分别为 63% 和 94%,诊断效能并不优于超声及 MRI,且与前哨淋巴结活检比较,PET/CT 灵敏度较低,因此在早期乳腺癌患者中不能替代前哨淋巴结活检用于肿瘤的 N 分期诊断。然而,对于相对晚期的乳腺癌患者,PET/CT 的优势在于能够清晰地显示锁骨上及内乳区的淋巴结转移,对于治疗决策的制定具有重要意义。既往对于局晚期乳腺癌患者的前瞻性研究发现,PET/CT 改变了 42% 患者的临床分期,其中 14% 的病例是由于发现了腋窝以外的淋巴结转移,从而导致 8%~14% 的患者更改了治疗方案。

在乳腺癌患者的 PET/CT 显像中,若腋窝区域可见明显放射性浓聚灶并在相应部位见明显肿大淋巴结,基本可以明确诊断腋窝淋巴结转移。当腋窝淋巴结放射性轻度高于周围正常组织时,建议根据腋窝淋巴结的 CT 表现进行综合判断,当 CT 发现淋巴结近呈球形改变、短径>5mm、皮质层内缘不光滑、淋巴结门消失或离心及周围脂肪密度增高模糊征象,均提示淋巴结转移。

值得注意的是,FDG PET 诊断腋淋巴结转移的准确性与乳腺癌原发灶的大小有密切关系,Danforth 等报道 FDG PET 显像对Ⅰ、Ⅱ期乳腺癌腋窝淋巴结转移的诊断灵敏度、特异性、阳性预测值及阴性预测值分别为 42.9%、57.1%、50.0% 和 50.0%;而对于Ⅲ、Ⅳ期的患者腋窝淋巴结转移诊断的灵敏度和阳性预测值则上升到 83.3% 和 100.0%。另外,进展期乳腺癌及复发患者均易发生内乳及纵隔淋巴结转移,但临床对这些部位的淋巴结并不进行常规穿刺活检,容易造成部分病例治疗失败及远处转移,而 FDG PET 对内乳及纵隔淋巴结转移的检出比较常规影像学方法更具优势。

3. M 分期 远处转移也是影响乳腺癌患者预后的重要因素,同时也是决定治疗方案的关键因素。乳腺癌的转移常发生在淋巴结、骨骼、肺、肝和脑,PET/CT 具有一次显像可以检查全身的优点,是目前乳腺癌远处转移诊断的最佳显像方法。一项 Meta 分析显示,PET/CT 评估远处转移的灵敏度和特异度分别为 96% 和 95%,总体来说优于常规影像方法。但针对不同部位的转移瘤,PET/CT 的诊断价值仍存在差异,对于骨转移,特别是溶骨性转移或早期骨髓转移,PET/CT 优于骨显像;对于肺转移,PET/CT 优于 CT,但当转移结节较小时,PET/CT 的诊断灵敏度降低;而对于肝和脑转移,PET/CT 不及增强 MRI。

目前,虽然在大部分临床指南中,由于肿瘤术前分期,并不推荐 PET/CT 作为常规首选方法,而是作为可选项,用于评价常规影像检查难以判断或存在疑问的局部淋巴结或远处转移。然而,随着乳腺癌临床分期的提高,PET/CT 发现腋窝外淋巴结及远处转移的比率也逐渐增加,特别是对于临床ⅡB 期以上的患者,这一比例显著提高,因此一些学者建议在临床ⅡB 期及以上患者中应用 PET/CT 进行术前分期。

(三)乳腺癌预后评估及疗效评价

迄今为止,越来越多的证据支持治疗前 PET/CT 在晚期乳腺癌危险分层中的作用。比较常规影像技术凭借原发肿瘤的结构特征推测肿瘤生物学习性,PET/CT 可提供额外的肿瘤代谢信息,在预后分层方面似乎更为全面。一般来说,肿瘤细胞越活跃,细胞代谢就越旺盛,摄取 FDG 也越高,提示肿瘤恶性程度高、侵袭性强及预后越差。

新辅助化疗(neoadjuvant chemotherapy,NAC)是不可手术的局部晚期乳腺癌及炎性乳腺癌的首选治疗方式,也常用于肿瘤体积较大而难以行保乳手术的患者。在完成系统 NAC 的患者中,13%~36% 可达到病理完全缓解(pathologic complete response,pCR),而这部分患者往往可获得更长的无病生存期和总体生存期;相反,那些肿瘤对化疗响应不佳的患者往往预后差。因此,早期评估 NAC 疗效对于及时更换无效治疗方案至关重要。一些研究通过化疗前后肿瘤 SUV_{max} 变化的观察以及与化疗后的肿瘤病理分析对照发现,化疗前肿瘤 FDG 摄取越高,且化疗后 FDG 降低越明显,即化疗前后病灶 SUV 的变化率(ΔSUV)越大,说明肿瘤的化疗响应越好。但因不同研究对于病理响应良好的界定不同,且评估节点和入组患者的选择不同,所以报道的 ΔSUV 诊断界值尚存在较大差异,分布在 24%～65%。

（四）乳腺癌复发或转移诊断

临床资料表明,约 80% 的局部复发在乳腺癌手术后 5 年内发生,而局部复发的发生率与原发肿瘤的大小及分化程度、腋窝淋巴结是否有转移密切相关。在乳腺癌治疗后检测局部复发及远处转移情况至关重要,虽然复发患者预后差,但早期诊断仍有助于提高患者的生存期。

乳腺钼靶成像、超声、CT、MRI 及骨显像仍是目前乳腺癌患者随访的主要影像检查手段。但临床研究已经显示,比较了传统影像方法,PET/CT 在评价乳腺癌复发和转移中具有更高的价值,其优势在于能够有效区别术后改变及肿瘤复发,检出正常体积的转移性淋巴结,同时大视野成像可发现更多常规影像检查技术成像野之外的病灶。[18]F-FDG PET/CT 诊断乳腺癌复发转移的总体灵敏度和特异度分别可达 90% 和 81%。但因其价格昂贵,目前临床并未将其作为常规随访手段,但对于那些术后因肿瘤标志物 CA153 和/或 CEA 升高或其他影像检查怀疑复发的乳腺癌患者,应推荐 PET/CT 检查。

第二章 乳 腺 癌

一、典型病例

（一）原发病灶典型病例

病例 1　左乳乳腺浸润性小叶癌 ^{18}F-FDG PET/CT 图像

患者女性，60 岁，左侧乳腺胀痛半年余。半年前患者无意中发现左乳一约"红枣"大小的肿块，质硬。当地医院乳腺超声检查结果提示双侧乳腺增生，左乳低回声结节，双侧腋窝多发淋巴结肿大。曾口服中药治疗效果不佳，且肿块逐渐增大。2 个月前再次行乳腺超声检查发现左乳实性占位，同时伴左腋下淋巴结肿大。乳腺外科查体：左乳内上象限质硬肿块，约 1.8cm×1.0cm，边界不清，质光滑，活动差；左锁骨上可及质韧小淋巴结；左腋下可及质硬淋巴结，活动可。^{18}F-FDG PET/CT 显像中于左乳内上象限见一高度摄取 FDG 的软组织结节影，结节边界较清，增强扫描可见明显强化，大小约 1.6cm×1.4cm，SUVmax 为 5.8。病理：左乳浸润性小叶癌，组织学分级（3+2+1＝6 分）。免疫组化：ER 阳性（90% 强阳性），PR 阳性（90% 强阳性），HER-2（0），E-cad（-），P120（-），Ki-67 阳性率 20%~30%（图 4-2-1）。

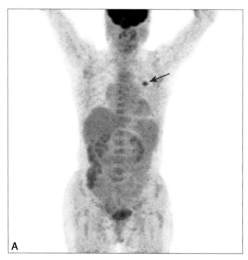

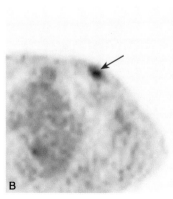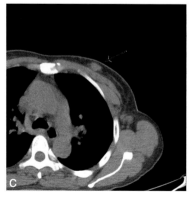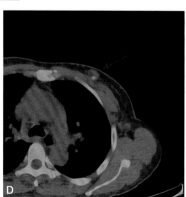

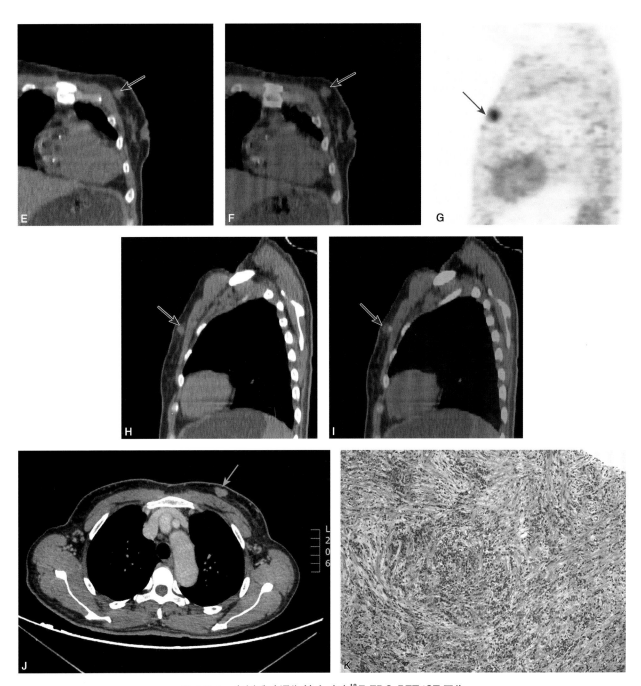

图 4-2-1 左侧乳腺浸润性小叶癌¹⁸F-FDG PET/CT 图像

A. ¹⁸F-FDG PET MIP 图;B~D. PET、CT 及 PET/CT 横断面图像;E、F. CT 及 PET/CT 冠状面图像;G~I. PET、CT 及 PET/CT 矢状面图像;J. CT 增强扫描;K. 手术切除病灶的病理图片。

病例2 左侧乳腺浸润性小叶癌[18]F-FDG PET/CT 图像(俯卧位)

此为经手术证实为左侧乳腺浸润性小叶癌患者的[18]F-FDG PET/CT 图像。CT 见左侧乳腺不规则形密度增高影,与周围正常乳腺组织边界欠清晰(红色箭头);PET/CT 融合图像于左侧乳腺近乳头处见一约 2.2cm×1.8cm 的类圆形显像剂增高影,边界欠清晰,SUVmax 为 5.2。免疫组化:E-cad(部分弱+),P120(浆+),ER(80%,++),PR(30%,+~++),HER-2(1+),P53(-),Ki-67 阳性率约 5%(图 4-2-2)。

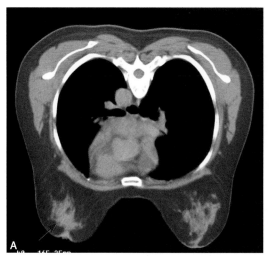
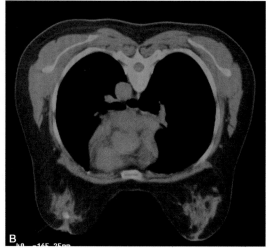
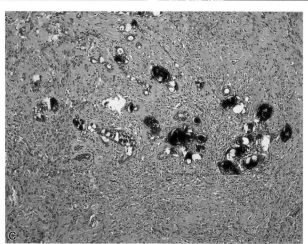

图 4-2-2 左侧乳腺浸润性小叶癌[18]F-FDG PET/CT 图像(俯卧位)
A. CT 横断面图像;B. FDG PET/CT 融合横断面图像;C. 手术病理图片。

病例3 右侧乳腺浸润性导管癌[18]F-FDG PET/CT 图像

患者女性,77 岁,发现右乳结节 2 个月余。患者 2 个月余前无意触及右乳外上象限有一肿块,约"红枣"大小,不伴明显疼痛,不伴乳房皮肤红肿及破溃、乳头内陷及溢液,行乳腺彩超及钼靶检查后建议行手术治疗。[18]F-FDG PET/CT 检查于右乳外象限见一大小约 1.6cm×1.2cm 结节(箭头),结节呈 FDG 摄取增高,SUVmax 为 12.0。病理:浸润性导管癌,Ⅱ级。免疫组化:ER(-),PR(-),HER-2(3+),P53(+++,90%),Ki-67 阳性率约 20%(图 4-2-3)。

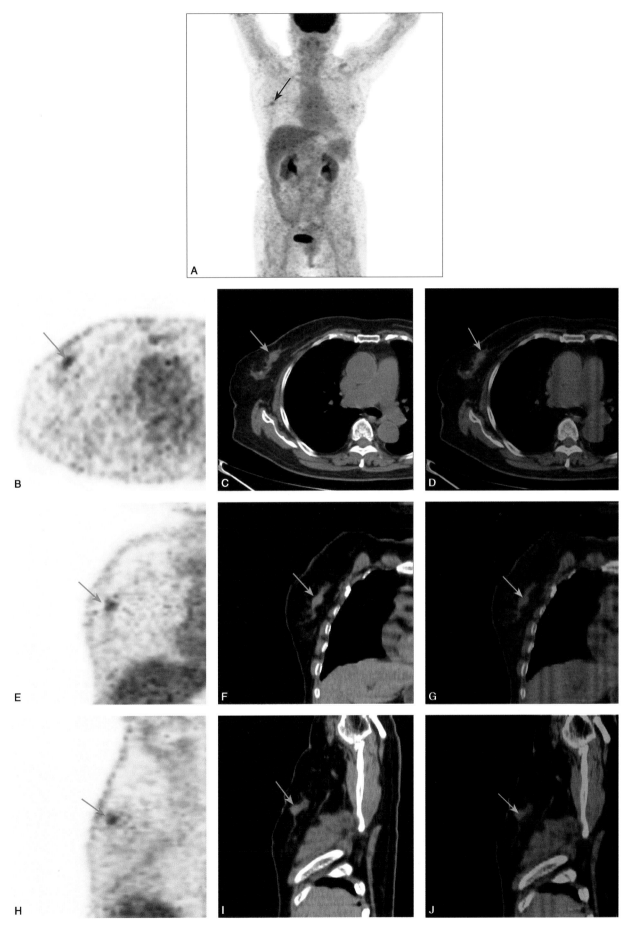

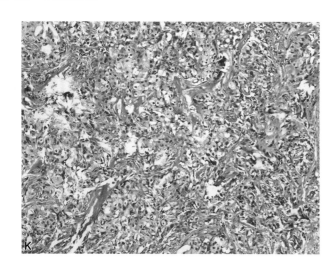

图 4-2-3 右侧乳腺浸润性导管癌[18]F-FDG PET/CT 图像

A. ^{18}F-FDG PET MIP 图;B~D. PET、CT 及 PET/CT 横断面图像;E~G. PET、CT 及 PET/CT 冠状面图像;H~J. PET、CT 及 PET/CT 矢状面图像;K.手术病理图片。

病例 4 右侧乳腺浸润性导管癌[18]F-FDG PET/CT 图像

患者女性,60 岁,发现右乳结节半个月余。患者半个月前无意中触及右乳肿块,约"花生米"大小,不伴疼痛,乳房皮肤无红肿、破溃,乳头无溢血、溢液。患者遂就诊于当地医院,行乳腺彩超及钼靶示右乳肿块。[18]F-FDG PET/CT 检查示右乳外下象限见一高度摄取 FDG 的结节影,病灶大小约 1.1cm×0.6cm,SUVmax 为 3.5,边界欠清。病理:(右乳)浸润性导管癌,Ⅱ级。免疫组化:ER(-),PR(-),CerbB2(0),P53(+++),Ki-67 阳性率 5%(图 4-2-4)。

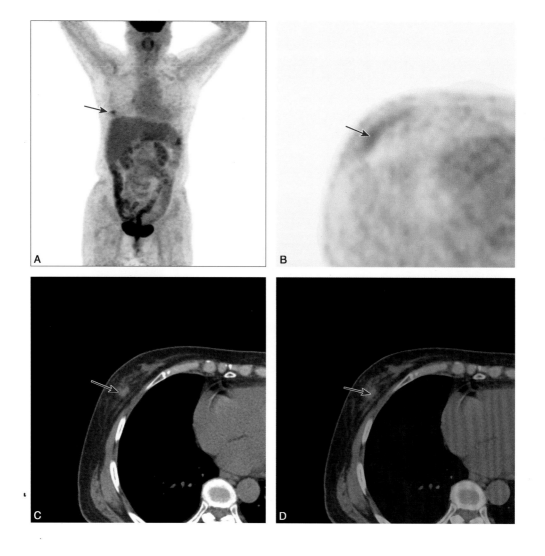

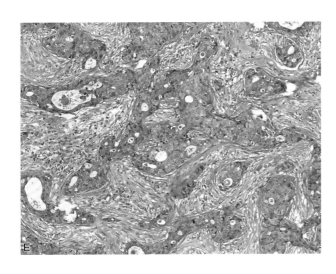

图 4-2-4 右侧乳腺浸润性导管癌^{18}F-FDG PET/CT 图像

A. ^{18}F-FDG PET MIP 图;B. PET 横断面图像;C. CT 横断面图像;D. PET/CT 横断面融合图像;E. 手术病理图片。

病例 5 左侧乳腺浸润性导管癌^{18}F-FDG PET/CT 图像

患者女性,44 岁,发现左乳肿块 1 个月余。经手术切除的肿物病理证实为浸润性导管癌,组织学 II 级,伴局灶黏液腺癌及导管内癌成分,乳头、皮肤。底切线均未查见癌,免疫组化:ER(3+,90%),PR(3+,90%),HER-2(3+),Ki-67(阳性率 15%),P53(−),GCDFP-15(+)。术前^{18}F-FDG PET/CT 检查见左侧乳腺外象限约 3 点位置一高度摄取 FDG 的软组织结节影(红色箭头),大小约 1.5cm×1.3cm,可见毛刺,SUV-max 为 4.0(图 4-2-5)。

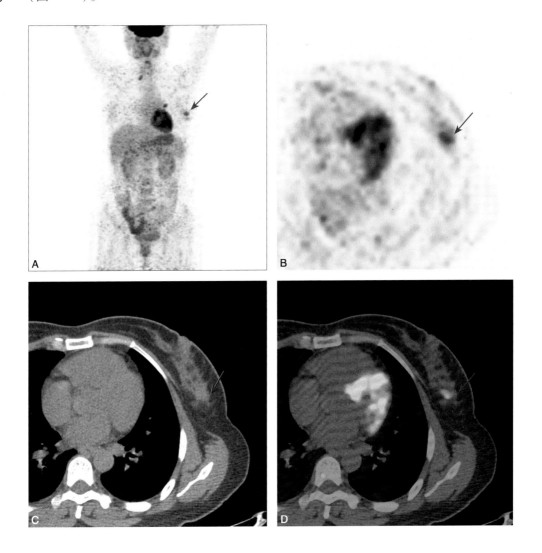

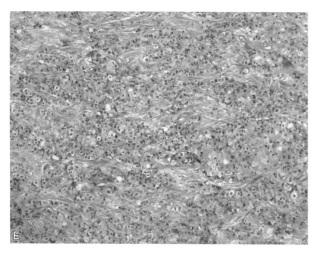

图 4-2-5　左侧乳腺浸润性导管癌[18]F-FDG PET/CT 图像

A.[18]F-FDG PET MIP 图；B. PET 横断面图像；C. CT 横断面图像；D. PET/CT 横断面融合图像；E. 手术病理图片。

病例6　左侧乳腺浸润性乳头状癌[18]F-FDG PET/CT 图像

患者女性,59 岁,发现左侧乳房占位近 2 年。患者于 20 个月前无意中发现左乳肿块,约"鹅蛋"大小,无疼痛,皮肤无红肿、破溃,无乳头溢液等。当地医院行乳腺钼靶检查示左乳肿块,并建议住院治疗,但患者未采纳,亦未行特殊治疗。8 个月前自觉肿块逐渐增大,并出现左侧胸部及腋窝疼痛不适,乳房表面皮肤逐渐变为红褐色,同时伴明显的体重减轻。术前 PET/CT 检查示左侧乳腺区见不规则形软组织肿块影(红色箭头),周边可见毛刺,SUVmax 为 13.5;另见左侧乳头内陷(绿色箭头)。病理:乳腺浸润性乳头状癌,伴微小浸润性导管癌(组织学Ⅲ级)。免疫组化:ER(-),PR(-),P53(+),P63(+),HER-2(3+),P63(肌上皮+),Ki-67 阳性率约 30%(图 4-2-6)。

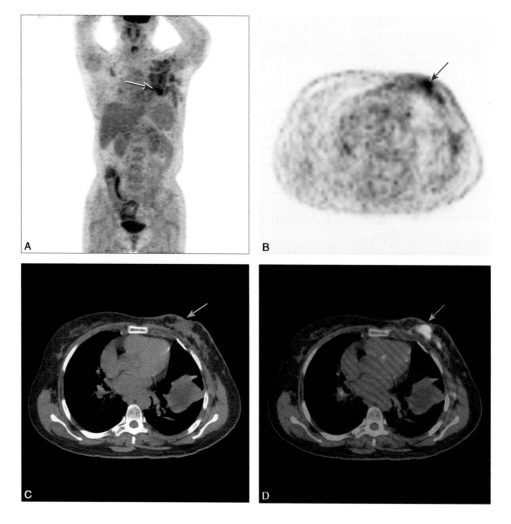

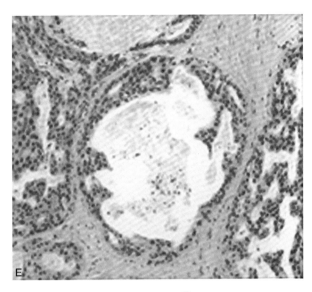

图 4-2-6 左侧乳腺浸润性乳头状癌¹⁸F-FDG PET/CT 图像

A.¹⁸F-FDG PET MIP 图;B. PET 横断面图像;C. CT 横断面图像;D. PET/CT 横断面融合图像;E. 手术病理图片。

病例 7 右侧乳腺浸润性导管癌¹⁸F-FDG PET/CT 图像(俯卧位)

术前 PET/CT 检查示右乳外上象限见一类圆形软组织密度影,摄取 FDG 增高,SUVmax 为 4.2(红色箭头),周边可见毛刺征。病理:(右乳)浸润性导管癌,组织学Ⅰ级(2+2+1=5 分),切面积为 1.2cm×1.1cm;另送乳头方向切缘、正上方切缘、内侧切缘及外侧切缘未查见癌。免疫组化:ER(+~++,70%),PR(++~+++,98%),HER-2(2+),P53(+,2%),AR(++~+++,98%),P63(-),Ki-67 阳性率约 5%(图 4-2-7)。

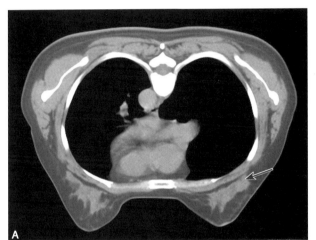
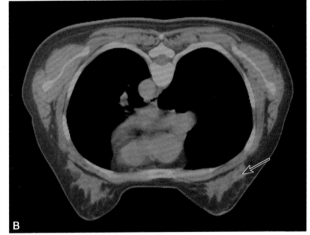

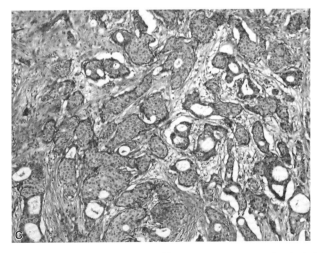

图 4-2-7 右侧乳腺浸润性导管癌¹⁸F-FDG PET/CT 图像(俯卧位)

A. CT 横断面图像;B. FDG PET/CT 融合横断面图像;C. 手术病理图片。

病例 8 左侧乳腺浸润性导管癌 ¹⁸F-FDG PET/CT 图像(俯卧位)

术前 PET/CT 检查示左侧乳腺外上象限见一类圆形软组织密度结节,周边可见毛刺征,结节摄取 FDG 增高,SUVmax 为 6.5(红色箭头)。病理:左侧乳腺浸润性导管癌,组织学Ⅲ级,肿物切面积为 2.0cm× 1.5cm;另送乳腺组织内、乳头、皮肤、残腔及底切缘未查见癌。免疫组化:ER(−),PR(−),P53(+,50%), CerbB2(0),Ki-67 阳性率约 60%(图 4-2-8)。

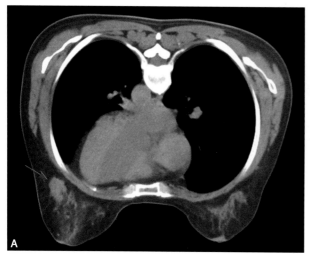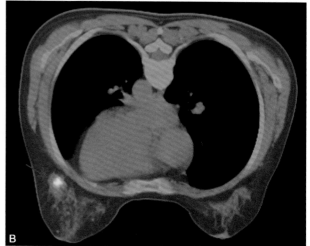

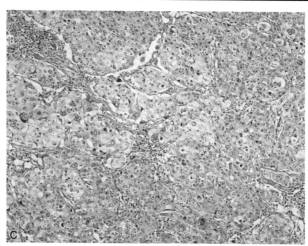

图 4-2-8 左侧乳腺浸润性导管癌¹⁸F-FDG PET/CT 图像(俯卧位)
A.CT 横断面图像;B.FDG PET/CT 融合横断面图像;C.手术病理图片。

病例 9 左侧乳腺浸润性导管癌 ¹⁸F-FDG PET/CT 图像(俯卧位)

PET/CT 检查示左侧乳腺外下象限见一约 2.0cm×1.5cm 的类圆形软组织密度灶,内见点状钙化 灶,与内侧正常乳腺组织边界欠清晰,结节摄取 FDG 增高,SUVmax 为 13.6(红色箭头)。病理:左侧 乳腺浸润性导管癌,组织学Ⅲ级,伴高级别导管内癌,局部脉管内查见癌栓;另送乳头、皮肤及底切缘 未查见癌。免疫组化:ER(−),PR(−),P53(−),P63(肌上皮+),CerbB2(3+),Ki-67 阳性率约 50% (图 4-2-9)。

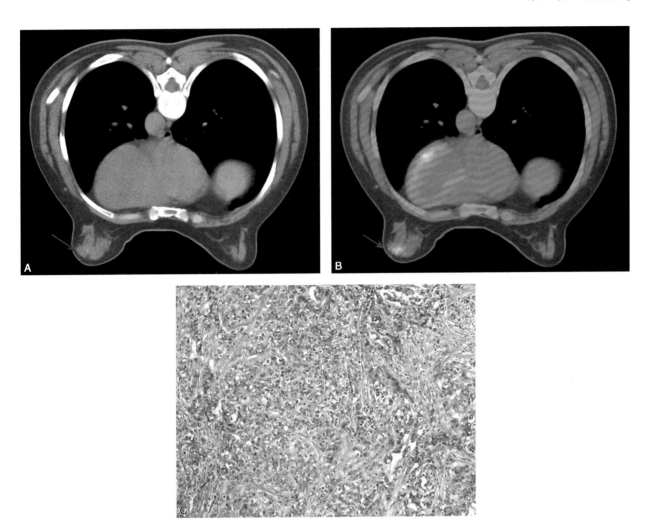

图 4-2-9　左侧乳腺浸润性导管癌^{18}F-FDG PET/CT 图像(俯卧位)

A.CT 横断面图像;B.FDG PET/CT 融合横断面图像;C.手术病理图片。

病例 10　左侧乳腺浸润性导管癌^{18}F-FDG PET/CT 图像(俯卧位)

PET/CT 检查示左侧乳腺见一约 7.5cm×6.5cm×2.2cm 的不规则肿块,周边可见毛刺,SUVmax 为 15.8。病理:左侧乳腺浸润性导管癌。免疫组化:P120(+),ER(2+,60%),PR(3+,80%),HER-2(1+),P53(-),Ki-67 阳性率 40%,E-cad(+)(图 4-2-10)。

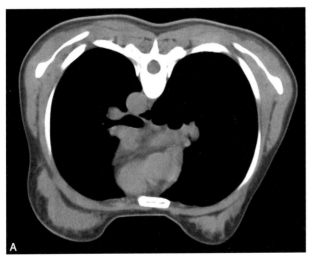

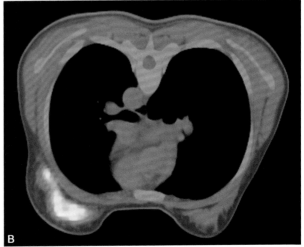

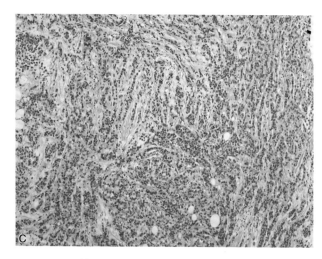

图 4-2-10　左侧乳腺浸润性导管癌¹⁸F-FDG PET/CT 图像(俯卧位)
A. CT 横断面图像;B. FDG PET/CT 融合横断面图像;C. 手术病理图片。

（二）淋巴结转移典型病例

病例 1　右侧乳腺癌术后右侧腋窝淋巴结转移¹⁸F-FDG PET/CT 图像

患者女性,61 岁,右侧乳腺癌术后 3 年复查。¹⁸F-FDG PET/CT 检查于右侧腋窝见一高度摄取 FDG 的淋巴结影(红色箭头),大小约 1.7cm×1.3cm,SUVmax 为 4.2。患者行淋巴结穿刺活检,病理:浸润性癌。免疫组化:CK(+),CK(部分+),GATA3(+),GCDFP-15(-),ER(+++,90%),PR(-),HER-2(0),Ki-67 阳性率约 40%,P53 阳性率约<3%(图 4-2-11)。

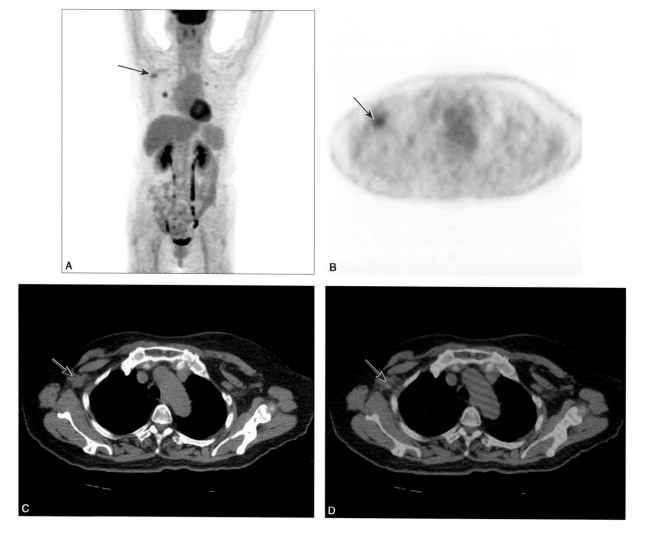

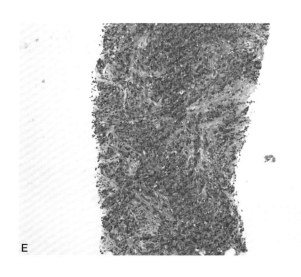

图 4-2-11 右侧乳腺癌术后右侧腋窝淋巴结转移 ^{18} F-FDG PET/CT 图像

A. ^{18} F-FDG PET MIP 图；B. PET 横断面图像；C. CT 横断面图像；D. PET/CT 横断面融合图像；E. 淋巴结穿刺病理。

病例 2　左侧乳腺浸润性导管癌术后左侧胸肌下淋巴结转移 ^{18} F-FDG PET/CT 图像

患者女性，33 岁，左侧乳腺癌术后 3 周行 ^{18} F-FDG PET/CT 检查。PET/CT 于左侧胸肌下见多枚高度摄取 FDG 的淋巴结影（红色箭头），大者约 0.8cm×0.7cm，SUVmax 为 2.9~7.7。患者行淋巴结活检，病理：乳腺癌淋巴结转移（图 4-2-12）。

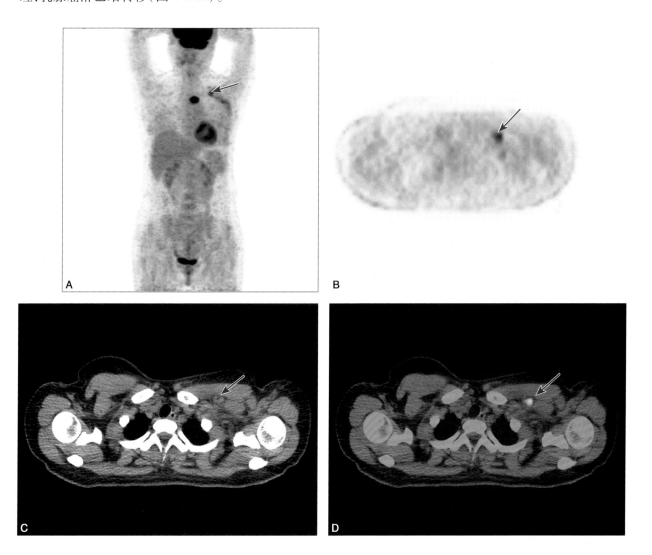

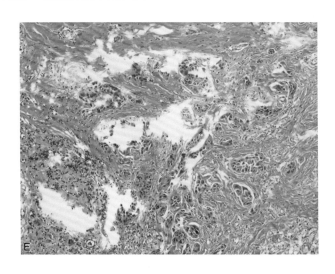

图 4-2-12　左侧乳腺浸润性导管癌术后左侧胸肌下淋巴结转移^{18}F-FDG PET/CT 图像

A.^{18}F-FDG PET MIP 图；B. PET 横断面图像；C. CT 横断面图像；D. PET/CT 横断面融合图像；E. 淋巴结活检病理。

病例 3　右侧乳腺癌术后纵隔淋巴结转移^{18}F-FDG PET/CT 图像

　　患者女性，63 岁，右侧乳腺癌术后 3 周复查。PET/CT 于气管隆嵴下（绿色箭头）、气管前腔静脉后及主肺动脉窗（蓝色箭头）、上纵隔（黄色箭头）等多区域见多发肿大且异常 FDG 摄取的淋巴结影，大者约 2.4cm×1.9cm，SUVmax 分布在 8.1~27.2。患者于超声胃镜下行气管隆嵴下淋巴结穿刺活检，其内查见浸润性癌，结合病史，符合乳腺浸润性导管癌转移。免疫组化：ER（++，80%），PR（++，40%），CerB2（2+），Ki-67 阳性率约 30%，P53（-），E-cad（+）（图 4-2-13）。

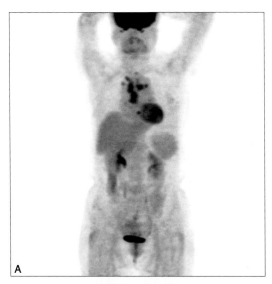

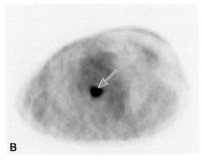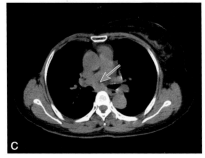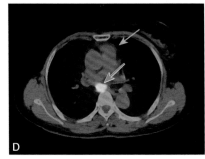

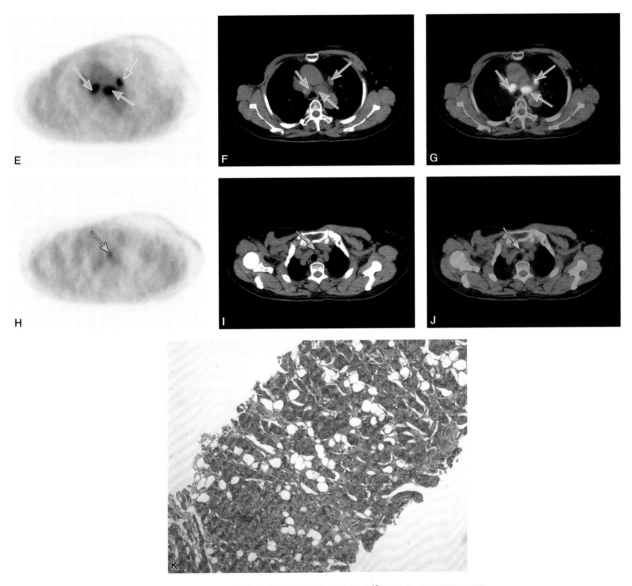

图 4-2-13　右侧乳腺癌术后纵隔淋巴结转移 ¹⁸F-FDG PET/CT 图像
A. ¹⁸F-FDG PET MIP 图；B、E、H. PET 横断面图像；C、F、I. CT 横断面图像；D、G、J. PET/CT
横断面融合图像；K. 气管隆嵴下淋巴结穿刺活检病理。

病例4　左侧乳腺癌术后内乳淋巴结转移 ^{18}F-FDG PET/CT 图像

　　患者女性,63 岁,左侧乳腺癌术后 1 年半复查。PET/CT 见左侧内乳淋巴结体积增大并 FDG 摄取增高,大小约 0.8cm×0.6cm,SUVmax 为 4.8;同时于左侧锁骨上见一高度摄取 FDG 的淋巴结影(红色箭头),大小约 1.0cm×0.8cm,SUVmax 为 5.2。患者行左侧锁骨上淋巴结穿刺,提示恶性肿瘤,不除外乳腺癌转移(图 4-2-14,图 4-2-15)。

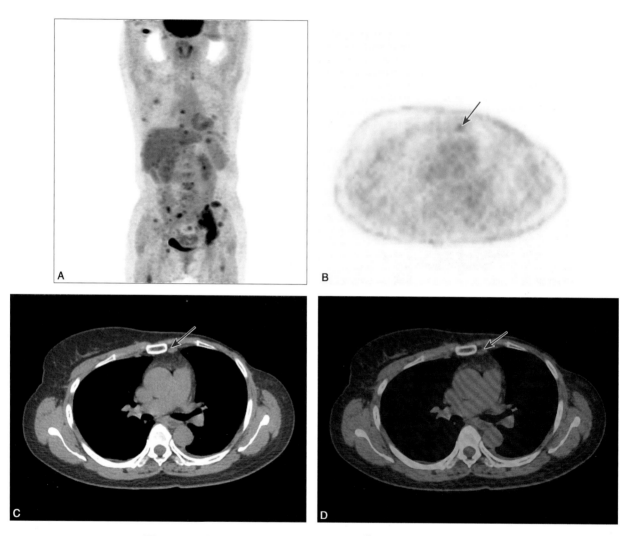

图 4-2-14　左侧乳腺癌术后内乳淋巴结转移 ^{18}F-FDG PET/CT 图像

A. ^{18}F-FDG PET MIP 图;B. PET 横断面图像;C. CT 横断面图像;D. PET/CT 横断面融合图像。

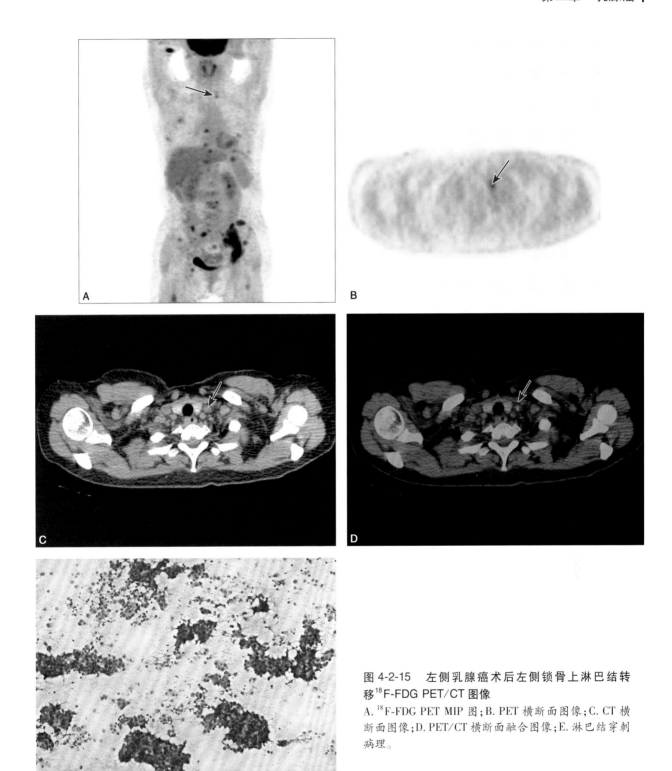

图 4-2-15　左侧乳腺癌术后左侧锁骨上淋巴结转移 ^{18}F-FDG PET/CT 图像

A. ^{18}F-FDG PET MIP 图；B. PET 横断面图像；C. CT 横断面图像；D. PET/CT 横断面融合图像；E. 淋巴结穿刺病理。

（三）肺、肝、骨骼及臂丛神经转移典型病例

病例 1　右侧乳腺癌术后双肺多发转移 ^{18}F-FDG PET/CT 图像

患者女性，61 岁，右侧乳腺癌术后 3 年复查。PET/CT 见双肺野见多发大小不等、散在分布、不同程度摄取 FDG 的结节影（红色箭头），大者肺窗约 2.8cm×2.2cm，SUVmax 为 2.2～6.9。行肺结节穿刺活检，送检血凝块及增生的纤维组织中见少许异型细胞巢，结合免疫组化及病史，考虑乳腺癌转移。免疫组化：TTF-1（-），CK7（-），ER（3+，80%），PR（2+，40%），CATA-3（+），Mammaglobin（+），CK（+）（图 4-2-16）。

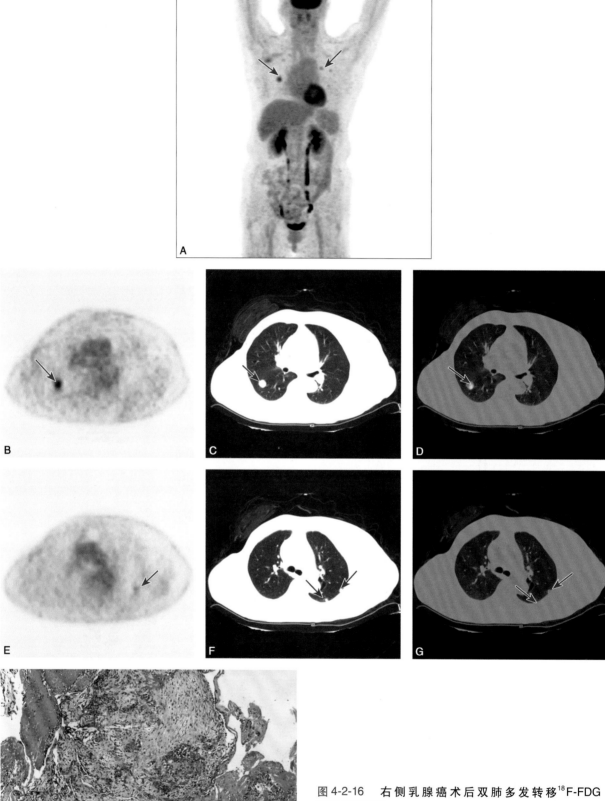

图 4-2-16 右侧乳腺癌术后双肺多发转移 ^{18}F-FDG PET/CT 图像

A. ^{18}F-FDG PET MIP 图；B、E. PET 横断面图像；C、F. CT 横断面图像；D、G. PET/CT 横断面融合图像；H. 肺结节穿刺活检病理。

病例 2 右侧乳腺癌术后肝脏转移 ^{18}F-FDG PET/CT 图像

患者女性,48 岁,右侧乳腺癌术后 1 年半复查。PET/CT 于肝右前叶见一高度摄取 FDG 的低密度灶(红色箭头),边界不清,大小约 4.7cm×4.1cm,SUVmax 为 9.2。患者行肝穿刺活检,病理:(肝脏)符合乳腺癌肝转移。免疫组化:ER(3+),PR(3+),CerB2(2+),P53(-),Ki-67 阳性率 30%,Hepar-1(-),AFP(-)(图 4-2-17)。

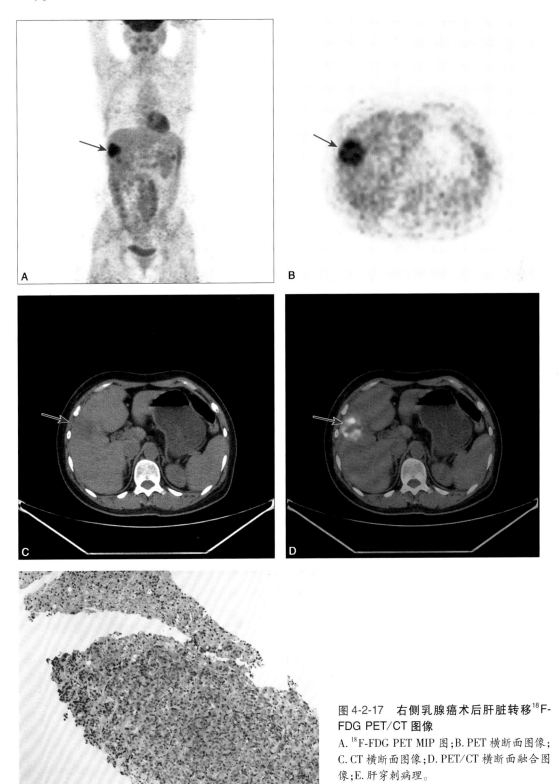

图 4-2-17 右侧乳腺癌术后肝脏转移 ^{18}F-FDG PET/CT 图像

A. ^{18}F-FDG PET MIP 图;B. PET 横断面图像;C. CT 横断面图像;D. PET/CT 横断面融合图像;E. 肝穿刺病理。

病例 3　右侧乳腺癌术后肝脏多发转移^{18}**F-FDG PET/CT 图像**

患者女性,46 岁,左侧乳腺癌术后 2 年复查。PET/CT 于肝左右叶内见多发高度摄取 FDG 的低密度灶(红色箭头),大者约 1.5cm×1.3cm,SUVmax 分布于 4.5~10.6。患者行肝穿刺活检,其内查见转移的低分化腺癌,考虑来源于乳腺。免疫组化:ER(0),PR(0),HER-2(3+),P53(3+),Ki-67 10%,CK7(+),CK8/18(+),AFP(-),CEA(-)(图 4-2-18)。

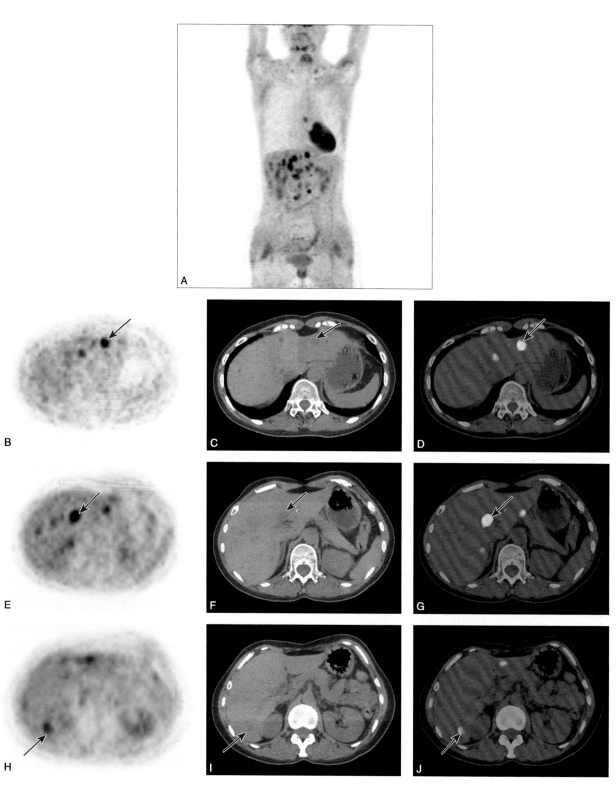

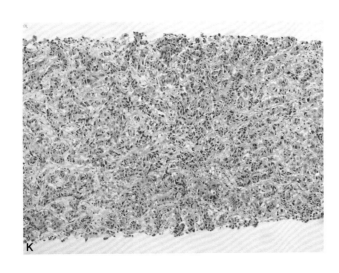

图 4-2-18　右侧乳腺癌术后肝脏多发转移 ¹⁸F-FDG PET/CT 图像

A. ¹⁸F-FDG PET MIP 图；B、E、H. PET 横断面图像；C、F、I. CT 横断面图像；D、G、J. PET/CT 横断面融合图像；K. 肝脏穿刺病理。

病例 4　乳腺癌术后多发骨转移 ¹⁸F-FDG PET/CT 图像

患者女性,63 岁,左侧乳腺癌术后 1 年半复查。PET/CT 于胸腰骶多椎体(红色箭头)、双侧多肋骨(绿色箭头)及髂骨(蓝色箭头)等多部位见多发溶骨性骨质破坏区,局部 FDG 摄取增高,SUVmax 分布于 4.3~14.4。行左侧髂骨穿刺,其内查见低分化腺癌,结合免疫组化,符合乳腺癌骨转移。免疫组化:Mammaglobin(+),GCDFP-15(-),CK7(+),TTF-1(-),CK20(-),CDX2(-),ER(+++,60%),PR(+++,50%),HER-2(3+)(图 4-2-19)。

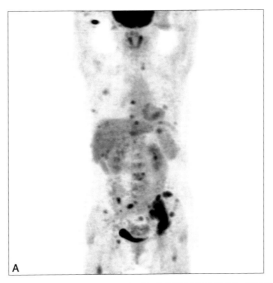

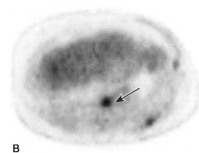
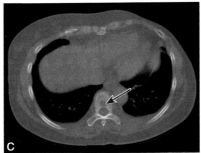
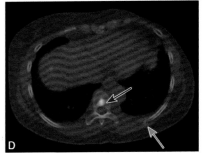

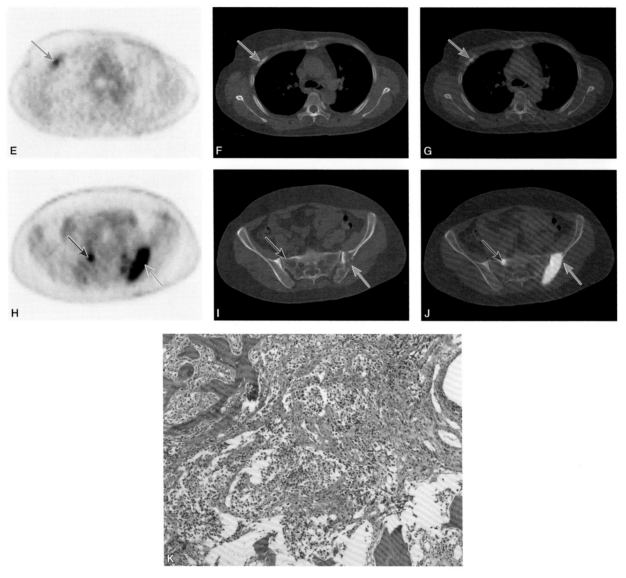

图 4-2-19　左侧乳腺癌术后多发骨转移 ^{18}F-FDG PET/CT 图像

A. ^{18}F-FDG PET MIP 图;B、E、H. PET 横断面图像;C、F、I. CT 横断面图像;D、G、J. PET/CT
横断面融合图像;K.左侧髂骨穿刺病理。

病例 5　乳腺癌臂丛神经转移 ^{18}F-FDG PET/CT 图像

　　患者女性,44 岁,左侧乳腺癌术后 10 年,左肩背部酸痛 1 年。患者 1 年前无明显诱因出现左肩背部酸痛,活动或休息后均无缓解,并逐渐加剧。4 个月前出现左手拇、示、中指麻木感。曾行 MRI 检查未见明显异常。进一步行 PET/CT 检查,见一自颈根部向锁骨下延伸的条带状 FDG 摄取增高灶(红色箭头),SUV-max 为 13.7,同机 CT 示浓聚灶沿左侧臂丛神经走行,并可见软组织密度影。患者行 PET/CT 显像后行化疗治疗,症状明显好转(图 4-2-20)。

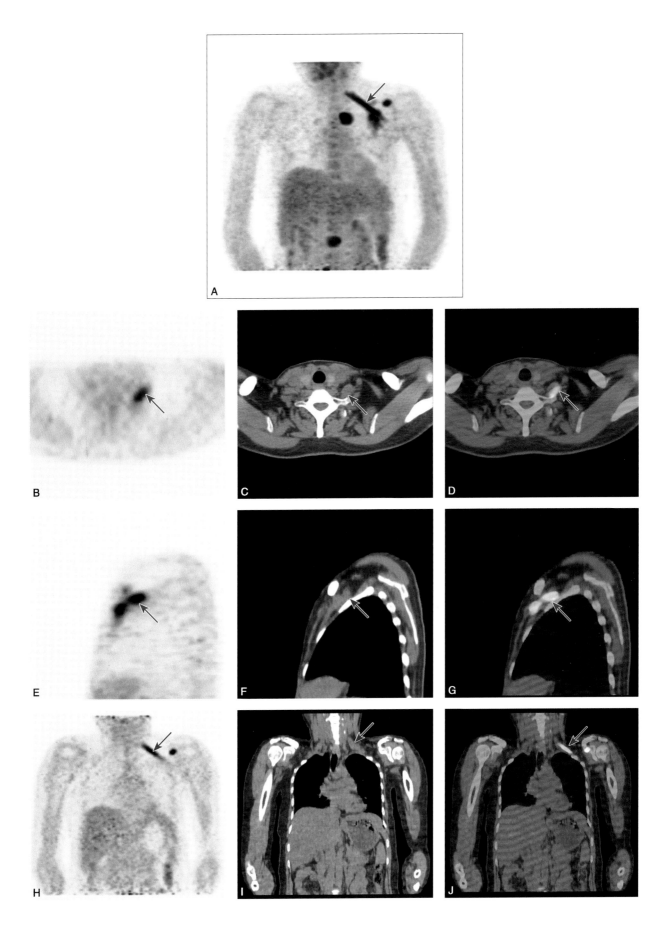

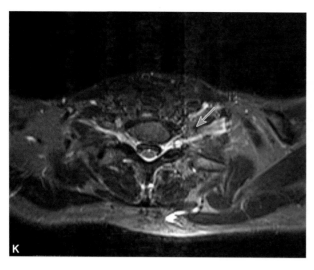
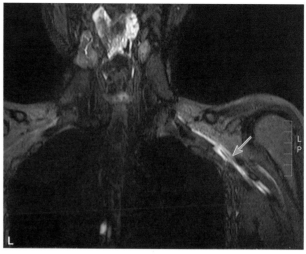

图 4-2-20　乳腺癌臂丛神经转移 ^{18}F-FDG PET/CT 图像

A. ^{18}F-FDG PET MIP 图;B~D. PET、CT 及 PET/CT 横断面图像;E~G. PET、CT 及 PET/CT 矢状面图像;H~J. PET、CT 及 PET/CT 冠状面图像;K、L. MRI 臂丛神经扫描。

（四）局部复发或转移典型病例

病例 1　乳腺浸润性导管癌局部复发 ^{18}F-FDG PET/CT 图像

患者女性,20 岁,左侧乳腺浸润性导管癌术后 2 年复查。PET/CT 于左侧前胸壁术区见一高度摄取 FDG 的结节影(红色箭头),大小约 0.7cm×0.6cm,SUVmax 为 4.9。患者行手术切除,病理:左乳浸润性导管癌,组织学Ⅱ级(图 4-2-21)。

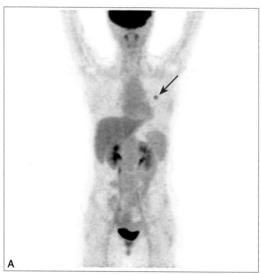

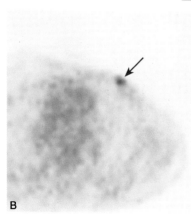
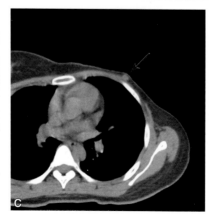
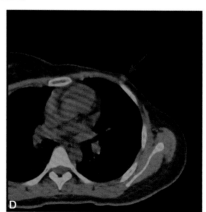

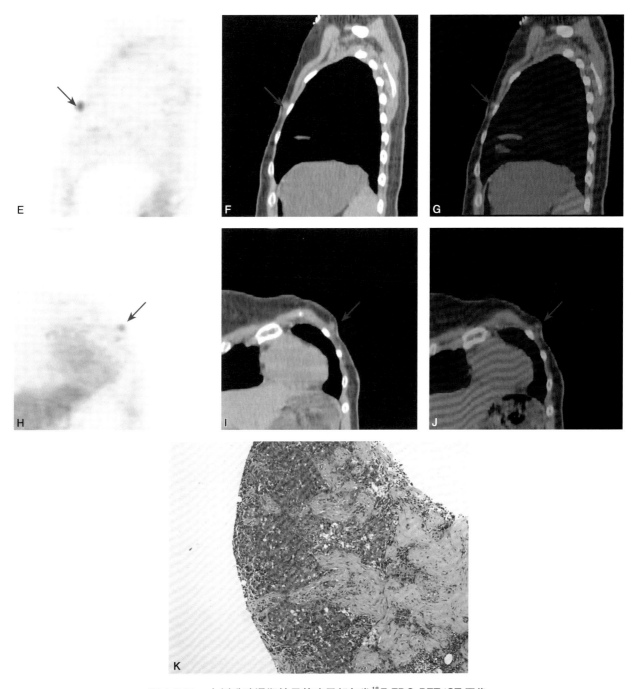

图 4-2-21 左侧乳腺浸润性导管癌局部复发 ^{18}F-FDG PET/CT 图像

A. ^{18}F-FDG PET MIP 图;B~D. PET、CT 及 PET/CT 横断面图像;E~G. PET、CT 及 PET/CT 矢状面图像;H~J. PET、CT 及 PET/CT 冠状面图像;K. 手术病理图片。

病例 2　乳腺癌术后局部皮肤转移转移 ^{18}F-FDG PET/CT 图像

患者女性,63 岁,右侧乳腺癌术后 8 年。PET/CT 检查见右前胸壁术区皮肤及皮下组织不均匀性增厚并中高度摄取 FDG(红色箭头),范围约 4.6cm×1.0cm,SUVmax 为 3.9。行皮肤穿刺活检,病理示纤维结缔组织及脂肪组织中查见转移癌,结合免疫组化及病史,符合转移的乳腺浸润性导管癌。免疫组化:ER(++,10%),PR(+,<5%),CerbB2(0),Ki-67 阳性率约 8%,P53(+,20%)(图 4-2-22)。

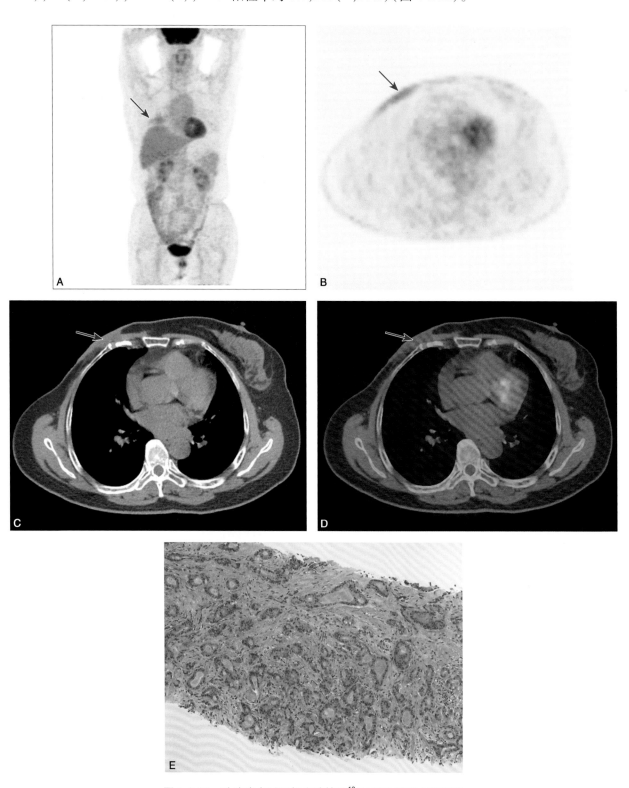

图 4-2-22　乳腺癌术后局部皮肤转移 ^{18}F-FDG PET/CT 图像
A. ^{18}F-FDG PET MIP 图;B. PET 横断面图像;C. CT 横断面图像;D. PET/CT 横断面融合图像;E. 皮肤穿刺病理。

病例 3 乳腺浸润性导管癌胸壁转移 ^{18}F-FDG PET/CT 图像

患者女性,75 岁,左侧乳腺浸润性导管癌术后 3 年半。PET/CT 检查于左侧前胸壁术区见一高度不均匀形摄取 FDG 的软组织肿块影(红色箭头),大小约 5.7cm×3.1cm,病灶包绕邻近胸骨柄及左侧第 1 肋,SUVmax 为 6.5。行肿物活检,病理示纤维结缔组织及脂肪组织内查见低分化腺癌,结合病史,考虑为转移的乳腺癌。免疫组化:GATA-3(+),GCDFP-15(+),CK7(+),Mammaglobin(-),ER(-),PR(-),HER-2(0)(图 4-2-23)。

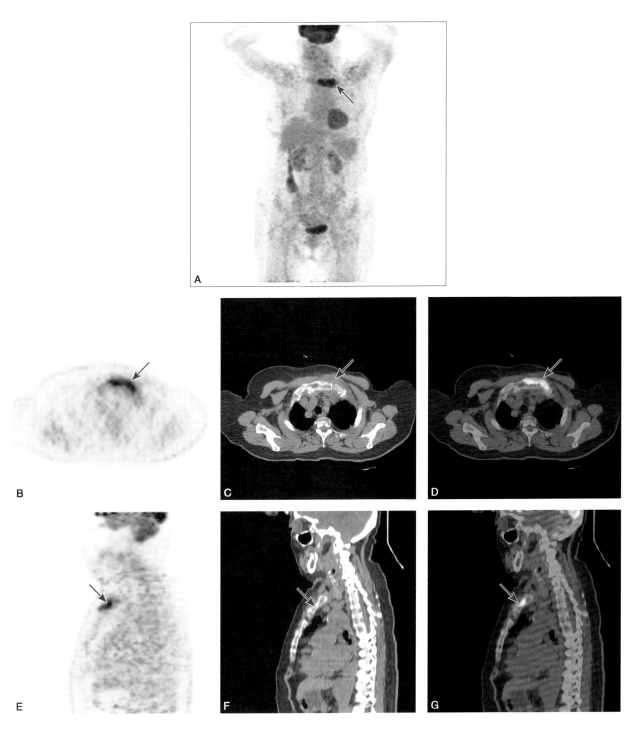

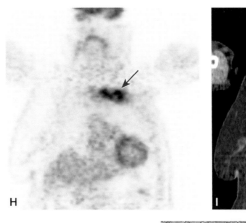
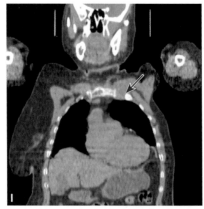
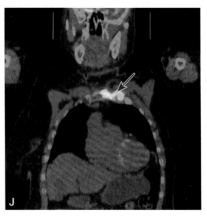

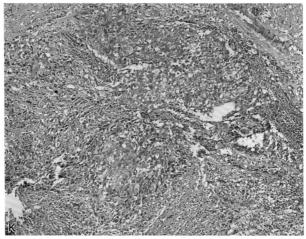

图 4-2-23 乳腺浸润性导管癌胸壁转移 ^{18}F-FDG PET/CT 图像

A. ^{18}F-FDG PET MIP 图；B~D. PET、CT 及 PET/CT 横断面图像；E~G. PET、CT 及 PET/CT 矢状面图像；H~J. PET、CT 及 PET/CT 冠状面图像；K. 胸壁肿物活检病理。

二、少见病例

病例 1 乳腺浸润性导管癌伴高级别导管内癌 ^{18}F-FDG PET/CT 图像

患者女性,48 岁,发现右乳结节 10 余天。PET/CT 检查于左乳外上象限见一片状 FDG 摄取增高区(红色箭头);PET 横断面及冠状面见边界不清的 FDG 摄取增高区(绿色箭头),SUVmax 为 1.2;CT 图像相应部位见结节影,大小约 1.4cm×1.1cm(蓝色箭头);融合图像可见乳腺不均匀性摄取 FDG,CT 所示结节部位 FDG 摄取略高于周围正常乳腺组织(黄色箭头)。病理:左侧乳腺浸润性导管癌伴高级别导管内癌(图 4-2-24)。

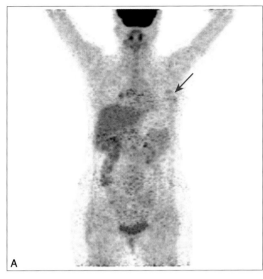

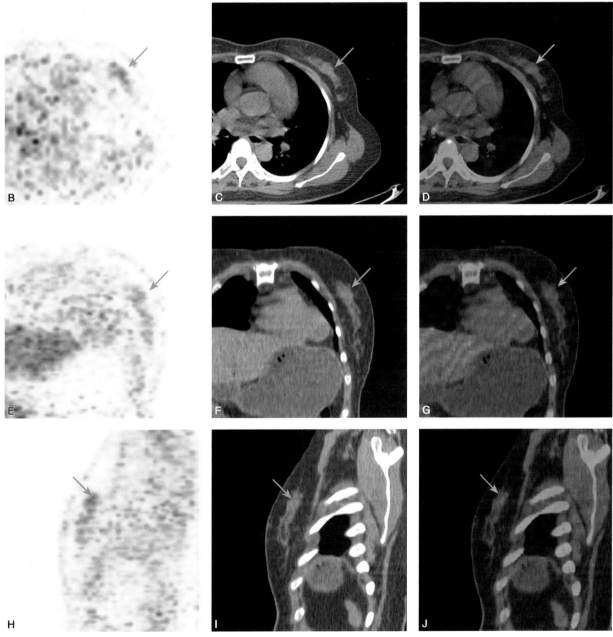

图 4-2-24　乳腺浸润性导管癌伴高级别导管内癌 ^{18}F-FDG PET/CT 图像

A. ^{18}F-FDG PET MIP 图;B~D. PET、CT 及 PET/CT 横断面图像;E~G. PET、CT 及 PET/CT 冠状面图像;H~J. PET、CT 及 PET/CT 矢状面图像。

本例病灶 CT 图像结节诊断明确,但是 PET 图像示结节摄取 FDG 程度较低,容易出现误诊,结合术后病理,考虑与病变分化程度较高有关。

病例2　乳腺导管原位癌[18]F-FDG PET/CT 图像

患者女性,72 岁,健康查体中做 PET/CT 检查发现左侧乳头后方见一无明显 FDG 摄取的结节影(红色箭头),结节边界不清,大小约 0.8cm×0.6cm,于 CT 横断面及冠状面图像见细小钙化影(黄色箭头)。病理:左侧乳腺导管原位癌(图 4-2-25)。

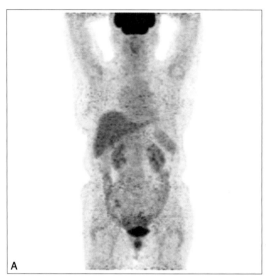

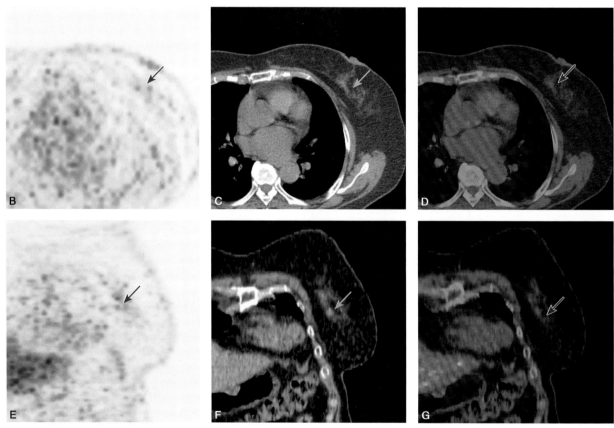

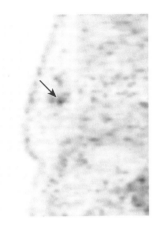
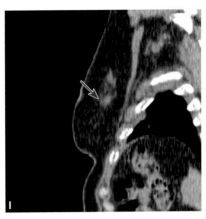
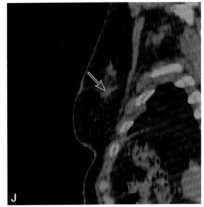

图 4-2-25　乳腺导管原位癌¹⁸F-FDG PET/CT 图像

A. ¹⁸F-FDG PET MIP 图；B~D. PET、CT 及 PET/CT 横断面图像；E~G. PET、CT 及 PET/CT 冠状面图像；H~J. PET、CT 及 PET/CT 矢状面图像。

本例病灶极易漏诊,PET 图像未见明显异常代谢,仅于 CT 图像见可疑结节影,病灶内的细小钙化具有重要诊断意义。

病例 3　乳腺浸润性导管癌并腋窝淋巴结转移¹⁸F-FDG PET/CT 图像

患者女性,44 岁,发现左乳肿块 1 个月余。PET/CT 检查于左侧乳腺外象限约 3 点位置见一高度摄取 FDG 的软组织结节影(红色箭头,原发病灶部位),术后病理证实为浸润性导管癌;另于左侧腋窝见数枚小淋巴结影,大小约 0.8cm×0.6cm,局部未见明显 FDG 异常摄取(绿色箭头),术后病理证实 1/16 转移(图 4-2-26)。

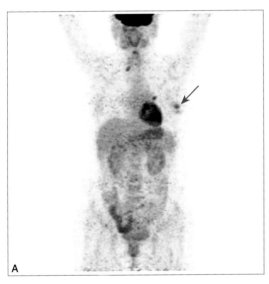
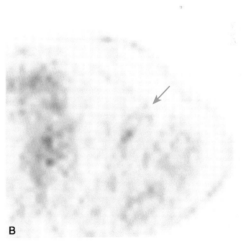

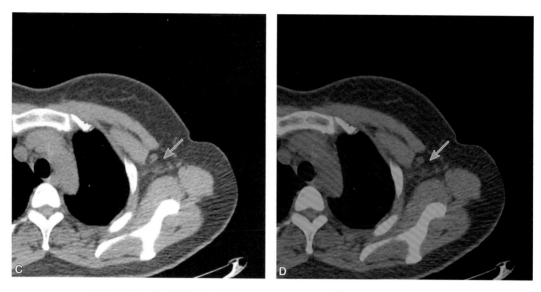

图 4-2-26　乳腺浸润性导管癌并腋窝淋巴结转移 ¹⁸F-FDG PET/CT 图像
A. ¹⁸F-FDG PET MIP 图；B. PET 横断面图像；C. CT 横断面图像；D. PET/CT 横断面融合图像。

病例 4　复发乳腺癌术治疗后 ¹⁸F-FDG PET/CT 图像

患者女性，45 岁，左侧乳腺癌术后 1 年半、放化疗及靶向治疗后，发现胸壁皮肤结节 1 个月余。PET/CT 检查见左前胸壁术区皮肤及皮下组织不均匀形增厚并轻度摄取 FDG（箭头），SUVmax 为 1.6~1.9。患者行病变皮肤活检，病理：转移性癌（图 4-2-27）。

本例患者病史中有局部放疗史，且病变区皮肤 FDG 代谢较低，易出现漏诊。

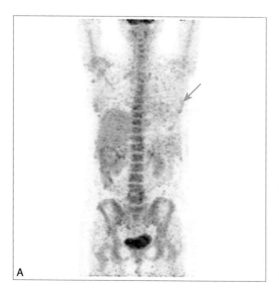
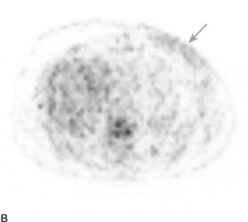

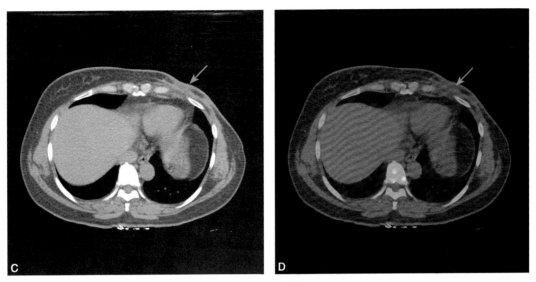

图 4-2-27　复发乳腺癌术治疗后 ^{18}F-FDG PET/CT 图像

A. ^{18}F-FDG PET MIP 图；B. PET 横断面图像；C. CT 横断面图像；D. PET/CT 横断面融合图像。

病例 5　乳腺癌术后多发骨骼转移 ^{18}F-FDG PET/CT 图像

患者女性，55 岁，右侧乳腺癌术后 13 年，自觉腰痛及双髋疼痛 2 个月。PET/CT 检查见胸腰骶多椎体（红色箭头）、双侧髋臼（绿色箭头）及右侧股骨头（蓝色箭头）等多部位见成骨性骨质破坏区，局部不摄取或轻微摄取 FDG（图 4-2-28）。

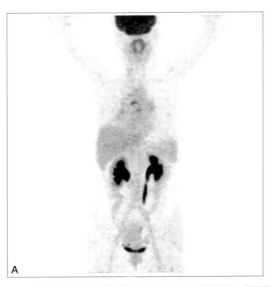

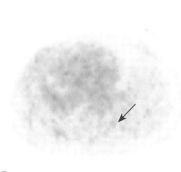

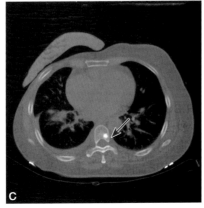

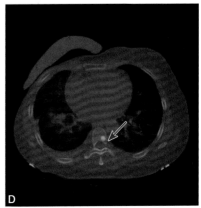

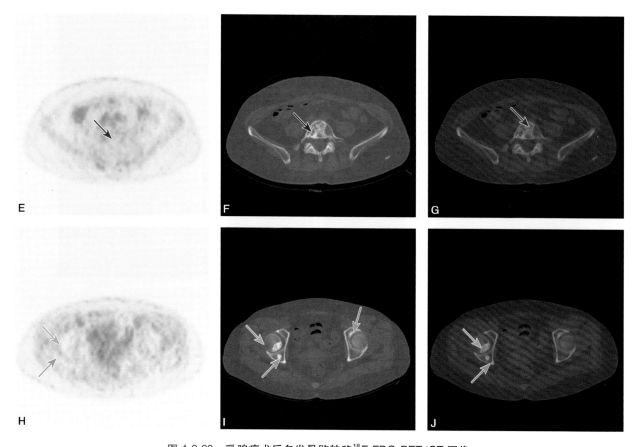

图 4-2-28　乳腺癌术后多发骨骼转移[18]F-FDG PET/CT 图像

A.[18]F-FDG PET MIP 图；B、E、H.PET 横断面图像；C、F、I.CT 横断面图像；D、G、J.PET/CT 横断面融合图像。

病例 6　乳腺癌术后并发原发性肺癌[18]F-FDG PET/CT 图像

　　患者女性,54 岁,左侧乳腺癌术后 8 年,发现右肺占位 1 个月余。PET/CT 检查于右肺上叶后段见一高度摄取 FDG 的软组织肿块影(箭头),肺窗大小约 3.3cm×3.1cm,可见毛刺及胸膜牵拉征,SUVmax 为 9.4。患者行肺穿刺活检,病理:原发性肺腺癌(图 4-2-29)。

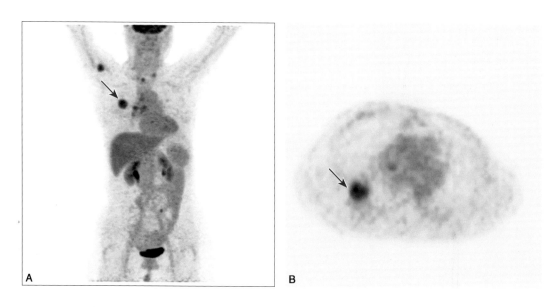

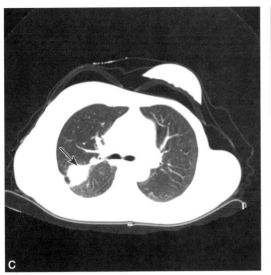
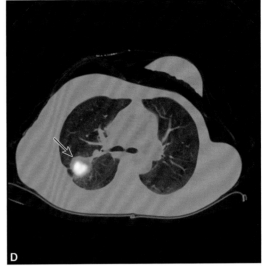

图 4-2-29　乳腺癌术后并发原发性肺癌¹⁸F-FDG PET/CT 图像

A. ¹⁸F-FDG PET MIP 图;B. PET 横断面图像;C. CT 横断面图像;D. PET/CT 横断面融合图像。

病例 7　隐匿性乳腺癌并腋窝淋巴结转移¹⁸F-FDG PET/CT 图像

患者女性,61 岁,发现右侧腋窝淋巴结肿大 1 周。PET/CT 检查于右侧腋窝见一肿大并异常摄取 FDG 的淋巴结影(红色箭头),大小约 1.8cm×1.3cm,SUVmax 为 8.6,双侧乳腺区未见明显结构及密度异常(蓝色箭头)。患者行右侧乳腺癌改良根治术,淋巴结内查见转移癌,结合免疫组化考虑来源于乳腺;右乳经大量取材未见癌组织(图 4-2-30)。

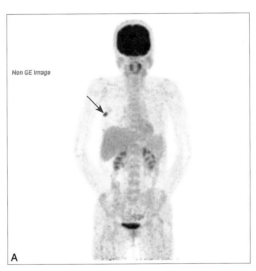

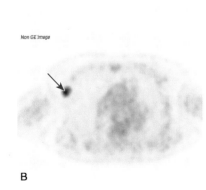
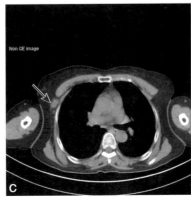
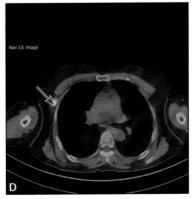

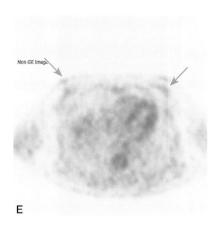
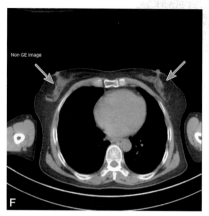
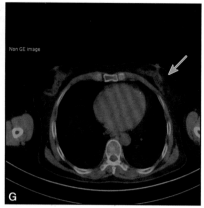

图 4-2-30 隐匿性乳腺癌并腋窝淋巴结转移¹⁸F-FDG PET/CT 图像

A.¹⁸F-FDG PET MIP 图；B、E.PET 横断面图像；C、F.CT 横断面图像；D、G.PET/CT 横断面融合图像（本病例由山东省肿瘤医院马莉、黄勇提供）。

三、鉴别诊断

1. **乳腺结核** 乳腺结核与乳腺癌均可表现为乳腺单发或多发性肿块；可伴有腋窝淋巴结肿大；病灶均摄取 FDG 增高。鉴别要点为：乳腺结核多为痛性肿块，皮肤增厚，局部红、肿、热、痛，部分可见瘘道形成；实验室检查可发现结合抗体阳性；全身 PET/CT 检查发现肺内或其他部位结核病灶有助于鉴别诊断（图 4-2-31）。

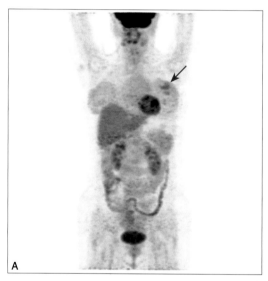

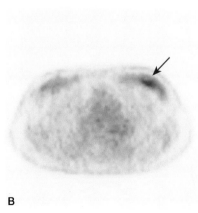
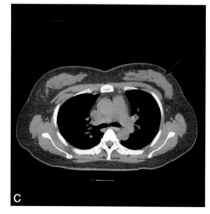
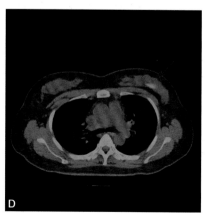

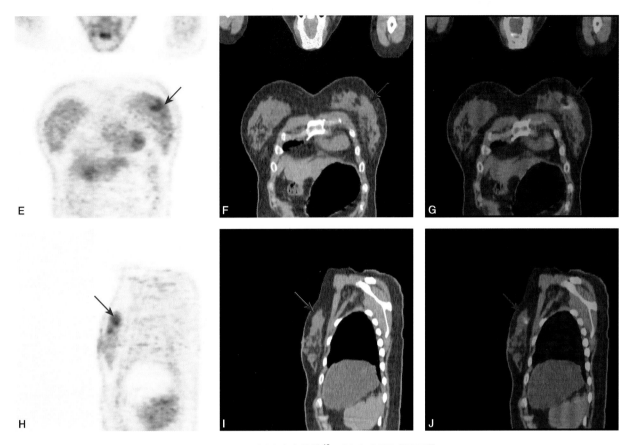

图 4-2-31 左侧乳腺结核 ^{18}F-FDG PET/CT 图像

患者女性,45 岁,左侧乳腺肿痛 1 个月,发热半个月。PET/CT 检查于左侧乳腺外上象限见相对局限的 FDG 高摄取影(箭头),形态不规则,边界不清,范围约 3.2cm×1.5cm,SUVmax 为 5.9;A. ^{18}F-FDG PET MIP 图;B~D. PET、CT 及 PET/CT 横断面图像;E~G. PET、CT 及 PET/CT 冠状面图像;H~J. PET、CT 及 PET/CT 矢状面图像。患者实验室检查结核抗体为阳性,行乳腺病灶穿刺活检,病理:结核。

2. **乳腺转移瘤** 乳腺转移瘤与乳腺原发恶性肿瘤均可表现为乳腺多发或单发结节;结节摄取 FDG 增高。鉴别要点为:乳腺转移瘤一般伴有肿瘤病史,以黑色素瘤、横纹肌肉瘤、肺癌、卵巢癌及甲状腺癌等为多见;转移瘤多呈圆形轮廓光整的结节,无毛刺、极罕见伴有钙化(图 4-2-32)。

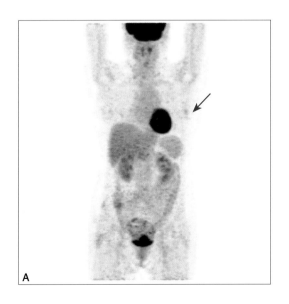

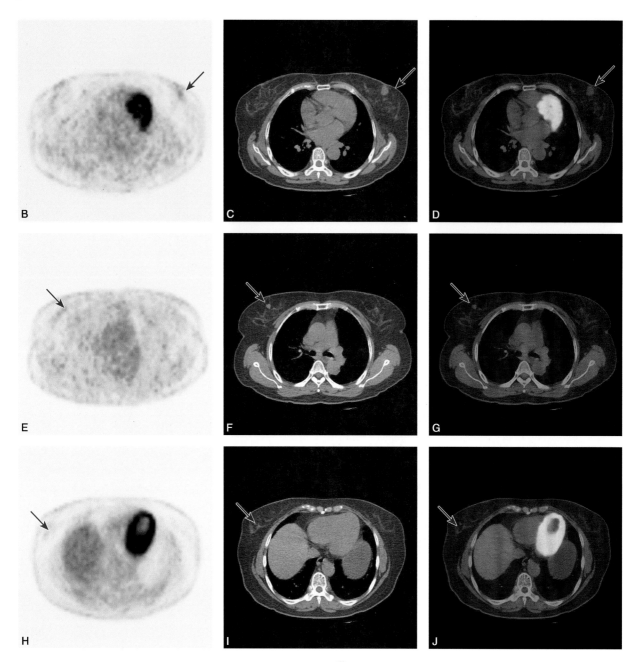

图 4-2-32　甲状腺癌乳腺转移[18]F-FDG PET/CT 图像

患者女性,61 岁,左叶甲状腺癌术后 3 年,发现双乳结节半个月。PET/CT 检查于双侧乳腺区见多个轻度摄取 FDG 的结节影(箭头),SUVmax 分布在 1.1~2.3,结节大小不等,大者约 2.0cm×1.3cm;A. ^{18}F-FDG PET MIP 图;B、E、H. PET 横断面图像;C、F、I. CT 横断面图像;D、G、J. PET/CT 横断面融合图像。患者行左侧乳腺结节活检,其内查见转移性癌。

3. **乳腺炎症**　乳腺局限性炎症可表现为边界不清的密度增高区,与浸润性癌相似,且乳腺炎症亦可摄取 FDG 增高。但乳腺炎易发生于哺乳期,患者多伴有局部红、肿、热、痛或全身发热症状;病灶多较弥漫、不规则、边界模糊等,无毛刺或分叶等(图 4-2-33)。

4. **乳腺增生**　部分良性增生乳腺亦可表现为腺体增厚并放射性摄取增高;但一般 CT 图像可见腺体增厚范围较大,摄取程度增高不明显(图 4-2-34,图 4-2-35)。

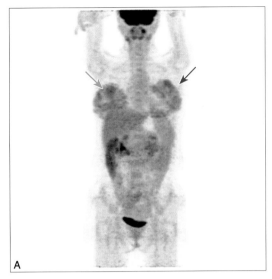

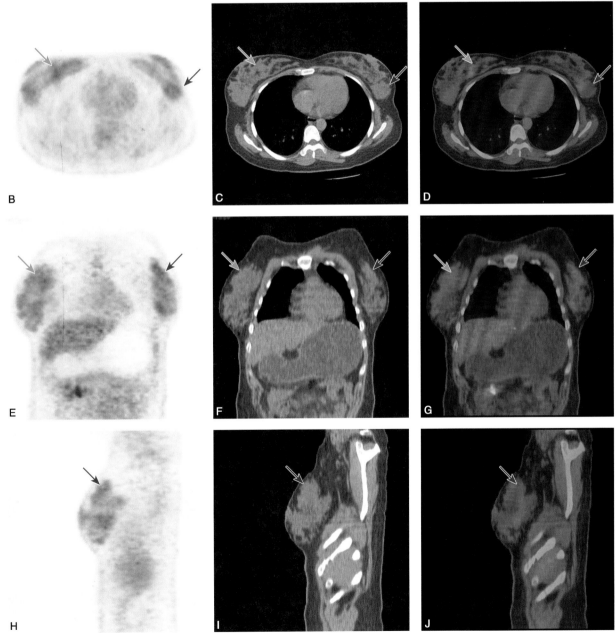

图 4-2-33 乳腺炎症 ^{18}F-FDG PET/CT 图像

患者女性,38 岁,哺乳期双侧乳腺胀痛 10 余天。PET/CT 检查发现双侧乳腺形态饱满,内见多发摄取 FDG 增高的片状阴影,左侧为红色箭头,右侧为绿色箭头,SUVmax 为 5.2;A.[18]F-FDG PET MIP 图;B~D. PET、CT 及 PET/CT 横断面图像;E~G. PET、CT 及 PET/CT 冠状面图像;H~J. PET、CT 及 PET/CT 矢状面图像。后患者经抗感染治疗后症状消失。

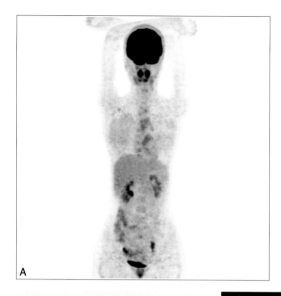

图 4-2-34　乳腺增生女性^{18}F-FDG PET/CT 图像

患者女性,25 岁,淋巴瘤治疗后复查 FDG PET/CT。PET/CT 检查中见双侧乳腺形态饱满,密度较均匀,弥漫性轻度摄取 FDG,SUVmax 为 3.3,SUVmean 为 1.9;A.^{18}F-FDG PET MIP 图;B~D. PET、CT 及 PET/CT 横断面图像;E~G. PET、CT 及 PET/CT 冠状面图像;H~J. PET、CT 及 PET/CT 矢状面图像。患者复查超声示双侧乳腺增生。

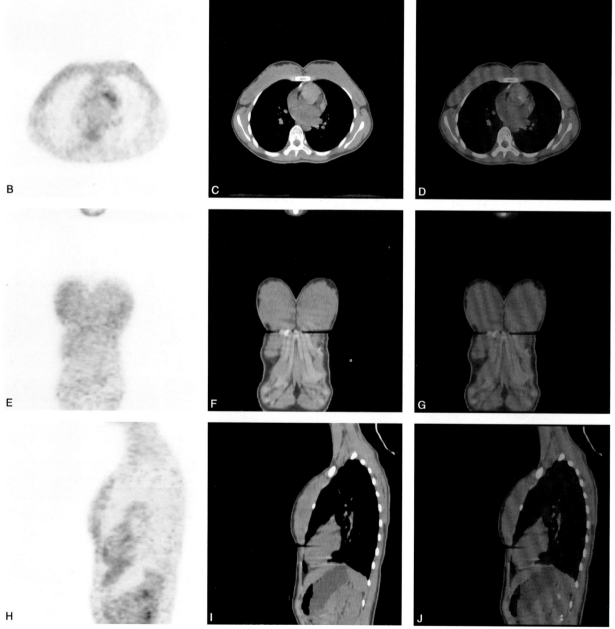

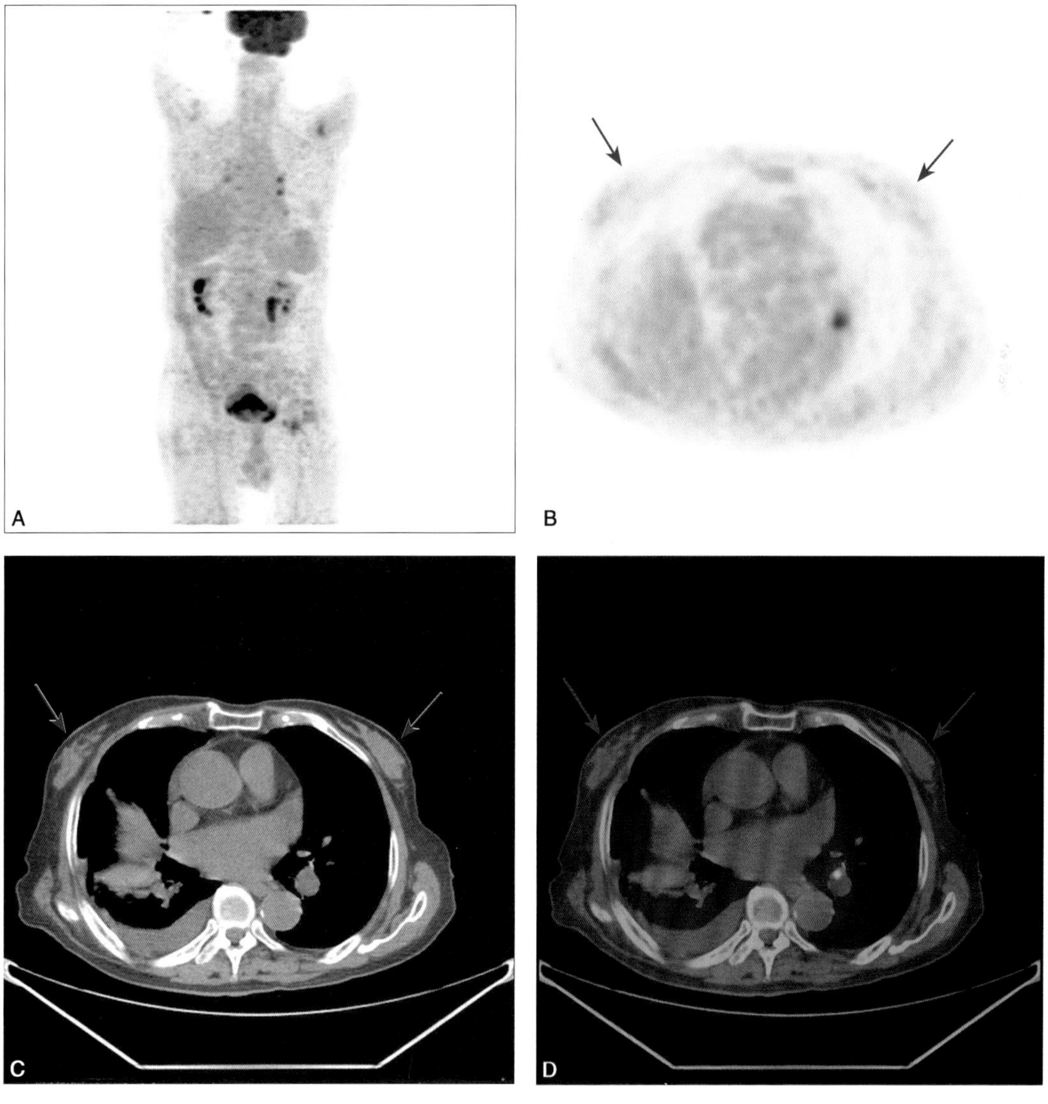

图 4-2-35 乳腺增生男性^{18}F-FDG PET/CT 图像

患者男性,88 岁,CEA 升高原因待查。行 PET/CT 检查发现双侧乳腺形态饱满,弥漫性轻度摄取 FDG,SUVmax 为 1.8:A.^{18}F-FDG PET MIP 图;B. PET 横断面图像;C. CT 横断面图像;D. PET/CT 横断面融合图像。患者复查超声示双侧乳腺增生。

四、小结

综上所述,PET/CT 以发现乳腺结构改变及细胞葡萄糖代谢增高来诊断恶性肿瘤,在乳腺癌诊断中可发现常规影像学检查难以发现的乳腺癌原发灶,相对准确地判定乳腺内是否存在多发病灶,但因受仪器空间分辨率的限制,对小病灶的诊断准确率较低。因此,PET/CT 不作为诊断原发性乳腺癌的常规检查手段,而对于临床检查或常规影像学检查难以进行或无明确结论的患者,PET/CT 则应作为其乳腺肿块定性诊断的最佳选择。

FDG PET/CT 诊断腋窝及内乳淋巴结转移的研究结果差异较大,PET/CT 可以发现较大的转移淋巴结,而对于微小及镜下浸润淋巴结的诊断价值较低,无法取代腋窝淋巴结活检。但对于进展期乳腺癌,尤其是不进行腋窝淋巴结清扫或前哨淋巴结活检的化疗患者,PET/CT 可以较为准确地诊断腋窝淋巴结的转移,对患者进行准确的临床分期,从而进一步指导治疗。

毋庸置疑,PET/CT 显像在诊断乳腺癌原发灶的同时可以发现其他部位的转移灶正是它的优势所在,也是其他影像学方法无法比拟的,但对于少数成骨性转移灶也会出现假阴性结果。对于手术及放化疗后的局部乳腺癌复发病灶,PET/CT 显像的诊断准确性明显高于其他方法,尤其对于肿瘤血清学指标升高的乳腺癌患者,PET/CT 检查对进一步确诊是否复发具有重要意义。

第三章 乳腺其他肿瘤

第一节 乳腺其他恶性肿瘤

一、乳腺肉瘤

发生于乳腺间叶组织的恶性肿瘤称为乳腺肉瘤。按其来源,乳腺肉瘤基本上可分为纤维上皮性肉瘤和间叶组织性肉瘤;另外,还有混合性恶性肿瘤(癌肉瘤)及淋巴系统来源的恶性肿瘤;尚有化生而来的乳腺骨肉瘤、软骨肉瘤、横纹肌肉瘤等。乳腺中发生的肉瘤较乳腺癌少见,占乳腺恶性肿瘤中的 0.12% ~ 3%。本病组织类型复杂多样,极易与其他疾病混淆。再加之病例来源和标准不同,统计学方法的差异,使发病率的波动范围较大。由于乳腺肉瘤的恶性程度大部分较高,并可发生早期血行转移,预后亦欠佳,虽在临床上不多见,但也应引起足够的重视。

乳腺肉瘤的临床特点:肿瘤可以发生在任何年龄,但以中老年妇女多见,恶性程度高,增大明显。CT检查可见肿瘤呈圆形、卵圆形或分叶状;骨肉瘤可见钙化;脂肪肉瘤可含脂肪。[18]F-FDG PET 显像中病灶多表现 FDG 摄取增高,病灶 FDG 摄取程度与病理类型相关,脂肪肉瘤摄取较低(图 4-3-1,图 4-3-2)。

二、乳腺转移瘤

乳腺转移瘤在乳腺恶性肿瘤中发病率较低,占 1% ~ 5%。原发肿瘤可为对侧乳腺癌、恶性黑色素瘤、肺癌、卵巢癌、消化系统肿瘤、甲状腺癌及肉瘤等。转移瘤可表现为单发,亦可表现为多发,少数病灶可以表现为弥漫性浸润。肿瘤可以发生在任何年龄,女性发病率比男性高 5~6 倍;多有恶性病史,以黑色素瘤

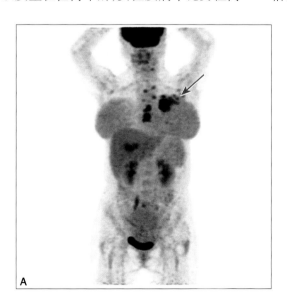

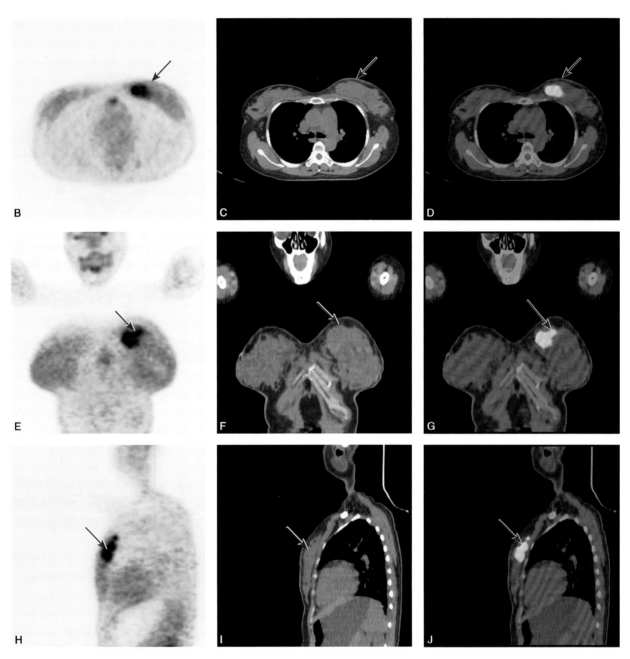

图 4-3-1　乳腺癌肉瘤 ^{18}F-FDG PET/CT 图像

患者女性,30 岁,发现左乳肿块半年余,较前明显增大 10 余天。PET/CT 于左乳内上象限见一高度摄取 FDG 的软组织肿块影(箭头),形态不规则,边界欠清,大小约 6.3cm×2.0cm,SUVmax 为 14.4;A. ^{18}F-FDG PET MIP 图;B ~ D. PET、CT 及 PET/CT 横断面图像;E ~ G. PET、CT 及 PET/CT 冠状面图像;H ~ J. PET、CT 及 PET/CT 矢状面图像。患者行肿块穿刺活检,病理:癌肉瘤。

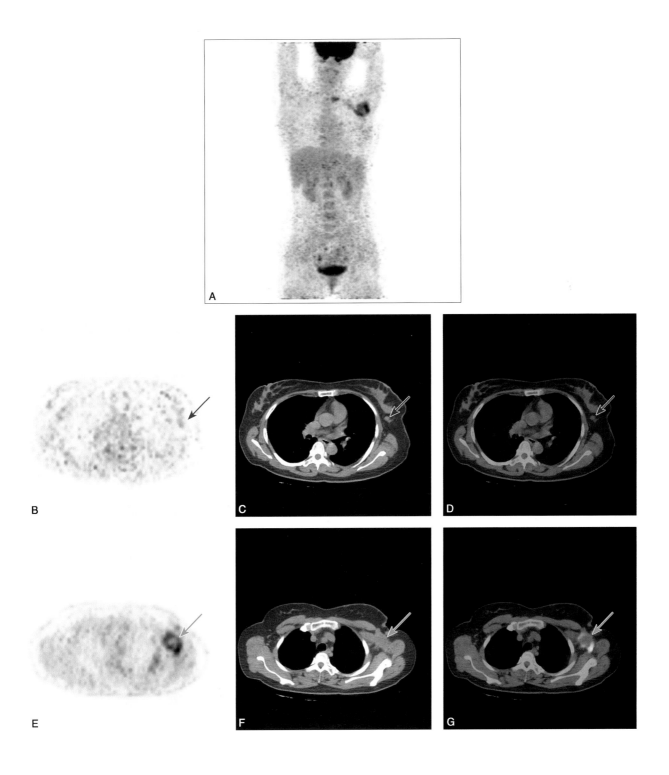

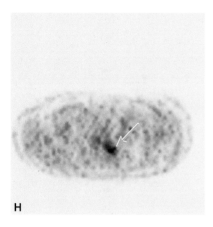
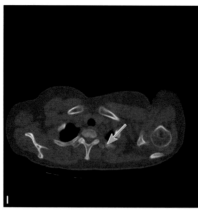
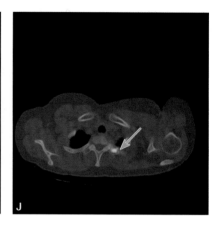

图 4-3-2　乳腺血管肉瘤 ^{18}F-FDG PET/CT 图像

患者女性,45 岁,发现左侧腋窝肿物 1 个月余。PET/CT 于左乳(约 3 点位置)见一轻度摄取 FDG 的结节影(红色箭头),大小约 0.9cm×0.7cm,SUVmax 为 1.7;于左侧腋窝见一不均匀性高度摄取 FDG 的囊实性肿物(绿色箭头),大小约 4.7cm×4.0cm,SUVmax 为 6.8;另见左侧第 2 后肋溶骨性骨质破坏并高度摄取 FDG,SUVmax 为 5.5;A. ^{18}F-FDG PET MIP 图;B、E、H. PET 横断面图像;C、F、I. CT 横断面图像;D、G、J. PET/CT 横断面融合图像。患者行左乳结节及腋窝肿物穿刺活检,病理:血管肉瘤。

最为多见;病灶生长迅速,可达 1~3cm。CT 检查见肿瘤通常位于外上象限,可呈双侧性(8%~25%)或多结节性,少数情况下可类似于炎性乳腺癌,来源于卵巢者可见钙化。在 ^{18}F-FDG PET 影像中,乳腺结节摄取 FDG 程度与原发病灶摄取程度呈正相关(图 4-3-3)。

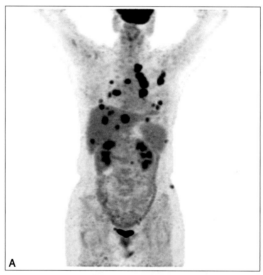

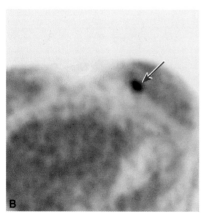
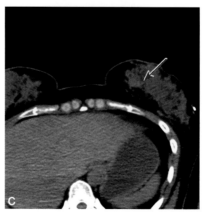
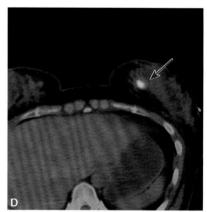

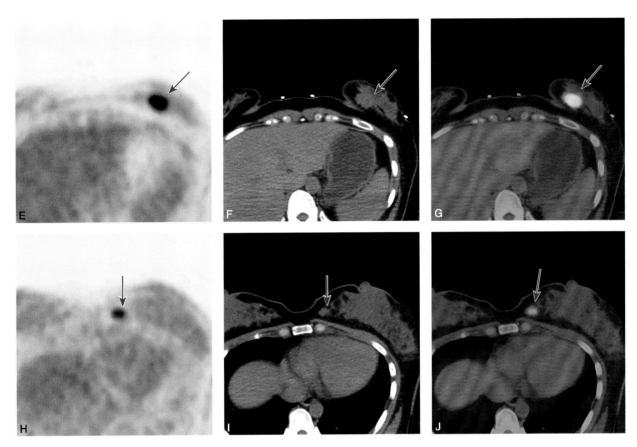

图 4-3-3 黑色素瘤并左侧乳腺多发转移 ^18 F-FDG PET/CT 图像

患者女性,46 岁,左侧锁骨下皮肤黑色素瘤术后 2 年复查。于左侧乳腺区见多发高度摄取 FDG 的结节影(箭头),大者约 2.5cm×2.0cm,SUVmax 为 12.6:A. ^18 F-FDG PET MIP 图;B、E、H.PET 横断面图像;C、F、I.CT 横断面图像;D、G、J.PET/CT 横断面融合图像。患者行左侧乳腺结节穿刺活检,病理:黑色素瘤转移。

第二节 乳腺良性肿瘤

一、乳腺腺纤维瘤

乳腺纤维腺瘤是青年女性最常见的一种肿瘤,它是由构成肿瘤的纤维成分和腺上皮增生程度的不同所致。当肿瘤的构成以腺上皮增生为主,而纤维成分较少时则称为纤维腺瘤;如果纤维组织在肿瘤中占多数,腺管成分较少时,则称为腺纤维瘤;肿瘤组织由大量腺管成分组成时,则称为腺瘤。纤维腺瘤的病因尚不明确,多认为与患者体内性激素水平失衡有关,纤维腺瘤高发年龄为 20~25 岁,青春期和绝经后很少见。乳腺腺纤维瘤多表现为无痛性肿块,可为单发,亦可为多发,也可在双侧乳腺内同时发生,以乳腺外上象限较为多见;妊娠期及哺乳期肿物生长较快。CT 影像中肿瘤呈圆形、椭圆形,边缘清楚;肿瘤直径多为 1~3cm,少数可超过 10cm 以上。^18 F-FDG PET 显像中病灶多不摄取 FDG(图 4-3-4)。

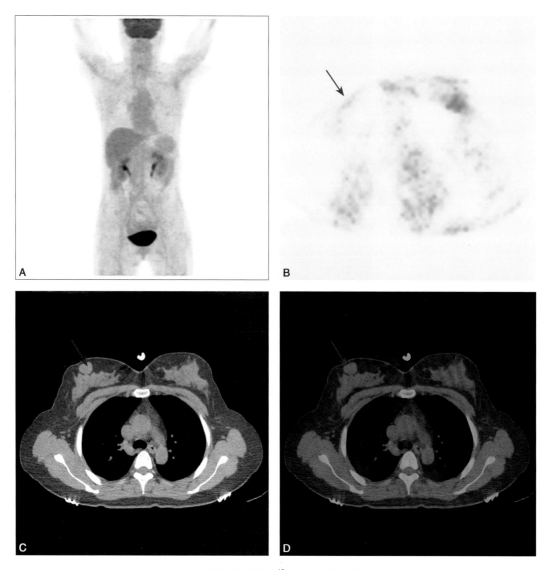

图 4-3-4 乳腺腺纤维瘤 ^{18}F-FDG PET/CT 图像

患者女性,42 岁,淋巴瘤治疗后复查。PET/CT 检查中于右乳外上象限见一无明显 FDG 摄取的结节影(箭头),边界清晰,大小约 2.1cm×1.7cm;A. ^{18}F-FDG PET MIP 图;B. PET 横断面图像;C. CT 横断面图像;D. PET/CT 横断面融合图像。患者行右乳肿物切除,病理:乳腺腺纤维瘤。

二、乳腺错构瘤

乳腺错构瘤是由脂肪组织、纤维组织、乳腺导管和乳腺小叶多种组织成分混合生长而成,是临床上比较少见的特殊类型的乳腺良性肿瘤,曾报道其发病率为 0.02%~0.16%。乳腺错构瘤多见于绝经后妇女,常见发病年龄比纤维腺瘤晚约 20 年。肿瘤通常生长缓慢,边界清晰,质地较软,移动良好,多位于左乳内下或内上象限。CT 检查见肿瘤呈圆形、扁圆形,边缘清楚;肿瘤密度欠均匀,少数瘤体内见钙化; ^{18}F-FDG PET 影像中病灶多不摄取或轻度摄取 FDG(图 4-3-5)。

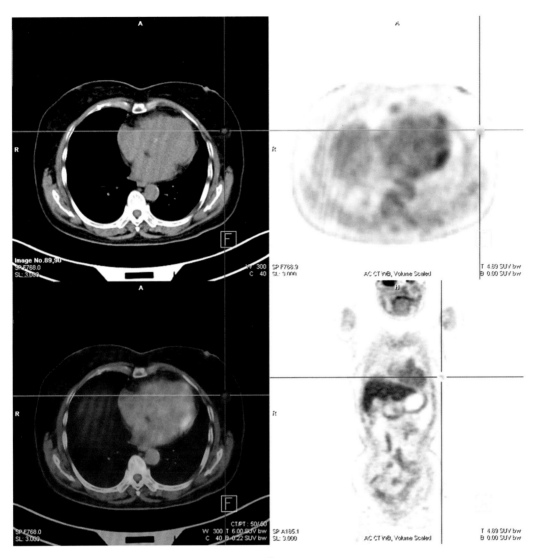

图 4-3-5 乳腺错构瘤^{18}F-FDG PET/CT 图像

患者女性,68 岁,右下肢无力原因待查。^{18}F-FDG PET/CT 横断面图像示左乳外上象限一放射性摄取稍高的小结节,SUVmax 为 1.3。患者行左乳肿物切除活检术,病理:乳腺错构瘤伴导管内钙化(本病例由北京医院罗诗雨、姚稚明提供)。

（赵赟赟 郝科技 王茜）

参考文献

[1] ADLER L P,FAULHABER P F,SCHNUR K C,et al. Axillary lymph node metastases:screening with [F-18]2-dcoxy-2-fluoro-D-glucose(FDG)PET[J]. Radiology,1997,203(2):323-327.

[2] AHMAD A,BARRINGTON S,MAISEY M,et al. Use of positron emission tomography in evaluation of brachial plexopathy in breast cancer[J]. Br J Cancer,1999,79(3-4):478-482.

[3] ALLEN S A,CUNLIFFE W J,GRAY J,et al. Pre-operative estimation of primary breast cancer size:a comparison of clinical assessment,mammography and ultrasound[J]. Breast,2001,10(4):299-305.

[4] AVRIL N,DOSE J,JANICKE F,et al. Assessment of axillary lymph node involvement in breast cancer patients with positron emission tomography using radiolabeled 2-(fluorine-18)-fluoro-2-deoxy-D-glucose[J]. J Natl Cancer Inst,1996,88(17):1204-1209.

[5] AVRIL N,DOSE J,JANICKE F,et al. Metabolic characterization of breast tumours with positron emis-

sion tomography using F-18 fluorodeoxyglucose[J]. J Clin Oncol,1996,14(6):1848-1857.

　　[6] AVRIL N,ROSE C A,SCHELLING M,et al. Breast imaging with positron emission tomography and fluorine-18 fluorodeoxyglucose:use and limitations[J]. J Clin Oncol,2000,18(20):3495-3502.

　　[7] BAKHEET S M,POWE J,KANDIL A,et al. F-18 FDG uptake in breast infection and inflammation [J]. Clin Nucl Med,2000,25(2):100-103.

　　[8] BARRANGER E,GRAHEK D,ANTOINE M,et al. Evaluation of fluorodeoxyglucose positron emission tomography in the detection of axillary lymph node metastases in patients with early-stage breast cancer[J]. Ann Surg Oncol,2003,10(6):622-627.

　　[9] BENDER H,KIRST J,PALMEDO H,et al. Value of 18fluoro-deoxyglucose positron emission tomography in the staging of recurrent breast carcinoma. Anticancer Res,1997,17(3B):1687-1692.

　　[10] BERG W R. Overview of breast imaging[J]. Semin Roentgenol,2001,36(3):180-186.

　　[11] BOHUSLAVIZKI K H,KLUTMANN S,KROGER S,et al. FDG PET detection of unknown primary tumors[J]. J Nucl Med,2000,41(5):816-822.

　　[12] BOS R,VAN DER HOEVEN J J M,VAN DER WALL E,et al. Biologic correlates of 18fluorodeoxyglucose uptake in human breast cancer measured by positron emission tomography [J]. J Clin Oncol, 2002, 20 (2): 379-387.

　　[13] BURCOMBE R J,MAKRIS A,PITTAM M,et al. Evaluation of good clinical response to neoadjuvant chemotherapy in primary breast cancer using[18F]-fluorodeoxyglucose positron emission tomography[J]. Eur J Cancer,2002,38(3):375-379.

　　[14] CARMELIET P,JAIN R K. Angiogenesis in cancer and other diseases[J]. Nature,2000,407(6801): 249-257.

　　[15] CHOLLET P,CHARRIER S,BRAIN E,et al. Clinical and pathological response to primary chemotherapy in operable breast cancer[J]. Eur J Cancer,1997,33(6):862-866.

　　[16] COOK G J,FOGELMAN I. Skeletal metastases from breast cancer:imaging with nuclear medicine [J]. Semin Nucl Med,1999,29(1):69-79.

　　[17] CRIPPA F,AGRESTI R,SEREGNI E,et al. Prospective evaluation of fluorine-18-FDG PET in presurgical staging of the axilla in breast cancer[J]. J Nucl Med,1998,39(1):4-8.

　　[18] CRIPPA F,LEUTNER M,BELLI F,et al. Which kinds of lymph node metastases can FDG PET detect? A clinical study in melanoma[J]. J Nucl Med,2000,41(9):1491-1494.

　　[19] CRIPPA F,SEREGNI E,AGRESTI R,et al. Association between[18]F-fluorodeoxyglucose uptake and postoperative histopathology,hormone receptor status,thymidine labeling index and p53 in primary breast cancer: a preliminary observation[J]. Eur J Nucl Med,1998,25(10):1429-1434.

　　[20] CWIKLA J B,BUSCOMBE J R,CHABEREK S,et al. Diagnostic accuracy of mammography and scintimammography in detection of primary breast cancer related size of the tumour[J]. Nucl Med Rev Cent East Eur, 2000,3(2):127-132.

　　[21] DANFORTH D N Jr,ALOJ L,CARRASQUILLO J A,et al. The role of ^{18}F-FDG PET in the local/regional evaluation of women with breast cancer[J]. Breast Cancer Res Treat,2002,75(2):135-146.

　　[22] DEHDASHTI F,FLANAGAN F L,MORTIMER J E,et al. Positron emission tomographic assessment of "metabolic flare" to predict response of metastatic breast cancer to antiestrogen therapy[J]. Eur J Nucl Med, 1999,26(1):51-56.

　　[23] DEHDASHTI F,MORTIMER J E,SIEGEL B A,et al. Positron tomographic assessment of estrogen receptors in breast cancer:comparison with FDG PET and in vitro receptor assays[J]. J Nucl Med,1995,36(10): 1766-1774.

　　[24] DENNISON G,ANAND R,MAKAR S H,et al. A prospective study of the use of fine-needle aspiration

cytology and core biopsy in the diagnosis of breast cancer[J]. Breast J,2003,9(6):491-493.

[25] DOSE J,BLECKMANN C,BACHMANN S,et al. Comparison of fluorodeoxyglucose positron emission tomography and "conventional diagnostic procedures" for the detection of distant metastases in breast cancer patients[J]. Nucl Med Commun,2002,23(9):857-864.

[26] EUBANK W B,MANKOFF D A,TAKASUGI J,et al. [18]Fluorodeoxyglucose positron emission tomography to detect mediastinal or internal mammary metastases in breast cancer[J]. J Clin Oncol,2001,19(15): 3516-3523.

[27] FINE R E,STAREN E D. Updates in breast ultrasound[J]. Surg Clin North Am,2004,84(4):1001-1034.

[28] FLOBBE K,NELEMANS P J,KESSELS A G,et al. The role of ultrasonography as an adjunct to mammography in the detection of breast cancer:a systematic review[J]. Eur J Cancer,2002,38(8):1044-1050.

[29] MURTHY K,AZNAR M,BERGMAN A M,et al. Positron emission mammographic instrument:initial results[J]. Radiology,2000,215(1):280-285.

[30] GALLOWITSCH H J,KRESNIK E,GASSER J,et al. F-18 fluorodeoxyglucose positron-emission tomography in the diagnosis of tumor recurrence and metastases in the follow-up of patients with breast carcinoma:a comparison to conventional imaging[J]. Invest Radiol,2003,38(5):250-256.

[31] GRAHEK D,MONTRAVERS F,KERROU K,et al. ^{18}F-FDG in recurrent breast cancer:diagnostic performances,clinical impact and relevance of induced changes in management[J]. Eur J Nucl Med Mol Imaging,2004,31(2):179-188.

[32] GRECO M,CRIPPA F,AGRESTI R,et al. Axillary lymph node staging in breast cancer by 2-fluoro-2-deoxy-D-glucose positron emission tomography:clinical evaluation and alternative management[J]. J Natl Cancer Inst,2001,93(8):630-635.

[33] GREELEY C F,FOST A R. Cytologic features of ductal and lobular carcinoma in fine needle aspirates of the breast[J]. Acta Cytol,1997,41(2):333-340.

[34] GULLER U,NITZSCHE E U,SCHIRP U,et al. Selective axillary surgery in breast cancer patients based on positron emission tomography with 18F-fluoro-2-deoxy-D-glucose:not yet! [J]. Breast Cancer Res Treat,2002,71(2):171-173.

[35] HATHAWAY P B,MANKOFF D A,MARAVILLA K R,et al. Value of combined FDG PET and MR imaging in the evaluation of suspected recurrent local-regional breast cancer:preliminary experience[J]. Radiology,1999,210(3):807-814.

[36] HINDLE W H,ARIAS R D,FELIX J C,et al. Breast cancer:adaptation of fine-needle aspiration to office practice[J]. Clin Obstet Gynecol,2002,45(3):761-766.

[37] HOWARD E M,LAU S K,LYLES R H,et al. Correlation and expression of p53,HER-2,vascular endothelial growth factor(VEGF),and e-cadherin in a high-risk breast-cancer population[J]. Int J Clin Oncol, 2004,9(3):154-160.

[38] HUO Z,GIGER M L,VYBORNY C J,et al. Automated computerized classification of malignant and benign masses on digitized mammograms[J]. Acad Radio,1998,5(3):155-168.

[39] JEMAL A,THOMAS A,MURRAY T,et al. Cancer statistics,2002[J]. CA Cancer J Clin,2002,52 (1):23-47.

[40] KAO C H,HSIEH J F,TSAI S C,et al. Comparison and discrepancy of ^{18}F-2-deoxyglucose positron emission tomography and Tc-99m MDP bone scan to detect bone metastases[J]. Anticancer Res,2000,20(3B): 2189-2192.

[41] KELEMEN P R,LOWE V,PHILLIPS N. Positron emission tomography and sentinel lymph node dissection in breast cancer[J]. Clin Breast Cancer,2002,3(1):73-77.

［42］ KIM T S,MOON W K,LEE D S,et al. Fluorodeoxyglucose positron emission tomography for detection of recurrent or metastatic breast cancer[J]. World J Surg,2001,25(7):829-834.

［43］ KOPANS D B,FEIG S A. False positive rate of screening mammography[J]. N Engl J Med,1998,339 (8):562-564.

［44］ LIBERMAN L,MORRIS E A,LEE M J,et al. Breast lesions detected on MR imaging:features and positive predictive value[J]. AJR Am J Roentgenol,2002,179(1):171-178.

［45］ LONNEUX M,REFFAD A. Metastases from unknown primary tumor. PET-FDG as initial diagnostic procedure? [J]. Clin Positron Imaging,2000,3(4):137-141.

［46］ MALBERGER E,YERUSHALMI R,TAMIR A,et al. Diagnosis of fibroadenoma in breast fine needle aspirates devoid of typical stroma[J]. Acta Cytol,1997,41(5):1483-1488.

［47］ MALUR S,WURDINGER S,MORITZ A,et al. Comparison of written reports of mammography,sonography and magnetic resonance mammography for preoperative evaluation of breast lesions,with special emphasis on magnetic resonance mammography[J]. Breast Cancer Res,2001,3(1):55-60.

［48］ MANKOFF D A,DUNNWALD L K,GRALOW J R,et al. Blood flow and metabolism in locally advanced breast cancer:relationship to response to therapy[J]. J Nucl Med,2002,43(4):500-509.

［49］ MANKOFF D A,DUNNWALD L K,GRALOW J R,et al. Changes in blood flow and metabolism in locally advanced breast cancer treated with neoadjuvant chemotherapy[J]. J Nucl Med,2003,44(11):1806-1814.

［50］ MORRIS E A. Review of breast MRI:indications and limitations[J]. Semin Roentgenol,2001,36 (3):226-237.

［51］ MORTIMER J E,DEHDASHTI F,SIEGEL B A,et al. Metabolic flare:indicator of hormone responsiveness in advanced breast cancer[J]. J Clin Oncol,2001,19(11):2797-2803.

［52］ MULLER S. Full-field digital mammography designed as a complete system[J]. Eur J Radiol,1999, 31(1):25-34.

［53］ MURAD M,BARI V. Ultrasound differentiation of benign versus malignant solid breast masses[J]. J Coll Physicians Surg Pak,2004,14(3):166-169.

［54］ NOH D Y,YUN I J,KANG H S,et al. Detection of cancer in augmented breasts by positron emission tomography[J]. Eur J Surg,1999,165(9):847-851.

［55］ OHTA M,TOKUDA Y,SAITOH Y,et al. Comparative efficacy of positron emission tomography and ultrasonography in preoperative evaluation of axillary lymph node metastases in breast cancer[J]. Breast Cancer, 2000,7(1):99-103.

［56］ OHTA M,TOKUDA Y,SUZUKI Y,et al. Whole body PET for the evaluation of bony metastases in patients with breast cancer:comparison with ^{99}Tcm- MDP bone scintigraphy[J]. Nucl Med Commun,2001,22(8): 875-879.

［57］ OREL S G,SCHNAL M D. MR imaging of the breast for the detection,diagnosis,and staging of breast cancer[J]. Radiology,2001,220(1):13-30.

［58］ PALMEDO H,HENSEL J,REINHARDT M,et al. Breast cancer imaging with PET and SPECT agents:an in vivo comparison[J]. Nucl Med Biol,2002,29(8):809-815.

［59］ PECKING A P,MECHELANY-CORONE C,BERTRAND-KERMORGANT F,et al. Detection of occult disease in breast cancer using fluorodeoxyglucose camera-based positron emission tomography[J]. Clin Breast Cancer,2001,2(3):229-234.

［60］ RAYLMAN R R,MAJEWSKI S,WOJCIK R,et al. The potential role of positron emission mammography for detection of breast cancer. A phantom study[J]. Med Phys,2002,27(8):1943-1954.

［61］ RIDDELL C,CARSON R E,CARRASQUILLO J A,et al. Noise reduction in oncology FDG PET images by iterative reconstruction:a quantitative assessment[J]. J Nucl Med,2001,42(9):1316-1323.

［62］ RIEBER A,SCHIRRMEISTER H,GABELMANN A,et al. Pre-operative staging of invasive breast cancer with MR mammography and/or PET:boon or bunk? ［J］. Br J Radiol,2002,75(898):789-798.

［63］ ROSTOM A Y,POWE J,KANDIL A,et al. Positron emission tomography in breast cancer:a clinico-pathological correlation of results［J］. Br J Radiol,1999,72(863):1064-1068.

［64］ ROYAK-SCHALER R,ROSE D P. Mammography screening and breast cancer biology in African American women—a review［J］. Cancer Detect Prev,2002,26(3):180-191.

［65］ SCHEIDHAUER K,SCHARL A,PIETRZYK U,et al. Qualitative[18]F-FDG positron emission tomography in primary breast cancer:clinical relevance and practicability ［J］. Eur J Nucl Med, 1996, 23 (6): 618-623.

［66］ SCHELLING M,AVRIL N,NAHRIG J,et al. Positron emission tomography using[18]F-fluorodeoxyglucose for monitoring primary chemotherapy in breast cancer［J］. J Clin Oncol,2000,18(8):1689-1695.

［67］ SCHIRRMEISTER H,GUHLMANN A,KOTZERKE J,et al. Early detection and accurate description of extent of metastatic bone disease in breast cancer with fluoride ion and positron emission tomography［J］. J Clin Oncol,1999,17(8):2381-2389.

［68］ SCHIRRMEISTER H,KUHN T,GUHLMANN A,et al. Fluorine-18 2-deoxy-2-fluoro-D-glucose PET in the preoperative staging of breast cancer:comparison with the standard staging procedures［J］. Eur J Nucl Med,2001,28(3):351-358.

［69］ SIGGELKOW W,ZIMNY M,FARIDI A,et al. The value of positron emission tomography in the follow-up for breast cancer［J］. Anticancer Res,2003,23(2C):1859-1867.

［70］ SMITH I C,WELCH A E,HUTCHEON A W,et al. Positron emission tomography using[18]F-fluorodeoxy-D-glucose to predict the pathologic response of breast cancer to primary chemotherapy［J］. J Clin Oncol,2000,18(8):1676-1688.

［71］ SUAREZ M,PEREZ-CASTEJON M J,JIMENEZ A,et al. Early diagnosis of recurrent breast cancer with FDG PET in patients with progressive elevation of serum tumor markers［J］. Q J Nucl Med,46(2):113-121.

［72］ SVARTBO B,BYGREN L O,BUCHT G,et al. False-negative cases of breast cancer deaths in mammography screening evaluations［J］. Breast J,2003,9(2):142-143.

［73］ TRAMPAL C,SORENSEN J,ENGLER H,et al. ^{18}F-FDG whole body positron emission tomography (PET)in the detection of unknown primary tumors［J］. Clin Positron Imaging,2000,3(4):160.

［74］ UTECH C I,YOUNG C S,WINTER P F. Prospective evaluation of fluorine-18 fluorodeoxyclucose positron emission tomography in breast cancer for staging of the axilla related to surgery and immunocytochemistry ［J］. Eur J Nucl Med,1996,23(12):1588-1593.

［75］ VAN DER HOEVEN J J,HOEKSTRA O S,COMANS E F,et al. Determinants of diagnostic performance of［F-18］fluorodeoxyglucose positron emission tomography for axillary staging in breast cancer［J］. Ann Surg,2002,236(5):619-624.

［76］ WAHL R L,SIEGEL B A,COLEMAN R E,et al. Prospective multicenter study of axillary nodal staging by positron emission tomography in breast cancer:a report of the staging breast cancer with PET Study Group ［J］. J Clin Oncol,2004,22(2):277-285.

［77］ WAHL R L. Current status of PET in breast cancer imaging,staging and therapy［J］. Semin Roentgenol,2001,36(3):250-260.

［78］ WALTER C,SCHEIDHAUER K,SCHARL A,et al. Clinical and diagnostic value of preoperative MR mammography and FDG PET in suspicious breast lesions［J］. Eur Radiol,2003,13(7):1651-1656.

［79］ WATSON R T,PESSIN J E. Intracellular organization of insulin signaling and GLUT4 translocation ［J］. Recent Prog Horm Res,2001,56:175-193.

［80］ YANG S N,LIANG J A,LIN F J,et al. Comparing whole body ^{18}F-2-deoxyglucose positron emission tomography and technetium-99m methylenediphosphonate bone scan to detect bone metastases in patients with breast cancer[J]. J Cancer Res Clin Oncol,2002,128(6):325-328.

[81] YAP C S,SELTZER M A,SCHIEPERS C,et al. Impact of whole-body ^{18}F-FDG PET on staging and managing patients with breast cancer:the referring physician's perspective[J]. J Nucl Med,2001,42(9):1334-1337.

[82] YUTANI K,SHIBA E,KUSUOKA H,et al. Comparison of FDG PET with MIBI-SPECT in detection of breast cancer and axillary lymph node metastasis[J]. J Comput Assist Tomogr,2000,24(2):274-280.

[83] ZONDERLAND H M. The role of ultrasound in the diagnosis of breast cancer[J]. Semin Ultrasound CT MR,2000,21(4):317-324.

第五篇

食管肿瘤PET/CT

第一章 总 论

食管是连接咽-胃之间的消化道。发生于食管的良性肿瘤很少见,在食管肿瘤中仅占1%,其中最常见的是平滑肌瘤(约占90%),此外尚有起源于黏膜层和黏膜下层的息肉、脂肪瘤、纤维脂肪瘤、乳头状瘤等。由于良性食管肿瘤生长缓慢,临床上多无特异性症状,常在胃镜检查时偶尔发现,且一般不会发生恶变,故PET/CT的临床应用意义不大。而对于发生于食管的恶性病变,^{18}F-FDG PET/CT对其肿瘤分期、疗效评价、预后判断及复发监测均有着重要的应用价值,本篇将主要针对食管恶性肿瘤进行介绍。

一、食管癌的临床概述

食管癌(carcinoma of esophagus)是指发生于食管黏膜上皮的一类恶性肿瘤,食管胃交界处癌是否归属食管癌一直存在争议。新版的美国NCCN指南已将此类肿瘤归入食管癌。2009年国际抗癌联盟(Union for International Cancer Control,UICC)和美国癌症联合会(American Joint Committee on Cancer,AJCC)联合制订的第7版《癌症分期手册》作出明确规定:肿瘤位于食管胃交界线上下5cm范围内并已侵犯食管下段或食管胃交界线,则归于食管癌;但发生在食管胃交界线以下胃近端5cm内的腺癌,若未侵犯食管胃交界线,则归类为胃癌。食管癌主要起源于食管鳞状上皮和柱状上皮细胞,临床常见病理类型为鳞状细胞癌和腺癌。

(一) 流行病学及病因学

1. **流行病学** 食管癌是常见的消化道肿瘤,全世界每年约有30万人死于食管癌。食管癌的发病率和死亡率各国差异很大,我国是世界上食管癌高发区之一。在我国食管癌的发病率也有着有明显的地区差异和人群差异,如河南省林州市(原林县)是世界上食管癌最高发的地区之一,男性发病率为161/10万,女性发病率为103/10万,发病年龄高峰为55~79岁。20世纪90年代初,我国人口抽样调查结果显示,食管癌死因顺位在肺癌、胃癌和肝癌之后,排肿瘤死亡第四位,我国每年发病人数占世界50%左右。我国食管癌世界人口调整死亡率,男性为27.54/10万,女性为14.05/10万,男女比例为1.96∶1。无论发病率还是死亡率,在高发区男女间较接近;而在低发区男性明显高于女性食管癌发病情况地域分布极度不平衡,高发与低发区死亡率差异大,提示环境因素在与食管癌病因和发病学有重要的关系。

2. **发病机制** 食管癌发病的确切病因尚未完全清楚,但认为食管癌的人群分布与年龄、性别、职业、种族、地域、生活环境、饮食生活习惯、遗传易感性等有一定关系。已有调查资料显示,食管癌可能是多种因素所致的疾病。已提出的相关致病因素如下:

(1) 化学因素:亚硝胺类化合物及其前体分布范围很广,可在体内、外形成强致癌性物质。在食管癌高发区的膳食、饮水、酸菜,甚至患者的唾液中测量到的亚硝酸盐含量均远高于食管癌低发地区。

(2) 生物学因素:真菌可导致食管癌的发生。在某些高发区的粮食、食管癌患者的上消化道或切除的食管癌标本中均能分离出多种真菌,其中某些真菌有致癌作用,某些真菌能促使亚硝胺及其前体的形成。

(3) 某些微量元素缺乏:某些微量元素如钼、铁、锌、氟、硒等在粮食、蔬菜、饮水中含量偏低,可能为食管癌的致病因素。

（4）维生素缺乏：人们发现，维生素 A、维生素 B_2、维生素 C 以及动物蛋白的缺乏以及新鲜蔬菜和水果的摄入不足是食管癌高发区的一个共同特点。

（5）饮食习惯：长期饮烈性酒，嗜好吸烟、过硬、过热食物或进食过快等引起的慢性损伤，以及炎症、创伤、口腔不洁及胃食管反流造成的食管损伤等均可能与食管癌的发生有关。

（6）遗传因素：食管癌发病具有明显家族聚集现象，目前研究认为，食管癌发生不是某一个基因突变的结果，而是与多个基因改变有关。

（二）食管癌的分类

1. **按部位分类**　食管癌可发生在下咽部到食管-胃结合部的任何部位，以中段最为多见，下段次之，上段少见。临床上对于食管癌患者内镜及手术中常按照部位将食管分为以下几段：①颈段食管：上接下咽，向下至胸骨切迹平面的胸廓入口，内镜检查距门齿 15～20cm。②胸上段食管：上自胸廓入口，下至奇静脉弓下缘水平，内镜检查距门齿 20～25cm。③胸中段食管：上自奇静脉弓下缘，下至下肺静脉水平，内镜检查距门齿 25～30cm。④胸下段食管：上自下肺静脉水平，向下终于胃，内镜检查距门齿 30～40cm。⑤食管胃交界：凡肿瘤中心位于食管下段、食管胃交界及胃近端 5cm，并已侵犯食管下段或食管胃交界者，均按食管腺癌 TNM 分期标准进行分期；胃近端 5cm 内发生的腺癌未侵犯食管胃交界者，可称为贲门癌，连同胃其他部位发生的肿瘤，皆按胃癌 TNM 分期标准进行分期。

2. **内镜分类**　食管癌早期分为平坦型、凹陷型、隆起型；中晚期分为肿块浸润型、肿块型、溃疡型、溃疡浸润型、周围缩窄型。

3. **病理分类**　食管癌主要起源于食管鳞状上皮和柱状上皮细胞，临床常见病理类型为鳞状细胞癌和腺癌，其他少见类型包括腺鳞癌、平滑肌肉瘤、横纹肌肉瘤、类癌、间质瘤、恶性黑色素瘤及转移瘤等。近期研究显示，北美及欧洲部分地区食管癌中腺癌发生率已逐渐上升超过鳞状细胞癌，而在亚洲、非洲、南美地区仍以鳞状细胞癌为主。在我国，食管癌中鳞状细胞癌约占 90%，其次为腺癌，包括单纯腺癌、腺鳞癌、黏液表皮样癌、腺样囊性癌 4 个亚型，少见类型有未分化癌和小细胞癌。当肿瘤发生于食管上、中段时多为鳞癌，发生于下段多为腺癌。WHO 食管癌组织学分类可参见表 5-1-1。

表 5-1-1　WHO 食管癌组织学分类（2000 年）

上皮性肿瘤（epithelial tumours）		未分化癌（undifferentiated carcinoma）	8020/3
鳞状细胞乳头状瘤（squamous cell papilloma）	8052/0	其他（others）	
上皮内瘤变（intraepithelial neoplasia）		类癌（carcinoid tumor）	8240/3
鳞状上皮（squamous）		**非上皮性肿瘤腺癌（non-epithelial tumors）**	
腺上皮（腺瘤）[glandular（adenoma）]		平滑肌瘤（leiomyoma）	8890/0
癌（carcinoma）		脂肪瘤（lipoma）	8850/0
鳞状细胞癌（squamous cell carcinoma）	8070/3	颗粒细胞瘤（granular cell tumor）	9580/0
疣状（鳞状细胞）癌[verrucous（squamous）carcinoma]	8051/3	胃肠间质瘤（gastrointestinal stromal tumor）	8936/1
基底鳞状细胞癌（basaloid squamous cell carcinoma）	8083/3	良性（benign）	8936/0
		不确定，恶性倾向（uncertain malignant potential）	8936/1
梭形细胞（鳞状细胞）癌[spindle cell（squamous）carcinoma]	8074/3	恶性（malignant）	8936/3
腺癌（adenocarcinoma）	8140/3	平滑肌肉瘤（leiomyosarcoma）	8890/3
腺鳞癌（adenosquamous carcinoma）	8560/3	横纹肌肉瘤（rhabdomyosarcoma）	8900/3
黏液表皮样癌（mucoepidermoid carcinoma）	8430/3	Kaposi 肉瘤（Kaposi sarcoma）	0140/3
腺样囊性癌（adenoid cystic carcinoma）	8200/3	恶性黑色素瘤（malignant melanoma）	
小细胞癌（small cell carcinoma）	8041/3	其他（others）	
		继发性肿瘤（secondary tumors）	

（三）食管癌的 TNM 分期

目前食管癌分期主要采用美国癌症联合会（AJCC）和国际抗癌联盟（UICC）2009 年联合制定的 TNM 分期标准（表 5-1-2~表 5-1-7）。

食管癌的国际 TNM 分期（AJCC,2009）还针对不同组织细胞来源的肿瘤进行了分期。

表 5-1-2　原发肿瘤（T）分期标准

T_x：原发肿瘤不能确定	T_2：肿瘤侵及食管肌层
T_0：无原发癌证据	T_3：肿瘤侵及食管纤维膜
Tis：重度不典型增生	T_4：肿瘤侵及周围邻近组织
T_1：肿瘤侵犯黏膜固有层、黏膜肌层或黏膜下层	T_{4a}：侵犯胸膜、心包、奇静脉膈肌或腹膜
T_{1a}：侵犯黏膜固有层或黏膜肌层	T_{4b}：侵犯其他邻近结构如主动脉、椎体、气管等,不能手术切除
T_{1b}：侵犯黏膜下层	

表 5-1-3　区域淋巴结（N）分期标准

N_x：区域淋巴结转移无法评估	N_2：3~6 枚区域淋巴结转移
N_0：无区域淋巴结转移	N_3：≥7 枚区域淋巴结转移
N_1：1~2 枚区域淋巴结转移	

注:必须将转移淋巴结数目与清扫淋巴结总数一并记录。

表 5-1-4　远处转移（M）分期

M_x：有否远处转移不详	M_1：有远处转移
M_0：无远处转移	

表 5-1-5　分期标准——肿瘤分化程度

G_x：分化程度不能确定	G_3：低分化癌
G_1：高分化癌	G_4：未分化癌
G_2：中分化癌	

表 5-1-6　食管鳞状细胞癌及其他非腺癌 TNM 分期

TNM 分期	T 分期	N 分期	M 分期	G 分期	肿瘤部位
0 期	Tis	N_0	M_0	G_1、G_x	任何部位
ⅠA 期	T_1	N_0	M_0	G_1、G_x	任何部位
ⅠB 期	T_1	N_0	M_0	G_{2-3}	任何部位
	T_{2-3}	N_0	M_0	G_1、G_x	下段,X
ⅡA 期	T_{2-3}	N_0	M_0	G_1、G_x	中、上段
	T_{2-3}	N_0	M_0	G_{2-3}	下段,X
ⅡB 期	T_{2-3}	N_0	M_0	G_{2-3}	中、上段
	T_{1-2}	N_1	M_0	任何级别	任何部位
ⅢA 期	T_{1-2}	N_2	M_0	任何级别	任何部位
	T_3	N_1	M_0	任何级别	任何部位
	T_{4a}	N_0	M_0	任何级别	任何部位
ⅢB 期	T_3	N_2	M_0	任何级别	任何部位
ⅢC 期	T_{4a}	N_{1-2}	M_0	任何级别	任何部位
	T_{4b}	任何级别	M_0	任何级别	任何部位
	任何级别	N_3	M_0	任何级别	任何部位
Ⅳ 期	任何级别	任何级别	M_1	任何级别	任何部位

注:肿瘤部位按肿瘤上缘在食管的位置界定;X 指未记载肿瘤部位。

表 5-1-7　食管腺癌 TNM 分期

TNM 分期	T 分期	N 分期	M 分期	G 分期
0 期	Tis	N_0	M_0	G_1、G_x
ⅠA 期	T_1	N_0	M_0	$G_{1\sim2}$、G_x
ⅠB 期	T_1	N_0	M_0	G_3
	T_2	N_0	M_0	$G_{1\sim2}$、G_x
ⅡA 期	T_2	N_0	M_0	G_3
ⅡB 期	T_3	N_0	M_0	任何级别
	$T_{1\sim2}$	N_1	M_0	任何级别
ⅢA 期	$T_{1\sim2}$	N_2	M_0	任何级别
	T_3	N_1	M_0	任何级别
	T_{4a}	N_0	M_0	任何级别
ⅢB 期	T_3	N_2	M_0	任何级别
ⅢC 期	T_{4a}	$N_{1\sim2}$	M_0	任何级别
	T_{4b}	任何级别	M_0	任何级别
	任何级别	N_3	M_0	任何级别
Ⅳ 期	任何级别	任何级别	M_1	任何级别

（四）食管癌的临床表现类型

根据超声内镜观察食管癌的生长方式,早期食管癌大体分型为:①隐伏型:病变部位食管黏膜不突起,也不凹陷,肉眼观与周围正常组织区别不大,镜下主要为原位癌;②糜烂型:病变部位食管黏膜轻度糜烂、凹陷,与周围正常组织分界清楚;③斑块型:病变部位食管黏膜肿胀起,病变边界清楚;④乳头型:病变部位食管黏膜呈乳头状或息肉,突向食管腔内。中晚期食管癌大体分为髓质型、蕈伞型、溃疡型、缩窄型和腔内型,其中髓质型最常见。

根据病变发展的不同时期,可将食管癌分为不典型增生、早期癌和进展期癌。鳞状上皮不典型增生被视为癌前病变,可分为轻、中、重度,其中重度不典型增生已接近原位癌。目前认为慢性食管炎、Barrett 管炎、食管白斑症、反流性食管炎等疾病是癌变的基础条件,可视为食管的癌前疾病。早期癌是指癌组织局限于食管的黏膜下层以内,未累及肌层,无淋巴结转移,其中包括原位癌。进展型食管癌则指肿瘤不限于食管黏膜,呈浸润性生长,绝大多数达肌层或已出现转移。

食管癌的扩散与转移主要通过直接浸润、淋巴转移和血行转移。食管癌最早出现在黏膜下层,穿透肌层后根据肿瘤在食管内的位置,可侵犯气管、肺、胸膜、血管、神经、肝等。由于食管壁缺少浆膜层,因此食管癌一旦侵入黏膜下组织,56% 的患者已经有血行转移,32% 的患者已有淋巴结转移。

淋巴结是食管癌最常见的转移部位,也是最常见的复发和导致死亡的重要原因。研究其转移规律,对于手术和放射治疗有临床指导意义。食管癌的淋巴结转移主要是区域性和上下双向性转移,如中段癌常转移至食管旁或肺门淋巴结,下段癌常转移至食管旁或贲门旁淋巴结;跳跃性转移也是其特点,如上纵隔、颈部、腹部淋巴结等。但有学者发现,食管癌淋巴结转移具有跳跃性转移的特点,甚至在一些情况下首先转移至更远淋巴结处。食管癌血行转移一般多发于晚期病例,转移部位依次为肝、肺、骨、肾、肾上腺、胸膜等,其中以肝转移和肺转移最为常见,也有部分食管癌患者由于局部合并梗阻、气管瘘、大出血、恶病质等导致死亡。

（五）食管癌的诊断

1. **典型食管癌诊断** 食管癌典型的症状为进行性咽下困难。患者早期症状常不明显，但在吞咽粗硬食物时可能有不同程度的不适感觉，包括咽下食物哽噎感、胸骨后烧灼样、针刺样或牵拉摩擦样疼痛，随病情进展可出现食物通过缓慢，并有停滞感或异物感。中晚期患者则可表现出多种症状，如逐渐消瘦、无力、恶病质状态等。肿瘤侵犯食管外组织，可出现持续胸痛或背痛；侵犯喉返神经，可出现声音嘶哑；肿瘤压迫颈交感神经节，可产生 Horner 综合征；侵犯气管、支气管，可形成食管、气管或支气管瘘，出现进食、水时剧烈呛咳，并发生呼吸系统感染等。食管癌的诊断主要依据患者临床症状和体征，结合当地流行病学资料，并进行相关实验室检查、影像检查和内镜检查做出。

2. **食管癌的鉴别诊断**

（1）食管良性狭窄：食管化学性烧伤或反流性食管炎引起的瘢痕狭窄。前者以儿童及年轻人较多，一般有误服强酸或强碱的历史；后者病变一般位于食管下段，常伴有食管裂孔疝或先天性短食管。鉴别主要靠食管镜及活检。

（2）贲门痉挛：主要症状为吞咽困难，病程长，间歇性发作，患者平均年龄较小，食管造影有典型的改变。

（3）食管憩室：食管中段的憩室常有吞咽障碍、胸骨后疼痛等症状，而吞咽困难较少。食管憩室有发生癌变的机会，因此，在诊断食管憩室的时候应避免漏诊。

（4）食管结核：临床上少见，可有吞咽困难，影像学检查中可表现为食管黏膜破坏。鉴别主要依靠食管镜及活检。

（5）食管其他肿瘤：以平滑肌瘤常见，一般症状较轻，X 线检查表现为"涂抹征"，进一步鉴别主要依靠食管镜检查，一般不取活检。食管其他恶性肿瘤如食管肉瘤，临床表现不易与食管癌鉴别，鉴别诊断依靠 X 线检查和食管镜检查。

（6）其他非肿瘤性疾病：如功能性吞咽困难、重症肌无力、食管功能性痉挛以及食管外压迫等，均须根据患者病史、症状、体征以及 X 线检查和食管镜检查来鉴别。

（六）食管癌诊断主要技术方法

1. **食管造影** 食管吞稀钡 X 线双重对比造影可观察食管的蠕动情况、管壁的舒张度、食管黏膜的改变、食管充盈缺损和梗阻情况。早期食管癌在食管钡餐造影中可见食管黏膜皱襞紊乱、粗糙或中断，局限性管壁僵硬，蠕动中断，可出现充盈缺损或小龛影；中、晚期患者则可见明显的不规则狭窄和充盈缺损，管壁僵硬，有时狭窄上方口腔侧食管有不同程度的扩张。食管造影检查是可疑食管癌患者影像学诊断的首选，应尽可能采用低张双对比方法。对隐伏型等早期食管癌无明确食管造影阳性征象者应进行食管镜检查，对食管造影提示有外侵可能者应进行胸部 CT 检查。

2. **CT 检查** 食管周围有一层脂肪包绕，CT 扫描能清楚地显示食管壁的厚度和外形，以及食管与邻近纵隔器官的关系。食管厚度不超过 5mm，如果食管壁局限或环形增厚、明显增厚形成软组织肿块、管腔狭窄、变形或闭塞、食管周围脂肪层消失、与周围器官分界不清，则表示食管病变存在。CT 扫描还能显示肿瘤外侵程度、有无周围淋巴结转移和远处转移，帮助治疗前分期和治疗计划的制定；对手术后患者进行随访，还可了解有无复发转移；对放、化疗治疗后患者可进行疗效评估。CT 在诊断食管癌中的作用各家评价不同，准确率的报道差异较大。客观地说，CT 对食管中段癌的诊断价值较大，对早期食管癌的发现价值有限，对于食管癌 T 分期的局限性在于不能准确区分某些良性病变导致的食管壁增厚。不能鉴别正常大小的淋巴结，无法肯定增大的淋巴结是由于炎症或转移引起，更无法判断<10mm 的淋巴结性质，但对发现食管癌的肝、肺、肾上腺转移，CT 的价值较高。但总的来讲，目前胸部 CT 检查主要用于食管癌临床分期、确定治疗方案和治疗后随访，增强扫描有利于提高诊断准确率。CT 总体上 T 分期的准确率较高，可以帮助临床判断肿瘤切除的可能性及制定放疗计划；对有远处转移者，可以避免不必要的探查术。

3. **其他影像检查**　超声检查主要用于发现腹部脏器、腹部及颈部淋巴结有无转移。MRI 和 PET/CT 均不作为常规应用,但有助于鉴别放化疗后肿瘤未控、复发和瘢痕组织;PET 检查还能发现胸部以外更多的远处转移。

4. **内镜检查**　目前我国多数医院都已配备了纤维胃镜,胃镜检查时首先要检查食管,可详细地观察病灶的位置、大小、形态、边缘状况,还可直接钳取病理组织,或用毛刷刷取标本做细胞学检查,还可对食管的黏膜及食管的蠕动情况进行观察。因此,食管镜检查是当前最有价值的检查手段,联合病理分析是迄今为止诊断食管癌的"金标准"。但其缺点是晚期病变狭窄部位不能通过;对于患有高血压、严重心脏病或肺病、食管静脉曲张的患者应慎用。总而言之,内镜是食管癌诊断中最重要的手段之一,对于食管癌的定性定位诊断和手术方案的选择有重要的作用。对拟行手术治疗的患者必需的常规检查项目。此外,内镜检查前必须充分准备,建议应用去泡剂和去黏液剂,仔细观察各部位,采集图片,对可疑部位应用碘染色和放大技术进一步观察,进行指示性活检,这是提高早期食管癌检出率的关键。提高食管癌的发现率,是现阶段降低食管癌死亡率的重要手段之一。

（七）食管癌的治疗

食管癌的治疗方法有外科治疗、放射治疗和化学治疗,而临床上应采取综合治疗的原则,即根据患者的机体状况、肿瘤的病理类型、侵犯范围(分期)和发展趋向,有计划、合理地应用现有的治疗手段,以期最大幅度地根治、控制肿瘤和提高治愈率,改善患者的生活质量。

1. **治疗方法**

（1）手术治疗:手术是治疗食管癌的首选方法。若患者全身情况良好、有较好的心肺功能储备、无明显远处转移征象,可考虑手术治疗。一般以颈段癌长度<3cm、胸上段癌长度<4cm 或胸下段癌长度<5cm 者切除的机会较大,然而也有瘤体虽不大,但已与主要器官如主动脉、气管等紧密粘连而不能切除的情况。对较大的鳞癌经估计切除可能性不大而患者全身情况良好者,可先采用术前放疗,待瘤体缩小后再作手术。通常下列情况可行手术治疗:Ⅰ、Ⅱ 期和部分 Ⅲ 期食管癌;食管癌放疗后复发,无远处转移,一般情况能耐受手术者。手术禁忌证为:诊断明确的 Ⅳ 期、部分 Ⅲ 期(侵及主动脉及气管的 T_4 病变)食管癌患者;心肺功能差或合并其他重要器官系统严重疾病,不能耐受手术者。

（2）放射治疗:食管癌放疗包括根治性放疗、同步放化疗、姑息性放疗、术前和术后放疗等。放射和手术综合治疗可增加手术切除率,也能提高远期生存率。通常术前放疗后休息 3~4 周再做手术较为合适;对于手术不能完全切除的患者,可在术中对切除不完全的残留癌组织处做金属标记,然而在术后 3~6 周开始术后放疗;单纯的放射治疗多用于颈段、胸上段食管癌(这类患者的手术难度大、并发症多、疗效不满意),也可用于有手术禁忌证而病变时间不长,患者尚可耐受放疗的患者。

（3）化学治疗:食管癌化疗分为姑息性化疗、新辅助化疗(术前)、辅助化疗(术后)。采用化疗与手术治疗相结合或与放疗、中医中药相结合的综合治疗,有时可提高疗效,或使食管癌患者症状缓解,存活期延长,但要必须掌握临床适应证,强调治疗方案的规范化和个体化。化学治疗的疗效评价参照 WHO 实体瘤疗效评价标准或 RECIST 疗效评价标准定期检查血象和肝、肾功能,并注意药物不良反应。

2. **依据食管癌分期的治疗模式**

（1）Ⅰ 期食管癌:应首选手术治疗,如心肺功能差或不愿手术者可行根治性放疗。对于完全性切除的 Ⅰ 期食管癌或病理检查示病变仅限于黏膜的患者,术后可不行辅助放疗或化疗,而黏膜下癌应行标准的食管癌切除术。

（2）Ⅱ 期食管癌:应首选手术治疗,对完全性切除的 $T_2N_0M_0$ 患者术后无需辅助放化疗,而对于 $T_3N_0M_0$ 和 $T_{1\sim2}N_1M_0$ 患者,术后行辅助放疗可能提高 5 年生存率。此外,对于鳞癌不推荐术后化疗,但腺癌可以选择术后辅助化疗。

（3）Ⅲ 期食管癌:对于 $T_3N_{1\sim3}M_0$ 和部分 $T_4N_{0\sim3}M_0$(侵及心包、膈肌和胸膜)患者,目前仍首选手术治疗,可以开展新辅助放化疗。与单一手术相比,术前同步放、化疗可能提高患者的总生存率。与单纯手术相比较,不推荐术前化疗,术前放疗并不能改善生存率。但对于术前检查发现肿瘤外侵明显、外科手术不易彻底切除的食管癌,通过术前放疗可以增加切除率。对于不能手术的Ⅲ期患者,目前的标准治疗是放射治疗,可以开展同步放化疗。

(4)Ⅳ期食管癌:以姑息治疗为主要手段,能直接化疗者首选化疗,治疗目的为延长生命、提高生活质量。姑息治疗主要包括内镜治疗(包括食管扩张、食管支架等治疗)和止痛对症治疗。

二、食管癌 PET/CT 图像采集与分析要旨

(一)诊断用 PET 显像剂

反映肿瘤葡萄糖代谢情况的^{18}F-氟代脱氧葡萄糖(fluorodeoxyglucose,FDG)作为临床应为最广泛的肿瘤显像剂,多种肿瘤的诊断、分期、预后评估、疗效评价、复发转移诊断及勾画放疗靶区等方面具有重要的临床应用价值。^{18}F-FDG 是葡萄糖结构类似物,通过细胞膜上的糖转运体蛋白转运入细胞,在胞质内经己糖

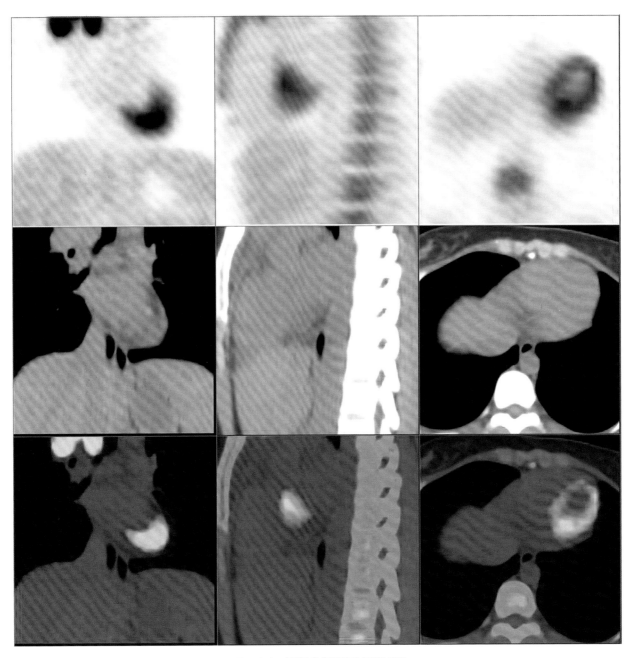

图 5-1-1 正常食管 FDG PET/CT

激酶的催化生成 6-磷酸-FDG,但此产物不能被 1,6-二磷酸葡萄糖异构酶催化生成[18]F-葡萄糖-1,6-二磷酸继续糖代谢,所以滞留(metabolic trapping)于细胞内而显像。食管癌与其他恶性肿瘤具有相似的细胞生物学特性,通常葡萄糖转运体(Glut1 和 Glut3)过度表达,同时已糖激酶(HKs-I)的活性增高,故葡萄糖代谢旺盛,表现对[18]F-FDG 表现高摄取。

（二）图像采集与分析

欧洲核医学会 2015 年 FDG PET/CT 肿瘤显像指南并未对食管癌患者的图像采集做出特殊要求,因此,一般情况下在按照常规体部图像采集模式进行图像采集和处理可满足临床需要。但对近期进行过胃镜检查,特别是进行了活组织检查的患者,应注意结合临床确定是否需延期检查,以免产生局部假阳性的结果。在图像分析方面,目前主要采用视觉分析与半定量分析结合的方法。

（三）正常食管[18]F-FDG PET/CT 图像

正常食管在 FDG PET/CT 中通常不显影(图 5-1-1),但部分患者可见生理性轻度 FDG 摄取(图 5-1-2)。

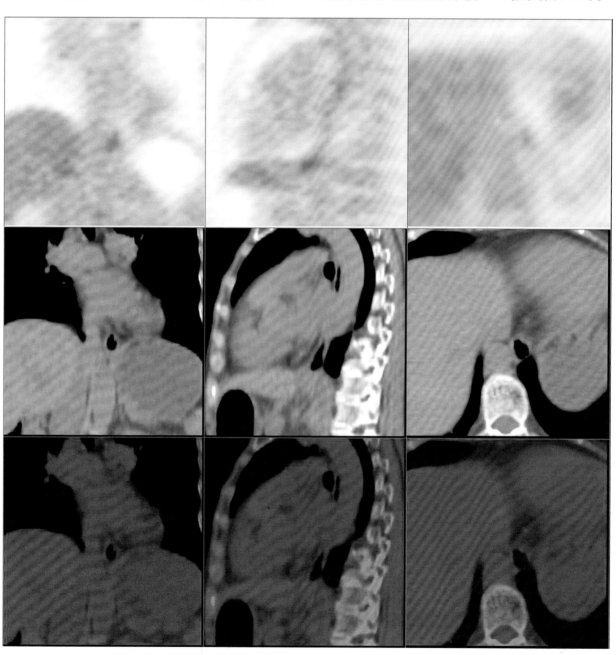

图 5-1-2　正常人食管生理性 FDG 摄取

三、FDG PET/CT 在食管癌中的应用

本着临床检查由简入繁的顺序,以往进行食管癌检查最常用的手段是食管钡餐造影检查、食管脱落细胞学检查和纤维内镜检查,特别是纤维内镜检查可以直接观察病变,在检查过程中合用活体染色,还可采取组织进行病理诊断以提高检出率。因此,对于食管癌的早期诊断,纤维内镜(加活检)是最有效、最可靠的诊断方法,FDG PET/CT 并非常规检查手段。然而,当临床高度怀疑患者患有食管癌,但患者身体状况不能接受或本人不愿意接受纤维内镜检查时,应考虑选择 FDG PET/CT 检查;其次,由于食管癌以中、下段为多见,若肿瘤位于咽-食管入口处,纤维内镜检查可因内镜随着患者的吞咽动作迅速通过病灶而被漏检,此时 FDG PET/CT 可帮助诊断;此外,一些 CT 上难以发现的食管癌在 PET/CT 可通过显示其增高的代谢活性及代谢引流区域的淋巴结转移而得到诊断。PET/CT 在食管癌患者治疗后的临床随访及辅助放疗等方面的作用已被临床认可,近期发表的最新指南(NCCN 指南 V2.2018)中已推荐 FDG PET/CT 显像作为食管癌诊断、分期、术前评估、化疗前评估、协助放疗计划制定及疗效评估的重要手段。

(一)早期诊断与鉴别诊断

一些特定情况下,PET/CT 的临床应用涉及食管病变良、恶性的鉴别诊断,在鉴别诊断过程中下列情况应予以注意。

1. **FDG 摄取与食管癌的病理类型相关** 食管癌中鳞癌占 90%,其余为腺癌。鳞癌对 FDG 的摄取程度相对较高,假阴性较少;腺癌一般也表现 FDG 高摄取,但高分化腺癌及印戒细胞癌等由于细胞内含大量黏液,肿瘤细胞密度低,可导致 FDG 摄取增高不明显,进而出现假阴性的情况。此外,一些未分化腺癌甚至可不摄取 FDG,这可能是与此种癌细胞表面缺乏葡萄糖转运体(Glut1 和 Glut3)、FDG 分子不能有效转运至细胞内有关。

2. **表现为 FDG 摄取增高的良性食管病变** 部分患者由于胃食管反流可导致食管下端及食管与连接处 FDG 摄取增高;还有些患者在接受超声内镜检查后出现食管全程的弥漫性 FDG 摄取,但上述良性病变均不伴有占位性病变的结构改变特征。活动性结核、急性炎性病变、活动性结节病和炎性假瘤等由于组织代谢同样活跃,在 FDG PET/CT 上可出现假阳性,这些疾病可通过全身其他部位表现、其他影像学检查、实验室检查等来鉴别,但有时还需依赖或组织检查来确诊。

(二)肿瘤分期诊断

目前对于食管癌比较肯定的治法是手术和放疗,手术仍是主要的方法。病变局部侵犯程度以及是否有远处转移是影响患者预后最重要的因素。因此,准确分期对于预测治疗效果、提高患者的生活质量具有重要意义。

食管癌的 T 分期主要取决于肿瘤对食管壁浸润程度以及对周围组织的侵犯情况,食管因缺少浆膜层,肿瘤穿透肌层后,根据在食管内的位置,很容易侵犯气管、肺、胸膜等。虽然 CT 和 EUS 联合检测是目前食管癌分期的标准方法,但一些地区 EUS 应用不普遍,并且存在较大主观性,对操作者要求较大,因而实际上主要依据 CT 检查,但食管与邻近器官之间的脂肪层存在与否以 CT 判断并不可靠。FDG 显像较单纯CT 检查对于食管癌的检出具有更高的灵敏度,但图像的空间分辨率较差,因此,PET 显像与 CT 的融合将起到优势互补的作用。尽管 FDG PET/CT 在判断淋巴结转移方面也存在假阳性和假阴性的问题,但总的来看其准确性要高于 CT。

食管癌发展到中、晚期,可出现远处淋巴结以及肝、肺、骨、肾等器官转移。一旦发生远处转移,就不适宜进行手术治疗。常规 CT 检查等方法进行食管癌的术前分期往往存在低估病情的情况,导致患者进行不必要的手术。由于 FDG PET/CT 显像进行的是全身检查,对食管癌的术前分期具有更高的准确性,与传统的分期方法比较,FDG PET/CT 显像结果主要导致分期上调。PET/CT 的融合图像有利于病灶的精确定位,这一点对于确定某些部位淋巴结是否为远处转移很重要,因为这直接关系后续治疗方案。值得注意的

是,在食管癌分期中 FDG PET/CT 显像也可出现假阴性,究其原因,一是转移灶可能体积较小,二是某些食管癌的病理类型呈 FDG 低摄取。从临床实际考虑,食管癌远处转移一般发生在 T_2 期以上患者,因此对早期患者进行 FDG PET/CT 显像寻找远处转移的意义需进一步探讨。

（三）放疗计划制定

早期食管癌手术价值是肯定的,但是能够在早期就诊的病例较少,对于有手术禁忌证或晚期不适宜手术治疗的患者,应采用放疗、化疗等综合治疗的手段。对于放疗来说,肿瘤靶区勾画的准确性十分重要,基于食管癌普遍 FDG 高摄取的特性,PET/CT 可被用于指导勾画肿瘤的生物靶区。但目前对于 ^{18}F-FDG PET/CT 在食管癌放疗靶区勾画中的应用,尚没有统一意见,尤其是显像阈值的选择没有公论数据,PET/CT 可以提供生物信息有助于靶区勾画,但如何利用该检查真正提高放疗的精准性和有效性还有待更深入的研究。

（四）再分期诊断

食管癌手术后可能复发,肿瘤的复发常在出现症状前数月就已存在,因此定期的随访是必要的。有关 FDG PET/CT 显像在食管癌治疗后随访中应用的相关研究报道较少,但从现有的工作看,还是有重要价值的。手术后随访中应注意的是吻合口是否有复发、有无局部淋巴结转移及远处转移。Flamen 等曾对 41 例手术后可疑复发的食管癌患者进行 FDG PET 显像,结果显示,FDG PET 显像与传统影像方法比较,对评价吻合口复发的灵敏度为 100% vs. 100%,特异性为 57% vs. 93%;对评价局部和远处转移的灵敏度与特异性分别是 94% vs. 81% 和 82% vs. 82%,并且 FDG PET 显像对其中 11 例患者提供了决定性的诊断信息,这说明 FDG PET 显像对于诊断食管癌复发或再分期具有很高的价值。但从中也可以看出,FDG PET 显像在吻合口复发方面特异性不高,存在一定假阳性,主要是由吻合口的炎性反应所致。

（五）疗效评价

在疗效评价的问题上,国外学者应用 FDG PET 显像进行了初步观察,分为早期（治疗后 1 周左右）和晚期（结束整个疗程后几周）观察。早期观察的目的是了解患者对某种治疗是否有反应,避免对患者的无效治疗;而晚期观察是了解残存的肿瘤细胞,评价疗效和预后。食管腺癌的新辅助放化疗能改善总体的生存期,但仅有 40%～50% 的患者对治疗敏感,而对于治疗不敏感的患者来说,不仅要承受不必要的药物不良反应,还可能延误对肿瘤的有效抑制,使之成为潜在的更具生物学侵袭性的肿瘤。因而,临床希望有一种无创的检查方法来预测疗效,从而在治疗早期确定治疗方案是否有效,最终对于无效患者实行个体化治疗。

许多研究报道了食管鳞癌与腺癌化疗及放化疗结束后 FDG PET 显像对疗效的评估作用。Bucher 等研究了 27 例在放化疗前后行 FDG PET 显像的食管鳞癌患者,发现治疗后病灶平均 SUV 降低 52% 不仅是重要的预后指标,而且能鉴别组织病理学有无反应。平均 SUV 降低率 <52% 的患者其中位生存期显著短于平均 SUV 降低率 >52% 的患者（8.8 个月 vs. 22.5 个月,$P<0.00$）。Swisher 等报道了 103 例组织病理学诊断的食管癌患者新辅助放化疗结束后 FDG PET 对预后评价的结果,认为肿瘤最大 SUV 长期生存的最佳预测值,若放化疗后肿瘤 SUV<4,患者的 18 个月生存期达到 77%,而 ≥4 的患者仅为 34%。对于组织病理学无反应的预测准确性是 76%。但作者也指出,FDG PET 难以评价残余的微小病变。

有关 FDG PET 评价食管癌早期疗效中的价值,Weber 等曾报道了 40 例（37 例可评估疗效）局部晚期食管胃交界处腺癌患者,分别在应用 FDG PET 在治疗早期指导疗效。作者发现,在顺铂化疗开始后 2 周,FDG PET 就能通过代谢改变预测组织病理学改变,将平均 SUV 减低率超过 35% 为阈值,对预测疗效的灵敏度和特异性分别为 93%、95%。MUNICON 研究中心对 110 例食管癌患者的调查显示,若采用下列治疗方案（化疗开始后 2 周出现代谢改变者在术前接受最长达 12 周的化疗后行手术切除;化疗开始后 2 周无代谢改变者直接手术切除肿瘤）,随访 23 年后发现,有代谢改变组的无病生存期为 297 个月,无代谢改变组仅为 14.1 个月。这些研究均显示了应用 FDG PET 显像能在第一次化疗开始后 2 周评估肿瘤的反应,并提示对于术前化疗后 2 周后肿瘤代谢无改变的患者应考虑改变治疗方案。

四、小结

综上所述,FDGPET/CT 可以发现一些常规影像学检查难以发现的食管癌原发灶,但不作为食管癌早期诊断的常规检查手段,而对于那些无法接受内镜检查或常规影像学检查不能明确诊断的患者,PET/CT 可作为其食管病变定性诊断的选择。对于食管癌纵隔淋巴结转移诊断,尽管 FDG PET/CT 仍存在假阴性及假阳性的问题,但总体诊断价值高于 CT,而对于远处转移的诊断,PET/CT 的优势是毋庸置疑的,但需注意可能存在因病灶较小或低 FDG 摄取的病灶引起的假阴性。对于手术及放化疗后的局部食管癌复发病灶,PET/CT 显像的诊断准确性明显高于其他方法,而疗效评估方面,PET/CT 检查可早期判断化疗后病变的反应。因此,FDG PET/CT 在食管癌的诊疗过程中具有重要的临床价值。

第二章 食管癌PET/CT图集

一、典型病例

（一）原发病灶典型的食管癌图集

病例1 患者男性，51岁，因进食不适1年余、吞咽困难1个月余就诊。胃镜检查发现食管中下段癌病变。FDG PET/CT检查：食管癌位于食管下段，管壁明显增厚伴管腔变窄，肿物部分FDG摄取异常增高（SUVmax为9.4）。肿瘤切除术后，病理检查结果提示食管中分化鳞状细胞癌，同时切除送检的27枚淋巴结均未见癌转移（图5-2-1）。

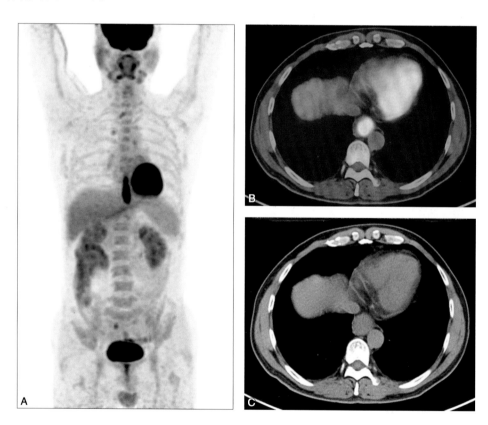

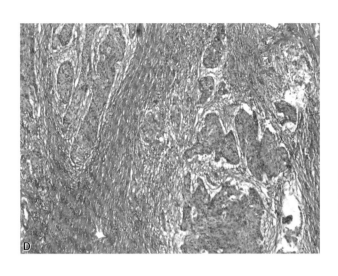

图 5-2-1 食管下段中分化鳞癌 FDG PET/CT
A.PET MIP 图；B.PET 与 CT 的融合图像；
C.同机 CT；D.病理检查结果。

病例 2 患者男性，69 岁，3 个月前进食时自觉吞咽异物感，未予重视。10 余天前至当地医院体检，查肿瘤标志物提示 CA199 为 671.9U/ml，胃镜检查发现距门齿 32cm，贲门至食管下段及胃体上部小弯肿物（图 5-2-2）。

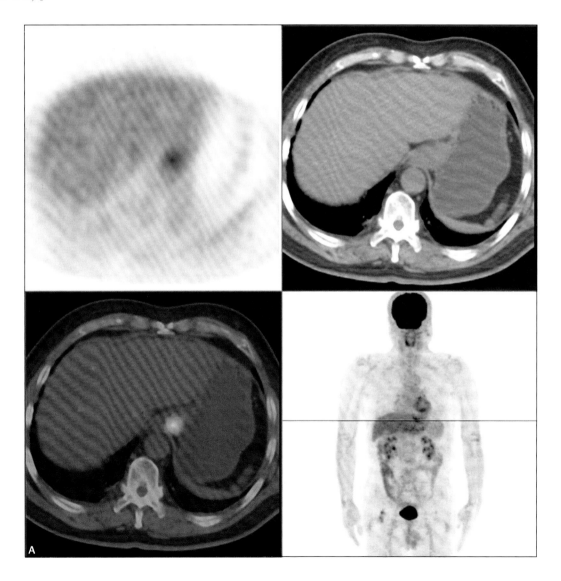

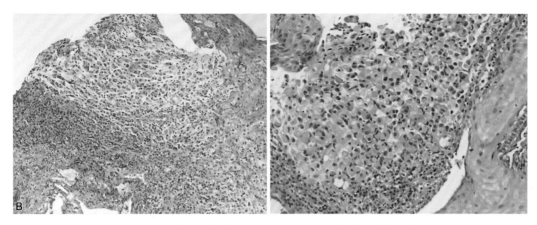

图 5-2-2　胸下段食管-贲门低分化腺癌 FDG PET/CT 图像
A. FDG PET/CT 见食管下段至贲门处 FDG 摄取增高灶（SUVmax 为 4.5），同机 CT 相应部位见黏膜增厚；B. 组织活检病理：低分化腺癌，大部分印戒细胞癌。

（二）淋巴结转移典型病例

病例 1　患者男性，59 岁，因间断胸骨后和剑突下烧灼样痛 2 个月余就诊。外院胃镜提示食管黏膜碘染不染区，病理结果示食管鳞状细胞癌。FDG PET/CT 检查：食管胸中段局部管壁增厚伴 FDG 代谢增高；同时左侧锁骨上区见 FDG 代谢增高的淋巴结（图 5-2-3）。

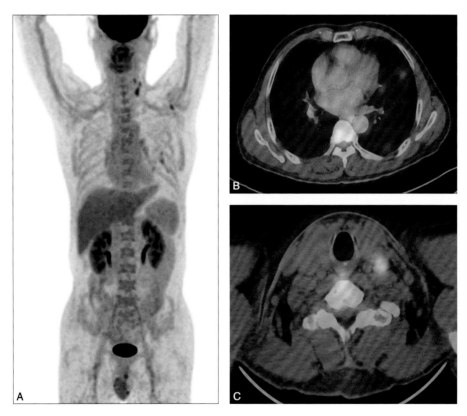

图 5-2-3　胸中段食管鳞癌伴左侧锁骨上淋巴结转移 FDG PET/CT 图像
A. FDG PET MIP 图；B. 胸部中段食管（第 8 胸椎水平）管壁局限性代谢增高，SUVmax 为 2.3；
C. 左侧锁骨上区淋巴结增大，代谢增高。

病例 2　患者男性,60 岁,已确诊下段食管-贲门癌,为分期诊断行 PET/CT。病理:胸下段食管-贲门低分化腺癌(图 5-2-4)。

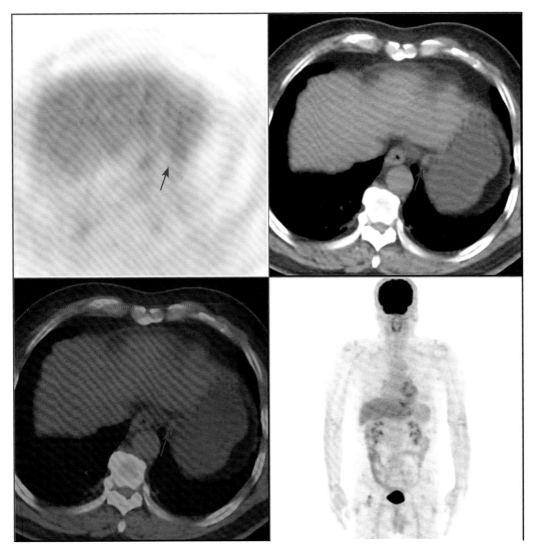

图 5-2-4　胸下段食管-贲门癌伴胃周淋巴结转移 FDG PET/CT 图像

PET/CT 除检出食管原发病变外,于胃周发现小一淋巴结影,大者短径约 0.7cm,FDG 摄取轻度增高(SUVmax 为 1.9)(箭头),考虑为淋巴结转移。

病例3　患者男性,87岁,因进行性吞咽困难就诊。行胃镜提示食管下段占位(图 5-2-5)。

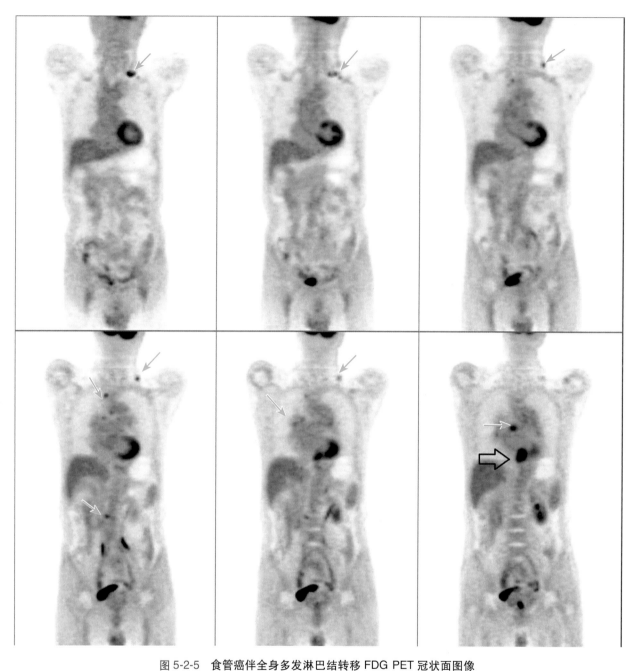

图 5-2-5　食管癌伴全身多发淋巴结转移 FDG PET 冠状面图像

FDG PET/CT 检查:食管下段肿瘤(粗箭头)高度摄取 FDG(SUVmax 为 14.0),同时见左侧颈部、左侧锁骨上区、纵隔及腹膜后淋巴结区多发淋巴结转移灶(细箭头)摄取 FDG。

病例 4　患者男性,51 岁,主因"渐进性吞咽困难 2 个月,加重 1 个月"就诊。外院胃镜检查发现距门齿 35cm 至贲门可见不规则新生物,环食管 2/3 周,管腔明显狭窄,贲门受侵狭窄。病理:低分化鳞癌(图 5-2-6)。

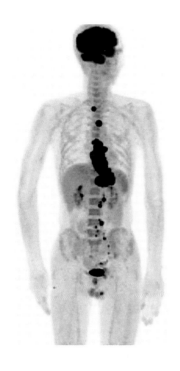

图 5-2-6　食管癌伴全身多发淋巴结转移 FDG PET MIP 图像

FDG PET/CT 检查:食管肿物 FDG 摄取明显增高(SUVmax 为 25.5),同时见右锁骨上、纵隔食管旁、胃小弯、腹主动脉旁及左髂动脉旁多发 FDG 摄取增高的肿大淋巴结。

（三）其他部位累及转移 PET/CT 图集

病例 1　患者男性,60 岁,出现吞咽困难 1 个月,食管镜确诊为食管上段食管癌,病理结果示鳞癌。为分期诊断行 PET/CT 检查(图 5-2-7)。

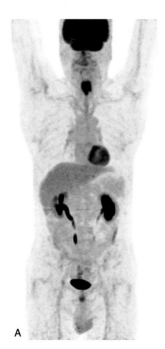
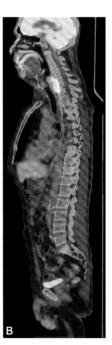
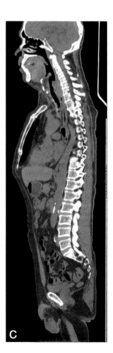
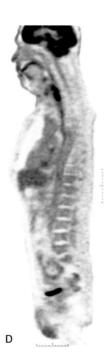

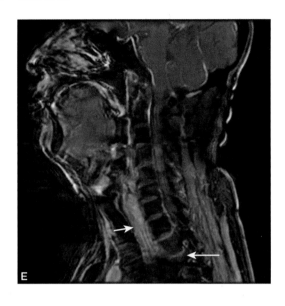

图 5-2-7　食管上段鳞癌累及胸椎 FDG PET/CT 图像

A~D.食管上段鳞癌患者的治疗前分期 FDG PET/CT 图像:食管癌病灶位于第 7 颈椎和第 1 胸椎水平,其代谢活性明显增高;E.食管癌相应部位 MRI 检查:食管癌病变(短箭头)累及椎体(长箭头)。

病例 2　患者男性,66 岁,因食管癌治疗前分期诊断行 PET/CT 检查(图 5-2-8)。

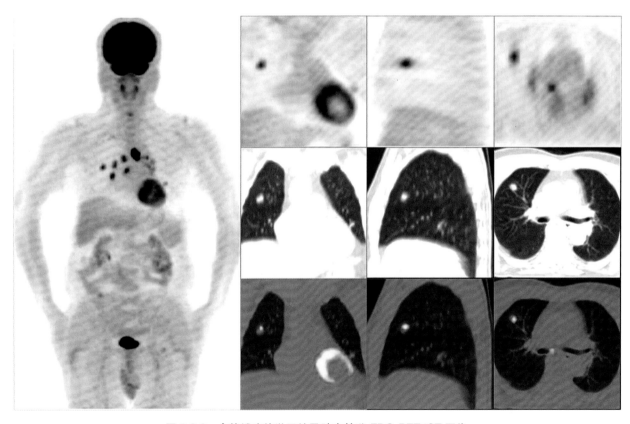

图 5-2-8　食管鳞癌伴淋巴结及肺内转移 FDG PET/CT 图像

食管胸下段鳞癌患者治疗前分期 FDG PET/CT 检查:食管胸下段主动脉弓下水平管壁呈环周样增厚伴 FDG 摄取增高(SUVmax 为 17.5),累及长度约 3.5cm。双肺可见数个大小不等的结节影,伴不同程度的 FDG 摄取增高;纵隔 4~7 区及双侧肺门可见多个肿大淋巴结伴 FDG 摄取增高。

（四）复发及转移 PET/CT 图集

患者男性,54 岁,食管下段癌($T_3N_2M_0$)术后 1 年(图 5-2-9)。

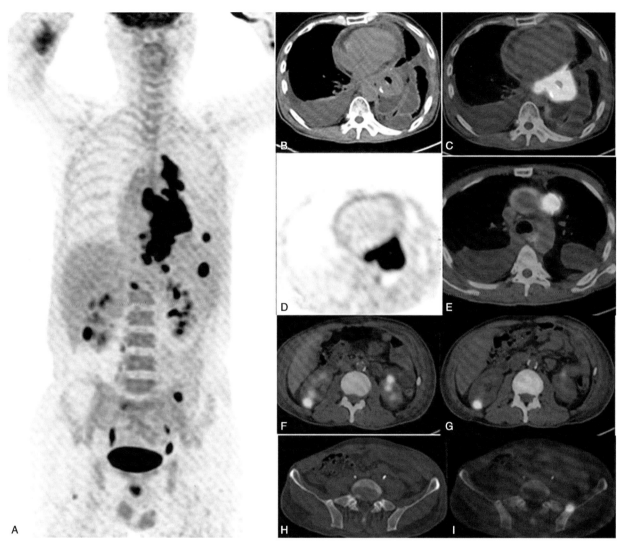

图 5-2-9　食管癌复发并肾转移、骨转移 FDG PET/CT 图像

A. 躯干 MIP 图;FDG PET/CT 示全身多发 FDG 代谢增高病灶;B~D. 残余食管壁、胃壁增厚,吻合口周围软组织肿块伴 FDG 代谢明显增高;E. 左肺门及纵隔 6 区、7 区、胸腔胃周围、胃大弯侧、胃小弯侧及肝门部见多发 FDG 代谢增高的肿大淋巴结;F. 双肾实质多发 FDG 代谢增高灶;G. 延迟扫描 FDG 摄取持续增高;H、I. 同时见左侧髂骨局部骨质破坏伴软组织密度影,FDG 代谢明显增高。

二、少见病例

病例 1　患者男性,55 岁,为食管癌分期诊断行 PET/CT 检查(图 5-2-10)。

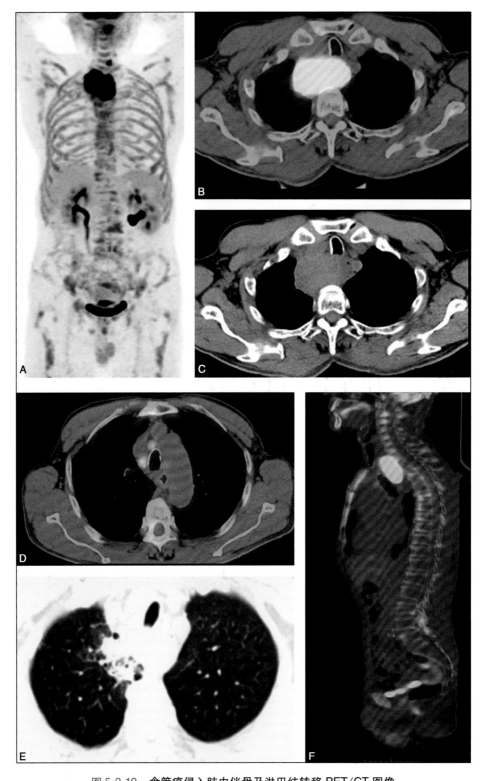

图 5-2-10　**食管癌侵入肺内伴骨及淋巴结转移 PET/CT 图像**
A.PET MIP 图:环后区生理性摄取,食管巨大肿物及多发淋巴结及骨转移;B.颈段及胸部上段食管
巨大肿块 FDG 代谢增高,SUVmax 为 29.7;C.同机 CT 示肿块边缘欠清,向壁外生长,管腔明显狭窄,
与邻近颈部血管、气管及后方椎体分界不清;D.纵隔淋巴结转移;E.肿块与右肺上叶尖段肺组织分
界不清,局部小叶间隔增厚、部分支气管截断;F.全身多发骨/骨髓转移。

病例2 患者男性,65 岁,因发现左肺下叶占位行 FDG PET/CT 显像(图 5-2-11)。

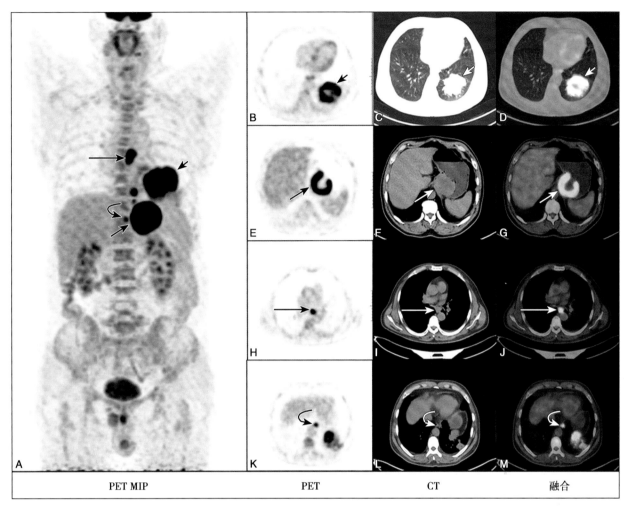

| PET MIP | PET | CT | 融合 |

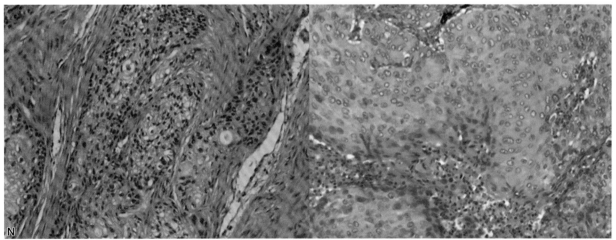

图 5-2-11 食管转移癌 PET/CT 图像

PET/CT 示左肺下叶占位(图 A~图 D,小箭头)的同时,见食管贲门处一 FDG 代谢增高灶(图 A、图 E~图 G,中箭头),同时见纵隔淋巴结转移灶(图 A、图 H~图 M,大箭头和弯箭头)。分别取食管和肺内占位性病变组织行病理学检查,贲门和肺占位病理检查结果均为中分化鳞癌(图 N)。

病例3　患者女性,55岁,发现食管占位2个月余,行^{18}F-FDG PET/CT 扫描对食管癌进行分期(图 5-2-12)。

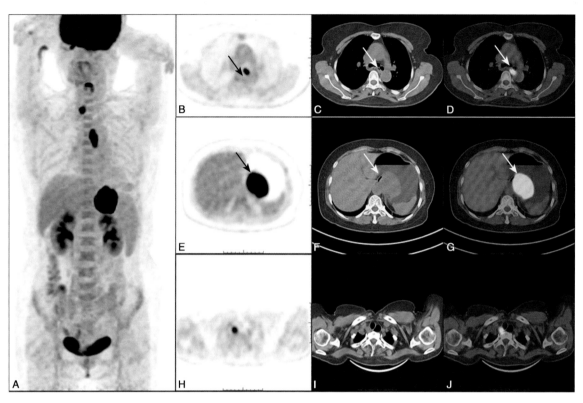

图 5-2-12　食管癌和贲门多发病灶 PET/CT 图像

PET/CT 显示食管上段(图 B~图 D)、食管贲门连接处(图 E~图 G)可见 FDG 代谢异常增高灶;同时见纵隔淋巴结的转移(图 H~图 J)。

病例4　患者男性,75岁,食管下段占位,为评估肿瘤侵犯范围以确定治疗方案而行^{18}F-FDG PET/CT 显像(图 5-2-13)。

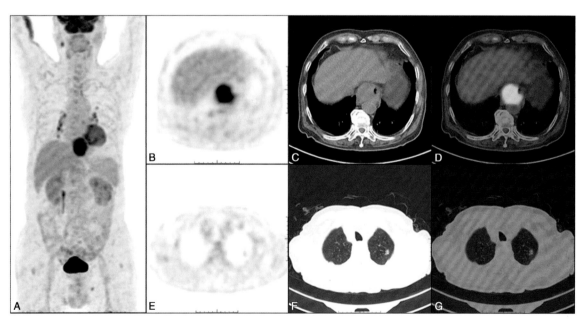

图 5-2-13　同时检出肺癌和食管癌 PET/CT 图像

PET/CT 显示食管下段 FDG 代谢增高性肿瘤病灶(图 B~图 D)的同时,还发现左肺上叶一部分实性结节,呈 FDG 代谢轻度增高(图 E~图 G)。食管下段病理证实为低分化鳞状细胞癌,但临床随访证实,肺内占位为又一原发性恶性肿瘤。

病例 5　患者男性,71 岁,于 5 个月前出现进食哽噎感,无饮水呛咳。胃镜及组织病理学检查提示中-低分化鳞状细胞癌。为术前评估肿瘤侵犯情况行 FDG PET/CT 检查(图 5-2-14)。

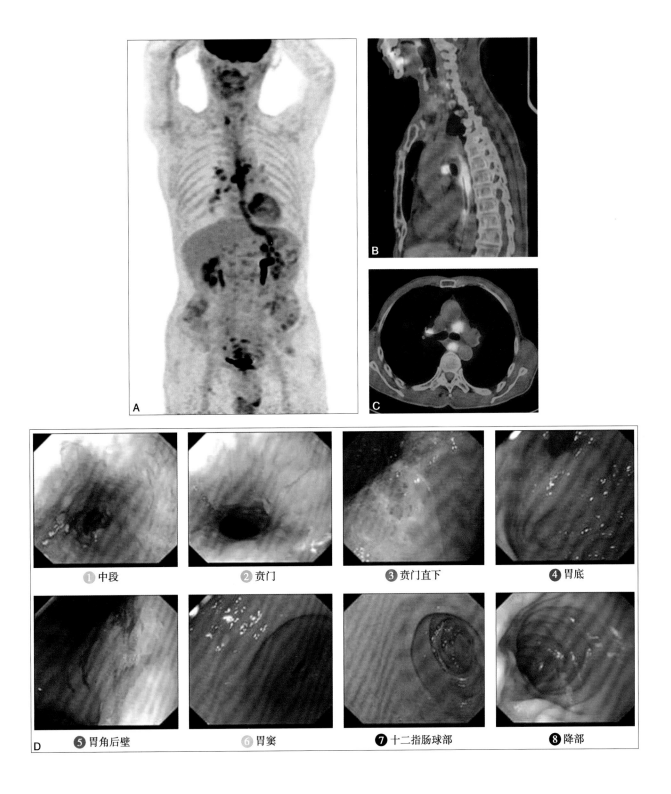

❶ 中段　　❷ 贲门　　❸ 贲门直下　　❹ 胃底

❺ 胃角后壁　　❻ 胃窦　　❼ 十二指肠球部　　❽ 降部

377

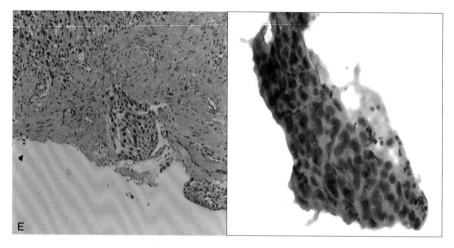

图 5-2-14　食管鳞状细胞癌并胃继发鳞状细胞癌 PET/CT 图像

A~C. PET/CT 见胸部中、下段食管管壁弥漫、不均匀性代谢增高（胸中段 SUVmax 为 10.5），同时见双侧颈部、纵隔、双肺门、胃周、胰周、肝门区、腹主动脉旁及肠系膜区大小不等的多发代谢增高淋巴结;D. 胃镜检查结果;E. 组织病理检查结果。

三、鉴别诊断

病例 1　患者男性,55 岁,1 年前无明显诱因间断出现剑突下疼痛,多次超声内镜+组织病理学检查均提示食管下段隆起为炎性病变,未行特殊治疗。为进一步除外恶性病变行 FDG PET/CT 检查（图 5-2-15）。

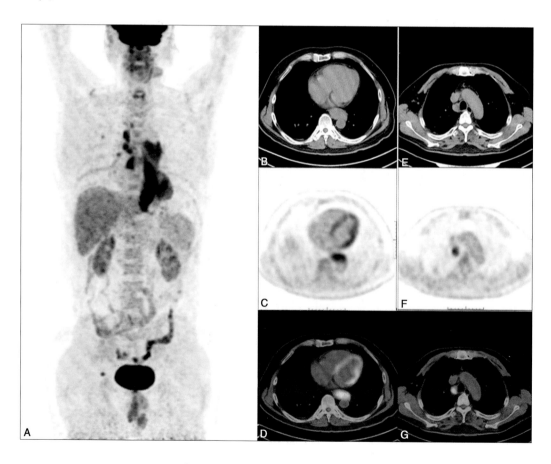

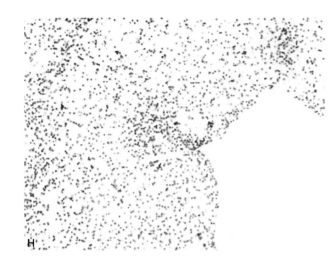

图 5-2-15　性质待定的食管弥漫性病变 PET/CT 图像

PET/CT 见食管自主动脉弓下方水平以下管壁明显增厚,管腔狭窄,FDG 摄取增高(SUV-max 为 7.8)(图 B~图 D);纵隔(2R、4R、4L、7、10 区)可见多发肿大的淋巴结(图 E~图 G),大者位于 4R 区,大小约 2.0cm×2.3cm,FDG 摄取增高。但随后复查超声内镜,提示食管中下段黏膜肌层增厚,再次活检病理提示,所取组织内含多量纤维素渗出成分及聚集的淋巴样细胞,内见小灶鳞状上皮及少量挤压变形组织;免疫组化结果不支持肿瘤(图 H)。该病例经内镜、病理及 PET/CT 等检查均未明确性质。

病例 2　患者男性,45 岁,因发现食管占位行 FDG PET/CT 检查(图 5-2-16)。

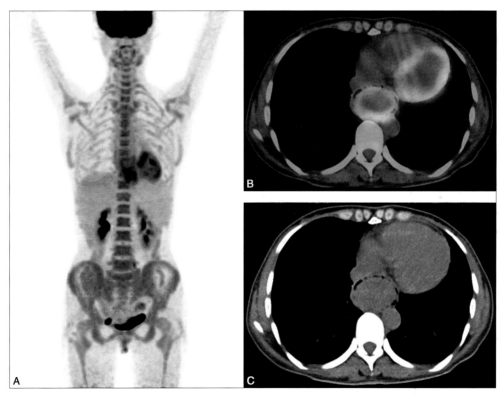

图 5-2-16　食管纤维血管性息肉 FDG PET/CT 图像

A. 全身 PET MIP 图;B. 食管管腔内全程可见柱状肿块影,代谢不均匀增高;C. 同机 CT 食管明显扩张,肿块似于食管上段宽基底与食管右前侧壁相连。

　　该患者的病理检查结果:梭形细胞肿瘤,不支持神经鞘瘤,不支持胃肠间质瘤,进一步行胃肠间质瘤 C-KIT 及 PDGFRA 基因检测,最终临床考虑为纤维血管性息肉。此例患者 PET/CT 表现与食管癌相似,难于鉴别。

　　病例 3　患者男性,48 岁,2 年前因患胃肠道间质瘤行胃大部切除术,近期因发现残胃肿瘤复发行 PET/CT 检查(图 5-2-17)。

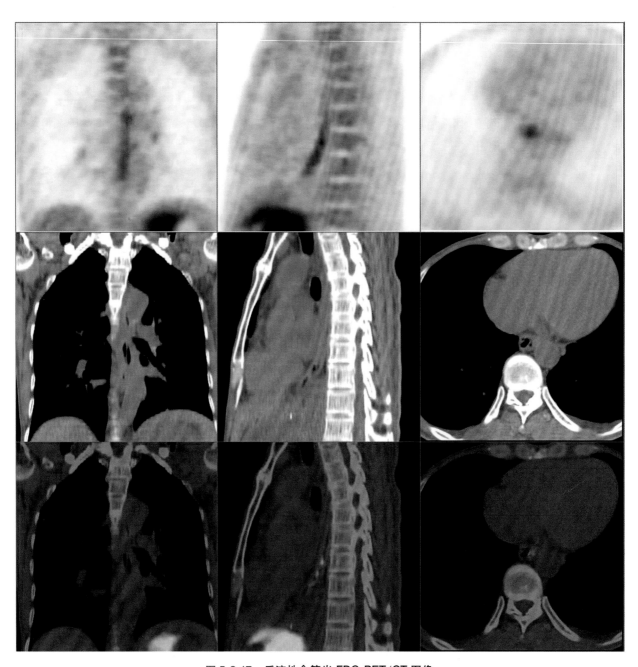

图 5-2-17　反流性食管炎 FDG PET/CT 图像

PET/CT 除发现残胃复发病灶呈 FDG 高摄取外,尚可见沿食管分布的弥漫性 FDG 摄取增高,相应部位 CT 见食管管腔不规则扩张,但未见明确的占位性病变征象,而且食管摄取 FDG 增高以接近贲门为著,结合术后患者有反酸、呕吐,考虑为反流性食管炎的典型表现。

（阚英　王巍　刘洁　杨吉刚）

参考文献

[1] 张永学,黄钢.核医学[M].2 版.北京:人民卫生出版社,2010.

[2] 潘中允.PET/CT 诊断学[M].北京:人民卫生出版社,2009.

[3] RUSTGI A K, EL-SERAG H B. Esophageal carcinoma[J]. J N Engl J Med, 2014, 371 (26): 2499-2509.

[4] BOELLAARD R, DELGADO-BOLTON R, OYEN W J, et al. FDG PET/CT: EANM procedure guidelines for tumour imaging:version 2.0[J]. Eur J Nucl Med Mol Imaging,2015,42(2):328-354.

［5］ National Comprehensive Cancer Network. NCCN Clinical Practice Guidelines in Oncology（NCCN Guidelines®）—Esophageal and esophagogastric junction cancers［S/OL］. Version 2.（2018-05-22）［2020-02-27］. https：//www. nccn. org/.

［6］中国抗癌协会食管癌专业委员会.食管癌规范化诊疗指南［M］.北京:中国协和医科大学出版社,2013.